成人药学高等学历教育（专科）系列教材

生 药 学

（供药学类、中药学类专业用）

主编 包文芳

编者 （按姓氏笔划顺序）

牛晓峰（西安交通大学药学院）

包文芳（沈阳药科大学中药学院）

白云娥（山西医科大学药学院）

李玉山（沈阳药科大学中药学院）

陈柳榕（浙江大学药学院）

赵华英（山东医科大学药学院）

绘图 李 静（沈阳药科大学成教学院）

中国医药科技出版社

前　言

本书是高等医药院校药学专业函授、成人教育专科用教材，亦可供本科使用。

本教材分总论、植物类生药、动物类生药和矿物类生药四部分。总论概述生药、生药学、生药的化学成分、生药的鉴定、生药的生产及植物的分类等内容。植物、动物、矿物类生药部分共收载生药208种。其中，全面叙述的生药55种（冠以*号），一般简述的生药153种，另有少数种类列在有关生药的附注项内。植物类生药按植物分类系统排列，对藻类、菌类、地衣类、蕨类、裸子植物类以及被子植物类23科（冠以*号）简述其科（或类）的形态、组织和化学特征等；动物类生药概述了历史、发展、分类和动物的分类以及动物生药的活性成分；矿物类生药概述矿物的性质、矿物生药的鉴定等。全面叙述的生药大部分配有必要的插图。书后附有生药原植（动）物学名索引。

本教材由沈阳药科大学包文芳教授、李玉山教授、山东医科大学药学院赵华英教授、浙江大学药学院陈柳榕副教授、西安交通大学药学院牛晓峰副教授、山西医科大学药学院白云娥副教授等分工编写的。插图由沈阳药科大学成教学院李静讲师描绘。编写期间，得到编者所在单位的大力支持。在全书统稿期间，李玉山教授、沈阳药科大学生药学专业硕士研究生孙振蛟、刘兴国等做了大量工作，谨此一并致谢。

由于编者能力和水平有限，编写时间仓促，难免有不当和差错之处，敬请广大读者予以指正。

包文芳

2004年2月20日

目　录

第一篇　总　　论

第二篇　植物类生药

第三篇 动物类生药

第四篇　矿物类生药

第一篇　总　　论

第一章

生药

第一节 生药的定义

"药物"是指具有治疗、诊断、预防疾病和保健作用的物质。药物的来源，有的是天然产物及其制品，有的是人工合成的化学品或生化制品。

生药是天然来源的、未经加工或只经简单加工的植物、动物和矿物类药材。例如采用植物的全体（益母草、细辛）、部分（丹参、洋地黄叶）、分泌物或渗出物（苏合香、乳香），采用药用动物的全体（水蛭、蛤蚧）、部分（鹿茸、羚羊角）、分泌物（蟾酥、麝香），采用矿物的矿石（石膏、朱砂），经过一定方式的简单加工而得。应用最广的是植物药，一部分是动物药，另有少数为矿物药。此外，由植物中制取的淀粉、黏液质、挥发油，自植物、动物中制取的油脂、蜡类，以及一些医用敷料（如脱脂棉），滤材（如白垩、滑石粉、石棉、白陶土等）等，通常也列入生药的范畴。

关于"生药"一词，从我国明代太医院中规定"凡天下解纳药材，俱贮本院生药库"，"凡太医院所用药饵，均由各地解来生药制造"，以及清朝太医院及御药房的医事制度中"凡遇内药房取用药材俱以生药材交进，由内药房医生切造炮制"的规定看，生药或生药材是在与切造炮制、制成药饵对比的情况下所用的名称，实质上即指药材。

近代"生药"名词来源于日本学者将德文 Pharmakognosie 译为"生药学"，将生药学所研究的"Drogen"译为"生药"。我国医药院校于二十世纪 20 年代开始设立生药学课程，生药一词在医药学教育、科研机构才逐渐流行。

如上所述，生药就是药材，有生货原药之意，大多数生药都是我国历代本草收载的药物。除此，生药还包括本草未记载、中医不常使用而为西医所用的天然药物（如洋地黄叶、麦角等）。在国外，生药一般不包括矿物药，凡指生物药材。

"中药"是指依据中医学理论和临床经验应用于医疗保健的药物。包括中药材、饮片和中成药（成方制剂）。"饮片"是指经炮制、切制成的片、块、面等，供调配中医处方煎服，或磨成细粉服用或调敷外用，又是供中药厂生产中药成方制剂或制药工业提取有效成分的原料药。绝大多数中药材就是我国历代诸家本草收载的药物。"草药"一般是指草医用以治病或地区性口碑相传的民间药，其中也有是本草记载的药物。随着药源普查和对草药的不断研究，一些疗效较好的草药逐渐被中医所应用，或作药材收购，于是将中药和草药统称为"中草药"。

在生药学教材中，药物、中药、草药、中草药、中药材、药材、生药的涵义有时较难明确区分，上述名词都将随习惯适当应用。

第二节 生药的记载大纲

生药学教材各论中所载生药是按一定次序进行叙述的。其中对于较重要的中药叙述比较详细，对较次要的生药叙述则比较简单。兹将记载大纲内容说明如下：

1．名称 包括生药的中文名、汉语拼音名、拉丁名、英文名和日文名。

2．历史 考订古今药用品种，并与现代科学研究相论证，对于了解生药的药用历史及名称考证具有重要意义。

3．来源（基源） 包括原植（动）物的科名、植（动）物名称、拉丁学名和药用部位。多数生药的名称与原植（动）物名称是一致的，有些生药名称与原植物名不同，如大青叶的原植物名为菘蓝，金银花的原植物名为忍冬。

4．植（动）物形态 叙述原植（动）物的主要形态特征及生长习性。便于野外采集及原植（动）物的鉴定，也有助于对生药性状的理解，尤其是全草类生药。

5．药用植（动）物的培育 了解药用植物的栽培和药用动物的驯化饲养，对于指导生药的生产、提高产量和生药来源的标准化等方面有重要的意义。这是提供和保证临床用药的重要措施，也将逐渐成为生药来源的主要途径。

6．采制 简述生药的采收时间和方法、产地加工、贮藏、炮制的要点和注意点。对需要特殊采制的生药则作有关介绍。

7．产地 指生药的主产地，对栽培植物来讲，是指主要的栽培地区；对野生植物来讲，是指主要的采收地区。多数野生植物的分布区比较广，而采收地区则较窄。

8．性状 叙述生药的外部形态、颜色、表面特征、大小、质地、断面特征和气、味等特点。利用感观或借助放大镜正确掌握和熟悉生药的性状特征。

9．显微特征 记载生药在显微镜下能看到的组织构造和粉末特征，显微化学反应的结果。熟悉生药的显微特征，对于鉴定外形相似及碎片或粉末状的生药具有重要意义，是生药真实性鉴定的手段之一。在生药学的研究中，生药的显微观察、显微特征的描述及绘图技术是重要的基本技能。

10．化学成分 记述生药所含化学成分的类型及已知化学成分或活性成分的名称。主要成分的结构与含量。生药的化学成分，尤其是有效成分或活性成分是生药产生疗效的物质基础，也是生药理化鉴定与品质评价的依据。

11．理化鉴定 记载利用物理或化学方法对所含化学成分所作的定性与定量分析结果。现较普遍应用薄层色谱法、气相色谱法和高效液相色谱法。理化鉴定是生药品质评价的重要手段之一，尤其是生药的高效液相指纹图谱分析。

12．药理作用 记述生药及其化学成分的现代药理实验结果。有利于联系其功能、主治，理解其临床疗效的作用原理，还有利于科研选题，进行深入研究。

13．功效 包括生药的性味、功能、主治、用法、用量、禁忌等。性味与功能是中医对中药药性和药理作用的认识，主治是指生药应用于何种疾病或在医学上的价值。对于生药的功能，既要记载中医传统用药的经验，也要记载现代医学的应用。

14．附注 记述与该生药有关的类同品、同名异物的生药、掺杂品、伪品等，或同种不同药用部位的生药及其化学成分，或含相似化学成分的资源植物研究状况。

第三节　生药的分类方法

我国生药品种繁多，总数约有 8000 余种，其中常用中药 500 余种。为了便于学习，研究和应用，必须将它们按一定的规律，分门别类，加以叙述。不同的书籍，为了不同的目的，采用不同的分类方法。常见的分类方法如下：

1．按药用部位分类　首先将生药分为植物药、动物药和矿物药，植物药再依不同的药用部位分为根类、根茎类、皮类、茎木类、叶类、花类、果实类、种子类和全草类等。这种分类法便于学习和研究生药的外形和内部构造，掌握各类生药的性状和显微特征及其鉴定方法，也便于比较同类不同生药间在性状和显微特征上的异同，有利于学习和提高传统的药材性状鉴别经验。

2．按化学成分分类　根据生药中所含的主要有效成分或活性成分的类别进行分类，如含苷类的生药，含生物碱类的生药，含挥发油类的生药等。这种分类方法便于学习和研究生药的有效成分和理化性质，制定分析方法，也有利于研究有效成分与疗效的关系，探索含同类成分的生药与科属之间的关系。

3．按自然系统分类　根据生药的原植（动）物在分类学上的位置和亲缘关系，按门、纲、目、科、属、种依次排列。这种分类法便于学习和研究比较同科同属生药在形态、性状、组织构造、化学成分与功效等方面的共同点，并比较其特异性，以揭示其规律性，有利于寻找具有类似成分、功效的植（动）物，扩大生药资源。

4．按药理作用或中医理论的功效分类　根据生药的药理作用或中医理论的功效来分类，如按现代药理作用分为：作用于神经系统的生药、作用于循环系统的生药等。或按中医功效分为解表药、清热药、补益药等。这种分类法便于学习和研究生药的作用与效用，有利于与临床结合，也有利于与所含活性成分相结合。

5．其他分类法　历史上，我国现存最早的本草著作《神农本草经》是按药物毒性和用药目的的不同，将 365 种中药分为上、中、下三品；《本草经集注》按药物的自然属性，将 730 种药分为玉石、草、木、蛐果菜、米食、有名未用等七类，每类又各分为上、中、下三品；《本草纲目》将 1892 种药物分为水、火、土、石、草、谷、菜、果、木、器、虫、鳞、介、禽、兽、人等 16 部，又把各部的药物按其生态及性质分为 62 类，如把草部分为山草、芳草、湿草、毒草、蔓草、水草、石草、苔、杂草等。

在现代，《中华人民共和国药典》（以下简称为《中国药典》）、《中药志》、《中华本草》等专著均按生药中文名的笔画顺序编排，是一种最简单的编排法，便于查阅和检索。但各生药间缺少相互联系，教材不宜采用此法。

以上各种分类方法各有优缺点，应根据不同的目的和要求，选择一个比较适宜的分类方法。本教材采用按自然系统分类法。

第四节　生药的拉丁名称

生药拉丁名称是国际通用名称，便于国际间的交流与合作研究。

生药的拉丁名通常由两部分组成。第一部分是药用部位的名称，用第一格表示，常见的有：根 Radix，根茎 Rhizoma，茎 Caulis，木材 Lignum，枝 Ramulus，树皮 Cortex，叶 Folium，花 Flos，花粉 Pollen，果实 Fructus，果皮 Pericarpium，种子 Semen，全草 Herba，树脂 Resina，分泌物 Venenum 等。第二部分有多种形式：（1）药用部位名称加原植（动）物的属名（第二格），如：黄芩 Radix Scutellariae（原植物 *Scutellaria baicalensis*），牛黄 Calculus Bovis（原动物 *Bostaurus domesticus*）。（2）药用部位名称加原植（动）物的种加词（第二格），如颠茄 Herba Belladonnae（原植物 *Atropa belladonna*）。（3）药用部位名称加原植（动）物的种名（第二格），用以区别同属他种来源的生药，如：青蒿 Herba Artemisiae Annuae，茵陈 Herba Artemisiae Scoporiae，羚羊角 Cornu Saigae Tataricae（4）药用部位名称加原植（动）物属名（第二格）和其他附加词，用以说明具体的性质或状态，如：熟地黄 Radix Rehmanniae Preparata，鹿茸 Cornu Cervi Pantotrichum。

有些生药的拉丁名中没有药用部位名，直接用原植（动）物的属名或种加词。例如：（1）某些藻菌类生药，如海藻 Sargassum（属名）、茯苓 Poria（属名）。（2）由完整动物制成的生药，如斑蝥 Mylabris（属名）、蛤蚧 Gecko（种名）。（3）动植物的干燥分泌物、汁液等无组织的生药，如麝香 Moschus（属名）、芦荟 Aloe（属名）等。有些生药的拉丁名采用原产地的土名或俗名，如阿片 Opium、五倍子 Galla 等。

矿物类生药的拉丁名，一般采用原矿物拉丁名，如：朱砂 Cinnabaris，雄黄 Realgar 等。

目前，有些国家的药典中，生药拉丁名的药用部位名称放在属、种加词之后，这样，在依生药拉丁名次序排列时，同一生药来源的不同生药可以排列在一起，便于比较。如颠茄叶 Belladonnae Folium、颠茄根 Belladonnae Radix 等。

有时省去药用部位的名称，只用属名（第一格）。如洋地黄 Digitalis、薄荷叶 Mentha、黄连 Coptis 等。

第二章

生 药 学

第一节 学科的起源

药学是研究药物的综合科学。生药学（Pharmakognosie，Pharmacognosy）是一门研究生药知识的科学。

1815 年，德国药学家 Seydler 发表了题为“Analecta Pharmakognostica”的论文，这样，世界上首次出现了“Pharmakognosie”一词。该词以 pharmakon（英文 drug，pharmaceutical）和 gnosis（英文 knowledge）为词源的“Pharmakognosie”，意为药物知识。1825 年，德国学者 Martius 在大学中首先设立了“Pharmakognosie”的科目。从此，自然科学领域中产生了一门新的学科。Martius 认为 Pharmakognosie 是商品学的一部分，是研究从自然界获得的药物的基源和品质，试验其纯度，检查其混杂物或伪品的学问。1880 年，日本学者大井玄洞将 Pharmakognosie 译成“生藥学（しょうやくがく）”。我国学者赵燏黄 1905 年留学日本，回国后于 1933 年与徐伯鋆合编《现代本草生药学》上卷，指出“利用自然界生产物，获取生产物之有效部分，被用于治疗方面者曰药材。研究药材应用之学理、实验而成一门之独立科学，曰生药学”。1937 年叶三多编写了《生药学》下册。这两本书是我国最早的生药学著作，也是当时生药学课程的教材。从此在我国自然科学领域中设立了生药学这一新的学科。生药学是应用本草学、植物学、动物学、化学、药理学、遗传学和中医学等学科的知识，来研究生药的资源、生产、品质评价、化学成分和医疗用途等方面的科学。

第二节 我国本草概况

药物知识的来源，可以追溯到远古时代。人们在寻找食物的同时，通过反复尝试，发现了许多有生理活性的物质，可以用来防治疾病，因此有“药食同源”之说。古书记载，神农氏（公元前约 2700 年）尝百草，用以治病，一日而遇七十毒。说明我们的祖先在长期同自然界作斗争的过程中，依靠人体直觉的实验方法去认识天然药物。通过长期而广泛的医疗实践，药物知识逐渐丰富起来。但是太古时期文字未兴，这些知识只能依靠师承口授代代相传。后来有了文字，便逐渐记录下来，出现了医药书籍。这些书籍起到了总结前人经验，便于流传和推广的作用。由于药物中草类占大多数，所以历史上专门记载药物知识的书籍便称为“本草”。据考证，秦汉之际，本草流行已较多，但这些本草都已亡佚，无可查考。

《神农本草经》是现知最早的本草著作，全书分为三卷，著者不详，根据考证，多认为可能是汉代（公元前206～公元220）的著作。收载动物、植物、矿物药物共365种，分为上、中、下三品："上药一百二十种为君，主养命以应天，无毒，多服久服不伤人，欲轻身益气，不老延年者，本上经；中药一百二十种为臣，主养性以应人，无毒有毒，斟酌其宜，欲遏症补虚羸者，本中经；下药一百二十五种为佐使，主治病以应地，多毒，不可久服，欲除寒热邪气，破积聚愈疾者，本下经"。每药载有性味、功能、主治，另有简要记述用药的基本理论，如有毒无毒、四气五味、配伍法度、服药方法及丸、散、膏、酒等剂型，可以说《神农本草经》是汉和汉代以前我国药物知识的总结，为以后的药学发展奠定了基础。原著早已失传，现在所见的版本是明清人的辑本。

到了南北朝，梁代陶弘景（公元452～536年）将《神农本草经》整理补充，著成《本草经集注》，增加了汉魏以后名医所用药物365种，共载药730种。对原有的性味、功能与主治有所补充，并增加了产地、采集时间和加工方法等，丰富了《神农本草经》的内容。该书是《神农本草经》以后有确切著作年代和作者的重要本草。原书已失传，现仅敦煌石窟有序录和正文4条的残卷。

唐代，由于生产力的大发展以及对外交往日益频繁，外国药物陆续输入，药物品种逐渐增加。为了适应发展需要，政府指派苏敬等增修陶氏所著本草经，增药114种，于显庆4年（公元659年）颁行，称为《新修本草》，又称《唐新本草》、《唐本草》，此书由当时的政府修订和颁行，可算是我国和世界上最早的一部药典，较欧美各国认为最早的纽伦堡（Nuremberg）药典（公元1542年）要早883年。《新修本草》载药844种，并附有药物图谱，开创了我国本草著作图文对照的先例，对我国药学的发展颇具影响，很快流传国外，对世界医药学的发展作出了贡献。

随着药物知识的不断丰富，新的本草陆续问世，如宋代的《开宝本草》、《嘉祐补注本草》、《图经本草》。到了北宋后期，蜀医唐慎微编成《经史证类备急本草》（简称证类本草），是将《嘉祐补注本草》与《图经本草》合并，增药500多种，收集了医家和民间的许多单方验方，补充了经史文献中得来的大量药物资料，使此书内容更为充实，体例亦较完备，曾由政府派人修订三次，加上了"大观"、"政和"、"绍兴"的年号，作为官书刊行，是现存最早的原著完整的重要本草。

明代的伟大医药学家李时珍（公元1518～1593年），在《证类本草》的基础上，进行了全面的修订，"岁历三十稔，书考八百余家，稿凡三易"，编成了符合时代发展的本草巨著——《本草纲目》。此书于李时珍去世后三年（1596年）在金陵（今南京）首次刊行。《本草纲目》载药1892种，附方11000多个。李时珍全面地整理和总结了16世纪以前我国药物知识，按药物的自然属性，分为十六纲、六十二类，每药项下，分释名、集解、修治、发明、附方及有关药物等项，体例鲜明，用字严谨，并长期亲自行医采药，遍询土俗，足迹踏遍了大江南北，对药物进行实地考查和整理研究，用实事求是的科学态度和亲身实践经验纠正了以前本草中不少药物品种和药效方面的错误，使《本草纲目》一书达到新的水平。这部书在17世纪初就流传中外，曾经多次刻印并译成多种文字，对世界医药学的发展作出了重大贡献。

清代乾隆年间赵学敏编的《本草纲目拾遗》一书，于1765年出版，对《本草纲目》作了一些正误和补充，共载药716种。

由汉到清，本草著作不下300种，各有所长。另有地方性的《滇南本草》（明·兰茂），专记外来药物的《海药本草》（唐·李珣），记载食物疗法的《食疗本草》（唐·孟诜），记载救荒植物的《救荒本草》（明·朱橚），侧重药物鉴别的《本草衍义》（宋·寇宗奭），侧重药物炮制的《雷公炮炙论》（南北朝刘宋·雷敩）等都有很高的学术价值。

作为民族药物的生药，在国外也有悠久的历史。公元前1500年左右，埃及的“Papyrus”和其后印度的“Ajur veda”（寿命吠陀经），以及古希腊的“De Materia Medica”（希腊本草），古罗马的“Materia Medica”（罗马本草），阿拉伯的“Canon Medicinae”（医药典）等都是专门的药物学著作，对医药学的发展都有较大的影响。

第三节 学科的发展

生药学的发展大致可分为三个时期，即传统的本草学时期，近代的商品生药学时期和现代的生药学新时期。

一、传统的本草学时期

从古代到19世纪中叶，世界各国都处于传统的本草学时期，当时，对于药物（生药）的认识主要靠感官和实践经验，本草记载的内容都以医疗效用为主，兼及生药的名称、产地、形态和感官鉴别的特征等。由于地域的不同和人们认知水平的差异，对药物的认识很难一致，更由于当时科学未兴，对药物的认识难免失之粗浅。但是，从临床药理学的观点看，确实积累了宝贵的经验，为以后的本草学发展奠定了基础。

二、近代商品生药学时期

19世纪中叶，生药学成为一门独立的学科，由于国际交通和贸易的发展，生药购销区域随之扩大，种类和数量逐渐增多，生药便成为国际贸易的特殊商品。当时生药学的主要内容是研究商品生药的来源，鉴定商品生药的真伪优劣。

随着生物学和化学等学科的发展，商品生药学的研究方法和手段不断得到充实和提高。首先以显微镜为手段的显微鉴定方法开始应用于生药鉴定。与此同时，化学定性和定量方法也被应用于生药鉴定工作中。随后，药物作用强度（生物效价）的生物测定法的发展，推进了生药有效成分的研究，为生药的品质评价提供了有利的手段。

三、现代生药学新时期

20世纪60年代至今，随着分离和分析技术的不断进步，薄层色谱、柱色谱、气相色谱、高效液相色谱、红外光谱、紫外光谱、原子吸收光谱、核磁共振波谱（1D、2DNMR）、质谱（EIMS、FABMS、FDMS等）旋光光谱（CD、ORD）、免疫电泳、X－射线衍射、扫描电镜、DNA指纹鉴定等技术，应用于生药鉴定、生药化学成分的分离和结构确定以及生药化学成分的定性定量，推进了生药的规范化和标准化进程。随着现代生命科学的兴起，植物学、动物学的基础研究进一步深化，揭示了生物类群在生态、形态、生理、化学和遗传等方面的特殊性，每一个特性在生物类群中，都反映出连续和间断关系。所以，物种（species）是变异的，不是同质的，即种内始终存在着程度不同的变异。人们运用生物工程技术，使物种内部天然存在的变异，不仅可以人工再现，而且可以创造出符合人们需要的全新的生物类型。随着植物化学成分的类型和数目的大量积累，对植物化学成分与其亲缘关系进行了探讨，形成了植物化学分类学（Plant Chemotaxonomy）这一新的分支学科，该学科的建立不仅具有分类学上的意义，而且将促进新的生药资源的寻找。

海洋是生命的发源地，物种复杂多样，约有50万种动物，13000多种植物，约占地球资源的80%，是有待开发的宝藏。例如从10种珊瑚中发现43种新化合物，10种海绵中发现39种新化合物。海洋生物所含的化学成分结构新颖、复杂，常具有较强的生物活性，是人类未来开发新药的原料基地。

在我国“七·五”（1986~1990年）和“八·五”期间（1991~1995年），在国家科委和国家中医药管理局组织下，先后对223种类的常用中药品种进行了整理和质量研究。“九·五”期间（1996~2000年）对中药材质量标准的规范化进行研究，最终建立了80种常用中药材国际参照标准。这些研究成果将极大地促进我国中医药事业的发展，推动中医药早日走向世界。

在新世纪，我国目前生药学的研究重点是：

1. 道地药材的研究及按“GAP” 中药材生产质量管理规范 标准建立高质量、规模化、科学管理的生药生产基地，同时制定符合国际规范的生药标准。

2. 进一步研究、确定生药活性作用的物质基础及其作用机理，提高生药的利用水平。

3. 研制现代化的生药制剂，并制定国际化的质量控制标准。

4. 开发海洋生物资源，开展海洋天然产物的研究，研制新的药品和功能性食品。

5. 细胞组织培养、细胞工程、基因工程的研究及利用生物技术拓展新药源、开发新药。

第三章

生药的化学成分

生药之所以作为药物应用，是因为其含有医疗作用的有效成分。1860 年，德国学者 Serturner 从阿片中首先分离出具有强镇痛作用的有效成分吗啡（morphine），引起全世界化学工作者的注目。此后，学者们先后从吐根、番木鳖种子、金鸡纳树皮、柯柯豆、颠茄根、古柯叶、毒扁豆、麻黄草质茎中先后分离出吐根碱（emetine）、士的宁（strychnine）、喹宁（quinine）、咖啡因（caffeine）、阿托品（atropine）、古柯碱（cocaine）、毒扁豆碱（eserine）、麻黄碱（ephedrine）。近十几年，由于分离技术、物理和化学分析方法的不断进步，鉴定手段的日臻完善，即使是复杂的化学结构也可以很快确定，从而加速了化学成分的研究工作。

第一节　生物的物质代谢

生物体内的多种基本物质（蛋白质、核酸等），在生命活动中不断进行着互相联系、互相制约、互相对立而又互相统一的复杂而有规律的化学变化。这些变化就是生物体与外界环境进行的物质交换，称为新陈代谢（简称代谢）。代谢是生命的基本特征之一，代谢停止，生命随之停止。

植物合成必要的生命物质（原生质）的过程为初生代谢，所生成的物质（蛋白质、核糖核酸、去氧核糖核酸、脂类、糖类、氨基酸等）称为初生代谢物质（primary metabolites）。利用这些初生代谢产物，产生对植物无明显作用的化合物即次生代谢产物（secondary metabolites），此代谢途径为次生代谢。

在初生代谢产物中，一部分化合物有显著的生物活性，在临床上已被应用。次生代谢产物如生物碱类、萜类、甾类、黄酮类、苷类等，很多早就作为药物应用。通常把这些具有生物活性并有医疗作用的化学成分称为有效成分，其他则称为辅成分或“无效成分”。当然，有效与无效不是绝对的，随着科学技术的发展，原先认为无效的成分或许成为有效成分。

生药的化学成分不仅与临床应用和药物生产有密切联系，而且对于生药的品质鉴定有着重要意义。因此，在研究生药和开发利用生药的工作中，必须了解生药的化学成分种类、性质、鉴定方法以及提取分离、结构鉴定等方面的知识。

第二节　化学成分的分类、性质和鉴定

一、糖类（saccharides）

糖类是植物光合作用的产物，除了作为植物的贮藏养料外，它是合成其他有机物质的前体。糖类在植物和动物体内广泛分布，按照组成糖类成分的糖基数目，可分为单糖、低聚糖和多糖类。

1．单糖类（monosaccharides）　单糖类为多羟基的醛或酮糖，化学通式（CH_2O）$_n$，天然存在的单糖 $n=3\sim8$。植物体内大多为六碳糖（$C_6H_{12}O_6$，*D*－葡萄糖、*D*－果糖、*D*－甘露糖等）、五碳糖（$C_5H_{10}O_5$，*L*－阿拉伯糖、*D*－木糖等）及其衍生物，以六碳糖最为重要。七碳糖如 *D*－甘露酮七碳糖（*D*－mannoheptulose），近年又从景天科植物中分离出八碳糖。现已发现的天然单糖有200多种。

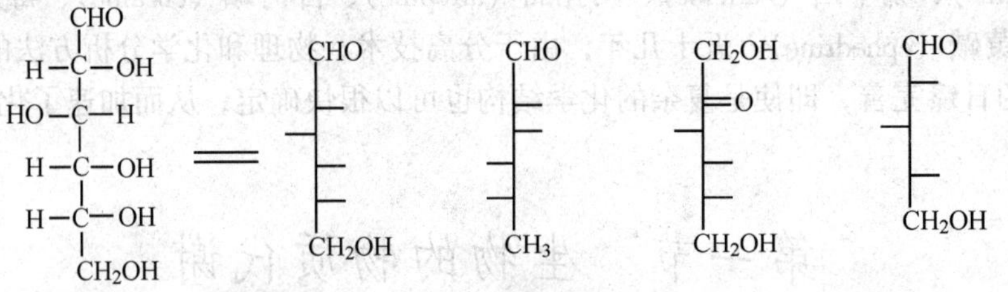

D-葡萄糖　　*L*－鼠李糖　　*D*－果糖　　*D*－木糖

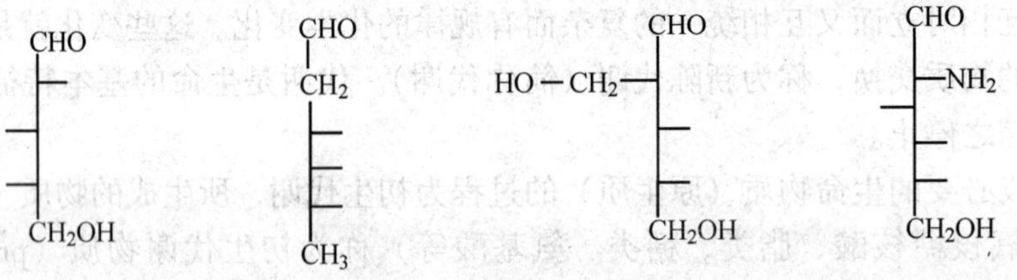

L－阿拉伯糖　　*D*－洋地黄毒糖　　*D*－金缕梅糖　　氨基糖

各种单糖分子如用环状结构表示，即成为五环的呋喃糖（furanose）或六环的吡喃糖（pyranose），有 α 和 β 两种构型。

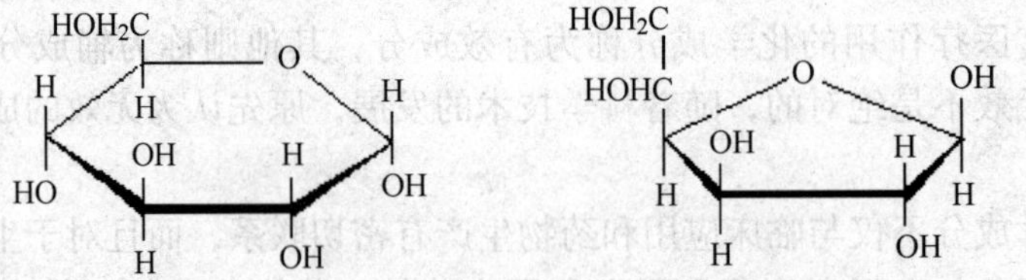

α-*D*-葡萄糖（吡喃环）　　β-*D*-葡萄糖（呋喃环）

单糖类衍生物中常见的糖醇类和糖醛酸，如 *D*－甘露糖（*D*－mannitol），肌醇（inositol）和 *D*－葡萄糖醛酸（*D*－glucoronic acid）等。

D-甘露糖　　D-山梨醇　　a: β-D-葡萄糖醛酸　b: α-D-葡萄糖醛酸

单糖多呈结晶状态，有甜味，易溶于水，可溶于稀醇，难溶于高浓度的乙醇，不溶于乙醚、氯仿、苯等有机溶剂；具有旋光性；分子中有游离的醛基者具有还原性。

2．低聚糖类（oligosaccharides）由 2～9 个单糖分子缩合而成的聚糖称为低聚糖。常见的低聚糖见表 3－1：

表 3－1　常见的低聚糖

	类型	英文名	水解后单糖	主要存在植物
双糖	蔗糖	sucrose	葡萄糖、果糖	甘蔗、甜菜
	乳糖	lactose	葡萄糖、半乳糖	牛奶
	海藻糖	trehalose	葡萄糖、葡萄糖（1→1）	酵母、真菌
	麦芽糖	maltose	葡萄糖、葡萄糖（1→4）	淀粉酶解
三糖	龙胆三糖	gentianose	葡萄糖、葡萄糖、果糖	龙胆属某些植物
	棉子糖	raffinose	葡萄糖、果糖、半乳糖	棉等植物
	甘露三糖	manneotriose	葡萄糖、半乳糖、半乳糖	木蜜
	鼠李三糖	rhamninos	半乳糖、鼠李糖、鼠李糖	鼠李属某些植物
四糖	水苏糖	stachyose	葡萄糖、葡萄糖、葡萄糖、果糖	水苏属某些植物

低聚糖与单糖类似，亦为结晶性，部分低聚糖有甜味，易溶于水，难溶或不溶于有机溶剂。易被酶及酸水解成单糖而具有旋光性。

3．多糖类（polysaccharides）由 10 个以上的单糖聚合而成的糖称为多糖。多糖类为天然存在的数量最大的大分子化合物，大多为不定形粉末，无甜味，无还原性。直链型多糖如纤维素、甲壳素（chitin）等，不溶于水。支链型多糖如淀粉、黏液质（mucilage）、菊糖（inulin）、肝糖（glycogen）等亦可溶于水，其溶解度随分子量增大而降低。近年，逐渐发现多糖具有多方面的生物活性。如肝素（heparin）有抗凝血作用；硫酸软骨素（chondroitin）有防止血管硬化作用；灵芝多糖、刺五加多糖、黄芪多糖等具有增强免疫作用及抗肿瘤作用，香菇多糖（lentinan）具抗癌活性。

（1）淀粉（starch）广泛存在于植物体内，尤以根、根茎和种子中为多。淀粉为白色粉末，在显微镜下观察呈粒状，在热水中可部分溶解并膨胀糊化成胶状液。淀粉由直链的糖淀粉（amilose）和支链的胶淀粉（amilopectin）组成。淀粉在淀粉酶（amylase）作用下，可完全水解成麦芽糖，可被稀酸水解成 *D*－葡萄糖。淀粉遇碘试液显蓝紫色，可用于淀粉的检查。淀粉粒的形态是生药显微鉴定的特征之一，具有一定的鉴定意义。淀粉主要作为赋形剂和制取葡萄糖的原料。

（2）菊糖（inulin）主要分布于菊科、桔梗科等植物中。菊糖有 35 个左右的 *D*－果糖以 $\beta_{2\to1}$ 连接，末端接 *D*－葡萄糖而成。能溶于热水，不溶于有机溶剂，遇碘液不显色。

菊糖存在于植物细胞中呈溶解状态，用乙醇处理后可析出球形结晶，常作为显微鉴定特征之一。

(3) 黏液质（mucilage） 化学组成为黏多糖，主要存在于植物的种子、果实、根、根茎等黏液细胞及海藻中，是植物的正常生理产物。为无定形固体，在热水中形成胶体溶液，冷后成冻胶状，不溶于有机溶剂。琼脂为红藻类植物石花菜的黏液质，用于食品工业及微生物的培养基。

(4) 树胶（gum） 树胶是植物受伤后从损伤处分泌出或自裂口正常渗出的浓稠物，干后成半透明块状物，如阿拉伯胶（acacia）、西黄芪胶（tragacanth）。豆科、蔷薇科、芸香科、梧桐科等植物常可产生树胶。其化学组成为具有分支结构的杂多糖，水解后产生 *L*－阿拉伯糖、*L*－鼠李糖、*D*－葡萄糖醛酸等。在水中可膨胀并形成胶体溶液。主要用于制剂的赋形剂、混悬剂、乳化剂和黏合剂。

(5) 纤维素（cellulose） 纤维素是自然界广泛存在的一种多糖，是高等植物细胞壁的重要组成部分，化学组成为 $\beta_{1\rightarrow4}$相连的直链葡聚糖，聚合度 3000～5000，是非常稳定的化合物。纤维素为天然纤维的原料。

(6) 动物多糖 肝糖原、肝素、甲壳素、硫酸软骨素、透明质酸等为动物多糖。甲壳素在甲壳类的外壳中广泛分布，其水解产物葡萄糖胺是重要的合成原料，为医药工业有待于进一步开发和利用的资源。

生命科学领域的研究结果表明，糖类作为媒介，在许多细胞之间的相互作用中起着关键作用。所以多糖的研究越来越引人瞩目。

4. 糖类成分的定性实验

(1) Fehling 反应 取生药粉末的 10%水提取液，加 Fehling 试液（碱性酒石酸酮试液）数毫升，于沸水浴中加热数分钟，如产生红色氧化亚铜沉淀，示有还原糖存在。该反应低聚糖与多糖需水解后才能进行。

(2) Molisch 反应 取生药粉末的 10%水提取液 2ml 置试管中，加 α－萘酚试液数滴，摇匀后沿试管壁缓缓加入浓硫酸 1～2 滴，两液层交界处出现紫红色环。所有糖类成分均呈阳性反应。

(3) 成脎反应 生药粉末的水浸液与盐酸苯肼共热，生成糖脎结晶，取结晶镜检，视结晶形状的不同而鉴定糖的种类。

(4) 色谱法 取生药粉末浸出液（多糖先行水解），以糖的标准品作对照，进行色谱检查，常用纸层析法。显色剂为新鲜配制的氨化硝酸银溶液，还原糖显黑色斑点。

二、苷类（glycosides）

苷类又称配糖体，是糖或糖的衍生物如氨基糖、糖醛酸等与另一非糖物质（又称苷元或配基，aglycone 或 genin）通过糖的端基碳原子连接而成的化合物，因而有 α－苷和 β－苷之分，在植物体中存在的大多数为 β－苷。苷类根据连接单糖基的个数分为单糖苷、二糖苷等。苷元上连接糖的位置有一处、二处或多处。根据苷键原子不同又可分为氧苷、硫苷、氮苷和碳苷，其中氧苷最常见。

1. 苷的通性 苷类可以被酸水解或酶解，生成苷元和糖；多数苷类可溶于水或极性较大的有机溶剂。苷元多能溶于非极性溶剂，不溶于水；苷类多呈左旋性，无还原性；苷水解后生成还原糖而具还原性。

苷类的定性检查，多将苷水解后，由苷元的结构和糖的性质而定。

2．苷的分类　根据苷元的结构进行分类

(1) 氰苷类（cyanogenic glycosides）　氰苷是由含氰基（—CN）的氰醇衍生物和1～2个单糖结合而成。大多数易被稀酸或酶水解产生氢氰酸。主要分布于蔷薇科、忍冬科、豆科、大戟科和景天科等植物中。苦杏仁中含有的苦杏仁苷（amygdalin）是最常见的氰苷。氰苷多具水溶性，几乎不溶于乙醚、苯等极性小的溶剂，不易结晶。氰苷水解产生氰氢酸，多用碳酸钠溶液湿润的苦味酸试纸进行鉴别。

(2) 酚苷类（phenolic glycosides）和醇苷类（alcoholic glycosides）　酚苷的苷元为苯酚类化合物。醇苷的苷元为脂肪醇或芳香醇的衍生物。酚苷以杜鹃花科、木犀科、杨柳科、毛茛科和松科等植物中多见。有的具有生物活性，如白杨苷（populin）有解热镇痛作用；丹皮酚（paeonol）有镇静镇痛作用；天麻苷（gastrodin）有镇静作用。醇苷类在藻类、毛茛科、杨柳科、景天科和豆科植物中有分布，亦多具活性。如毛柳苷（salidroside）有解热镇痛作用；毛茛苷（ranunculin）的苷元为原白头翁素（proanemonin），有抗菌作用。

酚苷和醇苷多为无色结晶，味苦，易溶于热水，能溶于乙醇或冷水，不溶于乙醚、氯仿等有机溶剂。酚苷的苷元分子量较小，常有挥发性，亦可升华，如丹皮酚。酚苷类化合物遇三氯化铁溶液可显不同颜色。

(3) 蒽苷类（anthracene glycosides）　蒽苷类的苷元为蒽的衍生物，其中包括蒽醌（anthraquinone）、蒽酚（anthranol）、蒽酮（anthrone）和双蒽酮（dianthrone）等。蒽苷的各种衍生物中，以蒽醌苷类居多，天然蒽醌衍生物均有羟基取代，羟基在苷元的不同位置上与糖结合成苷，大多数为氧苷，少数为碳苷。

蒽苷类已知的约有40余种，以苷或苷元的形式存在于蓼科、豆科、茜草科、鼠李科、百合科等植物中，在某些真菌和地衣中亦有分布。蒽醌类成分多有生物活性。

蒽苷及苷元多显黄色或橙红色结晶。游离蒽醌具有升华性，能溶于乙醚、氯仿、丙酮及碱液中。蒽苷则易溶于热水和稀醇，可溶于乙醇。蒽醌化合物由于分子中具有酚羟基而显酸性，α－酚羟基酸性较弱，β－酚羟基酸性较强，带有多数β－酚羟基或羧基则酸性更强，根据酸性强弱可用pH梯度法分离蒽醌类化合物。蒽醌、蒽酚类衍生物多具有荧光。

羟基蒽醌类衍生物常用的鉴别反应有：

①与碱试液的反应　羟基蒽醌类成分能溶于碱溶液中，显红色或紫红色，加酸后红色消失，若再加碱溶液，又显红色。该反应可在生药切面、粉末或其浸出液滴于滤纸上进行。

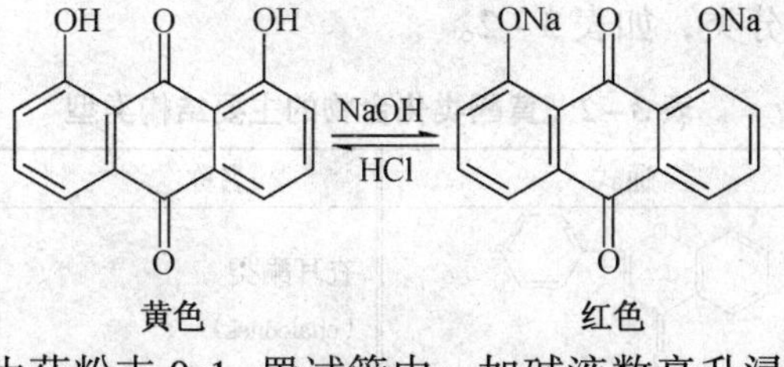

OH O OH ⇌(NaOH / HCl) ONa O ONa

黄色　　　红色

②Bornträger反应　生药粉末0.1g置试管中，加碱液数毫升浸出，滤液显红色，加盐酸酸化，红色转为黄色，加乙醚2～3ml振摇，醚层显黄色。分取醚层，加碱液振摇，醚

层显浅黄色，水层显红色。

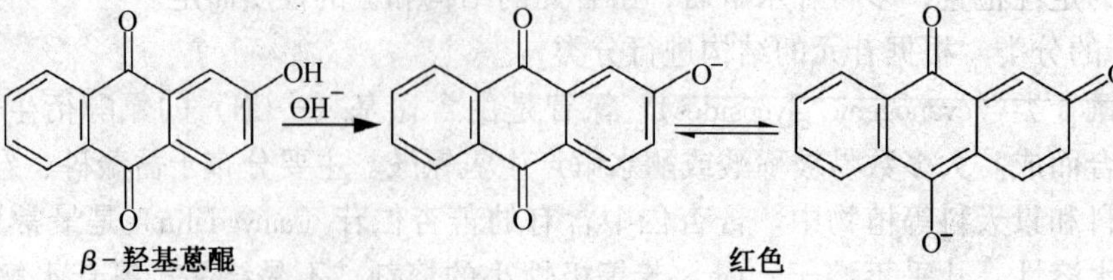

β-羟基蒽醌　　红色

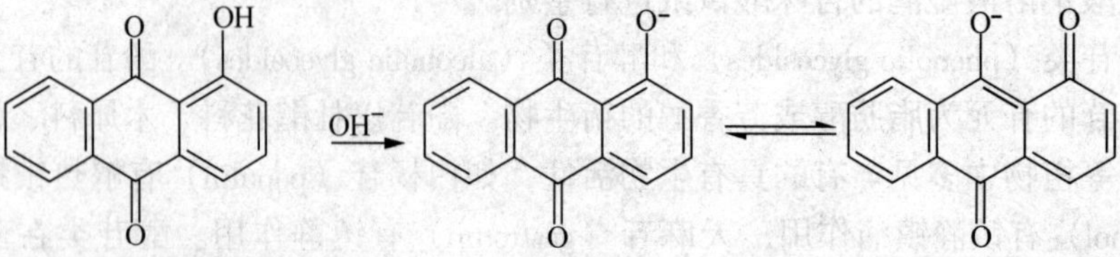

α-羟基蒽醌　　红色

③醋酸镁反应　取生药粉末的乙醇浸出液滴于滤纸上，干后喷 0.5% 醋酸镁甲醇试液，加热片刻后即显色。在羟基蒽醌类分子中，至少有两个酚羟基位于不同苯环的 α-位上，则显橙红色至粉红色；当两个 α-位酚羟基存在于同一苯环时，呈紫红色；当两个酚羟基存在于同一苯环上，一个位于 α-位，另一个位于 β-位，则显蓝紫色。

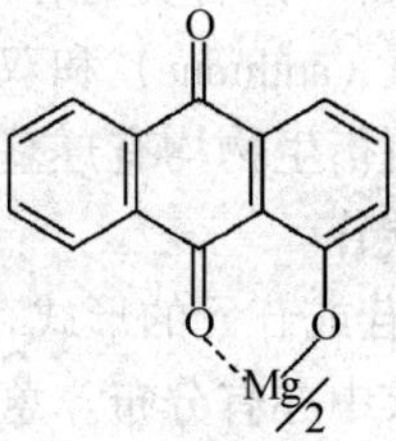

(4) 黄酮苷类（flavonoid glycosides）　黄酮苷的苷元为两个苯环通过三碳链连接而成，即指具有两个芳香环的具 $C_6-C_3-C_6$ 基本骨架的一类化合物的总称。

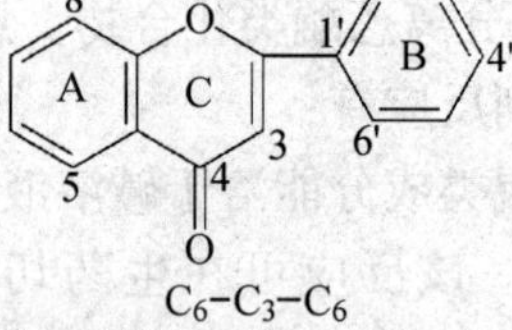

$C_6-C_3-C_6$

根据黄酮类 C 环的氧化程度，B 环在 C 环中的连接位置以及 C 环是否构成环状等特点，可将黄酮类化合物分类，如表 3-2。

表 3-2　黄酮类化合物的主要结构类型

名称	通式	名称	通式
黄酮类 （flavones）	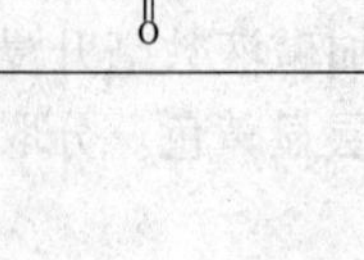	查耳酮类 （chalcones）	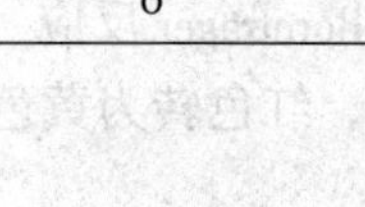

续表

名称	通式	名称	通式
黄酮醇类（flavonols）	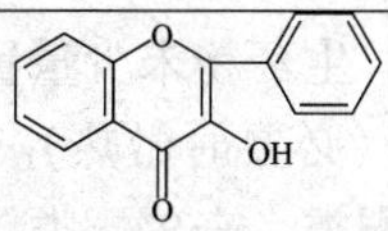	二氢查耳酮类（dihydrochalcones）	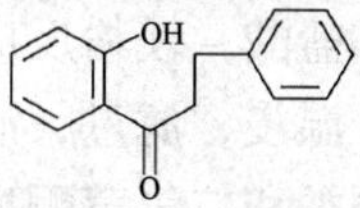
二氢黄酮类（flavanoes）	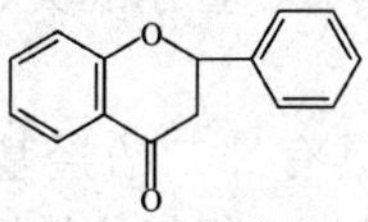	黄烷3－醇类（flavan－3－ols）	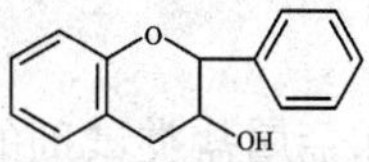
二氢黄酮醇类（flavanonols）	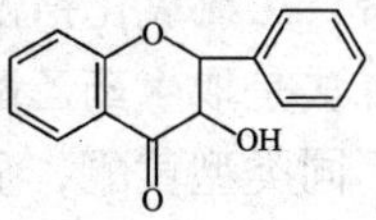	黄烷3，4－二醇类（flavan－3，4－diols）	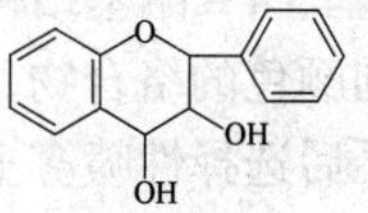
异黄酮类（isoflavones）	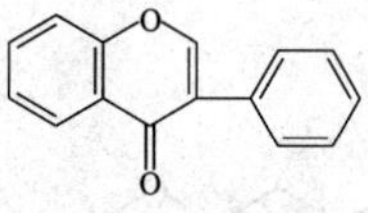	花色素类（anthocyanidins）	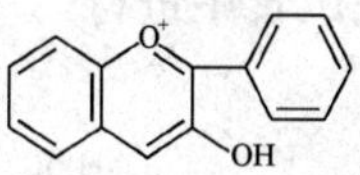
二氢异黄酮类（isoflavanones）	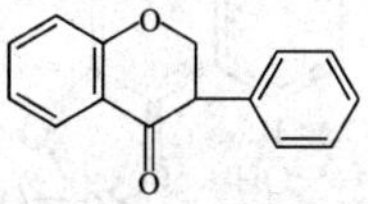	橙酮类（aurones）	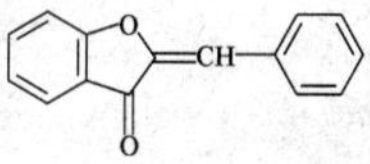

此外，由两分子黄酮按C—C或C—O—C键方式连接的化合物称为双黄酮类化合物（biflavones）。

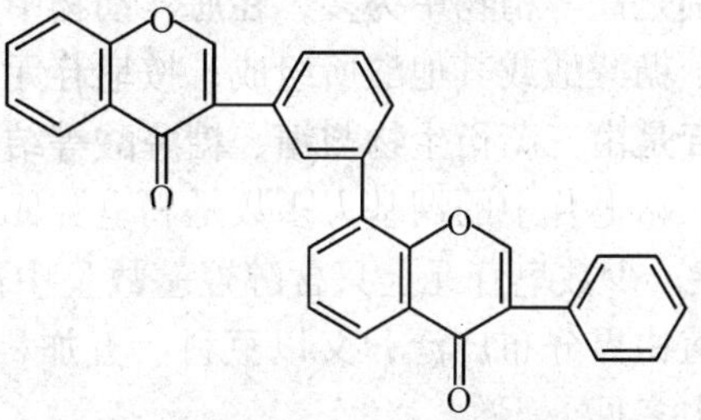

双黄酮（biflavones）

黄酮苷中的糖的连接位置与苷元的结构类型有关，有O－糖苷，还有C－糖苷。

黄酮类化合物在植物界中分布广泛，以豆科、芸香科、菊科以及裸子植物中较多。目前，已发现的天然黄酮类化合物约有2000余种。黄酮类化合物多为结晶体，其苷类因结构中引入糖的分子，均有旋光性，并多为左旋体。黄酮类化合物的颜色与分子中是否存在交叉共轭体系及助色团（—OH、—CH_3等）的类型、数目以及取代的位置相关。黄酮、黄酮醇及其苷类多显灰黄至黄色；查尔酮为黄至橙黄色；二氢黄酮、二氢黄酮醇、异黄酮类因不组成交叉共轭体系或共轭不连续，无色或显淡黄色。

黄酮苷易溶于热水，能溶于水、甲醇、乙醇等溶剂。在乙醚、氯仿、苯中难溶。苷元难溶于水，而溶于甲醇、乙醇、醋酸乙酯、乙醚等溶剂中。

黄酮类化合物因分子中多有酚羟基，故显酸性，可溶于碱性溶液。又因分子中γ－吡喃环上的1位氧原子有未共用的电子对，故表现微弱的碱性，可与强无机酸生成氧盐（呈特殊颜色），单氧盐极不稳定，加水后即可分解。

黄酮类化合物常用如下方法检查：

①盐酸－镁粉反应　这是最常用的鉴别反应。生药粉末少量置试管中，用乙醇或甲醇数毫升温浸，滤过，滤液加镁粉少许及盐酸数滴（必要时微热）。黄酮类、黄酮醇类、二氢黄酮类和二氢黄酮醇类显红色至紫红色，异黄酮类、查尔酮类、花色素类及部分橙酮无变化。

②金属盐类试剂的络合反应　黄酮类分子中具有邻二酚羟基或3－羟基、4－酮基或5－羟基、4－酮基结构，常可与三氯化铝、醋酸铅、二氯氧化锆及醋酸镁等试剂反应，生成不同颜色的络合物，可用于定性及定量分析。方法是取生药乙醇或甲醇提取液滴于滤纸上，干后选择性喷雾上述盐类试液，不同试剂，不同类型黄酮，显出不同颜色。这些反应亦可在试管中进行。

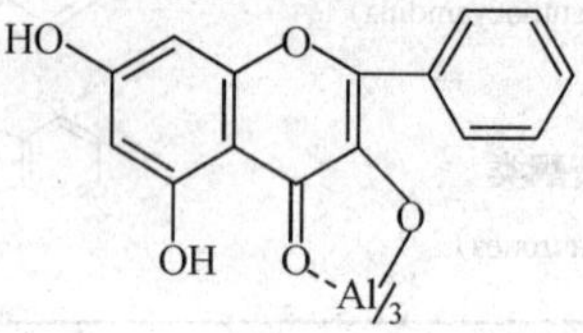

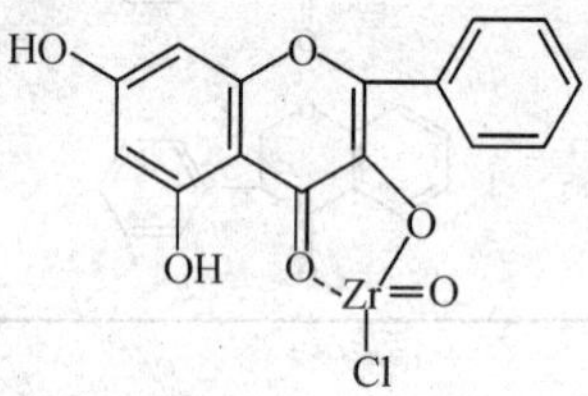

（5）皂苷（saponines）　皂苷水溶液经强烈振摇后产生持久性泡沫，以此而得名。皂苷广泛存在于植物界，特别是高等植物中为多，在海洋动物中如海参、海星等也有皂苷存在。皂苷是由皂苷元和糖、糖醛酸或其他酸所组成，按皂苷元的化学结构特征分类如下：

①三萜皂苷　三萜皂苷是由三萜衍生物与糖、糖醛酸等结合的苷类。三萜皂苷元分四环三萜与五环三萜两类。三萜皂苷中的糖基大多数是和皂苷元中 C_3－OH 相连，大多数苷元中有—COOH 基而呈酸性，少数皂苷元上只含醇羟基故呈中性，前者称酸性皂苷，后者称中性皂苷。三萜皂苷在植物界分布广泛，又以豆科、五加科、伞形科、桔梗科、菊科、葫芦科和远志科等科植物中多见。

②甾体皂苷　甾体皂苷是一类由螺甾烷类衍生的低聚糖苷，螺甾烷是由 27 个碳原子组成。甾体皂苷中糖基大多数和皂苷元 C_3－OH 相连。甾体皂苷主要分布于单子叶植物中，如百合科、薯蓣科和龙舌兰科等。

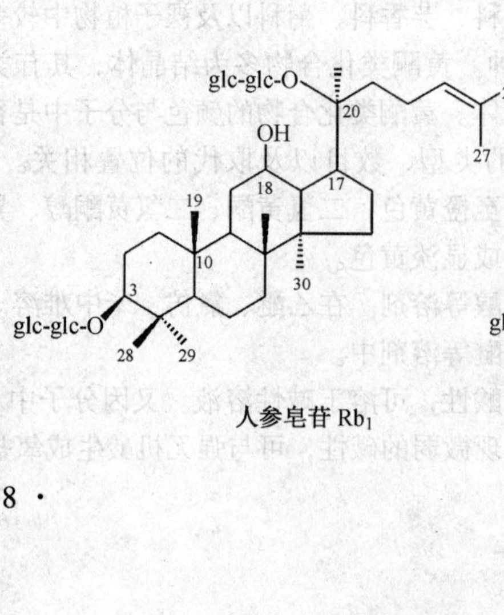

人参皂苷 Rb_1 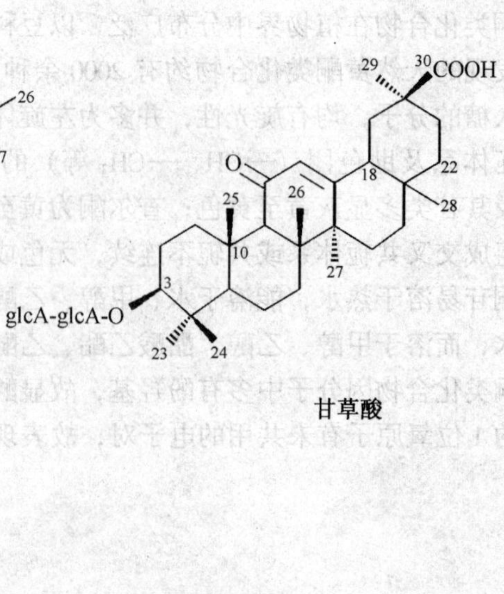　　甘草酸

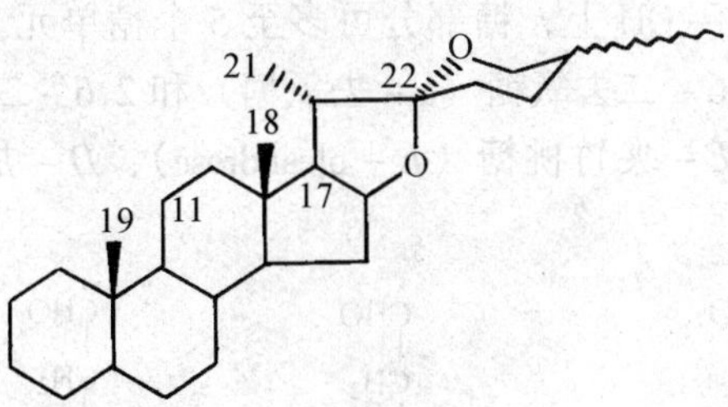

螺甾烷

大多数的皂苷为白色或乳白色的无定形粉末，具吸湿性，无明显的熔点。易溶解于水、稀醇、丁醇等，不溶于苯、乙醚、氯仿等溶剂。皂苷水溶液可被铅盐、钡盐、铜盐沉淀，常用的试剂为醋酸铅试液或碱式醋酸铅试液。甾体皂苷的乙醇液可与胆甾醇形成难溶的分子复合物，经乙醚或苯回流，该复合物分解析出皂苷，利用此性质可对甾体皂苷进行定性检查和提取分离。皂苷水溶液大多能破坏红细胞而有溶血作用，不宜注射用药，口服则无溶血作用。各类皂苷的溶血作用强弱不同，可用溶血指数（haemolytic index）来表示。溶血指数是指在一定的条件下能使血液中红细胞完全溶解的最低限度，例如甘草皂苷的溶血指数为1:4000。利用皂苷的溶血指数可以近似推算出某一药材浸液的皂苷含量。

生药中皂苷成分的鉴别反应：

①泡沫试验　取生药粉末0.5g，加水5ml，煮沸、滤过，滤液置试管中强烈振摇，可产生持久的泡沫，不因加热而消失。

②溶血试验　取生药粉末1g，加水10ml，加热提取、滤过，取滤液1ml，加2%红细胞悬浮液及生理盐水5ml，摇匀，放置数分钟后，呈现红色透明溶液。

③显色反应　取生药粉末1g，加10ml 70%乙醇回流提取、滤过，滤液进行下列试验：Liebermann反应　取滤液1ml，蒸干，残渣加醋酐1ml溶解，移入小试管，沿壁加入浓硫酸1ml，两液交界面显紫红色环。

④Fröbde试剂反应　取滤液2ml，蒸干，加Fröbde试液（5mg钼酸钠或钼酸溶于1ml硫酸），呈现桔红色至紫褐色。

(6) 强心苷（cardiac glycosides）　甾体苷类中对心肌有显著生理活性作用的化合物，称为强心苷。主要分布于玄参科、夹竹桃科和百合科等科植物中。

强心苷根据其苷元结构的不同可分为强心甾（cardenolides）型与海葱甾（scillanolides）型或蟾毒甾（bufanolides）型两类。自然界中以强心甾型为多，其苷元具23个碳原子，C_{17}处连五元不饱和内酯环；海葱甾型具24个碳原子，C_{17}处连一个六元不饱和内酯环。

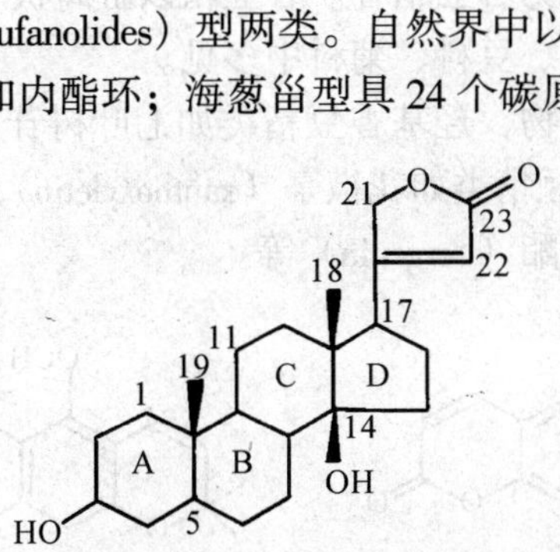

强心甾型 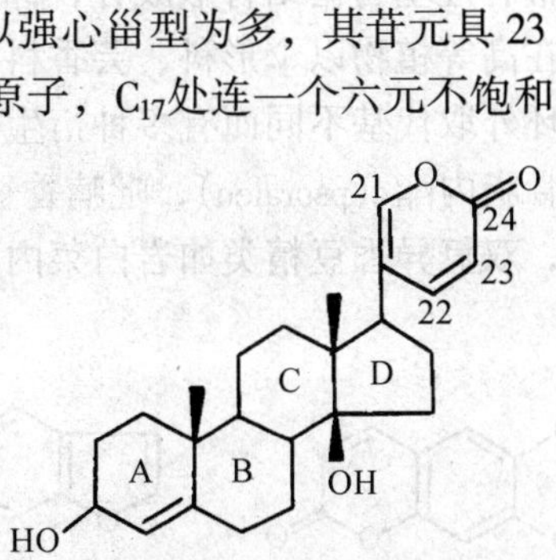　　海葱甾型

强心苷中糖均连在 C_3-OH 上，糖部分可多至 5 个糖单元。除 α－羟基糖外，还有仅存在于强心苷中特殊的 2,6－二去氧糖（α－去氧糖）和 2,6－二去氧糖甲醚，如 *D*－洋地黄毒糖（*D*－digitoxose）、*L*－夹竹桃糖（*L*－oleandrose）、*D*－加拿大麻糖（*D*－cymarose）等。

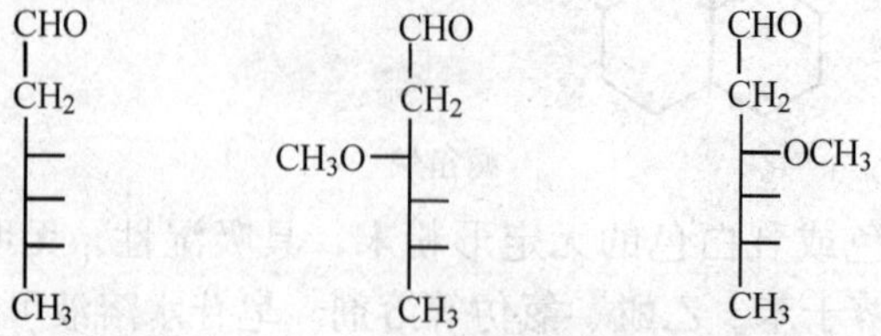

D-洋地黄毒糖　　*D*-夹竹桃糖　　*D*-加拿大麻糖

强心苷的强心作用与其化学结构有密切关系。B/C 为反式，C/D 环为顺式，C_{17} 位必须连有不饱和内酯环，且为 β－构型；C_3-OH、$C_{14}-OH$ 应为 β－构型，否则强心作用减弱甚至消失。糖部分无强心作用，但是糖的性质及数目对强心苷的强心作用有影响。一般来说，葡萄糖苷的强心活性和毒性，均随分子中糖的数目增加而减弱，2,6－二去氧糖形成的苷，糖分子数目增加，对活性无明显的影响，但是毒性却随之增大。葡萄糖苷的强心活性不及 2,6－二去氧糖苷，但毒性比其弱。

强心苷大多数为无色晶体或无定形粉末，味苦，能溶于水、甲醇或乙醇，略溶于醋酸乙酯。强心苷易被酶水解掉部分糖基，而被无机酸水解成苷元和糖。

生药中强心苷的检查：

①Keller－Kiliani 反应　取生药粉末 1g，加 70% 乙醇热浸，滤过，滤液蒸干，残渣溶于 1ml 0.5% 三氯化铁－冰醋酸溶液后倾入试管中，沿管壁滴加浓硫酸 1ml，两液层接触处显棕色环，冰醋酸层显蓝绿色（检 α－去氧糖）。

②Kedde 反应　生药甲醇提取液，滴于滤纸上，再滴加 Kedde 试液（3,5－二硝基苯甲酸 1g 溶于 50ml 甲醇，加 1mol/L KOH 50ml）少许，斑点呈红棕色（检查五元不饱和内酯环）。

（7）香豆精苷类（coumarin glycosides）　香豆精（coumarins）又称香豆素，为苯骈 α－吡喃酮，环上常有羟基与糖结合形成苷，称为香豆精苷。香豆精以游离状态及其苷类存在于生物体内，在高等植物以伞形科、芸香科、豆科、菊科中多见。

香豆精因环外取代基不同而有多种衍生物，羟基香豆精类如七叶树苷（esulin），呋喃香豆精类如补骨脂内酯（psoralen），吡喃香豆精类如花椒亭（xanthoxyletin），双香豆精类如双七叶树内酯，双氢异香豆精类如岩白菜内酯（bergenin）等。

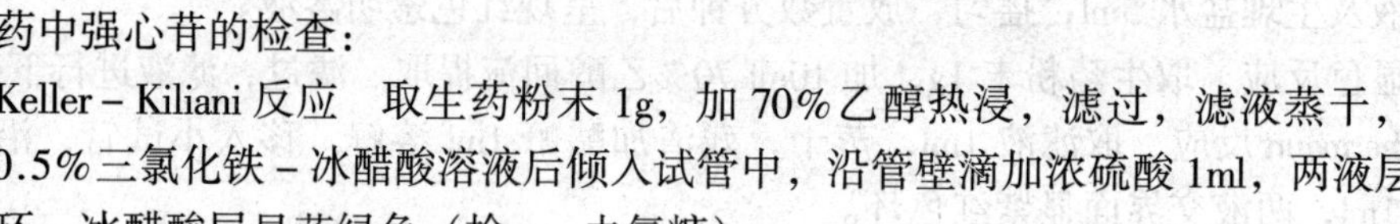

七树叶苷　　补骨脂内酯　　花椒亭

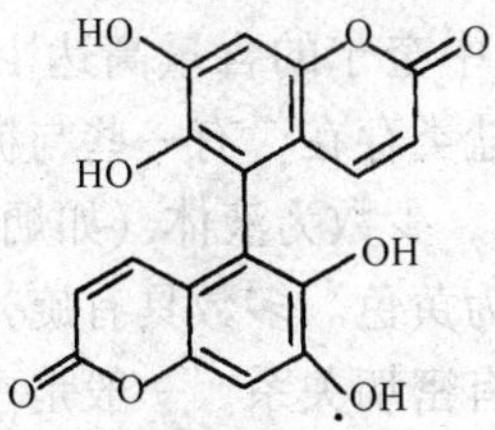

双七叶树内酯 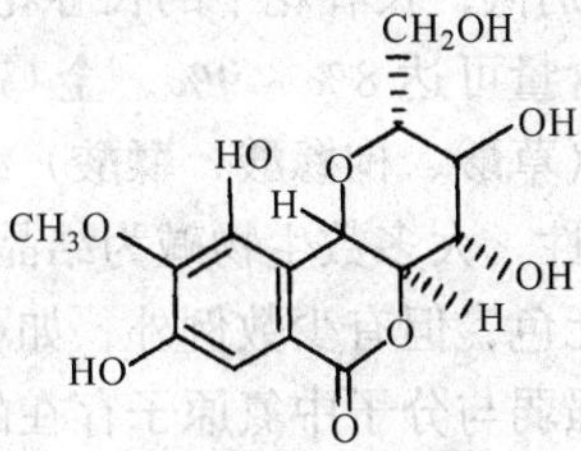　　　　岩白菜内酯

香豆精类多为无色结晶，有时呈浅黄色，具特异香气，味苦。香豆精苷能溶于水、甲醇、乙醇、氯仿、乙醚及碱液，小分子的香豆精具有升华性，在日光或紫外灯下显蓝色荧光。

生药中香豆精类的检查：

异羟肟酸铁反应　取生药粉末 0.5g，加甲醇 5ml 热浸，滤过，浸出液加 7%盐酸羟胺甲醇液与 10%氢氧化钠溶液各数滴，在水浴上温热，冷后用稀盐酸调 pH 3～4，加 1%三氯化铁试液，显红色至紫红色。

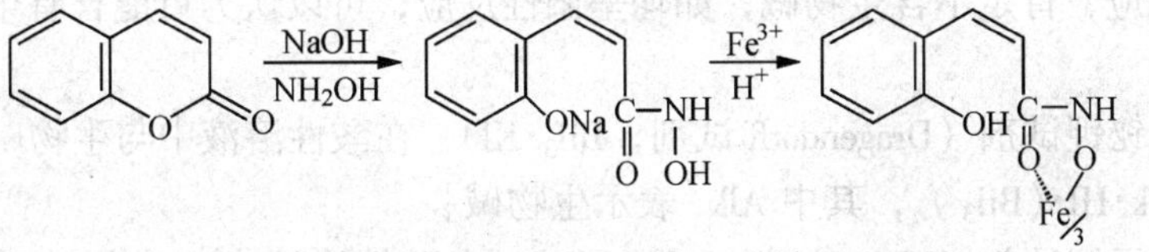

(8) 环烯醚萜苷类（iridoid glycosides）　由单萜化合物环烯醚萜类（iridoides）或裂环烯醚萜类（secoiridoides）作为苷元与糖结合而成的苷类称为环烯醚萜苷。大多数以苷的形式存在，广泛分布于双子叶植物茜草科、玄参科、龙胆科等科植物中。

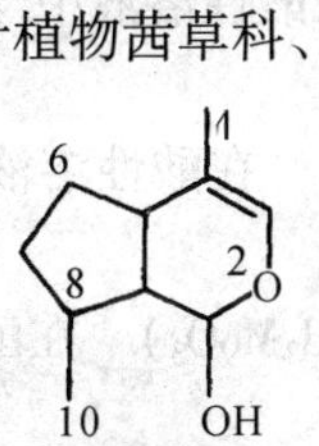

环烯醚萜 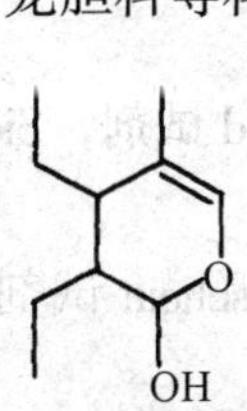　　　　裂环烯醚萜

环烯醚萜苷大多为无色结晶，味苦，具吸湿性；易溶于水和甲醇，可溶于乙醇、丙酮和正丁醇等极性较大的溶剂；易水解，所得苷元易进一步分解或聚合，如地黄或玄参炮制后变黑就是这类成分分解、聚合所致。这类成分常有特殊的颜色反应，如与试剂 shear (盐酸与苯胺 1:15 混合）反应显不同颜色。

三、生物碱类（alkaloids）

生物碱是存在于生物体中的一类含氮的碱性有机化合物，大多数有复杂的环状结构，氮原子多连在环内。生物碱有显著的生物活性，是生药中重要的有效成分之一。迄今，已从植物界分离出 1 万余种生物碱，供临床应用的在 80 种以上。这些生物碱较集中地分布于双子叶植物的毛茛科、小檗科、防己科、木兰科、罂粟科、豆科、芸香科、马钱科、夹竹桃科、茄科、菊科等；单子叶植物的百合科、石蒜科、百部科等；裸子植物的紫杉科、松柏科、麻黄科、三尖杉科以及少数蕨类植物中。生药中生物碱含量较低，大多数低于

1%，有少数含量特别低，长春花中的长春花新碱的含量仅为百万分之一。也有特别高的，如黄连中的小檗碱含量可达 8% ~ 9%，金鸡纳树皮中奎宁的含量高达 15%。在植物体中生物碱常与有机酸（草酸、枸橼酸、鞣酸）结合成盐类存在，有一些与糖结合成苷。

1．生物碱的通性　大多数生物碱为结晶性固体，少数为液体（如烟碱、槟榔碱），味苦，一般生物碱为无色，但有少数例外，如小檗碱为黄色。多数具有旋光性，大多数生物碱呈碱性，碱性的强弱与分子中氮原子存在的状态有密切关系，一般是季铵碱 > 叔胺碱 > 仲胺碱。如氮原子以酰胺状态存在，则碱性极弱或消失。有的生物碱分子具有酚羟基或羧基，则具有酸碱两性，如槟榔中的槟榔次碱和阿片中的吗啡。生物碱大多不溶于水，溶于甲醇、乙醇、氯仿、苯等有机溶剂。但有少数例外，如麻黄碱可溶于水或有机溶剂。季铵类生物碱由于离子化而易溶于水，如小檗碱可溶于水。酚性生物碱可溶于氢氧化钠溶液，其盐类在冷水中难溶，生物碱的盐类一般易溶于水而不溶于有机溶剂。生物碱一般无挥发性，少数生物碱如麻黄碱及液态生物碱有挥发性。

2．生物碱的沉淀反应　生物碱一般在酸性溶液中可与某些沉淀试剂发生反应，生成难溶性的盐类或络合物，本法用于鉴定生药中生物碱的存在。一般用 3 种沉淀试剂试验，如均呈阴性反应，肯定不含生物碱，如均呈阳性反应，可以认为可能含有生物碱。常用的沉淀试剂有：

（1）碘化铋钾试剂（Dragendorff 试剂，$BiI_3 \cdot KI$）　在酸性溶液中与生物碱反应，生成桔红色沉淀［$Alk \cdot HI \cdot (BiI_3)_n$，其中 Alk. 表示生物碱］。

（2）碘化汞钾试剂（Mayer 试剂，$HgI_2 \cdot KI$）　在酸性溶液中与生物碱反应，生成白色或黄色沉淀［$Alk \cdot HI \cdot (HgI_2)_n$］。

（3）碘化钾碘试剂（Wagner 试剂，$I_2 \cdot KI$）　在酸性溶液中与生物碱反应，生成棕红色沉淀（$Alk \cdot HI \cdot In$）。

（4）硅钨酸试剂（Bertrand 试剂，$SiO_2 \cdot I_2WO_3$）　在酸性溶液中与生物碱反应，生成白色沉淀。

（5）磷钼酸试剂（Sonnenschein 试剂，$H_3PO_4 \cdot I_2MoO_3$）　在酸性溶液中与生物碱反应，生成鲜黄色或棕黄色沉淀。

（6）氯化金试剂（$HAuCl_4$ 试剂）　在酸性溶液中与生物碱反应，生成黄色晶形沉淀，由于不同生物碱产生的结晶形状不同，用于鉴别。

3．生物碱的显色反应　有些生物碱能和某些试剂反应产生特殊的颜色，称为显色反应。常用的显色试剂有：

（1）矾酸铵 - 浓硫酸试剂（Mandelin 试剂）　为 1%矾酸铵的浓硫酸溶液。与阿托品类生物碱显红色，与可待因显蓝色，与士的宁显紫色，与奎宁显淡橙色。

（2）钼酸铵（钠）- 浓硫酸试液（Fröbde 试剂）　为 1%钼酸钠或钼酸铵的浓硫酸溶液。与乌头碱显黄棕色，与小檗碱显棕绿色，与阿托品和士的宁不显色。在使用时应注意，该试剂与蛋白质也能显色。

（3）甲醛 - 浓硫酸试液（Marquis 试剂）　为 30%甲醛溶液 0.2ml 与 10ml 浓硫酸的混合溶液，与吗啡显橙色至紫色，与可待因显蓝色，与咖啡因不显色。

4．生物碱的分类　按照生物碱的基本结构，可分为 60 多类，主要有以下类型：

（1）有机胺类（amines）　氮原子连在侧链上，如麻黄碱、益母草碱、秋水仙碱等。

(2) 吡咯烷类（pyrrolidines） 如千里光碱、野百合碱、娃儿藤碱。

(3) 哌啶类（pyperidines） 如胡椒碱、洛贝林等。

(4) 吡啶类（pyridines） 如烟碱、槟榔碱、半边莲碱等。

(5) 喹诺里西啶类（quinolizidines） 如苦参碱、羽扇豆碱、金雀花碱等。

(6) 喹啉类（quinolines） 如奎宁、喜树碱等。

(7) 异喹啉类（isoquinolines） 如小檗碱、吗啡、粉防己碱等。

(8) 喹唑酮类（quinnazolidones） 如常山碱等。

(9) 吲哚类（indoles） 如利血平、麦角新碱、士的宁等。

(10) 莨菪烷类（tropanes） 如莨菪碱、东莨菪碱、古柯碱等。

(11) 亚胺唑类（imidazoles） 如毛果芸香碱等。

(12) 嘌呤类（purines） 如吗啡碱、茶碱、石房蛤毒素等。

(13) 甾体类（steroids） 如茄碱、贝母碱、藜芦碱等。

(14) 萜类（terpenoids） 如乌头碱、石斛碱、飞燕草碱等。

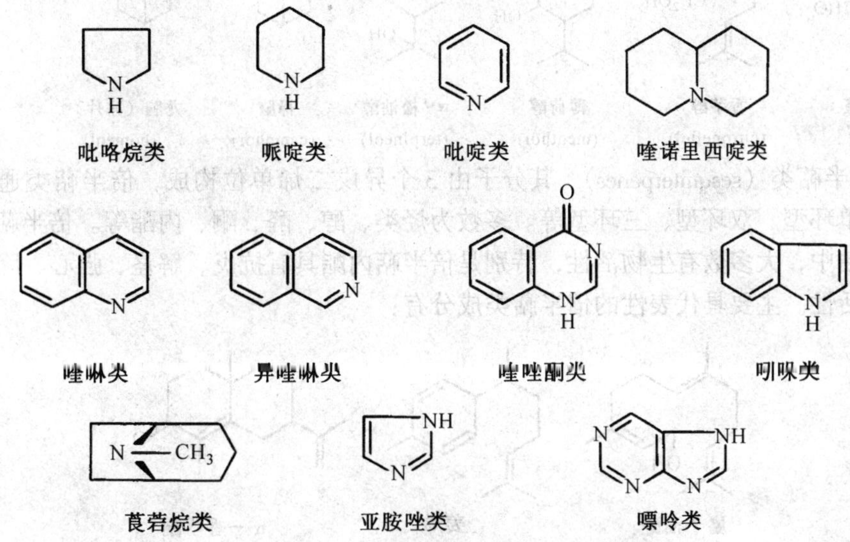

四、挥发油类（volatile oils）

挥发油又称精油（essential oils），是一类在常温下有挥发性，可随水蒸汽蒸馏，与水不相混溶的油状液体。气特异，大多芳香。挥发油是多种化学成分的混合物，主要有萜类化合物、芳香族化合物和脂肪族化合物。萜类以单萜和倍半萜类为多。挥发油主要分布于松科、柏科、木兰科、樟科、芸香科、伞形科、唇形科、败酱科、菊科、姜科等植物中。

大多数挥发油为无色或淡黄色，具特殊气味与香辣味。大多数挥发油比水轻，少数挥发油比水重，如丁香油、桂皮油等。相对密度一般在 0.850 ~ 1.180 之间。挥发油难溶于水，能完全溶解于无水乙醇、乙醚、氯仿和脂肪油中。挥发油均有一定的旋光性和折光率。折光率是挥发油质量鉴定的主要依据。一般在 1.450 ~ 1.560 之间。挥发油放置过久或受空气、水分、光线等因素的影响下会产生氧化、聚合反应而颜色变深或呈树脂状，故挥发油宜密闭、低温、避光保存。

挥发油一般遇香草醛浓硫酸（浓盐酸）试液（0.2g 香草醛－10ml 硫酸）能呈现多种颜色，可作挥发油的定性检查。分析其组成常用气相色谱法或气相色谱－质谱联用法。

五、萜类（terpenes）

凡是由异戊二烯（isoprene）衍生的化合物，其分子式符合（C_5H_8）n 通式的均称萜类化合物。萜类化合物在自然界中广泛分布，是天然物中种类最多的一类化合物。萜类化合物按其分子中的碳原子数目进行分类。

1．单萜类（monoterpenes） 由 2 个异戊二烯组成的碳原子数为 10 的萜类化合物称为单萜类。单萜类可分为直链型、单环型、双环型三类，除碳、氢原子外，有时为含氧衍生物，如醇类、醛类、酮类等。单萜类是挥发油的主要成分，多具较浓的香气和较强的生物活性，有挥发性，可随水蒸汽蒸馏。具有代表性的单萜类化合物有：

柠檬醛（citral）　香茅醇（citronellol）　薄荷醇（menthol）　α－松油醇（terpineol）　樟脑（camphor）　龙脑（冰片）（bomeol）

2．倍半萜类（sesquiterpenes） 其分子由 3 个异戊二烯单位构成，倍半萜类通常分为直链型、单环型、双环型、三环型等。多数为烃类、醇、醛、酮、内酯等。倍半萜类多存在于挥发油中，大多数有生物活性，特别是倍半萜内酯具有抗炎、解痉、强心、降血脂及抗肿瘤等活性。主要具代表性的倍半萜类成分有：

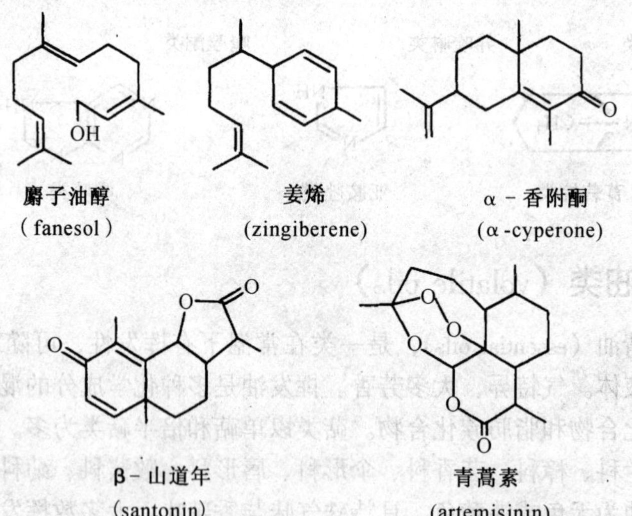

麝子油醇（fanesol）　姜烯（zingiberene）　α－香附酮（α-cyperone）

β－山道年（santonin）　青蒿素（artemisinin）

3．二萜类（diterpenes） 由 4 个异戊二烯分子衍生的化合物，碳原子数目为 20 的化合物称为二萜类。二萜类的含氧化合物如维生素 A、银杏内酯（ginkgolide）、紫杉醇（taxol）、巴豆醇（phorbol）、乌头碱（aconitine）等，具有较强的生物活性。

4．三萜类（triterpenes） 由角鲨烯合成产生的由 30 个碳原子（6 个异戊二烯分子）组成的萜类化合物，直链或具三环、四环、五环，游离或与糖结合成苷。三萜类化合物由于结构中的官能团有双键、醇羟基、醛基、羰基、酯、内酯、羧基、醚、过氧化物等，因而具有多种多样的化学性质及生物活性。

六、木脂素类（lignans）

木脂素又称木脂体，是由二分子苯丙素（C_6-C_3）聚合而成的化合物，其中多数是 C_3 侧链中的β-碳原子（8-8′）连接而成。这类化合物多数呈游离型存在，少数与糖结合成苷。

木脂素类主要分布于双子叶植物中的芸香科、小檗科、木兰科、木犀科、蒺藜科等植物中，多数具有生物活性。如小檗科鬼臼等多种植物中含有鬼臼素（podophyllotoxin）及其衍生物，具有抗肿瘤活性。木兰科五味子中含有的五味子素（schizandrin），能降低谷丙转氨酶而用于治疗肝炎。

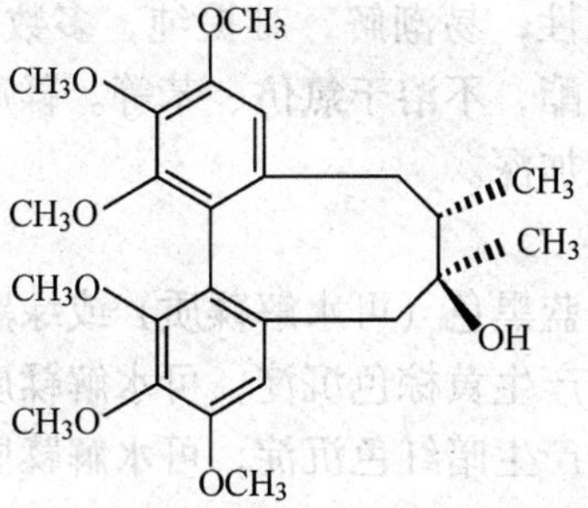

五味子素

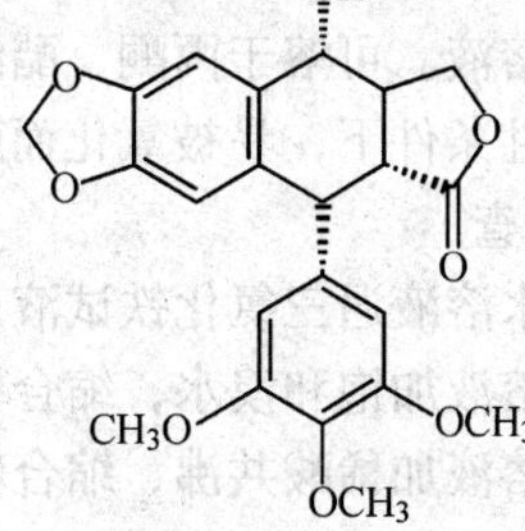

鬼臼毒素

木脂素多为无色结晶，少数能升华。游离木脂素难溶于水，其苷类水溶性增大，并易被酶或酸水解。

木脂素类在紫外光下呈暗斑，喷1%三氯化锑-氯仿溶液显色，遇浓硫酸亦能显色，这些均用于木脂素的鉴别。

七、鞣质类（tannins）

鞣质又称鞣酸或单宁，是一类广泛分布于植物界的多元酚类化合物，分子量大约在500~3000左右。具有收敛止泻和抗菌作用。鞣质能与蛋白质结合，形成不溶于水的沉淀。故鞣质又是制革工业的重要原料，所用的“栲胶”就是鞣质。

1．分类　根据化学结构和性质，鞣质可分为两大类：

(1) 可水解鞣质（hydrolysable tannins）　是由酚酸（gallic acid）和多元醇通过苷键形成的化合物。可被酸碱或鞣酶（tannase）水解。依水解后得到的酚酸类不同，又可分为没食子酸鞣质（gallotannin）和逆没食子酸鞣质（ellagotannin）两类。多元醇中最常见的是葡萄糖，其

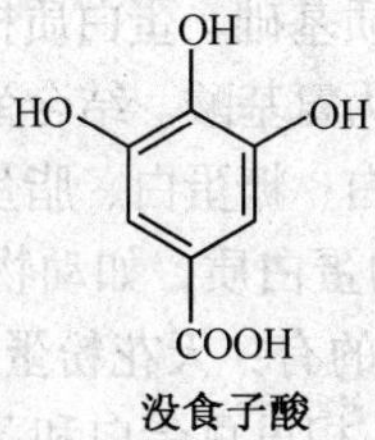

没食子酸

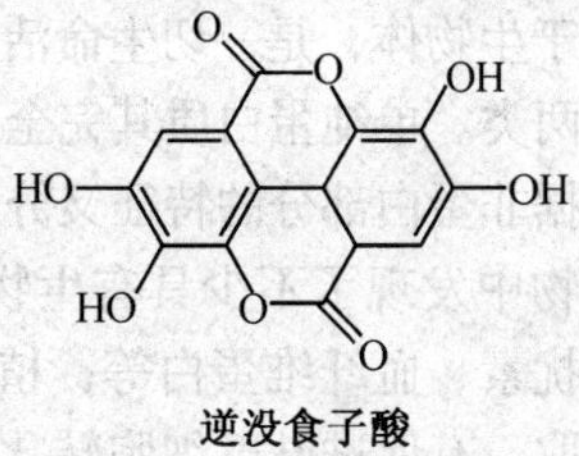

逆没食子酸

他还有木糖、奎宁酸（多元醇酸）等。含这类鞣质的生药有五味子、没食子、大黄等。

(2) 缩合鞣质（condensed tannins） 是由羟基黄烷-3-醇类化合物以碳-碳键相连缩合而成，由于结构中无苷键与酯键，故不能被酸、碱水解。黄烷-3-醇类中，最常见的是儿茶素（catechin）和棓儿茶素（gallocatechin）类。缩合鞣质按其聚合度有3~6~9聚体，通常三聚体以上才具有鞣质性质。

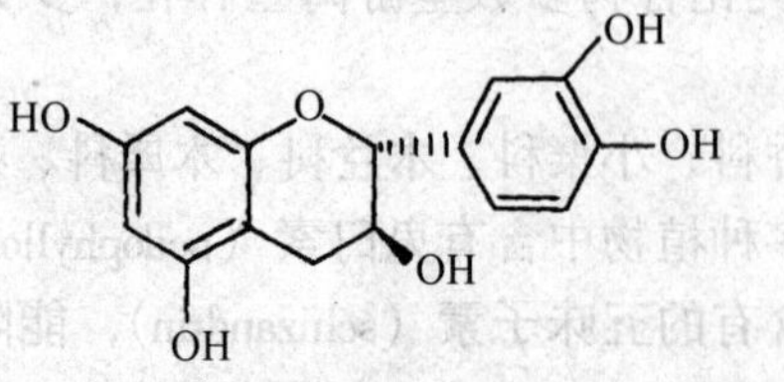

(+)-儿茶素 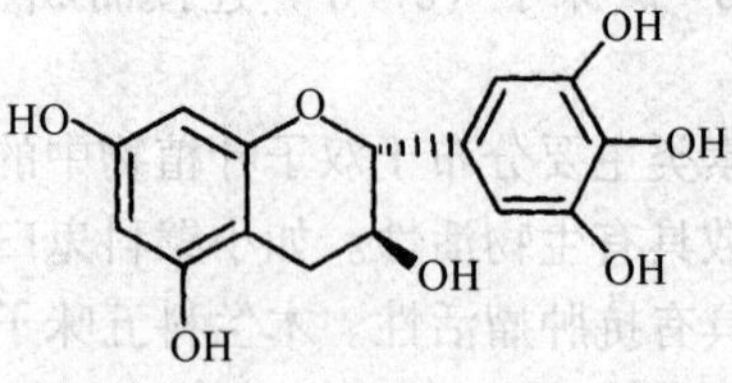　　(+)-棓儿茶素

鞣质大多为无定形固体，味涩，具收敛性，易潮解，难提纯，多数能溶于水、乙醇、甲醇，成为胶体溶液。可溶于丙酮、醋酸乙酯，不溶于氯仿、苯等。鞣质有强还原性，在空气中尤其在碱性条件下，易被氧化而颜色加深。

2. 鞣质的检查

(1) 鞣质的水溶液遇三氯化铁试液产生蓝黑色（可水解鞣质）或绿黑色（缩合鞣质）。

(2) 鞣质水溶液加饱和溴水，缩合鞣质产生黄棕色沉淀，可水解鞣质无此反应。

(3) 鞣质水溶液加稀酸共沸，缩合鞣质产生暗红色沉淀，可水解鞣质则被水解产生酚酸及糖。

八、氨基酸、肽、蛋白质类

1. 氨基酸类（amino acids） 广泛存在于生物界的含氮有机化合物，其分子中有氨基（$—NH_2$）和羧基（—COOH），天然存在的氨基酸几乎都是α-氨基酸。氨基酸可分为组成蛋白质的氨基酸和非蛋白质的氨基酸两大类，已发现的氨基酸有300多种。氨基酸除在医药方面的应用之外，在食品、饲料以及化工方面的应用越来越多。

氨基酸为无色结晶，易溶于水，可溶于醇，难溶于其他有机溶剂。

2. 肽类（peptides） 由2个或2个以上的氨基酸，在氨基与另一个氨基酸分子的羧基之间，缩合脱水，形成肽键（—CO—NH）而相互连接的链状化合物。根据所连接的氨基酸的数目不同分别称为二肽、三肽、多肽（polypeptide）。多肽是指约10~100个氨基酸组成的肽。多肽类成分一般可溶于水，在热水中不凝固。多肽多具生物活性，如水蛭多肽能抗凝血，海兔抑制素能抗肿瘤等。

3. 蛋白质类（proteins） 一般是指约100个以上氨基酸组成的肽，实际上多肽与蛋白质之间无严格的界限，有时分子量在1万以下称肽类。

蛋白质广泛分布于生物体，是一切生命活动的物质基础。蛋白质根据其组成可分为单纯蛋白质与结合蛋白质两类。单纯蛋白质其完全水解仅为氨基酸。结合蛋白质由单纯蛋白质与非蛋白部分组成，根据非蛋白部分的特征又分为核蛋白、糖蛋白、脂蛋白及磷蛋白等。

近年从动（植）物中发现了不少具有生物活性的蛋白质，如动物来源的有：人血白蛋白、丙种球蛋白、干扰素、血纤维蛋白等；植物来源的有：天花粉蛋白（抗生育作用），植物凝集素（菜豆中提取，有促进淋巴细胞转化作用），相思豆蛋白和蓖麻毒蛋白（有抗肿瘤作用）等。应用现代生物工程技术，开发生物活性蛋白质是研究新药的重要途径之一。

氨基酸、多肽、蛋白质的检查：

（1）茚三酮反应　生药水提取液加茚三酮试液（0.2g 茚三酮溶于 100ml 丙酮），显紫色（氨基酸、多肽、蛋白质均显正反应）。

（2）双缩脲反应　生药水提取液调至碱性，加硫酸铜及碱试液显紫红色（肽键反应，生成 Cu^{2+} 与四个肽键上的氮原子形成配位复合物）。氨基酸类不反应。

九、脂类（lipids）

脂类广泛分布于生物体内，植物油脂主要存在于种子中，动物油脂多存在于脂肪组织中。按其组成可分为简单脂质与复合脂质两类。

简单脂质包括油脂与蜡。油脂为高级脂肪酸的甘油酯。通常把常温下呈液态的油脂称为脂肪油（fatty oils），而呈固态或半固态的油脂称为脂肪（fats）。当甘油分子中的 1 个、2 个或 3 个羟基被酯化，分别称为甘油一酯、甘油二酯和甘油三酯，甘油三酯最为重要。通式如下：

$$\begin{array}{l} CH_2—COOR_1 \\ | \\ CH—COOR_2 \\ | \\ CH_2—COOR_3 \end{array}$$

R_1、R_2 和 R_3 代表高级脂肪酸，可相同或不同。脂肪酸大部分为直链结构，碳原子偶数。脂肪油中多为不饱和脂肪酸，一般为 $C_{10} \sim C_{14}$；而脂肪中多为饱和脂肪酸，一般为 $C_2 \sim C_{26}$。饱和脂肪酸的棕榈酸、月桂酸与硬脂酸等分布最广，通式为 $C_nH_{2n+1}COOH$。不饱和脂肪酸按双键多少分下列各类：

一烯酸（$C_nH_{2n-1}COOH$），如油酸；

二烯酸（$C_nH_{2n-3}COOH$），如亚油酸；

三烯酸（$C_nH_{2n-5}COOH$），如亚麻酸；

四烯酸（$C_nH_{2n-7}COOH$），如花生四烯酸；

五烯酸（$C_nH_{2n-9}COOH$），如二十碳五烯酸（EPA）；

六烯酸（$C_nH_{2n-11}COOH$），如二十二碳六烯酸（DHA）；

这些不饱和脂肪酸为人体所必需。花生四烯酸在体内经酶作用可转化为前列腺素。

此外，还有羟基脂肪酸，如蓖麻油酸（ricinoleic acid）。环状脂肪酸，如大风子油酸（chaulmoogric acid）。

$$\begin{array}{l} CH_2(CH_2)_5—\ \underset{\displaystyle OH}{\underset{|}{CH}}\ —CH_2—CH=CH—(CH_2)_7—COOH \end{array}$$

蓖麻油酸

（环戊烯基）—$(CH_2)_{12}$—COOH

大风子油酸

油脂中还有一些是由长链脂肪酸和非甘油结合而成的酯，如薏苡仁酯（coixenolides）。这类非甘油酯称为非真酯。

油脂的比重为0.91~0.94，不溶于水和冷醇，溶于热醇，易溶于乙醚、氯仿、石油醚等有机溶剂。不具挥发性。无一定熔点和沸点，具较固定的折光率。油脂与碱作用被水解（皂化）成脂肪酸盐（肥皂）。当油脂加热到高温时，甘油分解产生具刺激臭气的丙烯醛气体。油脂在空气中久置易发生氧化，习称“酸败”，油脂氧化后可产生过氧化物、酮酸和醛等，不能再供药用或食用。药典规定用酸值、皂化值、羟值与碘值来鉴定油脂的品质。

天然蜡，分为真蜡与非真蜡成分两类。真蜡是由高级脂肪酸和高级一元醇（C_{24} ~ C_{36}）结合而成的酯类。非脂成分的蜡类包括高级醇、甾醇和烃类等。植物蜡多存在于叶、果实、茎和枝的表面，称为蜡孔皮。药用的蜡多为动物蜡，如虫白蜡、羊毛脂、鲸脂、蜂蜡等。

蜡性质稳定，不溶于水，不被碱水溶液皂化，因结构中不含甘油，故灼热不产生丙烯醛，也不易酸败。这些性质可用于区别油脂和蜡。

复合脂质（complex lipids）分子中含有氮、磷或糖，重要的复脂为甘油的衍生物。按组成可分为磷脂、糖脂与蛋白质脂。磷脂为甘油与脂肪酸以及磷酸化合物结合而成的脂类。最重要的磷脂是卵磷脂与脑磷脂。我国已从大豆中大量提取卵磷脂供药用。

$$
\begin{array}{l}
CH_2-O-COR_1 \\
| \\
CH-O-COR_2 \\
| \\
CH_2-O-\overset{O}{\overset{\|}{P}}(OH)-O-(CH_2)_2-N(CH_3)_2(OH)
\end{array}
$$

α－卵磷脂

大多数油脂与蜡在医药上作为油注射剂、软膏和硬膏的赋形剂，有些油脂与含油脂的生药具特殊生理活性，如鱼肝油可补充人体所需的维生素A与维生素D，大风子油用于麻风病，红花子油可降低胆固醇。

除以上各类成分外，生药中还含有树脂类、植物色素、有机酸及无机元素。树脂是植物正常分泌的一类物质，常与挥发油、有机酸混合存在于植物体内，橄榄科、棕榈科等植物中分布较多。植物色素在植物中广泛存在，有脂溶性色素与水溶性色素两类，可供药用和食用。有机酸是具羟基的化合物（除氨基酸），广泛分布于植物体的各部位，尤以果实中为多见，一般具酸味，有收敛、固涩作用。无机元素一般与有机化合物结合存在或成各种盐类。在生命活动中除了钠、钾、钙、镁、磷、氯等元素是必需的之外，锌、铁、铜、钼、钴、锰、铬、钒、硒、硅、碘等微量元素也是生物体不可缺少的，其中锌为哺乳动物的正常生长和发育所必需，钴为维生素B_{12}合成所必需，硅影响胶原蛋白和骨组织的生物合成以及血管的渗透性和弹性。但是，砷、镉等无机元素有致癌作用，应引起注意。

第四章

生药鉴定的目的、依据及取样

第一节 生药鉴定的目的

生药鉴定的目的有以下三个方面：

一、发掘祖国医药遗产，整理中药品种

中医中药是我国劳动人民长期以来与疾病作斗争所创造的物质财富，对中华民族的繁衍昌盛起着重要作用。对这些宝贵的遗产，应运用现代科学知识与技术进行认真的考证、发掘而加以提高，发展祖国的医药事业。

目前全国经营的中药材种类在1000种以上，绝大多数是历代本草有记载的。虽使用历史悠久，沿用至今，然而一些品种还仍需认真考证。如虎掌、天南星经科学鉴定后，证实虎掌和天南星实为不同属植物。虎掌为掌叶半夏 *Pinellia pedatisecta* Schoot 的块茎，天南星为异叶天南星 *Arisaema heterophyllum* BL. 的块茎，纠正了《本草纲目》中将天南星并在虎掌之下，视二者为同一物的错误。

我国幅员辽阔，中药种类繁多。由于历代本草记载，地区用药名称和使用习惯的不同，类同品、代用品和民间用药的不断出现，中药材中同名异物、同物异名现象普遍存在，直接影响到药材质量及临床疗效。如金银花的植物来源有20余种，沙参类有36种，石槲有48种，贯众的同名异物多达58种。其中有的是同科属植物，临床上已习惯应用，功效上相似；有的是同科不同属或不同科，其化学成分、药理作用和临床疗效不尽一致，有的甚至没有疗效或者作用完全不同。生药同物异名现象中，因产销地区不同，同一药物各地都用不同的地方土名或习用名称，这也造成了品种的混乱。

因此，有必要对同名异物或同物异名的生药，通过调查研究，加以科学鉴定，正本清源，尽量做到一药一名，互不混淆，保证生药品种的真实性、疗效确切和用药安全。

二、制定生药质量标准，促进生药标准化

生药品种的真实性，直接关系到临床疗效、试验研究和人民生命安全。因而生药真伪优劣的鉴别十分重要。生药在商品流通与临床应用中以假冒真或掺伪的情况时有发生，特别在贵重药材中发现较多。如常用名贵中药三七，为五加科植物三七 *Panax notoginseng* (Burk.) F.H.Chen 的根，因其疗效显著，价格昂贵，因此各地市场上发现以竹节参、菊三七、莪术、白及、水田七、木薯淀粉伪制品等充三七销售。其他如栽培、产地、采收、

加工方法的不同，也直接影响着生药的质量。因而应该正确开展生药的鉴定研究，制定生药的质量标准，使生药标准化、规范化，以保证和提高生药的品质，确保临床用药安全有效。

三、寻找和利用新的药物资源，发展中药事业

随着我国医药事业的蓬勃发展，全国广泛开展的中药资源普查、民间用药调查整理，以及对常用中药材品种整理和质量研究工作的深入开展，不断出现疗效确切，资源丰富的新品种，如满山红、雷公藤、绞股蓝、两面针等。依据植物亲缘关系发掘本国资源，对过去长期依赖进口的生药，在国内已发现其亲缘植物或其代用品，并有些已投入生产。如血竭，系棕榈科植物 *Dracaena draco* L. 麒麟竭的树脂，产于印度尼西亚等地，为我国长期依赖进口的药材，经考察发现同属的剑叶龙血树 *D. cochinchinensis*（Lour）S.C.Chen 在我国云南使用迄今已有500余年历史，经鉴定研究，卫生部以“广西血竭”为名批准生产，改变了单独依靠进口药材的局面，充分利用了我国的药物资源。

第二节　生药鉴定的依据

生药鉴定的依据是《中华人民共和国药典》（以下简称中国药典）、国家卫生部或国家食品药品监督管理局颁布的药品标准（部颁标准或局颁标准）及地方标准。

一、中国药典

中国药典是我国的国家药品标准。药典记载药品所规定的各个项目，对于保证药品的真实性、质量和正确使用，具有法定依据。

我国设有国家药典委员会，组织制订和修订药典。建国以来，《中国药典》已出版过6次，自一九六三年版开始，分一、二部，一部收载药材和成方制剂，二部收载化学药品、生化药品、抗生素、生物制品和各类制剂。《中国药典》1995年版一部收载药品920种，其中中药材、植物油脂等522种，中药成方及单味制剂398种。2000版每种药材一般的记载格式和规定项目如下：

1. 中文名。
2. 汉语拼音名。
3. 拉丁名。
4. 基源　原植（动）物科名，植（动）物名，学名，药用部位，采收季节，产地加工。
5. 性状　外表，形态，质地，断面特征，气，味。
6. 鉴别　经验鉴别，显微鉴别（组织、粉末、显微化学反应），理化鉴别（化学试验、薄层色谱）。
7. 检查　杂质，水分，灰分。
8. 含量测定　主要有效成分的含量测定方法及含量限度（幅度）。
9. 浸出物　水溶性浸出物，醇溶性浸出物，醚溶性浸出物等含量标志。
10. 炮制　净制，切制，炮炙，炮制品。

11．性味归经　四气五味，有毒无毒，归经。

12．功能主治　以中医（民族医）辨证施治的理论和复方配伍用药经验为主而概括的效用及临床应用。

13．用法用量　用法一般指水煎内服，用量指成人一日常用剂量。

14．注意　主要禁忌和副作用。

15．贮藏　对药品贮藏和保管的基本要求。

二、局（部）颁标准

局（部）颁标准，即国家食品药品监督管理局（原由卫生部）颁发的药品标准（简称局（部）颁标准或标准）。药典不可能经常改版或增补，对药典尚未收载的常用且有一定疗效的药品，由药典委员会编写局（部）颁标准，经国家食品药品监督管理局（原由卫生部）批准后执行，作为药典的补充，如《中华人民共和国卫生部进口药材部颁标准（1986）》即为部颁标准。局（部）颁标准也具有法律效力，作为全国药品生产、供应、使用和检验部门检查和监督药品质量的依据。

三、地方标准

各省、直辖市、自治区卫生厅（局）审批的药品标准简称地方标准。该标准系收载中国药典及局（部）颁标准未收载的本地区经营、使用的药品，或虽有收载但规格有不同的本地区生产的药品，具有本地区性的约束力。

现行的《中华人民共和国药品管理法》取消了中成药的地方标准。由于中药材、中药饮片品种多，规格不一，各地用药习惯、炮制方法不统一，全部纳入标准化管理尚有较大困难，故中药材的地方标准目前仍然存在。

三级标准中，以药典为准，局（部）颁标准为补充。凡是在全国经销的药材或生产中成药的药材，必须符合药典和局（中）颁标准。

第三节　生药鉴定的取样

生药的取样是指选取供检定用生药样品的方法。取样的代表性直接影响到检定结果的正确性。因此，必须重视取样的各项规定。

1．取样前，应注意品名、产地、规格等级及包件式样是否一致，检查包装的完整性、清洁程度以及有无水迹、霉变或其他物质污染等，详细记录。凡有异常情况的包件，应单独检验。

2．从同批生药包件中抽取检定用样品原则如下：生药总包件数在 100 件以下的，取样 5 件；100 ~ 1000 件按 5% 取样；超过 1000 件的，超过部分按 1% 取样；不足 5 件的逐件取样；对于贵重生药，不论包件多少均逐件取样。

3．对于破碎的、粉末状的或大小在 1cm 以下的生药，可用采样器（探子）抽取样品，每一包件至少在不同部位抽取 2 ~ 3 份样品，包件少的抽取总量应不少于实验用量的 3 倍量；包件多的，每一包件的取样量一般规定：一般生药 100g ~ 500g；粉末状生药 25g；贵重生药 5g ~ 10g；个体大的生药，根据实际情况抽取代表性的样品。如个体较大时，可在包件不同部位（包件大的应从 10cm 以下的深处）分别抽取。

4．将所取样品混合拌匀，即为总样品。对个体较小的生药，应摊成正方形，以对角线化“×”字，分为四等分，取用对角两份；再如上操作，反复数次至最后剩余的量足够完成必要的试验以及留样数为止，此为平均样品。个体大的生药，可用其他适当方法取平均样品。平均样品的量一般不得少于作真实性、纯度和品质优良度等实验所需用量的 3 倍数，1/3 供实验室分析用，另 1/3 供复核用，其余 1/3 则为留样保存，保存期至少一年。

第五章

生药的鉴定方法

第一节　生药的真实性鉴定

生药真实性鉴定，包括原植（动）物鉴定、性状鉴定、显微鉴定、理化鉴定及生物检定等项。

一、原植（动）物的鉴定

生药原植（动）物的鉴定（分类学鉴定、来源鉴定），是应用植（动）物分类学的知识，对生药的来源进行鉴定，确定其正确的学名、来源、科名及主要药用部位，以确保品种的准确性。这是生药鉴定的基础，也是生药生产、资源开发及新药研究工作的基础。鉴于生药中植物药为多，故本节将原植物鉴定的具体方法叙述如下：

1．原植物形态特征的观察

对新鲜的或比较完整的标本，首先对根、茎、叶、花和果实等部位进行观察，其中特别注意对繁殖器官（花、果或孢子囊、子实体等）的仔细观察。在观察微小的特征时可借助于放大镜或解剖镜。同时注意对药用部位进行观察。在工作中常用到不完整的检品，一般都要追其原植物，包括深入到产区调查、采集标本和制作标本，以便进一步鉴定。

2．核对文献

根据观察到的形态特征，结合鉴定人的分类学知识和经验，能初步确定科属的，可直接查阅该科属的资料，若对科属尚不能确定，就必须查阅植物分科检索表，若未知种的特征不全或缺少有关资料，可以从产地、别名、效用等线索查全国性或相关的地方性生药书籍和图鉴，分析对照，提供基本科属。在核对文献时，首先应查植物分类方面的著作，如《中国植物志》、《中国高等植物图鉴》和有关的区域性植物志、药物志。其次再查中药品种鉴定方面的著作如《全国中草药汇编》、《中药大辞典》、《中药志》、《中药鉴别手册》、《中华本草》等。一般不能只查一两本书就下结论。

3．核对标本

当确定未知种是什么科属时，应到有关植物标本室核对已定学名的标本。单靠与标本核对的办法来鉴定植物种也有局限性，还需要参考文献来核对。对于难确定的标本可核对模式标本（发表新种时所描述的植物标本），或送有关分类学专家请求协助鉴定。

二、性状鉴定

生药性状鉴定是通过人的感官，用看、摸、闻、尝及水试、火试等直观的方法，将生药的形态、大小、色泽、表面、质地、断面、气味等特征作为依据而进行的鉴别方法。它是我国中医药工作者长期积累的丰富经验。该法简单、快速、易行。是行之有效的重要鉴定方法之一。性状鉴定主要观察完整的生药及饮片。

“看”，就是仔细观察生药的形状、大小、色泽、表面及断面特征等，并以一些简单的术语来形容，例如观察根类外形时，常用头（根、根茎的上端）、芦（根端短缩的根茎）、身（主根部分）、梢（根下部或支根）、须（须根或小根）、纹、皱、槽、沟、连珠（根、根茎膨大部分成连珠状）等描述，观察断面特征或饮片时，常用心（中心部）、菊花纹、车轮纹、云纹、网纹（均指断面呈现的各种纹理）、朱砂点（指红色油室）、粉尘（指淀粉）、霜（指析出的结晶）等词形容。“摸”，就是用手触摸生药，以判断生药的质地及折断现象，通常用硬软、结松、轻重、韧脆、弹柔以及粉质、角质、油润、绵性、柴性、黏性等词来描述。“闻”，是直接嗅闻完整的生药，或剥碎、搓揉、折断时所能闻到的气感。“尝”，是用舌尖接触生药表面，或取少量生药入口咀嚼能感觉到的味感（剧毒药尝时要小心，尝后立即吐出并漱口）。

传统经验鉴别　如党参以皮松肉紧狮子盘头，何首乌断面有云纹，粉防己断面有车轮纹，苍术断面有朱砂点，生动的描述出鉴别特征。又如丹皮以皮细肉厚、亮星（丹皮酚结晶）多者为佳，甘草、党参以味甜为佳，乌梅、木瓜、山楂以味酸（含有机酸）者为佳，黄连、黄柏以色愈黄、味愈苦（含小檗碱）者为佳，肉桂以富油性、香气浓、味甜辣（含挥发油）为佳，荜茇、黑胡椒以味辛辣为佳等。水试、火试等经验鉴别方法也是生药性状鉴别的内容之一。

三、显微鉴定

显微鉴定是利用显微镜来观察生药内部的细胞、组织构造及细胞内含物的特征，鉴定生药的真伪或制定生药显微鉴定的依据。

1．显微鉴定的方法

根据观察的对象和目的的不同，制作不同的显微片。一般用徒手、滑走或石蜡切片。对于根、根茎、皮和叶类生药，一般制作横切片观察，必要时制纵切片；果实、种子类生药，须制作横、纵切片；叶、花、全草、果实和种子类生药，可取叶片、萼片、花冠、果皮、种皮制表面片观察。也可将切碎的或破碎的生药做粉末片进行观察。中成药可直接取样，制片观察。

观察生药组织切片或粉末中的组织及细胞后含物时，一般用蒸馏水装片观察淀粉粒；用甘油装片观察糊粉粒；水合氯醛液装片观察菊糖（立即观察）。为了使细胞、组织能观察清楚，多用水合氯醛透化法制片：取切片或粉末少许，置载玻片上，滴加2～3滴水合氯醛液，在小火焰上微微加热至近沸腾，根据需要可随时补充水合氯醛液，至透化清晰为度。放冷后，滴加稀甘油1～2滴，放盖玻片。

观察细胞和细胞后含物时，常需测量其直径或长短（以μm计），作为鉴定特征之一。测量可在目镜测微尺下进行。先将目镜测微尺用载台测微尺标化，计算出目镜测微尺每小格的微米数，测量时，将测得目的物在目镜下的小格数，乘以目镜测微尺每小格的微米数，即得被测定物的大小。

2．显微鉴定的观察要点

(1) 根类生药　双子叶植物根类生药大多为次生构造，表层为木栓组织，少数表层为表皮或皮层细胞木栓化而形成后生皮层。中柱维管束为无限外韧型，形成层环多明显。中心多无髓，少数有明显的髓部（如龙胆）。

少数双子叶植物根类生药为初生构造，皮层宽，中柱小，无形成层，木质部束及韧皮部束数目少，相间排列，初生木质部呈星芒状，一般无髓（如细辛）。

有些双子叶植物根有三生构造，例如何首乌根的皮层部分有数个异型复合维管束呈云锦状；牛膝有数轮同心排列的异常维管束；商陆根有数轮形成层环；沙参、狼毒等均有异常构造。此外，颠茄、华山参具内函韧皮部（木间韧皮部），亦属异常构造。

单子叶植物根类生药一般无木栓组织，其表皮细胞外壁有时增厚，壁木化或木栓化。表皮宽广，内皮层凯氏点多明显。中柱小，无形成层，木质部束及韧皮部束数目多，相间排列成一圈。有的中心有髓（如百部）。

根类生药韧皮部常见分泌组织，如乳管、树脂道、油室、油细胞等。

根类生药中常有不同形状的草酸钙结晶，还有纤维、导管、石细胞、淀粉粒、菊糖等。

(2) 根茎类生药　双子叶植物根茎类生药最外层大多为木栓组织；皮层中有时可见根迹维管束；中柱维管束为无限外韧型，环列；中心有髓。少数生药有三生构造，髓部有异型复合维管束（如大黄）。

单子叶植物根茎类生药最外层多为表皮或有的表皮细胞木栓化形成后生皮层；皮层中有叶迹维管束；内皮层大多明显；中柱中散有多数有限外韧型维管束，也有周木型维管束（如菖蒲）。

蕨类植物根茎类生药，最外层多为厚壁性的表皮及下皮细胞，基本薄壁组织较发达。中柱的类型有的是原生中柱，木质部（只有管胞）位于中心，韧皮部位于四周，外有中柱鞘及内皮层（如海金沙）；有的是双韧管状中柱，木质部呈圆筒状，其内外侧各有韧皮部、中柱鞘及内皮层（如金毛狗脊）；有的为网状中柱，数个分体中柱断续排列成环状，每一个分体中柱成一原生中柱状（如绵马贯众）。

根茎类生药常有油室（伞形科）、油细胞（姜科）、草酸钙针晶束（一些单子叶植物）。

粉末生药可注意观察淀粉粒、纤维、石细胞、导管的特征，以及草酸钙结晶的类型。

(3) 茎类生药　双子叶植物茎类生药中，草质茎最外层为表皮，有形成层，但次生构造不发达，中心髓部较大。木质茎和木质藤本茎最外层为木栓组织，形成层环明显，次生韧皮部及次生木质部成筒状结构，髓较小。单子叶植物茎类生药无次生构造，最外层为表皮，其内为基本组织，散有多数有限外韧型维管束，无内皮层。

(4) 皮类生药　均为双子叶植物的根皮或茎皮，所谓的皮是指形成层以外的部分，包括韧皮部、皮层和周皮。所以组织构造中不存在木质部。

皮类生药常有树脂道、油细胞、乳管等分泌组织。生药粉末的观察，应注意木栓细胞、纤维、石细胞、分泌组织及草酸钙结晶的特征。

(5) 叶类生药　通常制作横切片，观察表皮、叶肉及叶脉的组织构造。叶的表面制片主要观察表皮细胞、气孔及各种茸毛的形态，以及叶肉组织的某些鉴别点，如草酸钙结晶及其分布等。毛茸为叶类生药的重要鉴别特征，注意观察非腺毛的细胞数和列数；腺毛头部的性状、细胞数、柄部的长短和细胞数等。气孔的轴式也是主要的鉴别特征。

(6) 花类生药　根据不同的目的，将苞片、花萼、花冠、雄蕊或雌蕊等分别制作表面片观察，也可将萼筒作横切面观察。苞片、花萼的构造与叶相似，注意表皮的气孔及茸毛的特征。

花粉粒为花类生药的重要特征，注意其形状、大小、萌发孔或萌发沟状况、外壁构造及雕纹特征等。花类粉末生药的观察，以花粉粒、花粉囊内壁细胞、非腺毛、腺毛为主要观察点，并注意草酸钙结晶、分泌组织及色素细胞等。

(7) 果实类生药　一般观察果皮的组织特征，真果的果皮，可分为外果皮、中果皮及内果皮。内果皮相当于叶的上、下表皮，中果皮相当于叶肉。外果皮为一列表皮细胞，有的表皮细胞含有橙皮苷结晶，有的可见散在的油细胞，有的分化成非腺毛、腺毛或腺鳞。表皮角质层的纹理也有鉴别意义。中果皮多为多列薄壁细胞，有细小维管束散布，一般为外韧型。中果皮中常有油室、油细胞、油管及厚壁组织分布，有时含有淀粉粒或草酸钙砂晶。内果皮的变异较大，薄壁细胞、石细胞、纤维、结晶细胞层等亦可见。

(8) 种子类生药　着重观察种皮的构造。通常种皮的表皮为一列薄壁细胞，有的表皮细胞分化为非腺毛、腺毛、石细胞，有的可见气孔等特征。

种子的外胚乳、内胚乳或子叶细胞的形状、细胞壁增厚状况，以及所含脂肪油、糊粉粒等特征都有鉴别意义。

近年来，扫描电子显微镜已成为新的手段应用于种子类生药的鉴定，也用于显微鉴定中细微结构的观察。

四、理化鉴定

理化鉴定是通过物理和化学的方法，对生药及其制剂中所含主要成分或有效成分进行定性和定量分析，来鉴定生药品质优良度的一种方法。理化鉴定分为定性分析和定量分析两类：定性分析确定生药的真实性；定量分析说明生药有效成分的含量，确定生药的品质优良度。随着生药有效成分的深入和现代仪器分析技术的提高，生药的鉴定从宏观和微观的形态学鉴定向有效成分和药效鉴定方向发展，理化鉴定的方法和手段也正在不断的更新和发展。现将常用的理化鉴定方法介绍如下：

1. 显微化学反应

显微化学反应是将生药的粉末、手切片或少量浸出液，置于载玻片上，滴加某种化学试剂，使产生不同颜色的沉淀或结晶，在显微镜下观察反应结果。

(1) 将生药切片或粉末置载玻片上，滴加某种试液，加盖玻片，稍放置，在显微镜下观察产生的结晶、沉淀或颜色。例如：

黄连粉末滴加稀盐酸，可见黄色针簇状小檗碱盐酸盐结晶析出；或滴加30%硝酸，黄色针簇状小檗碱硝酸盐结晶析出。

直立百部鲜块根切片，滴加氯化金试液，于皮层细胞中有黄色玫瑰花状结晶（示生物碱反应）。

肉桂粉末加氯仿2~3滴，略浸渍，速加2%盐酸苯肼1滴，可见黄色针状或杆状结晶

(示桂皮醛反应)。

(2) 取生药粗粉加适当溶剂浸提成分，将浸出液置载玻片上，滴加某种试液，加盖玻片，在显微镜下观察反应。例如：槟榔粉末0.5g，加水3~4ml及稀硫酸1滴，微热数分钟，取滤液于载玻片上，加碘化铋钾试液，即发生混浊，放置后可见石榴红色球形或方形结晶（示槟榔碱反应）。

(3) 取生药切片或粉末，滴加某种试液，直接观察呈现的颜色。例如：

将番木鳖胚乳薄片置白瓷板上，加1%钒酸铵的硫酸溶液1滴，迅速显紫色（示番木鳖碱）；另取切片加发烟硝酸1滴，显橙红色（示马钱子碱）。

甘草粉末置白瓷板上，加80%硫酸1~2滴，显橙黄色（示甘草甜素反应）。

(4) 显微化学定位试验：利用显微和化学方法，确定生药有效成分在生药组织中的部位，称显微化学定位试验。如北柴胡横切片加1滴无水乙醇-浓硫酸（1:1）液，在显微镜下观察，可见木栓层，栓内层和皮层显黄绿色~蓝绿色，示北柴胡有效成分柴胡皂苷存在该部位。

2．微量升华

利用生药中所含的某些化学成分，在一定温度下能升华的性质，获得升华物，在显微镜下观察其形状、颜色以及化学反应结果作为鉴别特征。例如：

茶叶的升华物，为白色针状结晶（咖啡碱）。加浓盐酸1滴升华物溶解，再加氯化金试液，得黄色针状结晶（咖啡碱氯化金络盐）。

大黄的升华物为黄色棱针状或羽状结晶（蒽醌类化合物），加碱液结晶溶解并显红色。

牡丹皮、徐长卿根的升华物为无色长柱状或针状、羽状结晶（牡丹酚）。

薄荷的升华物为无色针簇状结晶（薄荷脑），加浓硫酸2滴及香荚兰醛结晶少许，显橙黄色，再加蒸馏水1滴即变紫红色。

斑蝥的升华物（在130~140℃）为白色柱状或小片状结晶（斑蝥素），加碱液结晶溶解，再加酸又析出结晶。

微量升华的方法：取金属片，置于有圆孔（直径约2cm）的石棉板上，金属片上放一小金属圈（高度约0.8cm），对准石棉网上的圆孔，圈内加入生药粉末一薄层，圈上放一载玻片。在石棉板下圆孔处用酒精灯徐徐加热（火焰距板约4cm）数分钟，至粉末开始变焦，并有气化物发生，去火待冷，则有升华物凝集于玻片上。将玻片取下反转，在显微镜下观察升华物形状、颜色，并可加化学试剂观察其反应。

3．荧光分析

荧光分析是利用生药中的某些化学成分，接受自然光或紫外光照射时，能发生荧光，根据其特性和强度可以进行定性或定量分析。

紫外光可由荧光分析仪（或紫外光灯）产生，通常可直接取生药饮片、粉末或其浸出液，置暗处，用荧光仪照射并进行观察。例如黄连饮片显金黄色荧光；牛膝饮片显黄白色荧光；牛蒡子显蓝白色荧光；浙贝母粉末显亮淡绿色荧光；大黄粉末显深棕色荧光；秦皮的水浸液显天蓝色荧光（自然光下亦明显）；香加皮的水或乙醇浸出液显紫色荧光。

有些生药本身不产生荧光，但以酸或碱处理，或经其他化学方法处理后，可使某些成分在紫外光下变成可见色彩。例如芦荟溶液与硼砂共热所含芦荟素即起反应显黄绿色荧光；矿物药中所含的锌、硼、铅等元素和某些有机试剂作用后能产生荧光；枳壳乙醇浸出液滴在纸上，干后喷0.5%醋酸镁甲醇溶液，烘干后显淡蓝色荧光。

有些生药表面附有地衣或真菌，也可能有荧光出现。由此荧光分析还可用于检查某些生药的变质情况。

4．分光光度法

分光光度法是通过测定被测物质在某些特定波长处或一定波长范围内对光的吸收度，对该物质进行定性和定量分析的方法。

(1) 紫外分光光度法　是利用物质的紫外吸收光谱进行物质的定性或定量的分析方法。生药主成分的分析，一般用200～400nm的紫外光区，所用仪器为紫外分光光度计。

在紫外光区，灵敏度和精密度较高，一般用每1ml溶液中含有数微克的物质即可测定。在此区域内，物质对光的吸收主要系分子中电子的能级跃迁所致，同时伴随着分子振动和转动能级的变化；紫外吸收光谱一般比较简单平缓，选择性不如红外光区，故主要用于定量分析及作为物理常数的测定。

(2) 比色法　比较溶液颜色深度以确定物质含量的方法。在可见光区（400～850nm），有些物质对光有吸收，有些物质本身并没有吸收，但在一定条件下加入显色试剂或经过处理使其显色后，可用此法测定。由于显色时影响呈色深浅的因素较多，测定时需用标准品或对照品同时操作。常使用的仪器为可见分光光度计或比色计。比色法多用于生药的定量分析及物理常数的测定。

(3) 红外分光光度法　一般用2.5～15μm（或按波数计为4000～667cm^{-1}）红外区吸收光谱进行物质的定性、定量分析的方法。所用仪器为红外分光光度计。

红外区的灵敏度和精密度较低，一般需用数百微克的供试品进行测定。在此区域内，物质对光的吸收系分子中振动和转动能级的跃迁所引起；红外光谱（或称振转光谱）的特征性很强，特别是在7～15μm一段称为“指纹区”，吸收峰很多，而且尖锐，故主要用于物质的鉴别和分析结构。本法在牛黄、血竭、熊胆等的鉴别上，效果良好。

(4) 原子吸收分光光度法　原子吸收分光光度法是基于从光源辐射出的待测元素特征光波通过样品蒸气时，被蒸气中待测元素的基态原子所吸收，测定辐射光强度减弱的程度，以求出供试品中待测元素含量的一种方法。原子吸收遵循一般分光光度法的吸收定律。比较标准品和供试品的吸收度，即可求得样品中待测元素的含量。所用仪器为原子吸收分光光度计。近年来用以测定生药中的微量金属元素的含量。

5．色谱法

色谱法又称层析法，是将生药浸出物进行化学成分分离和鉴别的重要方法之一。

(1) 根据色谱分离原理分类

①吸附色谱　利用被分离物质在吸附剂上被吸附能力的不同，用溶剂或气体洗脱，使组分达到分离。常用的吸附剂有氧化铝、硅胶、聚酰胺等。

②分配色谱　利用被分离物质在两相（固定相和流动相）中有不同的分配系数而使组分分离的方法。常用载体有聚酰胺、硅胶、层析用纸等。

③离子交换色谱　利用被分离物质对离子交换树脂上的离子亲和力强弱的不同使组分分离的方法。常用的有001×7苯乙烯强酸型阳离子交换树脂、201×7苯乙烯强碱型阴离子交换树脂等。

④凝胶色谱　利用被分离物质分子量大小的不同在填料上渗透程度不同使组分分离。常用的填料有分子筛、葡聚糖凝胶等。

(2) 根据色谱分离方法分类

①纸色谱法　以层析用纸为载体，用单一溶剂或混合溶剂进行分配，即以纸上所含水分或其他物质为固定相，用流动相进行展开的分配色谱。样品展开后可用比移值（R_f）表示其各组分的位置。纸色谱法鉴别生药时，要求样品显示的主要斑点的颜色（或荧光）和位置，应与对照生药（或对照品）在色谱中所显示的斑点一致。若进行含量测定时，则应定量地提取和点样，展开后将待测斑点剪下洗脱后，再用适宜方法测定。

②薄层色谱法　将适当的吸附剂或载体涂布于大小适宜的玻璃板、塑料或铝片上，使成一均匀的薄层，再将样品点加在薄层板上，用适当溶剂展开，形成一定的色谱，与适宜的对照物（对照品或对照生药）在相同条件下所得的斑点（或色谱图）做对比，用以进行生药鉴定。

薄层色谱法既可用于生药定性鉴别又可作含量测定。含量测定时，除可将薄层上主成分斑点刮取，经溶解洗脱后进行测定外，也可在薄层板上直接测定含量，即薄层扫描法。

薄层扫描法，是用一定波长的光，照射在薄层斑点上，对有吸收紫外光或可见光的斑点，或经激发后能产生荧光的斑点进行扫描，将扫描得到的图谱及积分数据用于生药的鉴别、杂质检查或含量测定。常用的仪器为双波长薄层扫描仪。

薄层扫描的检测方法，有吸收法和荧光法，测量方法有反射法和透射法，扫描方法有双波长和单波长扫描，方式有锯齿和线性扫描，可根据具体条件加以选择。薄层扫描法进行生药主成分的含量测定，虽然具有方便快速、测量灵敏度高的特点，但是，影响薄层扫描结果的因素很多，只有得到分离度和重现性好的样品薄层色谱，才能获得满意的结果。

③柱色谱法　是在色谱柱内分离生药所含成分的一种方法。色谱柱为内径均匀、下端缩口的硬质玻璃管，下端用棉花或玻璃纤维塞住，管内装入吸附剂或载体，洗脱溶剂从管的上端借毛细作用或重力作用向下移动，使物质达到分离。按选用的吸附剂及洗脱剂的性质的不同，柱色谱又可分为吸附柱色谱和分配柱色谱。

④气相色谱法　气相色谱法的流动相为气体，称为载气；色谱柱分为填充柱和毛细管柱两种，填充柱内装吸附剂、高分子多孔小球或涂渍固定液的载体。毛细管柱内壁或载体经涂渍或交联固定液。注入进样口的供试品被加热气化，并被载气带入色谱柱，在柱内各成分被分离后，先后进入检测器，色谱信号用记录仪或数据处理器记录。可进行定性和定量分析。

气相色谱法具有精度高、分离效果好的优点，但是高温下不能气化的成分不能进行分析，故应用范围受到限制。

⑤高效液相色谱法　系指用高压输液泵将具有不同极性的单一溶剂或不同比例的混合溶剂、缓冲液等作为流动相。用泵将流动相压入装有固定相的色谱柱，经样品阀注入供试品，被流动相带入柱内，在柱内各成分被分离后，依次进入检测器，色谱信号由记录仪或积分记录仪记录。

所用仪器为高效液相色谱仪，可进行定性和定量分析，也可用于化合物的分离和纯化。色谱柱的填料有硅胶和化学键合硅胶以及离子交换填料和凝胶等。根据被检测（或分离）物质的化学结构特征，选用不同的色谱柱及选择适宜的流动相。检测器有紫外吸收检测器，荧光检测器和示差检测器等。

高效液相色谱法进行生药分析具有快速、灵敏和准确的特点，本法将逐渐成为生药定性、定量的主流方法。

五、生物检定

生物检定又称生物测定，是利用药物对于生物（整体或离体组织）所起的作用，以测定药物的效价或作用强度的一种方法。药物对于生物所起的作用，就是药理作用，所以生物检定是以药理学为基础。有的生药如马前子、颠茄等，其主要有效成分的含量，可以用理化分析的方法加以测定，根据含量来决定其质量与剂量。但也有些生药，如含强心苷成分的洋地黄等，因缺乏适当的准确的理化分析方法来决定其有效成分的含量或效价，因此必须通过药理作用的观察测定其效价单位的大小来评价其质量，即在一定条件下，对某种生物发生一定程度药理反应的药量（最小剂量）作为效价单位。通常采用标准品和样品对照的方法来确定样品的效价单位。所谓标准品就是选定一批与样品成分相同的药物，并规定其中一定量作为一个效价单位，然后把样品和标准品在同一实验条件下进行比较，测出样品的作用与标准品多少动物的作用相同，即含有多少单位。例如洋地黄标准品每克含10个效价单位，用鸽子试验致死量为90.5mg/kg，如样品洋地黄致死量为100mg/kg，两者相比标准品的强度是样品的1.1倍，即样品每克含9.05单位。《中国药典》规定洋地黄叶（Folium Digitalis）每1g的效价不少于10个洋地黄单位。生药的生物检定法，药典中有规定，可参照执行。

第二节　生药纯度及品质优良度的鉴定

生药纯度检定是检查样品中有无杂质及其数量是否超过规定的限度。杂质包括生药原植（动）物的非药用部分、有机杂质和无机杂质。无机杂质的检查一般采用过筛及灰分、酸不溶灰分定量等方法来测定。生药品质优良度检定包括生药非药用部位、有机、无机杂质的检查；水分、浸出物、有效成分含量测定；以确定检品的质量是否合乎规定的要求。

中国药典附录部分收载的药材取样法，杂质检查法，水分测定法，灰分测定法，浸出物测定法，挥发油测定法等都是生药检定方法的依据，现将常规操作方法介绍如下：

一、杂质检查

生药混入的杂质，系指来源与规定相同，但其性状或部位与规定不符及来源与规定不同的物质。无机杂质如砂石、泥土、尘土等。检查方法可取规定量的样品，摊开，用肉眼或扩大镜（5～10倍）观察，将杂质拣出，如其中有可以筛分的杂质，通过适当的筛将杂质分出，然后将各类杂质分别称重，计算其在样品中的百分数。如生药中混存的杂质与正品相似，难以从外观鉴别时，可进行显微、理化鉴别试验，证明其为杂质后，计入杂质重量中。对个体较大的生药，必要时可破开，检查有无虫蛀、霉烂等变质情况。杂质检查所用的样品量，一般按生药取样法称取。

二、水分测定

水分测定，是为了保证生药不因所含水分超限而发霉变质。水分测定的方法常用的有烘干法、甲苯法和减压干燥法。供测定用的样品，一般先破碎成3mm的颗粒或碎片，直径和长度在3mm以下的花类、种子类、果实类药材，可不破碎。

1. 烘干法　适于不含或少含挥发性成分的生药。取样品2～5g，平铺于干燥至恒重的扁形称量瓶中，厚度不超过5mm，疏松样品不超过10mm，精密称定，打开瓶盖在100～105℃干燥5小时，将瓶盖盖好，移至干燥器中，冷却30分钟，精密称定重量，再在上述温度干燥1小时，冷却，称重，至连续两次称重的差异不超过5mg为止。根据减失的重量，计算供试品中含水分的百分数。

2. 甲苯法　适于含挥发性成分的生药。用化学纯甲苯直接测定，必要时甲苯可先加少量蒸馏水，充分振摇后放置，将水层分离弃去，经蒸馏后使用。仪器装置：A为500ml的短颈圆底烧瓶，B为水分测定管；C为直型冷凝管，外管长40cm。使用前，全部仪器应清洁，并置烘箱中烘干。测定时取样品适量（约相当于含水量1～4ml），精密称定，置A瓶中，加甲苯约200ml，必要时加入玻璃珠数粒。将仪器各部分连接，自冷凝管顶端加入甲苯，至充满B管的狭长部分，将A瓶置电热套中或用其他适宜方法缓缓加热，待甲苯开始沸腾时，调节温度，是每秒钟流出2滴。待水分完全馏出，及测定管刻度部分的水量不再增加时，将冷凝管内部先用甲苯冲洗，在用饱蘸甲苯的长刷或其他适宜方法，将管壁上附着的甲苯推下，继续蒸馏5分钟，放冷至室温，拆卸装置，如有水黏附在管壁上，可用蘸甲苯的铜丝推下，放置，使水分与甲苯完全分离（可加亚甲蓝粉末少许，使水染成蓝色，以便分离观察）。检读水量，算出供试品中含水的百分数（图5－1）。

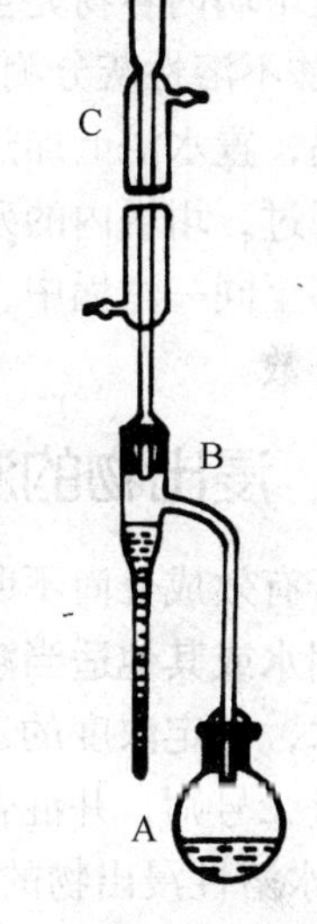

图5－1　水分测定装置图
A. 短颈圆底烧瓶（500ml）
B. 水分测定管　C. 直形冷凝管（外管长40cm）

3. 减压干燥法　适于含有挥发性成分的贵重药品。减压干燥器的装置：取直径12cm左右的培养皿，加入新鲜五氧化二磷干燥剂适量，使铺成0.5～1cm的厚度，放入直径30cm的减压干燥器中。测定时取供试品2～4g，混合均匀。分取约0.5～1g，置已在供试品同样条件下干燥并称重的称量瓶中，精密称定，打开瓶盖，放入上述加压干燥器中，减压至2.67Pa（20mmHg）以下持续半小时，室温放置24小时。在减压干燥器出口连接新鲜无水氯化钙干燥管，打开活塞，待内外压一致，关闭活塞，打开干燥器，盖上瓶盖，取出，迅速精密称定重量，计算供试品中含水分的百分数。

也可应用红外线干燥法和导电法测定水分含量，迅速而简便。

三、灰分测定

生药中灰分的来源，包括生药本身经灰化后遗留的不挥发性无机盐，以及生药表面附着的不挥发性无机盐类，即总灰分。同一种生药，在无掺杂物时，一般都有一定的总灰分含量范围。规定生药的总灰分限度，对于保证生药的品质和纯净程度，有一定意义。如果总灰分超过一定限度，表明掺有泥土、砂石等无机物质。有些生药本身含有的无机物差异较大，尤其是含多量草酸钙结晶的生药，测定总灰分有时不足以说明外来无机物的存在，还需要测定酸不溶性灰分，即不溶于10%盐酸中的灰分。因生药所含的无机盐类（包括钙盐）大多可溶于稀盐酸中而除去，而来自泥沙等的硅酸盐类则不溶解而残留，故测定酸不溶性灰分能较准确地表明生药中是否有泥沙等掺杂物及其含量。

1．总灰分测定法　供测定样品须粉碎，使能通过二号筛，混合均匀后，称取样品2～3g（如须测定酸不溶性灰分，可取3～5g），置炽灼至恒重的坩埚中，称定重量（准确至0.01g），缓缓炽热，注意避免燃烧，至完全炭化时，逐渐升高温度至500～600℃，使完全灰化并至恒重。根据残渣重量，计算供试品中灰分的百分数。如样品不易灰化，可将坩埚放冷，加热蒸馏水或10%硝酸铵溶液2ml，使残渣湿润，然后置水浴上蒸干，残渣照前法灼炽，至坩埚内容物完全灰化。

2．酸不溶性灰分测定法　取上项所得的灰分，在坩埚中加入稀盐酸10ml，用表面皿覆盖坩埚，置水浴上加热10分钟，表面皿用热蒸馏水5ml冲洗，洗液并入坩埚中，用无灰滤纸滤过，坩埚内的残渣用蒸馏水洗于滤纸上，并洗涤至洗液不显氯化物为止，滤渣连同滤纸移至同一坩埚中，干燥，炽灼至恒重。根据残渣重量，计算供试品中含酸不溶性灰分的百分数。

四、浸出物的测定

对于有效成分尚不明确或尚无精确定量方法的生药，一般可根据已知成分的溶解性质，选用水或其他适当溶剂为溶媒，测定生药中可溶性物质的含量，以示生药的品质。通常选用水，一定浓度的乙醇（或甲醇）、乙醚作浸出物测定。供测定的生药样品须粉碎，使能通过二号筛，并混合均匀。

1．水溶性浸出物的测定

(1) 冷浸法　取样品约4g，称定重量（准确至0.01g），至250～300ml的锥形瓶中，精密加入水100ml，塞紧，冷浸，前6小时内时时振摇，再静置18小时，用干燥滤器迅速滤过，精密量取滤液20ml，置已干燥至恒重的蒸发皿中，在水浴上蒸干后，于105℃干燥3小时，移至干燥器中，冷却30分钟，迅速精密称定重量，以干燥品计算供试品中含水溶性浸出物的百分数。

(2) 热浸法　取样品约2～4g，称定重量（准确至0.01g），置250～300ml的锥形瓶中，精密加入水50～100ml，塞紧，称定重量，静置1小时后，连接回流冷凝管，加热至沸腾，并保持微沸1小时。放冷后，取下锥形瓶塞紧，称定重量，用水补足减失的重量，摇匀，用干燥滤器滤过。精密量取滤液25ml，置已干燥至恒重的蒸发皿中，在水浴上蒸干后，于105℃干燥3小时，移至干燥器中，冷却30分钟，迅速精密称定重量，以干燥品计算供试品中含水溶性浸出物的百分数。

2．醇溶性浸出物测定　取适当浓度的乙醇或甲醇代替水为溶媒。照水溶性浸出物测定法进行（热浸法须在水浴上加热）。

3．醚溶性浸出物测定　取样品2～4g，称定重量（准确至0.01g），置于已恒重烧瓶的脂肪油抽出器中，用乙醚作溶剂，水浴加热4～6小时，放冷，以少量乙醚冲洗回流器，洗液接入蒸馏瓶中，低温蒸去乙醚，于105℃干燥3小时，移至干燥器中，冷却30分钟，迅速精密称定重量，以干燥品计算供试品中含醚溶性浸出物的百分数。

此外，对含油脂类、挥发油及树脂类生药，还应测定相对密度、旋光度、折光率、凝点及熔点等物理常数。含挥发油类生药还要进行挥发油的含量测定。

以上这些测定方法对鉴定生药的品质优劣都具有重要意义。

第六章

生 药 的 资 源

第一节 生药的野生资源及主产区

生药资源包括植物药资源、动物药资源和矿物药资源。我国幅员辽阔，蕴藏着极其丰富的天然药物资源。据全国中药资源普查表明：我国现有生药达 12807 种，其中药用植物 11146 种，占 87%；药用动物 1581 种，占 12%；矿物类药 80 种，不足 1%。植物药中源于低等植物的藻类、菌类、地衣类有 457 种；源于高等植物的苔藓类、蕨类、种子植物类有 10687 种。其中裸子植物 10 科 27 属 124 种，双子叶植物 179 科 1597 属 8632 种，单子叶植物 33 科 348 属 1432 种。被子植物中种类超过 100 种的科有 33 个，如菊科、豆科、唇形科、毛茛科、伞形科、玄参科、罂粟科、五加科及百合科、兰科等。

据资料分析我国生药产区，以四川省种类最多，居全国第一位，约 500 种；浙江省位居第二，产 400 余种；河南、安徽和湖北均产 300 ~ 400 种。

道地药材系指具有特定产区的，正品优质的生药。我国著名的道地药材如：吉林、辽宁、黑龙江的人参、鹿茸，辽宁、吉林的北五味子、细辛、关黄柏，内蒙古的甘草、黄芪，山西的党参、麻黄，河北的酸枣仁，青海的大黄、冬虫夏草，宁夏的枸杞子、银柴胡，甘肃的当归，陕西的杜仲、天麻，四川的黄连、川芎、厚朴、川贝母、川乌、附子、大黄，云南的三七、云木香，贵州的吴茱萸，河南的生地、山药、牛膝、菊花（习称四大怀药），江西、湖南的枳壳，山东的金银花、北沙参、阿胶、蟾酥，福建的泽泻，广西的蛤蚧、肉桂、罗汉果、石斛，广东的藿香、砂仁、槟榔、高良姜、巴戟天，安徽的白芍、牡丹皮、菊花，江苏的薄荷，浙江的白芍、白术、麦冬、浙贝母、菊花等。

近年，随着生药资源的调查与研究，发现了大量新的药源及某些进口药材的国产资源，如诃子、阿魏、云南马钱、安息香（白花树）、土陈香（白木香）、萝芙木、鼠李皮、四季青等。

第二节 药用植（动）物的栽培引种与驯化

生药需要量的日益增加，使天然资源逐渐减少，为保证医疗需求，不仅要对天然资源采取保护措施，合理开发使用，而且还要有计划地进行药用植、动物的栽培与养殖。

我国药用植物和动物栽培与养殖的历史悠久，许多名贵药材，如：吉林的人参、鹿茸，黑龙江的蒙古黄芪，甘肃的当归，青海的大黄，宁夏的枸杞，河南的地黄、菊花，四川的黄连，广东的砂仁，广西的八角茴香，福建的泽泻，浙江的延胡索、浙贝母，江苏的薄荷等，都是培育的“道地药材”。

近年来，随着科学技术的不断进步，在药用植、动物栽培养殖方面，应用新技术改进种植方法，提高了药材的产量和质量，取得可喜成果。例如：三七摘除花苔，提高了植株的抗病能力和块根的产量。用秋水仙碱处理后的牛膝萌芽种子，得到染色体数目加倍的变异植株，根部肥大，木质化程度减少，比正常株体的根部产量增加一倍以上。天麻原为野生药材，经利用苗床栽培，进行了大面积无性繁殖栽种，获得良好的收成，特别是揭示了天麻和密环菌繁殖的关系和规律，由无性繁殖发展到有性繁殖，加速了生产。盾叶薯蓣、川贝母、五味子、半夏、栝楼、丹参、石斛等100余种生药已由野生变家种。从国外引种的药用植物有茴蒿、水飞蓟、番红花、西洋参、澳洲茄、印度萝芙木、泰国安息香、斯里兰卡肉桂、丁香、檀香、番泻叶、白豆蔻等。全国药材栽培面积逐年扩大，已形成商品药材生产基地。特别是按“GAP”标准种植、生产生药已具有一定的规模，将成为生药原料的主体来源。

近年来，各地陆续建立了药用动物饲养场，生产动物药。如：养麝活体取香，已在四川、陕西、安徽等地驯养成功。采用地鳖和蝎配套饲养，使蝎有充足的新鲜食料，提高幼蝎成活率达95%以上，促进蝎体发育增长。以人工手术法在牛的胆囊中放入固体异物，促使形成牛黄，其质量近似天然牛黄，等等。

在药用植、动物的培育研究中，首先要以道地药材和稀有品种为重点，发挥产地优势，不断改进栽培繁殖技术，培育优良品种，提高单位面积的产量和药材质量。还要不断地扩大野生变家种和家养，引种进口生药的原植物。

第三节　药用植物的组织培养

现代生物技术——生物工程是近年来迅速发展起来的高新技术，对医药卫生和工、农业生产起着重要作用。现代生物技术是生物化学、微生物学、分子生物学、分子遗传学、免疫与工程学综合发展起来的现代新技术。现代生物技术的范围很广，主要包括发酵工程、酶工程、细胞工程、基因工程及生物反应器等。

药用植物的组织培养属于细胞工程的范畴，是指无菌和人为控制的营养（培养基）及环境条件下，培养药用植物离体器官、组织和细胞的生物技术。目前药用植物组织培养的应用研究，主要是药用植物的快速繁殖和生物活性物质的生产。

一、药用植物的快速繁殖

在药用植物栽培中，由于有些植物自然繁殖率低（如贝母）；有的生长周期较长（如黄连、人参）；有的资源较少（如霍山石斛）；有的因病毒危害而退化（如菊花、地黄），致使药用植物的引种、育种和扩大生产比较困难。快速繁殖技术具有微型、快速、无菌的特点，因此，可以提高繁殖率，减少用种量，短期内能提供大量的种苗。快速繁殖技术已逐渐成为加速药用植物引种、育种、良种推广和扩大生产的重要手段。

快速繁殖大致分4个阶段：

1．无菌培养物的建立　根据第二阶段芽的增殖途径选择适宜的外植体。如果是通过腋芽的形成来增加芽的数量，则应从带有营养芽的部分选取外植体；如果是不定芽途径使芽增殖，可根据不同的植物选用不同的外植体（如根、茎、叶、花等部分），将外植体消毒，接种在适宜的培养基上，在培养室内进行培养。

2．芽的增殖　带有营养芽的外植体，通过外源细胞分裂素打破顶端优势，促使腋芽生长成枝条，新生枝条的腋芽，在细胞分裂素的作用下又可生长，如此反复数次形成一丛嫩枝。将嫩枝切割成带有几个芽的小段，接种在同样的培养基上，上述过程又可重复进行，这样就可在短时间内生产大量的芽。有的植物顶端优势不易打破，仅茎尖长成一根不分枝的枝条，则用切段法（每段带有一个腋芽）进行繁殖。

通过不定芽形成进行快速繁殖，外植体（如鳞茎、球茎、叶等切片或块）在激素的作用下直接产生大量不定芽。与促进腋芽生长途径相比，其后代变异要大些。愈伤组织也能分化不定芽，但其后代的遗传性不稳定。

3．生根　将上述嫩枝切下，移至生根培养基上进行生根，长成小植株。

4．移栽　取出试管中的小植株，洗去附在根上的琼脂，移栽到加有少量营养液的人工基质上，保温、保湿，避免阳光直射，待小植株根系生长，并长出新叶后，逐渐通风适应生长后，再栽入盆中或田间。

快速繁殖也可通过胚状体途径实现，其优点是增长速度更快。如能控制胚状体的同步分化和生长，并能制造人工种子，则将是最理想的快速繁殖方法。但目前很多植物还不能诱导胚状体发生或虽发生但成苗率太低。

迄今为止，我国已有银杏、长春花、番红花、川贝母、半夏等200种以上的药用植物已获得试管植物。

贝母类植物，通常用鳞茎繁殖，只能长出比原种略大的鳞茎，用种量多，繁殖率低。种子繁殖可提高繁殖率，但生长周期长。应用快速繁殖，能提高繁殖率，缩短生长周期。以浙贝母为例，采用组织培养技术，将一个鳞茎切成百余块，其中60%可诱导成小植株，生长3个月左右的鳞茎，大小相当于种子繁殖2～3年的鳞茎。

山楂的种植，其种子发芽率低，采用组织培养技术，进行胚培养，每粒种子一年内可获5000株幼苗。

药用植物快速繁殖技术有极为广阔的应用前景；现在正处于快速发展之中，但有些问题有待解决，如有的植物不分化或分化率低，后期繁殖率及试管苗质量有待提高等。

二、从植物细胞培养物中获得植物的次生代谢产物

1956年，Routien和Nickell提出植物细胞的大量培养作为工业化生产植物次生代谢产物的新途径以来，该领域的研究有了较大的进展。到目前为止，研究的植物种类已达300种以上，从植物培养物中获得的次生代谢产物超过500种。

日本学者在本世纪初80年代中期，成功地解决了紫草细胞的大规模培养，工业化生产紫草的次生代谢产物——紫草素，并应用于医药、食品和化妆品。目前已有10余种药用植物大规模细胞培养相继投入了工业化生产或进入了中试阶段，一门以植物细胞工程为手段，商品化生产植物天然产物的工业产业正在迅速兴起。

三、利用组织培养物生物转化生产天然药用成分

利用组织培养物具有合成和分解化合物的功能，有可能使无效物质转化为有效物质，有害物质分解成无害物质。

有关组织培养的生物转化的基础研究，研究最多的是甾类化合物如孕甾烷、雄甾酮和强心苷。其次为生物碱类如吲哚类生物碱和异喹啉生物碱，还有萜类。烟草的培养物可使蒂巴因去甲基而生成吗啡；曼陀罗培养物具有很高的氢醌苷化能力，使氢醌转化为利尿和尿道杀菌剂的熊果苷；薯蓣皂苷元是生产甾体激素的主要中间体，从三角叶薯蓣的愈伤组织培养中添加胆固醇薯蓣皂苷元的产率可增加 1 倍；毛花洋地黄悬浮培养细胞可将洋地黄毒苷元转化成紫花洋地黄苷 A，去乙酰毛花洋地黄苷 C、异羟基洋地黄毒苷及毛花洋地黄苷 A、C，即毛花洋地黄培养细胞能使葡萄糖连接到洋地黄毒苷的侧链上，又能在洋地黄苷的甾核 C_{12}上引入羟基，还能使洋地黄苷中的洋地黄毒糖乙酰化等。

近年来，德国用毛花洋地黄培养细胞，将β-甲基洋地黄毒苷转化为药用的β-甲基异羟基洋地黄毒苷，在 300L 容器中取得成功之后，扩大到 4000L 规模生产，这是利用组织培养物生物转化生产药物的一个先例。因此利用培养物的生物转化将成为工业化生产药用新成分的又一新途径。

到目前为止，利用植物组织和细胞培养物生产药用成分，已由实验室研究通过中试进入工业化生产阶段。但还存在一些问题，如植物细胞的增殖速度远比微生物慢，培养周期长，容易污染，细胞株容易发生变异，大多数培养物的药用成分含量较原植物低，成本高等。

我国利用细胞培养物生产药用成分的研究也取得长足的进展，人参、西洋参、三七、红豆杉、冬虫夏草菌、紫草、延胡索等培养物的药用成分含量均已达到或超过原植物。随着我国生物工程技术的进展，利用植物细胞培养物工业化生产药用成分的研究会有长足的发展。

第四节　主要进口药材及主产国（地区）

西洋参（美国、加拿大）、高丽参（朝鲜、韩国）、沉香（印尼、马来西亚、越南、柬埔寨）、肉桂（越南、柬埔寨、斯里兰卡）、海马（马来西亚、新加坡、日本）、蛤蚧（越南、泰国）、公（母）丁香（斯里兰卡）、肉豆蔻（泰国、印尼、马来西亚、印度、缅甸）、胖大海（泰国、印尼、缅甸）、番红花（西班牙、伊朗、希腊）、番泻叶（印度）、乳香、没药（索马里、埃塞俄比亚）、阿魏（阿富汗、伊朗、印度）、血竭（印尼、马来西亚）、苏合香（土耳其、伊朗、索马里、印度）、豆蔻（泰国、印尼）、羚羊角（俄罗斯、蒙古）、海狗肾（加拿大、墨西哥、日本、朝鲜）、玳瑁（印尼、菲律宾）、牛黄（美国、澳大利亚、尼泊尔、加拿大）、安息香（印尼、泰国、越南）、燕窝（泰国、马来西亚、印尼）、穿山甲（越南、缅甸、印尼）、马钱子（泰国、印尼、越南）、儿茶（马来西亚、印尼）。

进口药材由中国药材公司统一由广州、上海、天津等口岸进口，经口岸药品检验所检验合格，通过海关后，统一分配全国。

第七章

生药的采收、加工与贮藏

第一节　生药的采收

利用传统采收药材的经验，结合各种药用部位的生长特点，分别掌握合理的采收季节是十分必要的。

一、植物类生药

不同的药用部分，采收时间也不同。

1．根及根茎类　一般在秋、冬季节植物地上部分将枯萎时及春初发芽前或刚露苗时采收，此时根或根茎中通常含有有效成分比较高，如党参、黄连、大黄等。有些中药由于植株枯萎时间较早，则在夏季采收，如浙贝母、延胡索等。但也有例外，如明党参在春天采较好。

2．茎木类　一般在秋冬两季采收，如大血藤、首乌藤、忍冬藤等。有些木类药材全年可采，如苏木、沉香等。

3．皮类　一般在春末夏初采收，此时树皮形成层细胞分裂较快，皮部和木部容易剥离，伤口较易愈合，如黄柏、厚朴等。少数皮类药材于秋、冬两季采收，如川楝皮、肉桂等。根皮通常在挖根后剥取，或趁鲜抽取木心，如牡丹皮、五加皮等。

4．叶类　多在植物光合作用旺盛期，开花前或果实未成熟前采收，如艾叶、臭梧桐叶等。但桑叶需初霜后采收。

5．花类　花类中药，在含苞待放时采收的如金银花、槐米等；在花初开时采收的如洋金花等；在花盛开时采收的如菊花、番红花；红花则要求花冠由黄变红时采摘等。对花期较长，花朵陆续开放的植物，应分批采摘，以保证质量。有些药材如蒲黄、松花粉等不宜迟收，过期则花粉会自然脱落，影响产量。

6．果实种子类　一般果实多在自然成熟时采收，如瓜蒌、栀子等；有的在成熟经霜后采摘为佳，如山茱萸经霜变红，川楝子经霜变黄；有的采收未成熟的幼果，如枳实、青皮等。如果实成熟期不一致，可随熟随采，过早肉薄产量低，过迟肉松泡，影响质量，如木瓜等。种子类药材须在果实成熟时采收，如牵牛子、决明子等。

7．全草类　多在植物充分生长，茎叶茂盛时采割，如青蒿、淡竹叶等；有的在开花时采收，如益母草、荆芥等。全草类中药采收时大多割取地上部分，少数连根挖取全株药用，如细辛、蒲公英等。根据近年有效成分研究，茵陈有两个采收时间，春季幼苗高6~

10cm 时或秋季花蕾长成时。春季采的习称“绵茵陈”，秋季采的习称“茵陈蒿”。

8．藻、菌、地衣类　采收情况不一，如茯苓在立秋后采收质量较好；马勃宜在子实体刚成熟期采收，过迟则孢子飞散；冬虫夏草在夏初子座出土孢子未发散时采挖；海藻在夏、秋二季采捞；松萝全年均可采收。

二、动物类生药

不同的种类和药用部分，采收时间也不同。

1．昆虫类　必须掌握季节，因虫的孵化发育皆有定时。桑螵蛸应在三月中旬前采收，过时卵蛸就已孵化；以成虫入药的，均应在活动期捕捉，如土鳖虫等；有翅昆虫，在清晨露水未干时捕捉，如红娘子、斑蝥等。

2．两栖类　夏秋两季捕捉，如蕲蛇、乌梢蛇、蟾酥等；白露前后捕捉，如黑龙江林蛙等。

3．脊椎动物类　大多数均可全年采收，如龟甲、鸡内金、五灵脂、穿山甲、玳瑁等。

4．生理、病理产物　捕捉后或在屠宰场采收，如麝香、熊胆、牛黄、马宝等；但鹿茸需在清明后 45～60 天（5 月中旬至 7 月下旬）锯取，过时则骨化。鹿角多在春季拾取。

三、矿物类生药

没有季节限制，全年可挖。矿物药大多结合开矿采掘，如石膏、滑石、雄黄、自然铜等；有的在开山掘地或水利工程中获得动物化石类中药，如龙骨、龙齿等。有些矿物药系经人工冶炼或升华方法制得，如密陀僧、青粉、红粉等。

第二节　生药的加工、干燥与贮藏

一、生药的产地加工

中药除少数如鲜生地、鲜石斛等鲜用外，大多需采收后在产地进行加工。根和根茎类生药一般于采挖后经过挑选，洗净泥土，去除毛须（根须、叶基维管束或纤维束），迅即干燥。有的须先刮去外皮使色泽洁白，如沙参、桔梗等；有的质地坚硬或较粗，需趁鲜切片或剖开而后干燥，如天花粉、乌药等；有的需要抽去木心，如远志等；有的富含黏液质或淀粉，需用开水稍烫或蒸后干燥，如天麻、白及、郁金等。皮类生药一般在采收后修切成一定大小而后晒干，或加工成单筒、双筒，如厚朴；或先削去栓皮，如关黄柏、大黄等。叶类及草类生药含挥发油较多的，采后放通风处阴干，草类一般先行捆扎，使成一定的重量或体积，而后干燥，如薄荷等。花类生药在加工时要注意花朵的完整和保持色泽鲜艳，多为直接晒干或烘干。果实类生药一般采后直接干燥，有的经烘烤、烟熏等加工，如乌梅，或经切割加工，如枳实、枳壳等。种子类生药通常采收果实干燥后去果皮取种子，或直接采收种子干燥，也有将果实干燥贮存，使有效成分不致散失，用时取种子入药，如豆蔻。

二、生药的干燥

生药的干燥温度常因所含成分而异，含苷类和生物碱类生药的干燥温度宜 50～60℃，这样可抑制所含酶的作用，避免成分的分解；含维生素 C 的多汁果实类生药可用 70～90℃迅速干燥，不能立即干燥时可进行冷藏；含挥发油的生药一般不宜超过 35℃，以免挥发油散失；用于制备杏仁水的杏仁、枇杷仁以及制备挥发芥子油的芥子等，都需要借助酶的作用发挥作用，故不宜 50℃以上干燥。

生药干燥的方法，通常有晒干法、阴干法和烘干法。晒干法是直接利用日光晒干，可将生药置于搭架的竹席、竹帘上晒在日光下，或铺于河滨沙砾地，其干燥时间可显著缩短，适用于肉质根类。含挥发油类的药材、外表色泽或所含有效成分受日晒易变色变质的生药如黄连、大黄等、在烈日下晒后易开裂的生药如郁金、白芍等均不宜采用晒干法。阴干法是将生药置于通风室内或屋檐下等阴处，使水分自然散发，主要用于芳香性花类、叶类、草类生药。烘干法不受天气好坏的限制，应注意富含淀粉的生药如欲保持粉性，烘干时须慢慢升温，以防新鲜生药遇高热淀粉粒发生糊化。

有些生药不适于上述方法干燥的，可用石灰干燥器进行干燥，此法也适用于易变色生药的干燥。生药干燥后仍含有一定量的水分，每种生药的干燥程度须与贮藏时空气的相对湿度相适应，一般生药干燥含水分 8%～11%即可。有些生药如洋地黄，药典规定含水分不得超过 8%，并应贮于密闭器中。

近年来，远红外干燥和微波干燥技术使用较多。红外线介于可见光和微波之间，是波长为 0.76～1000μm 范围的电磁波，一般将 25～500μm 或 1000μm 区域的红外线称为远红外线。远红外加热技术是 20 世纪 70 年代发展起来的一项新技术。干燥的原理是电能转变为远红外辐射出去，被干燥物体的分子吸收后产生共振，引起分子、原子的振动和转动，导致物体变热，经过热扩散、蒸发现象或化学变化，最终达到干燥目的。该法具有干燥速度快、脱水率高，加热均匀，节约能源以及对细菌、虫卵等杀灭作用。

微波是指频率为 300MHz～300GHz、波长 1m～1mm 的高频电磁波。微波干燥实际上是一种感应加热和介质加热，药材中的水和脂肪等能不同程度地吸收微波能量，并把它转变成热能。本法具有干燥速度快，加热均匀，产品质量高等优点。

三、生药的贮藏与保管

生药在贮存保管中，因受环境的影响，常会发生霉烂、虫蛀、变色和泛油等现象，导致药材变质，影响和失去疗效。因此必须妥善贮存和保管好药材，以保证药材的质量。

1. 防霉

空气中存在着大量霉菌孢子，当散落在药材的表面上，在适当温度（25℃左右）、湿度（空气中相对湿度在 85%以上或药材含水超过 15%）以及适宜的环境（如阴暗不通风的场所）、足够的营养条件下，即可萌发成菌丝，分泌酵素，分解和溶蚀药材，使药材腐坏。

预防药材霉烂的最彻底方法，就是使霉菌在药材上不能生长，其次就是消灭寄附在药材上的霉菌，使它们不再传播。药材的防霉措施，主要是控制库房的湿度在 65%～70%。药材含水量不能超过其本身的安全水分。一般而论，含水量应保持在 15%以下。为此目的，预防霉变应采取的措施：有创造产地加工的良好卫生环境；加强药材入库的验收，防止已霉变或含水量高的药材入库；控制库内湿度、温度；保管贮存合理安排，掌握“发陈贮新”和“先进先出”的原则等。对已生霉的药材，可以用撞刷、晾晒等简单方法除霉，霉迹严重的可以用水、醋或酒等洗刷后再行晾晒。

2. 防虫

虫害对药材的影响甚大，药材害虫的发育和蔓延情况，取决于库内的温度、空气相对湿度以及药材的成分和含水量而定。药材因含有淀粉、蛋白质、脂肪和糖类等，即成为害虫的良好滋生地，适宜的温度（通常为 18～32℃）和湿度（空气相对湿度达 70%以上）及药材含水量（13%以上）均能促进害虫的繁殖。

虫害的防治措施分为物理的和化学的两类。物理方法包括太阳曝晒、烘烤、低温冷藏、密封法等。化学方法主要对贮存的药材在塑料帐密封下，用低剂量的磷化铝熏蒸，结合低氧法进行；或探索试用低毒高效的新杀虫剂。杀虫措施也有发展，如用高频介质电热、黑光灯诱杀蛀虫。或利用某种药材挥发性的气味，可以防止同处存放的药材虫蛀。例如，陈皮与良姜同放，可免生虫；泽泻与丹皮存放一处，泽泻不易虫蛀；有腥味的动物药材如海龙、海马和蕲蛇等，放入花椒则可防虫。

3. 防变色

药材中所含成分的结构中有酚羟基，则在酶的作用下，经过氧化，聚合，形成大分子的有色化合物，使药材变色，如含黄酮类、羟基蒽醌类和鞣质类等药材，因此容易变色。非酶引起的变色，或因药材中所含糖及糖酸分解产生糠醛及其类似化合物，与一些含氮化合物缩合成棕色色素；或因药材中含有的蛋白质中氨基酸与还原糖作用，生成大分子的棕色物质，使药物变色。此外，某些外因，如温度、湿度、日光、氧气和杀虫剂等多与变色快慢有关。因此防止药材变色，常须干燥、避光、冷藏。

4. 防泛油

泛油指含油药材的油质泛于药材的表面，以及某些药材受潮、变色后表面泛出的油样物质。前者如柏子仁、苦杏仁、郁李仁（含脂肪油）、当归和肉桂（含挥发油）。后者如天门冬和枸杞等（含糖质）。药材“泛油”，除油质成分损失外，常与药材的变质相关，防止“泛油”的主要方法是冷藏和避光保存。

此外，如药材由于化学成分自然分解，挥发，升华而不能久贮的，应注意贮存期限，松香久贮，在石油醚中溶解度降低；明矾、芒硝久贮易风化失水；洋地黄和麦角久贮有效成分易分解等。

5. 药材贮藏的新技术

（1）气调贮藏　气调贮藏是一种新技术，原理是调节库内气体成分，充氮或二氧化碳降氧，因之库内充满 98%以上的氮气或二氧化碳，而氧气留存不到 2%，使害虫缺氧窒息而死，以达到控制一切虫害和真菌活动，保证库内贮存物不发霉，不腐烂，不变质。

（2）用除氧剂养护中药　除氧剂密封贮存保管技术主要作用原理是利用其本身与贮藏系统内的氧产生化学反应，生成一种稳定的氧化物，将氧去掉，以达到保存商品品质的目的。试验证明采用除氧剂处理的贵细药材在长达 3 年多的贮藏期内，品质完好，无虫、无霉。

（3）核辐射灭菌　核辐射保藏食品具有方法简便、成本低、杀菌效果好、便于贮存等优点。联合国世界卫生组织、国际原子能机构及粮食组织关于辐照食品卫生标准联合专家委员会认为，经 10^4Gy 剂量以下辐照食品是安全范围，食品不会产品致癌性。我国近年已把此项技术应用于中药材和中成药的灭菌贮藏研究。实验证明，钴射线有很强的灭菌能力，尤以 γ 射线用于中成药灭菌十分理想。低剂量照射药品后，含菌量可达到国家标准，高剂量照射药品后，可达到彻底灭菌。从而解决了中成药长期以来存在的生虫、发霉和染菌等问题。

第八章

中药的炮制

第一节 切 制

经过挑拣修治后的药材，用清水洗、泡或浸闷，然后切成块（如茯苓）、片（横切片、纵切片，习称饮片），最后根据不同的药材进行晒干、阴干或烘干。现多使用切片机。

第二节 炮 制

中药炮制是根据中医临床用药理论和药物配制的需要，将药材进一步加工的传统技术，是祖国医药遗产的重要组成部分。

中药炮制的目的是消除或降低药物的毒性或副作用，改变药性，提高疗效，适应临床用药的要求，除去杂质和非药用部分，使药物清洁纯净，便于服用、制剂和贮存。炮制的方法可分为以下类型：

一、水制

利用水洗、淘、漂、泡、飞等操作，洗净药材（洗、淘、泡），溶去部分有毒成分（漂）或成为细粉（飞，多用于矿物药）。

二、火制

1. 炒　种类很多，将药材放入锅中加以不同辅料翻动加热。

(1) 清炒　不加辅料热炒，根据要求分炒黄、炒焦、炒炭3种。

(2) 麸炒　利用蜜炙过的麸皮来拌炒药材，并利用麸皮冒烟将药材熏黄。麸炒后可矫臭、健胃及减低副作用。如枳壳、白术等。

(3) 盐炒　食盐拌炒药材，如牛膝、黄柏等。

(4) 米炒　通常炒至米粒与药材皆显黄色。米炒是为了减低药材的燥性，如沙参、党参等。

(5) 土炒　用灶心土（伏龙肝）拌炒。灶心土具有碱性，能中和胃酸，并使部分成分改变，药性缓和，如土炒白芍、白术等。

2. 烫　先将洁净的砂等辅料炒热（200～300℃），加入药材，烫至泡酥。如穿山甲、龟甲等。另有蛤粉烫和滑石粉烫等。烫后的药材其质地疏松，黏性降低，易煎出所含成分。

3．烘　控制一定温度，使药材水分蒸发，便于粉碎和贮藏，如芙蓉花等。

4．焙　用文火烘干，如当归、防风等饮片及水蛭等动物药材。

5．煅　将药材经高温（700℃以上）处理，使其在成分上有所改变。主用于矿物药材。

6．淬　矿物类生药，如自然铜在炭火中煅至红透时取出投入醋中，可使质地疏松，易于破碎磨粉。

7．炙　将药材用液体辅料拌炒，使辅料部分渗入药材内部。

（1）蜜炙　将蜜炼沸，加入适量沸水稀释，加入中药闷润后，用文火炒至不粘手为度。蜜量根据药料的纤维性和质地疏松而定，一般为药料量的20%～50%。蜜炙主要是增加中药的滋润作用，适用于止咳平喘药的炮制，如紫菀、远志、款冬花等。

（2）酒炙　一般采用黄酒，也有的用白酒。将中药与酒拌匀，闷至酒被吸尽，文火炒至微黄为度。酒炙有发散与缓和中药寒凉的作用，并可增加某些成分的溶解度。如黄芩、大黄、当归等。

（3）醋炙　先将醋用水稀释2倍，与药料拌匀，闷至醋被吸尽，文火炒干。醋量一般为药量的10%～20%。醋炙可以解毒，如甘遂；又能增加药材中某些成分的溶解度，如延胡索。

（4）盐炙　将食盐溶于五倍量的水中，用盐水拌匀药料，稍闷，炒至微焦或炒焦（如杜仲）为度。盐炙是根据“咸能入肾软坚”的见解，一般“下行”中药常用盐炙，如车前子、泽泻等。

其他还有姜汁炙（如厚朴）、油炙（如马钱子）、羊油炙（如淫羊藿）等。

8．煨　一般是指将药材埋在另一种物质中加热的方法。有面浆或纸浆包煨（煨肉豆蔻）、烘煨（煨广木香）、米汤煨、重麸炒煨等。

三、水火共制

1．煮　药料与水、其他液体或辅料共煮。有清水煮（白芍）、酒煮（何首乌）、醋煮（延胡索）、酒醋共煮（香附子）及用豆腐同制（乌头、珍珠）、山羊血同煮（藤黄）等。

2．蒸　用水蒸气直接加热，多用于滋补类中药。药材经蒸后，其颜色加深或变黑，甜味增加，药性有时也有不同程度的改变，或有驱臭、矫味的作用。

（1）清蒸　不加辅料蒸。如蒸玄参，可改变药性。

（2）酒蒸　用酒将药材拌匀吸入后蒸，如地黄、何首乌等。酒蒸可增加药材的温补作用，缓和药性，酒蒸大黄可减低泻下作用而增加清热去火作用。

（3）醋蒸　用醋将药材拌匀润软后蒸。如五味子。

3．焯　种子类药材用热水浸泡或稍煮以去皮的方法，称为焯，如焯苦杏仁等。

四、其他方法

1．制　药材与其他药材一起浸腌以改变药材的某些性质，称为制。

（1）姜制　利用姜来解毒性，如姜半夏；或增加辛散作用，如姜制厚朴。

（2）胆汁制　利用胆汁来解药材毒性，并增加其他的性质，如胆南星。

(3) 法制　用多种配料来制一种药材以改变药材的性质，如法半夏、清盐陈皮等。

2．发酵　利用酶的作用，在适当的温度下，并给予充足的养料而发酵成曲，如神曲。

3．制霜　霜是指药物体轻成粉而色白的意思。制霜的方法有去油成霜，大多用于种子类药材，将药材除去种皮，研碎，压榨除去部分油脂，制成枯散粉末，如巴豆、千金子、芥子、苦杏仁等；有的为特殊加工而成，如西瓜霜、柿饼霜；有的为药材加工的副产品，如鹿角霜是在用鹿角熬制鹿角胶后留下的骨质残渣。

第九章

生药的利用

生药除了主要供医疗保健使用外，在食品、饮料、香料、化妆品、染料、涂料以及农药等方面也广为应用。

一、用于医疗

常用的主要中药材，按中医临床疗效分类如下：

1．解表药

辛温解表药　麻黄、细辛、桂枝、荆芥、防风、白芷、藁本、羌活等。

辛凉解表药　薄荷、牛蒡子、桑叶、升麻、柴胡、葛根、淡豆豉、蝉蜕等。

2．泻下药

攻下药　大黄、芒硝等。

润下药　蜂蜜、火麻仁、郁李仁等。

峻下逐水药　牵牛子、甘遂、芫花、大戟等。

3．祛风湿药　独活、秦艽、五加皮、豨莶草、桑枝、乌梢蛇等。

4．化湿利尿药

芳香化湿药　藿香、佩兰、苍术、砂仁等。

利尿渗湿药　茯苓、猪苓、海金沙、车前子、木通、瞿麦、金钱草、萆薢、大腹皮、防己、泽泻、薏苡仁、滑石等。

5．温里药　附子、吴茱萸、高良姜、小茴香、丁香、肉桂、干姜等。

6．清热药

清热泻火药　知母、栀子、黄连、黄芩、黄柏、龙胆草、夏枯草、决明子、淡竹叶、银柴胡、密蒙花、石膏等。

清热解毒药　金银花、板蓝根、大青叶、青黛、紫花地丁、败酱草、蒲公英、漏芦、重楼、白花蛇舌草等。

清热燥湿药　胡黄连、鸦胆子、白头翁、茵陈等。

清热凉血药　生地黄、玄参、牡丹皮、赤芍、青蒿、地骨皮、紫草、水牛角等。

7．理气药　厚朴、陈皮、青皮、枳实、川楝子、木香、香附、郁金等。

8．理血药

活血化瘀药　川芎、丹参、红花、桃仁、乳香、没药、益母草、川牛膝、穿山甲、鸡血藤、王不留行、三棱、莪术、自然铜等。

止血药　白茅根、侧柏叶、槐花、大蓟、小蓟（凉血止血药）、三七、茜草、蒲黄、藕节、血余炭（化瘀止血药）、仙鹤草、白及、棕榈炭（收敛止血药）等。

9．化痰、止咳、平喘药

温化寒痰药　白芥子、旋覆花、白附子、半夏、天南星等。

清化热痰药　瓜蒌、贝母、竹茹、桔梗、天竺黄、前胡、胖大海、浮海石等。

止咳平喘药　桑白皮、苦杏仁、苏子、百部、紫菀、款冬花、地龙等。

10．补益药

补气药　人参、党参、黄芪、白术、甘草、山药等。

补血药　当归、熟地黄、白芍、何首乌、紫河车、阿胶等。

补阴药　北沙参、麦冬、枸杞子、山茱萸、女贞子、桑寄生、石斛、西洋参、黄精、龟甲、鳖甲等。

补阳药　冬虫夏草、肉苁蓉、淫羊藿、杜仲、续断、补骨脂、菟丝子、巴戟天、锁阳、蛤蚧、狗脊、仙茅、鹿茸等。

11．镇痉安神药

镇痉药　天麻、钩藤、白僵蚕、全蝎、蜈蚣、羚羊角、代赭石、石决明等。

安神药　朱砂、磁石、琥珀（重镇安神药）、酸枣仁、柏子仁、远志、合欢皮等。

12．开窍药　麝香、冰片、苏合香、石菖蒲、牛黄等。

13．消导药　神曲、山楂、莱菔子、麦芽、鸡内金等。

14．驱虫药　使君子、槟榔、乌梅、苦楝皮、雷丸等。

15．收敛药　五味子、肉豆蔻、金樱子、椿白皮、莲子、诃子、乌贼骨、牡蛎等。

16．外用药　雄黄、轻粉、密陀僧、白矾、斑蝥、蟾酥等。

17．涌吐药　甜瓜蒂、常山、胆矾等。

临床上，一般取中药饮片直接配方，用于汤剂或制成中成药。现全国经批准生产的中药制剂已超过万种。在调配处方中，应注意中药的配伍禁忌。前人总结的“十八反”及“十九畏（恶）”歌诀如下：

十八反：

本草明言十八反，半蒌贝蔹及攻乌。
藻戟遂芫俱战草，诸参辛芍叛藜芦。

十九畏（恶）：

硫黄原是火中精，朴硝一见便相争；
水银莫与砒霜见，狼毒最怕密陀僧；
巴豆性烈最为上，偏与牵牛不顺情；
丁香莫与郁金见，牙硝难合荆三棱；
川乌草乌不顺犀，人参最怕五灵脂；
官桂善能调冷气，若逢石脂便相欺；
大凡修合看顺逆，炮爁炙煿莫相依。

二、天然化合物用于医药原料

《中国药典》收载的药物中，有天然化合物及其用途、来源：

葡萄糖　营养药，淀粉水解而得。

山梨醇　利尿脱水药，由葡萄糖还原而得。

维生素 C　维生素类药，由山梨醇合成而得。

葡萄糖酸钙　补钙剂，葡萄糖氧化得葡萄糖酸。

蔗糖　矫味剂、赋形剂，从甘蔗的茎、甜菜根中提得。

甘露醇　利尿脱水药，蔗糖水解后还原而得。

枸橼酸　清凉止渴药，局部收敛药，糖蜜或淀粉糖化剂发酵制得。

硬脂酸　肠溶剂，动、植物油脂类水解而得。

d－樟脑　中枢神经兴奋药、局部麻醉药、防腐剂及原料，樟木的木材及枝叶经水蒸汽蒸馏后精制而得（合成品 *dl*－樟脑）。

l－薄荷脑　芳香祛风药，薄荷经水蒸气蒸馏得薄荷油，薄荷油冷藏得薄荷脑（*dl*－薄荷脑为合成品）。

去乙酰毛花苷丙、地高辛 强心利尿剂，从毛花洋地黄中提得。

利血平　抗高血压药，从萝芙木中提得。

秋水仙碱　抗痛风、抗肿瘤药，从百合科植物丽江山慈菇的球茎中提得。

氢化可的松、醋酸可的松、氢化泼尼松、醋酸泼尼松　肾上腺皮质激素类药，从薯蓣科植物穿龙薯蓣（*Dioscorea nipponica*）及其同属植物的根茎中提取的薯蓣皂苷元，经转化得孕甾酮，由孕甾酮合成。

（氢溴酸）山莨菪碱　抗胆碱药，从茄科植物山莨菪根中提得。

（氢溴酸）东莨菪碱　抗胆碱药，从茄科植物曼陀萝中提得。

（氢溴酸）加兰他敏　抗胆碱脂酶药，从百合科石蒜中提得。

洋地黄毒苷　强心利尿药，从紫花洋地黄叶中提得。

（盐酸）小檗碱　抗菌药，从小檗根中提得。

（盐酸）可卡因　局麻药，从古柯中提得。

（盐酸）吗啡　镇痛药，从阿片中提得。

（磷酸）可待因　镇咳、镇痛药，从阿片中提得。

（盐酸）麻黄碱　肾上腺素受体激动药，从麻黄草质茎中提得。

（盐酸）罂粟碱　血管扩张药，从阿片中提得。

（马来酸）麦角新碱、（酒石酸）麦角胺　子宫收缩药，抗偏头痛药，从麦角中提得。

黄体酮　孕激素类药，以薯蓣皂苷元为原料合成而得。

（硝酸）毛果芸香碱　缩瞳药，从芸香科植物毛果芸香叶中提得。

（硫酸）长春新碱、（硫酸）长春碱　抗肿瘤药，从夹竹科植物长春花全草中提得。

（硫酸）阿托品　抗胆碱药，从莨菪根、颠茄根中提得。

（硫酸）奎尼丁　抗心律失常药，从茜草科金鸡纳树皮中提得。

三、食用、香味料、调味料

淀粉、蔗糖，豆油、香油等植物油类，大豆、绿豆等豆类，都是常用的食品。

桂皮、小豆蔻、肉豆蔻、丁香、橙皮、茴香、薄荷、苏叶、肉桂、砂仁、郁金等用作香味料。

辣椒、芥子、胡椒、生姜、大蒜、洋葱等作调味料。

既是食品又是药品的生药有：乌梢蛇、蝮蛇、酸枣仁、牡蛎、栀子、甘草、代代花、罗汉果、肉桂、决明子、莱菔子、陈皮、砂仁、乌梅、肉豆蔻、白芷、菊花、藿香、沙棘、郁李仁、青果、薤白、薄荷、丁香、高良姜、白果、香薷、火麻仁、桔红、香橼、红花、紫苏、茯苓等。

四、香料

1. 精油　芳香植物的香气成分，可用水蒸气蒸馏法、石油醚提取法、压榨法、脂肪油法等分离而得。化妆品香料一般将几种香料配在一起，再加保香剂而成。如：

花的精油　玫瑰油、薰衣草油、茉莉油等。

叶的精油　香茅油、天竺葵油、桉叶油、柠檬桉油等。

果皮的精油　芳樟油。

2. 树脂、芯材　为熏香料，多用于宗教仪式上。如安息香、乳香、沉香、檀香等。

3. 动物香料　动物香料作为保香剂颇受重视。如麝香、灵猫香、龙涎香等。

五、染料及涂料

1. 染料　目前，由于合成染料的发展，天然色素的应用已减少，但是，天然色素对调配微妙的色调和保证产品使用中的安全性仍具优势。常用于制备染料的植物药有：

红色素　红花、苏叶、茜草根等。

黄色素　山栀子、郁金、红花、槐花等。

蓝色素　靛蓝、蓼蓝等。

鞣质染料　五倍子、没食子等，兼有防腐作用。

2. 涂料　松香等树脂类生药除药用外，还可用作涂料的基质、印刷用墨的原料及造纸用的添加剂。

亚麻仁的主成分亚麻仁油，是代表性的干性油，也用于涂料及印刷用墨的原料。

蓖麻油除作药用与化妆品的原料外，也用于涂料及印刷用墨的原料。

六、农药

现在应用的杀虫剂多以合成为主，但天然杀虫剂如除虫菊的成分既有杀虫效果又具安全性，所以它的提取物或粉末已用于皮肤寄生虫与农业的杀虫。

豆科的 *Derris elliptica* 和 *D. malaccennis* 的地下茎和根的粉末及有效成分制剂已用作农业杀虫剂。秋水仙的有效成分秋水仙碱，除了药用外，还具有染色体的倍数化作用，被用作植物品种改良剂。另外，白陶土、滑石等，用作农药的展着剂和增量剂广为应用。

第十章

植物的分类

生药学属于应用植物学的范畴。学习生药学必须熟悉植物学、特别是植物分类学（Plant taxonomy）的知识。

第一节 植物的分类系统

从远古到19世纪中叶，全世界处于人为分类时期。

自然分类系统时期从19世纪后半期至今。由于达尔文（C.R.Darwin）的《物种起源》（Origin of Species）一书发表，提出了生物进化的学说，即任何生物都有它的起源、进化的发展过程。物种是变化发展的，各类生物间有或近或远的亲缘关系。进化论的思想开拓了人们的眼界，分类学者重新估价了已建立的系统，认识到要创立反映植物界客观进化情况的系统，即自然分类系统。

百余年来，许多植物分类工作者作了巨大的努力，提出的分类系统数十个，但由于有关植物进化的认识不足，直到现在还没有一个比较完善的分类系统。目前世界上运用较广泛的仍然是恩格勒系统和哈钦松系统，在各级分类系统的安排上，一般认为克朗奎斯特系统和塔赫他间系统比以前一些分类系统更为合理。

1．恩格勒分类系统　恩格勒分类系统是德国植物学家恩格勒（Engler）和勃兰特（Prantl）在1897年出版的《植物自然分科志》（Die Natürlichen pflanzenfamilien）这部巨著中所使用的系统。这部23册的名著，包括整个植物界，分类至属为止，有时亦分至科。其后几经修订，到1964年米歇尔（Melchior）修订的第十二版中，共有62目，344科，其中双子叶植物48目，290科，单子叶植物14目，54科。

恩格勒系统以假花学说为理论基础，其排列顺序是：先单子叶植物，后双子叶植物；单子叶植物从香蒲科开始，到兰科为止；双子叶植物从木麻黄科、三白草科开始，到菊科为止；双子叶植物中由无被花到单被花，由单被花到双被花；双被花中，由离瓣花到合瓣花，而具有管状花冠和钟状花冠的植物被认为是最进化的。

恩格勒系统将壳斗科、杨柳科等柔荑花序类植物作为双子叶植物中原始类型，又把毛茛科、木兰科看作是较为先进的类型。这一观点今天为许多学者所反对。另外，系统中单子叶植物放在双子叶植物前面，也被认为不妥当。后来1964年修订的第十二版中，将双子叶植物改排在单子叶植物前面。

2．哈钦松系统　这一系统是英国植物学家哈钦松（hutchinson）于1926和1934年在《有花植物科志》Ⅰ、Ⅱ（The Families of Flowering Plants）中所建立的分类系统。在1973

年修订的第三版中共有 111 目，411 科；其中双子叶植物 82 目，342 科，单子叶植物 29 目，69 科。

哈钦松以真花学说为理论基础，认为多心皮的木兰科、毛茛科是被子植物的原始类型，从木栏目演化出一支木本植物，从毛茛目演化出一支草本植物，认为两支是平行发展的；无被花、单被花是后来演化过程中蜕化而成的。其排列顺序是：先双子叶植物，后单子叶植物，双子叶植物从木兰科、八角科开始，到唇形科为止；单子叶植物从花蔺科开始到禾本科为止。

3．塔赫他间系统　这一系统是前苏联植物学家塔赫他间（Takhtajan）于 1954 年在《被子植物起源》一书中公布的分类系统。1980 年修订版有如下特点：（1）被子植物是单元起源的，木兰目最原始，毛茛目起源于木兰目，草本植物来自木本植物。这一点与哈钦松系统不同，能为许多学者接受。（2）以金缕梅目为中心演化出柔荑花序类各目，但杨柳目已被划出，归入五桠果亚纲内。（3）芍药属以单独从毛茛科中分出，成为芍药目（单科、单属的目），属于五桠果亚纲的原始类型，起源于木兰目。（4）单子叶植物中原始的泽泻亚纲与其他 2 亚纲共同起源与双子叶植物的木兰目，而且与睡莲目有较近的亲缘关系。

4．克朗奎斯特系统　美国植物学家克朗奎斯特（Cronquist）于 1968 年发表《有花植物的进化和分类》，在 1981 年修订版中共有 83 目，383 科，其中双子叶植物 64 目，318 科，单子叶植物 19 目，65 科。克朗奎斯特系统和塔赫他间系统比较接近，但在细节上仍有较大差异，另外本系统取消了塔赫他间在分类等级方面增设的“超目”一级分类单位。

第二节　植物分类的基本单位和等级

1．基本单位

物种（species），简称“种”，系指种群，种是植物分类的基本单位，是植物体演变过程中客观存在的一个环节（阶段）。由于分类学家对种的分类看法不一致，有时范围变大，有时范围变小，所以，至今对种没有明确的定义。

一般认为，具有共同的祖先、相似的形态、一定的分布区，并具生殖隔离等特征的生物群称为种。所谓生殖隔离系统系指某一物种的个体之间不能进行生殖结合，即使有了生殖结合，也不能产生有生殖能力的后代。

种以下常用亚种（subspecies）、变种（varietas）、变型（forma）等分类单位。

亚种　较种小的分类单位，并能与明确的种以小而不重要的形态特征（这一特征有较强的遗传性）来区别，并具有地理分布上或生态上的不同。

变种　变种与明确的种或其他变种有共同的分布区，但形态上多少有差异，特征差异点的遗传性较弱。

变型　分类等级中最小的单位，主要由个体群或个体上面出现的细小的变异。如花冠或果实的颜色，花瓣和叶的斑纹，有无毛等。

2．等级

植物分类上设立各种等级，是用来表示各种植物之间类似的程度，亲缘关系的远近，明确植物的系统，以便于识别，便于研究和利用。先将整个植物界的各种类别按其不同之点归为若干门，各门中就其不同点分别设若干纲，在纲中分目，在目中分科，科再分属，属下分种。或者说相近似的植物个体归为同一种，而将各相近的种归为属，相近的属又归为科，如此相继归为目、纲、门。

在各等级之间，有的因范围过大，不能完全包括其特征或系统关系，而有必要再增设一级时，在各等级前加亚（sub－）字；如亚门、亚纲、亚目、亚科、亚属、亚种。对整个植物界分成几个门，在门下设多少纲，就其分类法不同而不同。

第三节　植物的学名

《国际植物命名法则》所规定的植物的统一科学名称，简称“学名”。(scientific name)

世界上的植物种类繁多，各国的语言和文字又不相同，就是在一个国家内也会出现不同的名称，为了避免混乱，便于科学技术的交流，统一使用植物学名是非常必要的。另外，掌握植物的学名，不仅有助于了解植物的起源关系和特征，而且还可以帮助掌握植物所含成分的名称，因为许多植物的化学成分名称系由植物学名中的“属”名或“种加词”衍生而成的，如 berberine（小檗碱）是由 *Berberis*（小檗属）衍生而成；ambinine（白元胡碱）是由 *Corydalis ambigua*（东北延胡索）的 ambigua 衍生而成。

1. 植物学名的组成

植物学名是由拉丁文组成的。

如果采用其他文字的语言时也必须用拉丁字母拼音，使之拉丁化。国际通用的学名，基本采用了林奈所常用的植物“双名法”，即规定每个植物学名是由两个拉丁词所组成。第一个词是“属”名，是学名的主体，必须是名词，用单数第一格，起首字母须大写。第二个词是“种加词”，过去称“种”名，是形容词或者是名词的第二格。如形容词作种加词时必须与属名（名词）同性、同数、同格。最后还附命名人的缩写，所以一个完整的植物学名包括属名、种加词和命名人姓氏缩写三部分。如：

(1) *Coptis chinensis* Franch.

属名　种加词　命名人

黄连的学名，“*Coptis*”为属名，是分裂状的复叶；“chinensis”为种加词，意思是中国产的；“Franch”系命名人 A.R.Franchet 的缩写。

(2) *Lithospermum erythrorhizon* Sieb.et Zucc.

紫草的学名，一种植物由 P.F.von Siebold 和 L.G.Zuccarini 二人共同命名，此时两个命名人姓氏缩写之间用 et 连接，意为“和”。

(3) *Bupleurum longicaule* Wall.ex DC.

长颈柴胡的学名，命名人姓氏部分的 ex 表示首先由 Nathaniel Wallich 定学名，但未构成有效发表，后来由 De camdoll DC. 有效发表。

(4) *Ardisia japonica*（Hornst.）Blume

紫金牛科植物紫金牛的学名，种加词后有一括号，括号内为人名缩写，此表示这一学名重新组合而成。原来由 C.F.Hornstedt 命名为 *Bladhia jaonica* Hornsr.，以后，经 Karl Ludwing von Blume 研究应列入 *Ardisia*（紫堇牛属）更为合理，故学名重新组合而成。重新组合时，保留原来的种加词和原命名人，原命名人加括号以示区别。

2. 种以下分类等级的植物学名表示方法

种以下分类等级，在学名中通常简化，如亚种 subsp. 或 ssp.；变种 var.；变型 f. 等表示。这些分类等级的学名表示方法为原始名后加亚种（或变种、或变型）的缩写，其后再加亚种（或变种、或变型）加词及亚种（或变种、或变型）命名人姓氏缩写。如：

(1) 紫花地丁　*Viola philippica* Cav. ssp. *munda* W. Beck.

(2) 峨眉黄树皮　*Phellodendron chinense* Schneid. var. *omense* Huang

(3) 线裂东北延胡索　*Corydalis ambigua* Cham. et Schlecht. f. *leariloba* Maxim

第四节　植物的分门

自然界分为植物界（Plantae）和动物界（Animalia）。这种分类称二界分类系统，是林奈 1752 年建立的，两百多年来一直被沿用着。1969 年魏泰克（Whittaker）提出五界系统，即自然界划分为原核生物界、原生生物界、植物界、真菌界和动物界。

植物界之下又有分门，分门的依据各家有所不同，根据目前植物分类学常用的分类法表示植物分类情况。

藻类、菌类、地衣类、苔藓类、蕨类用孢子进行繁殖所以叫孢子植物，由于不开花、不结果所以又叫隐花植物，而种子植物开花结果，用种子繁殖所以叫种子植物或显花植物。藻类、菌类、地衣类合称为低等植物，苔藓、蕨类、种子植物合称为高等植物。低等植物在形态上无根、茎、叶的分化（又叫原植体植物），构造上一般无组织分化，生殖器官单细胞，合子发育时离开母体，不形成胚，故又称无胚植物。高等植物形态上有根、茎、叶的分化（有叫茎、叶体植物），构造上有组织分化，生殖器官多细胞，合子在母体内发育成胚，故又称有胚植物。

思考题

1. 解释生药、中药、本草、道地药材、药典等名词术语。
2. 生药按来源分类法的优、缺点。
3. 熟记《神农本草经》等六部本草的成书年代、作者、载药数及简单的历史评价。
4. 生药中活性成分的主要类型及每类成分的主要鉴定方法。
5. 生药的采收原则。
6. 生药鉴定的目的、依据和主要方法。
7. 举例说明生药的显微化学定位试验。
8. 何为生物种？植物拉丁学名的表示方法。
9. 二十一世纪生药学的研究重点。

（沈阳药科大学中药学院　包文芳　孙振蛟）

第二篇 植物类生药

第十一章

藻、菌、地衣类生药

第一节　藻类　Algae

藻类为自养的原植体植物（autotropic thallophytes）。其特征是一般具光合作用色素，能进行光合作用，制造养分供本身需要。生殖器官为单细胞构造，植物体没有根、茎、叶的分化。

藻类绝大多数是水生的，生于淡水中的藻类，称淡水藻，生于海水中的藻类称海藻（marine algae，seaweeds）。有些藻类不是自由生活的，而是生于活的动植物体内，但并不危害宿主，叫做内生藻类。有的藻类生于活的动植物体内，并危害宿主，叫做寄生藻类。有的藻类和其他生物形成互利关系，称共生藻类。

藻类依据其光合作用色素的种类和贮存养分的种类、细胞壁的成分、鞭毛着生的位置和类型、生殖方式和生活史等，通常分为8门：蓝藻门（Cyanophyta）、裸藻门（Euglenophyta）、绿藻门（Chlorophyta）、轮藻门（Charophyta）、金藻门（Chrysophyta）、甲藻门（Pyrrophyta）、褐藻门（Pheaophyta）和红藻门（Rhodophyta）。

藻类供药用的主要为褐藻类与红藻类。常见的药用植物有褐藻类的昆布、海带、羊栖菜、海蒿子；红藻类的海人草（*Digenea simplex*）、鹧鸪菜（*Caloglossa leprieurii*）、石花菜（*Gelidium amansi*）、江蓠（*Gracilaria confervoides*）。

藻类含有化学成分类型有：

1．糖类　藻类含有较高含量的具有降低颅内压作用的甘露醇。普遍含有多糖成分，如海带多糖及马尾藻聚糖等。多数多糖类成分具有很强的生物活性。鼠尾藻（*Sargassum pallidum*）的多糖组分GIV－A在20mg/kg·d剂量时在体内对Ehrlich腹水瘤有选择性抑制作用。裂叶马尾藻（*S. siliquastrum*）的水提物对小鼠S_{180}腹水瘤和实体瘤具有抑制活性。铜藻（*S. horneri*）、马尾藻（*S. tortile*）、半叶马尾藻（*S. hemiphyllum*）的多糖组分、糖蛋白组分在体内对S_{180}和Ehrlich腹水瘤都有抑制活性。

2．蛋白质、肽、氨基酸类　藻类蛋白质的含量较高，肽类多具生物活性。藻类含有丰富的氨基酸成分，具有补益作用，其中海带氨酸具有降压作用。

3．甾醇类　从半叶马尾藻中分得岩藻甾醇、24－氢过氧基－24－乙烯基胆固醇（24－hydroperoxy－24－vinylcholesterol）、（22*E*，24*S*）－24－甲基－5α－胆甾－7，22－二烯－3*β*，5，6－*β*－三醇、saringosterol和ergosterol peroxide。

4．色素类　海藻中含叶绿素、藻蓝素、藻褐素、藻红素等色素。

5. 无机元素类　海藻中含有丰富的常量元素和微量元素，如 I、Br、K、Ca、Na、Fe 等。碘在海藻中含量较高，对缺碘性甲状腺肿有良好的治疗作用。

此外，海藻中还含有丰富的维生素类、三萜类、脂肪酸类、挥发油类及二苯双噁衍生物类成分。近年，从蓝藻、红藻、绿藻、褐藻类植物中，发现一些含溴、氯、氮、砷的有机化合物，虽含量不高，但其中大多数具较强的生物活性，其潜在的开发价值值得关注。

昆布　Thallus Laminariae，Thallus Eckloniae

本品为海带科植物海带 *Laminaria japonica* Aresch. 或翅藻科植物昆布 *Ecklonia kurome* Okam. 的干燥叶状体。夏、秋二季采捞，晒干。主产于辽宁、山东沿海区域。

海带　卷曲折叠成团状，或缠结成把。全体呈黑褐色或绿褐色，表面附有白霜。用水浸软则膨胀成扁平长带状，长 50～150cm，宽 10～40cm，中部较厚，边缘较薄而呈波状，类革质，残存柄部扁圆柱状。气腥。味咸。

昆布　卷曲皱缩成不规则团块。全体呈黑色，较薄。用水浸软则膨胀成扁平的叶状，长宽约为 16～26cm，厚约 1.6mm，两侧呈羽状深裂，裂片呈长舌状，边缘有小齿或全缘。质柔滑。

海带含：1. 多糖类　主要有三种：褐藻酸盐（alginate），系褐藻酸（alginic acid）的钠、钾、铵、钙盐等；岩藻依多糖（fucoidan），系含硫酸根，岩藻糖（fucose）和其他组分的多糖化合物；海带淀粉（昆布多糖、褐藻淀粉、laminarin，其硫酸酯为 LAMS），系 β－1，3 葡聚糖（β－1，3－glucan）的直链聚合物。还含脂多糖（lipopolysacchride）和 3 个水溶性含砷糖。2. 氨基酸类　含海带氨酸（laminine）、牛磺酸（taurine）、谷氨酸等多种氨基酸。3. 脂肪酸类　含棕榈酸（palmitic acid）、油酸（oleic acid）、亚油酸（linoleic acid）、γ－亚麻酸（γ－linolenic acid）、十八碳四烯酸（octadecatetraenoic acid）、花生四烯酸（arachidonic acid）、二十碳五烯酸（eicosapentaenoic acid）等。4. 维生素类　含胡萝卜素（carotene）、V_{B1}、V_{B2}、V_C、V_P。还含甘露醇（mannitol）及 I_2、Ca、P 等多种无机元素。尚含挥发油类，从中已鉴定 25 种成分。

昆布含褐藻酸及其钠盐、海带淀粉、具抗血凝作用的聚硫酸岩藻多糖（fucansulfate）B－Ⅰ、B－Ⅱ、C－Ⅰ、C－Ⅱ及抗纤溶酶的二苯双噁（dibeno－1，4－dioxin）衍生物。

按干品计算，海带含碘不得少于 0.35%；昆布含碘不得少于 0.20%。

昆布有防治高血压的作用，海带氨酸为主要的有效成分；能明显提高实验性高血脂症大鼠血清卵磷脂胆固醇酰基转移酶（LCAT）活性，使血清高密度脂蛋白胆固醇（HDL－C）水平提高，总胆固醇（TC）水平降低；海带多糖在体内外均呈抗凝血作用，其抗凝血活性，每 1mg 海带多糖与 7U 肝素相当。海带多糖硫酸基具有明显的抗血小板聚集作用，在剂量 2g/kg 时，血小板抑制率约为 70%；褐藻酸钠 100mg/kg·d，腹腔注射，连续 7 日，能明显增强小鼠腹腔巨噬细胞的吞噬作用。对腹腔注射环磷酰胺所致小鼠白细胞的减少有明显对抗作用；对四氧嘧啶性高血糖，褐藻淀粉 300mg/kg 给小鼠灌胃，24 小时后血糖降低 61%；褐藻酸钠 300mg/kg 腹腔注射，血糖降低 39%，而灌胃无效；小鼠皮下接种 RIF－1 肿瘤细胞，昆布多糖硫酸酯（LAMS）单独给药，使肿瘤生长延迟 2.6d（$P<0.01$），LAMS 与 THC（四氢皮质甾醇）联用，使 RIF－1 肿瘤生长延迟 4.8d（$P<0.01$），而且小鼠

均未表现出任何的体重下降和其他的毒副作用。

本品性寒，味咸。具软坚散结，消痰利水的功能。用于瘰疬瘿瘤，睾丸肿痛，痰饮水肿等症。本品对缺碘性甲状腺肿有治疗作用。海藻酸对锶、镉盐类未被吸收前有解毒作用。

海藻 Sargassum

本品为马尾藻科植物海蒿子 *Sargassum pallidum*（Turn.）C.Ag 或羊栖菜 *S.fusiforme*（Harv.）Setch. 的干燥藻体。前者习称"大叶海藻"。后者习称"小叶海藻"。夏、秋二季采捞，除去杂质，洗净，晒干。产于辽宁、山东、浙江、福建、广东沿海区域。

大叶海藻　皱缩卷曲，黑褐色，有的被白霜，长 30~60cm。主干呈圆柱状，具圆锥形突起，主枝自主干两侧生出，侧枝自主枝叶腋生出，具短小的刺状突起。初生叶披针形或倒卵形，长 5~7cm，宽约 1cm，全缘或具粗锯齿；次生叶条形或披针形，叶腋间有着生条状叶的小枝。气囊黑褐色，球形或卵形，有的有柄，顶端钝圆，有的具细短尖。质脆，潮湿时柔软；水浸后膨胀，肉质，黏滑。气腥，味微咸。

小叶海藻　较小，长 15~40cm。分枝互生，无刺状突起。叶条形或细匙形，先端稍膨大，中空。气囊腋生，纺锤形或球形，囊柄较长。质较硬。

羊栖菜　含粗蛋白 7.95%。游离氨基酸 0.5%，包括天门冬氨酸、苏氨酸等 11 种氨基酸，蛋白经水解后可得总氨基酸 1.5%；含甘露醇 10.25%，褐藻酸（alginic acid），褐藻多糖硫酸酯（fucoidan，FCD），褐藻淀粉（laminara，其硫酸酯为 LAMS），羊栖菜多糖（sargassum fusiforme polysaccharides，SFPS）；含 V_C、V_{B1}、V_{B2}、V_{B5}、V_{B6}、V_{B12}、V_D、V_E、V_K 及 Ca、Cu、Zn、Se 等 13 种无机元素。

海蒿子　含藻胶酸，马尾藻多糖（sargassan），该多糖为硫肽多糖，糖部分含 *D*-半乳糖（*D*-galactose）、*D*-甘露糖（*D*-mannose）、*D*-木糖（*D*-xylose）、*L*-岩藻糖（*L*-fucose）和 *D*-葡萄糖醛酸（*D*-glucoronic acid）；肽部分含 16 种氨基酸。还含有 14 种脂肪酸，不饱和脂肪酸含量高于饱和脂肪酸。另含有甘露醇、甜菜碱、维生素、无机元素等成分。

羊栖菜乙醇提取物对小鼠 S_{180} 肉瘤抑制率为 28.6%~48.8%，对 EAC 腹水瘤抑制率为 12%~38.5%。SFPS 能增强淋巴细胞白血病 P_{388} 小鼠红细胞免疫功能；SFPS 使白血病 L_{615} 小鼠的存活时间延长 30.58%，显著降低 L_{615} 小鼠全血及肝脏脾脏内脂质过氧化物（LPO）的含量，增加过氧化氢酶（CAT）和 SOD 的活性；海藻对缺碘所引起的甲状腺肿有治疗作用，对甲状腺机能亢进、基础代谢增高有抑制作用；海藻多糖对环磷酰胺诱发的微核率和精子畸形率有显著抑制作用。（$P<0.01$）；海藻中的硫酸多糖能干扰 HIV 病毒吸附及渗入细胞的过程，且可与其形成无感染力的多糖病毒复合物。海藻硫酸多糖还能抑制 HIV 病毒的复制。还具有抗肉毒素、降血糖和降血脂作用。

本品性寒，味苦、咸。具有软坚散结，消痰利水的功能。用于瘰疬瘿瘤，睾丸肿痛，痰饮水肿等症。

第二节　菌类　Fungi

菌类植物不是一类具有自然亲缘关系的类群，是没有根茎叶分化、一般无光合作用色素、并依靠现存的有机物质而生活的一类低等植物。

菌类植物的营养方式分寄生和腐生。凡是从活的生物体吸取养分者为寄生。凡是从死的动植物体或无生命的有机物吸收养分者为腐生。

菌类可分为细菌门、黏菌门和真菌门，菌类生药均属真菌植物门。

真菌的营养体一般都是由向四周伸展的分枝丝状体所构成，称菌丝体（mycelium），个别的丝称菌丝（hyphae）。多数真菌的菌丝都有横隔壁，把菌丝隔成许多细胞，菌丝的每一部分都有潜在的生长能力，菌丝壁（细胞壁）大多数由几丁质（chitin）所组成。真菌营养体的结构是很疏松的，但是，当环境条件不良或繁殖时，菌丝体上的菌丝相互紧密地缠结在一起，变态成菌丝组织体。常见的菌丝组织体有菌核（sclerotium）、子座（stroma）和根状菌索（rhizomorph）。

菌核　菌为了度过不良环境，菌丝体上的菌丝密结、特化所形成的菌丝休眠体。菌核质地坚硬，在适宜的条件下，可萌发成菌丝体或子实体（真菌的有性孢子，容纳在一个菌丝组织结构上的结构类型）。

子座　真菌的子座是容纳子实体的褥座，是由疏丝组织和拟薄壁组织构成的，一般呈垫状。子座形成后，往往随即在上面产生子实体，所以子座是真菌从营养阶段到繁殖阶段的一种过渡形式，也有度过不良环境的作用。

根状菌索　真菌的菌丝体有的可以纠结成绳索状，外貌和高等植物的根相似，故称为根状菌索。根状菌索能抵抗不良环境，遇到适宜的条件可从顶端的生长点恢复生长。

重要的菌类生药有冬虫夏草、麦角、茯苓、猪苓、灵芝、雷丸、马勃、云芝、银耳等。

菌类生药常含有多糖类、核苷类、氨基酸类、生物碱类、蛋白酶、甾醇和三萜类成分，其中多糖类成分分布较普遍，而且多糖类成分大多数有增强免疫及抗肿瘤作用。近年来，对菌类生药中的核苷类成分和三萜酸类成分研究渐多，应特别予以重视。

*冬虫夏草　Cordyceps

（英）Chinese Caterpillar Fungus

来源　本品为麦角菌科真菌冬虫夏草菌 *Cordyceps sinensis*（Berk.）Sacc. 寄生在蝙蝠蛾科昆虫 - 蝙蝠蛾幼虫体上的子座及幼虫尸体的复合体。

植物形态　子座出自寄主的头部，单生，稀 2 ~ 3 个，细柱形，子座头部棕色，稍膨大，其上密生多数子囊壳，壳内有多数线性子囊，每一子囊内有 2 ~ 4 个具隔膜的子囊孢子（图 11 - 1）。

夏季，子囊孢子从子囊射出后，产生芽管（或从分生孢子产生芽管），芽管穿入寄主幼虫体内生长，染病幼虫钻入土中，冬季形成菌核，幼虫死亡。翌年夏季，从幼虫尸体的前端生出子座，成为冬虫夏草。

分布于四川西北部、西藏、青海及甘肃东南部、云南、贵州西北部，生长在海拔 3000 ~ 4000m 的高山草甸。

采制　6 ~ 7 月，子座出土后，孢子未发散时采挖，晒至 6 ~ 7 成干，除去杂质，晒干或低温干燥。出口品需喷黄酒软化，整理平直，按一定个数扎成小把。

产地 主产于四川阿坝、甘孜藏族自治州，青海玉树、果洛藏族自治州，云南丽江纳西族自治州。西藏、甘肃、贵州亦有部分出产。

性状 本品由虫体和从头部长出的真菌子座相连而成。虫体似蚕，长3~5cm，直径0.3~0.8cm；表面深黄色至黄棕色，有环纹20~30个，近头部的环纹较细；头部红棕色，足八对，中部四对较明显；质脆，易折断，断面略平坦，淡黄白色。子座细长圆柱形，长4~7cm，直径约0.3cm；表面深棕色至棕褐色，有细纵皱纹，上部稍膨大；质柔韧，断面类白色。气微腥，味微苦。

化学成分

1．核苷类 从冬虫夏草及人工冬虫夏草中分离鉴定了11个核苷类化合物：腺嘌呤（adenine）、腺苷（腺嘌呤核苷，adenosine）、3′-脱氧腺苷（虫草素，3′-deoxyadenosine，cordycepin）、尿嘧啶（uracil）、尿苷（uridine）、鸟嘌呤（guanine）、鸟苷（guanosine）、次黄嘌呤（hypoxanthine）、次黄嘌呤核苷（inosine）、胸腺嘧啶（thymine）。从人工虫草中还分得胸腺嘧啶脱氧核苷（thymidine）和尿嘧啶脱氧核苷（deoxyuridine）。

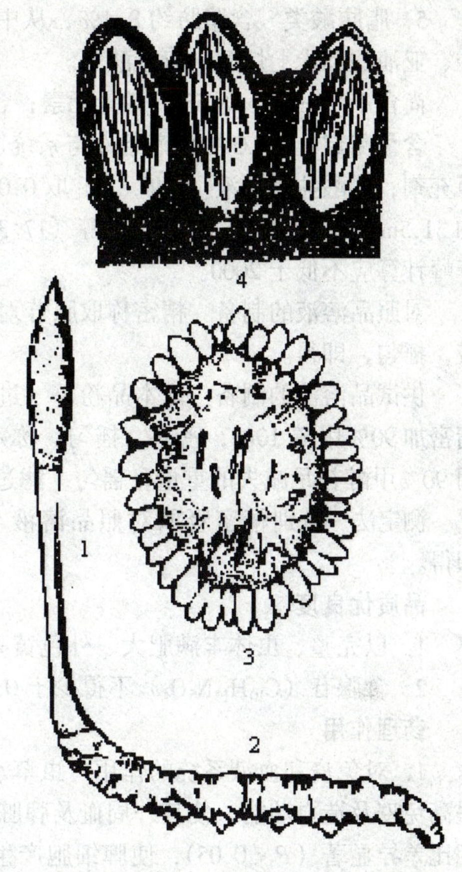

图11-1 冬虫夏草

1．子座 2．蝙蝠蛾幼虫尸体 3．子囊横切面（示子囊壳） 4．子囊壳放大（示子囊）

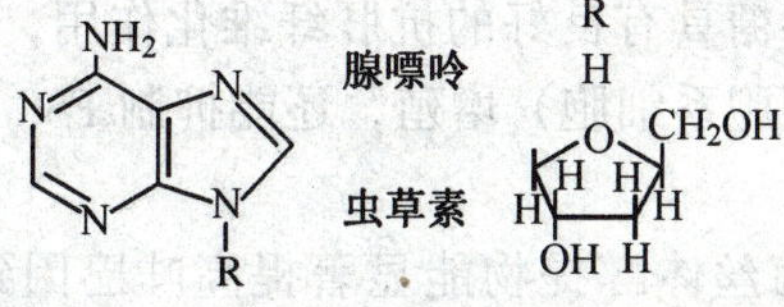

2．氨基酸、肽及蛋白质类 含粗蛋白约25%，水解后得天门冬氨酸等17种氨基酸。从虫草发酵菌丝中提得*L*-甘-*L*-脯环二肽，具有抗癌和增强免疫作用。另含19种游离氨基酸。

3．糖醇类 虫草及人工虫草菌丝体含碳水化合物约30%，其中*D*-甘露醇占总量的7%~29%。还含乳糖、葡萄糖、蕈糖等。尚含水溶性多糖即半乳甘露聚糖（galactomannan）。

4．甾体类 从冬虫夏草及人工虫草中分离鉴定了多种甾醇及其衍生物：麦角甾醇（ergosterol）、Δ^3-麦角甾醇（Δ^3-ergosterol）、麦角甾醇过氧化物（ergosterol peroxide）、胆甾醇（cholesterol）、胆甾醇棕榈酸脂（cholesterol palmitate）、β-谷甾醇（β-sitosterol）、胡萝卜苷（daucosterol）、菜油甾醇（campesterol）和二氢菜籽甾醇（dihydrobrassicasterol）。

5．脂肪酸类　含脂肪约 8.4%，从中鉴定 12 种脂肪酸，主要为软脂酸、硬脂酸、油酸、亚油酸和十七烷酸、亚麻酸等。

尚含 P、Zn、Fe 等 58 种微量元素；含 VA、V B_1、V B_2、VC、VB_{12}、烟酸和烟酰胺。

含量测定　HPLC 法色谱条件与系统适用性试验 用十八烷基硅烷键合硅胶（ODS）为填充剂；磷酸盐缓冲液（pH6.5）[取 0.01mol/L 磷酸二氢钠 68.5ml 与 0.01mol/L 磷酸氢二钠 31.5ml，混合（pH6.5）]－甲醇（17∶3）为流动相；检测波长为 260nm。理论板数按腺苷峰计算应不低于 2000。

对照品溶液的制备　精密称取腺苷对照品适量，加 90% 甲醇制成每 1ml 含 20μg 的溶液，摇匀，即得。

供试品溶液的制备　取本品粉末（过三号筛）约 0.5g，精密称定，置具塞锥形瓶中，精密加 90% 甲醇 10ml，密塞，摇匀，称定重量，加热回流 30 分钟，放冷，再称定重量，用 90% 甲醇补足减失的重量，摇匀，滤过，取续滤液，即得。

测定法　分别精密吸取对照品溶液与供试品溶液各 10μl，注入液相色谱仪，测定，即得。

品质优良度

1．以完整、虫体丰满肥大、外色黄亮、内色白、子座短者佳。

2．含腺苷（$C_{10}H_{13}N_5O_4$）不得少于 0.010%。

药理作用

1．对免疫和血液系统的作用　虫草水煮醇提取物给小鼠 1～3g/（kg·d）×3（ip）能提高免疫及造血功能，使其外周血及脾脏淋巴细胞增殖，特别是 T 辅助细胞增殖与对照组相比差异显著（$P<0.05$），使脾细胞产生白细胞介素 2（IL－2）能力增强，使天然杀伤细胞活性增高，并能促进造血细胞繁殖。

2．对肾脏的作用　虫草可降低慢性肾功能不全大鼠的死亡率，改善贫血状况、降低尿素氮及肌酐水平，增强脾淋巴细胞转化率，促进淋巴细胞产生白细胞介素 2（IL－2），增强淋巴细胞对 IL－2 的吸收率，延缓肾功能不全的发展。

3．对肝脏的作用　虫草多糖具有良好的抗肝纤维化作用，虫草水溶液不仅抑制 FSC（位于肝窦狭氏间隙的成纤维细胞系细胞）增殖，还能抑制 FSC 向肌成纤维细胞及成纤维细胞转化。

4．对心脏的作用　虫草菌丝体醇提物能显著提高哇巴因致豚鼠心脏毒性的剂量和 LD_{100}的时间，提高 SOD 活性和降低氧化代谢物的含量。

5．抗癌作用　虫草水、醇提取物对小鼠肉瘤 S_{180}、S_{27}、小鼠 MA_{737}、乳腺癌及对小鼠皮下移植 Lewis 肺癌的原发灶生长和自发肺部转移癌及 B_{16}黑色素瘤等肿瘤生长均有抑制作用。

6．抗衰老、抗应激作用　虫草给小鼠灌胃，显示明显的抗疲劳、增强耐高温作用。小鼠腹腔注射虫草（2.5～5g/kg）有增强常压耐缺氧作用。虫草能明显抑制肝脂质过氧化物生成，并使红细胞 SOD 活力增高。

7．抗角膜移植排斥反应　虫草在角膜移植后能发挥免疫抑制剂的作用，并能强化激素的效果。

8．对肺的作用　虫草菌粉 5g/kg 对致敏豚鼠抗原攻击引起的肺阻力增高和动态肺顺应性降低以及致敏大鼠肺灌流液中嗜酸性粒细胞增多都有明显抑制作用（$P < 0.05$）。提示虫草菌粉可用于哮喘缓解期的治疗。

功效 性平，味甘。能补肺益肾，止血化痰。用于久咳虚喘，劳嗽咳血，阳痿遗精，腰膝酸痛。用量 3~9g。

附注

1．人工培养冬虫夏草菌丝体获得成功，其化学成分及药理作用近似天然的冬虫夏草。其制剂有降血脂和抗心律不齐的作用。

2．湖南产亚香棒虫草 *C. hawkesii* Gary 及四川产凉山虫草 *C. liangshanensis* Zhang，Liu et Hu 在民间亦作药用。

3．浙江发现新种虫草头孢菌 *Cephalosporium sinensis* 所含成分与天然虫草相近，深层发酵已获成功，其制剂宁心宝有抗心律失常作用。

4．人工冬虫夏草的核苷含量明显高于天然冬虫夏草；新采集的天然冬虫夏草中核苷物质含量极低，而采集日久者核苷类成分含量较高；湿热可明显增加天然冬虫夏草中核苷类物质的含量，但对人工冬虫夏草中核苷类成分的含量无明显影响。

*茯苓 Poria

（英）Indian Bread

来源 本品为多孔菌科（Polyporaceae）真菌茯苓 *Poria cocos*（Schw.）Wolf 的干燥菌核。

植物形态 菌核寄生于地下 20~30cm 处的松根旁，新鲜时软，干后质坚硬；形状、大小不一，多呈类球形。表面淡灰棕色或黑褐色，断面近外皮处带粉红色，内部白色。子实体生于菌核表面，平伏，伞形，直径 0.5~2cm，近无柄；菌管多数，着生于子实体下面，管孔多角形，孔壁薄，孔缘渐变为齿状；孢子长方形至近圆柱形，有一斜尖。

采制 全年均可采挖，多于 7~9 月进行，除去泥沙，堆置"发汗"（内部水分渗出），摊晾，待表面稍干后，再"发汗"3~4 次，阴干，称"茯苓个"；在稍干、表面起皱时，用刀削取外皮得"茯苓皮"；中心部分切成块片，称"茯苓块"与"茯苓片"，带棕红色或淡红色部分切成的片块称"赤茯苓"，近白色部分切成的片块称"白茯苓"。带松根者称"茯神"。

产地 主产于云南、安徽、湖北、河南等省，以云南产品质最佳，称"云苓"，安徽产量最大，称"安苓"，销全国并出口。现多为人工培植品。

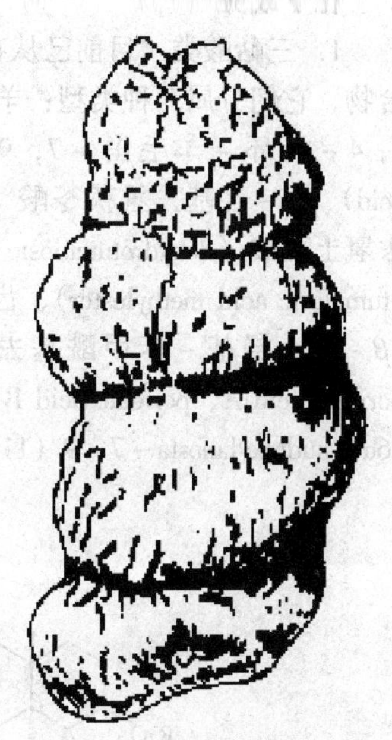

图 11－2 茯苓（菌核）

性状 茯苓个 呈类球形、椭圆形或不规则团块，大小不一。外皮薄而粗糙，棕褐色至黑褐色，有明显的皱缩纹理。体重、质地坚实，断面颗粒性，有的具裂隙，外层淡棕色，内部白色、少数粉红色，有的中间抱有松根。无臭、味淡、嚼之黏牙（图 11－2）。

茯苓皮　呈不规则片状，外面棕褐色至黑褐色，内面白色或淡棕色。质较松软，略有弹性。

茯苓块、茯苓片　多呈方形或长方形块片，白色，淡红色或淡棕色，平滑细腻。

显微特征　粉末灰白色。

1．用斯氏液装片，可见无色不规则形颗粒团块、末端钝圆的分枝状团块及细长菌丝；遇水合氯醛液黏化成胶冻状，加热团块物溶化。

2．用5%氢氧化钾溶液装片，可见菌丝细长，稍弯曲，有分支，无色（内层菌丝），长短不一，直径 3～16μm，横隔偶见（图 11－3）。

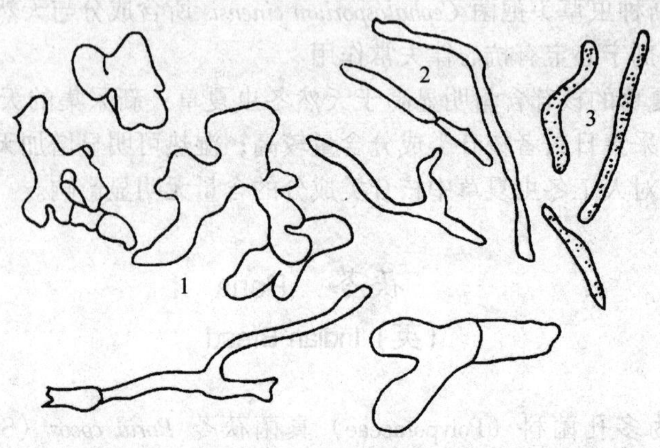

图 11－3　茯苓粉末

1．分枝状团块　2．无色菌丝　3．棕色菌丝

化学成分

1．三萜酸类　目前已从茯苓干燥菌核、茯苓皮或菌株培养液中分得 34 个三萜酸类化合物，它们分属三种类型：羊毛甾－8－烯型三萜、羊毛甾－7，9（11）－二烯型三萜、3，4－开环－羊毛甾－7，9（11）－二烯型三萜。主要的化合物有茯苓酸（pachymic acid）、6α－羟基去氢茯苓酸（6α－hydroxydehydropachymic acid）、土莫酸（tumulosic acid）、去氢土莫酸（dehydrotumulosic acid）、茯苓酸甲酯（pachymic acid methylester）、土莫酸甲酯（tumulosic acid methylester）、齿孔酸（eburicoic acid）、去氢齿孔酸（dehydroeburicoic acid）、3β－对－羟基－苯甲酰基去氢土莫酸（3β－p－hydroxybenzoyl－dehydrotumulosic acid）、poricoic acid A、poricoic acid B、去氢茯苓酸（dehydropachymic acid）及猪苓酸 C（3－oxo－16α－hudroxylanosta－7，9（11），24（31）－trien－21－oic acid，polyporenic acid）。

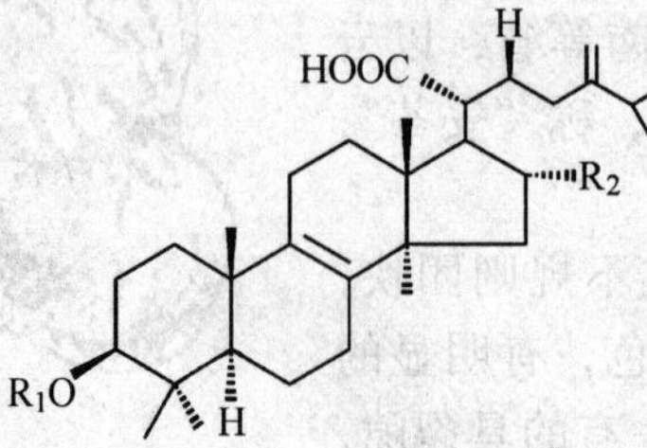

	R_1	R_2
茯苓酸	$-COCH_3$	$-OH$
土莫酸	$-H$	$-OH$
齿孔酸	$-H$	$-H$

2．多糖类　茯苓聚糖（pachyman）、茯苓次聚糖（pachymaran）。茯苓聚糖含量可达75%，为具有 β－(1→6)吡喃葡聚糖支链的 β－(1→3)吡喃葡聚糖，切断支链成 β－（1→3）葡聚糖，即茯苓次聚糖，常称为茯苓多糖（PPS），具抗肿瘤活性。

3．有机酸类　含辛酸（caprylic acid）、十一烷酸（undecanoic acid）、月桂酸（lauric acid）、十二碳烯酸（dodecenoic acid）、棕榈酸（palmitic acid）、十二碳烯酸酯（dodecenoate）、辛酸酯（caprylate）。

此外，还含 β－茯苓聚糖酶、腺嘌呤、磷脂酰胆碱及无机元素等成分。

理化鉴定

1．取茯苓片或粉末少量，加碘化钾－碘试液1滴，显深红色；加 α－萘酚试液及硫酸各1滴，显橙红至深红色。

2．取粉末1g，加丙酮10ml，加热回流10分钟，滤过，滤液蒸干，残渣加醋酐1ml使溶解，再浓加硫酸1滴，显淡红色，渐变为淡褐色。

品质优良度　以坚实体重、外皮棕褐色、皮纹细无裂隙、断面白色细腻、黏牙力强者佳。

药理作用

1．抗肿瘤作用　茯苓多糖能明显抑制小鼠腹水型肉瘤、人慢性骨髓性白血病 K_{562} 细胞增殖，对 S_{180} 细胞膜磷脂酰肌醇（PI）转换有明显抑制作用（$P<0.05$）；茯苓三萜类化合物体外对小鼠白血病 L_{1210} 细胞的DNA合成有明显不可逆的抑制作用。茯苓酸、去氢土莫酸、猪苓酸C及其酯类成分对 K_{562} 肿瘤细胞的细胞素有显著的抑制作用。

2．对免疫功能的影响　茯苓多糖能增强巨噬细胞识别功能，提高巨噬细胞的吞噬率和吞噬指数。对细胞免疫偏低者有很强的促进细胞免疫作用。

3．利尿作用　25%茯苓的醇提物给家兔腹腔注射0.5g/kg有明显的利尿作用。用茯苓灰分与茯苓浸剂对清醒家兔慢性试验，证明醇浸剂有利尿作用，而灰分无效，说明茯苓的利尿作用不是因其含钾盐所致。

4．镇静作用　茯神煎剂腹腔注射，能明显降低小鼠的自发活动，能对抗咖啡因所致的小鼠过度兴奋。茯苓煎剂给小鼠腹腔注射对戊巴比妥钠的麻醉作用有明显的协同作用。亦可增强硫喷妥钠对小鼠中枢抑制作用，麻醉时间显著延长。

5．对消化系统的作用　茯苓对 CCl_4 所致的大鼠肝损伤有明显的保护作用，可使谷丙转氨酶活性明显降低，防止肝细胞坏死，新型羧甲基茯苓多糖可使 CCl_4 所致小鼠肝损害及其代谢障碍明显减轻，转氨酶下降。

6．对胰岛素的作用　茯苓三萜类化合物使胰岛素的分化诱导作用增强，三萜化合物本身也有分化诱导活性。

此外，茯苓还具有防结石、抗炎、抗菌作用。

功效　本品性平，味甘、淡。能利水渗湿，健脾宁心。用于水肿尿少，痰饮眩悸，脾虚食少，便溏泄泻，心神不安，惊悸失眠。用量：茯苓块、茯神9~15g，茯苓皮15~30g。茯苓皮偏于渗湿健脾，茯神主用于安心。

灵芝　ganoderma

本品为多孔菌科赤芝 *Ganoderma lucidum*（Leyss. ex Fr.）Karst. 或紫芝 *G. sinense* Zhao,

Xu et zhang 的干燥子实体。全年采收，除去杂质，剪除附有的朽木、泥沙或培养基质的下端菌柄，阴干或 40～50℃烘干。灵芝产于华东、西南及河北、山西、江西、广西、广东等省区。紫芝产于浙江、江西、湖南、广西、福建和广东等省区，二者现均有人工培植。

1．赤芝　外形呈伞状，菌盖肾形、半圆形或近圆形，直径 10～18cm，厚 1～2cm。皮壳坚硬，黄褐色至红褐色，有光泽，具环状棱纹和辐射状皱纹，边缘薄而平截，常稍内卷。菌肉白色至淡棕色。菌柄圆柱形，侧生，少偏生，长 7～15cm，直径 1～3.5cm，红褐色至紫褐色，光亮。孢子细小，黄褐色。气微香，味苦涩。

2．紫芝　皮壳紫黑色，有漆样光泽。菌肉锈褐色。菌柄长 17～23cm。

3．栽培灵芝　子实体较粗壮、肥厚，直径 12～22cm，厚 1.5～4cm。皮壳外常披有大量粉尘样的黄褐色孢子。

灵芝中含有 22.76% 的多糖，至今已从灵芝中分离出至少 32 种多糖成分；含腺苷、腺嘌呤、尿嘧啶、尿苷等核苷类成分及胆碱、甜菜碱、γ－三甲氨基丁酸、灵芝碱甲、灵芝碱乙、磷脂酰乙醇胺（phosphatidyl ethanolamine）、磷脂酰胆碱（phosphatidylcholine）等；从灵芝的子实体、菌丝体及孢子粉中已分得 100 多种三萜类成分和 30 多种甾体类成分；含脯氨酸、天门冬氨酸、酪氨酸等 17 种氨基酸，免疫蛋白 LZ－8 和多种酶；含 Fe、P、Ca、Cu、Sr 等 24 种元素。还含有机锗，被认为是较理想的强有力的免疫增强剂。

此外，灵芝还含 Vc、V_E、胡萝卜素及油脂类化合物。

灵芝多糖能诱导 DNA 聚合酶的产生，从而促进免疫细胞 DNA 的合成及促进细胞增殖，加速免疫应答，提高机体的免疫功能；灵芝多糖对 Lewis 肺癌（LLC）和结肠癌具有抑制生长活性，并能增强正常小鼠腹腔巨噬细胞的吞噬作用和荷瘤小鼠自然杀伤细胞（NK 细胞）活性。高度氧化的三萜类化合物能抗 Meth－A 和 LLC 肿瘤细胞作用；灵芝能加速血乳酸的清除，加强血液中超氧化物歧化酶（SOD）和过氧化氢酶（CAT）的活力，抑制血中过氧化脂质（LPO）的增高，从而增强机体抗疲劳能力；每日静注灵芝多糖 25mg/kg 和 100mg/kg 共 4d，均可明显增强老年小鼠脾细胞内 DNA 多聚酶 α 的活性，与老年对照组相比分别增加 44.0% 和 58.4%。

还有保肝、抗病毒、抗辐射及降血糖作用。

本品性温，味淡。能养心安神，补气益血，止咳平喘。用于眩晕不眠，心悸气短，虚劳咳喘，消化不良，慢性支气管炎，冠心病，心绞痛，高血脂，高血压，肝炎等证。用量 1.5～3g。

猪苓　Polyporus

本品为多孔菌科真菌猪苓 *Polyporus umbellatus*（Pers.）Fries 的干燥菌核。春秋二季采挖，除去泥沙，干燥。常寄生于壳斗科植物桦树及槭树根旁土壤中。主产于陕西、云南，河南、山西、河北、四川等省亦产。

菌核呈条形、类圆形或扁块状，有的有分枝，长 5～25cm，直径 2～6cm。表面黑色、灰黑色或棕黑色，皱缩或有瘤状突起。体轻、质硬、断面类白色或黄白色，略呈颗粒状。气微、味淡。

本品含孔菌甾酮（polyporusterone）A、B、C、D、E、F、G，麦角甾－4，6，8（14），

22－四烯－3－酮［ergosta－4，6，8（14），22－tetraen－3－one］，25－去氧罗汉松甾酮A（25－deoxymakisterone A）、25－去氧－24（28）－去氧罗汉松甾酮A［25－deoxy－24（28）－dehydromakisterone A］、麦角甾－7，22－二烯－3－酮（ergosta－7，22－dien－3－one）、麦角甾－7，22－二烯－3－醇（ergosta－7，22－dien－3－ol）、麦角甾－5，7，22－三烯－3－醇（ergosta－5，7，22－trien－3－ol）、5α，8α－表二氧麦角甾－6，22－二烯－3－醇（5α，8α－epidioxyergosta－6，22－dien－3－ol）。还含α－羟基－二十四碳酸（α－hydroxytetracosanoic acid），为利尿活性成分。还含猪苓葡聚糖Ⅰ、乙酰丁香酮。

猪苓利尿作用强大，健康人试服8g猪苓的煎剂后，6小时内尿量和尿中氯化物的排泄量分别增加60%和45%，其作用比淡竹叶和茯苓强；猪苓多糖对小鼠移植性肿瘤S_{180}具有明显的抑制作用，瘤体抑制率约为50%～70%、瘤重抑制率约为30%以上，可使6%～8%的荷瘤小鼠肿瘤完全消退。还具有保肝和抗放射作用。

本品性平，味甘、淡。能利水渗湿。用于小便不利，水肿，泄泻，淋浊，带下等。用量6～12g。

第三节　地衣类　Lichenes

地衣是藻类和真菌共生的复合体。由于菌、藻之间长期的生物结合，地衣不同于一般真菌和一般藻类，而具有独特的形态、结构、生理和遗传学特征。地衣中共生的真菌绝大多数为子囊菌，少数为担子菌；藻类为蓝藻和绿藻。

地衣的形态几乎完全是由共生的真菌决定的，其形态有壳状、叶状和枝状，也有不少过渡类型。藻类分布于地衣植物的内部，菌和藻互相接触，大部分地衣的菌丝产生微弱的附着器，伸向藻细胞建立密切的联系。

地衣中的藻细胞进行光合作用，为整个地衣植物体制造养分，而共生的真菌则吸收水分和无机盐，为藻类进行光合作用提供原材料，使细胞保持一定湿度，不至干死。

地衣的适应能力很强，特别能抗旱耐寒，广泛分布于世界各地。地衣约有400属，近2万种。地衣多生长于高山树林等空气清新的地方，在大城市和工业发达区则很少有地衣生长，因为地衣对空气污染十分敏感，尤其是二氧化硫，地衣可视为城市环境污染的标示植物。

地衣含多糖类、地衣酸、缩酚酸、缩酚酮、蒽醌、氧化蒽醌、二苯骈呋喃、黄酮类及含氮化合物。地衣酸是地衣的主要代谢产物，现已知的地衣酸有150余种，很多地衣酸具有抗菌作用。地衣多糖有抗肿瘤作用，所以地衣当属尚待开发利用的资源植物。

常见的地衣类生药有松萝、石耳等。

松萝　Usnea

本品为松萝科（Usneaceae）植物松萝 *Usnea diffracta* Vain. 或长松萝 *U. longissima* Ach. 的干燥地衣体。全体淡灰绿色，长丝状，基部着生于潮湿山林老树或沟谷的岩壁上。松萝先端分枝多而长，松萝全株细长不分枝。含松萝酸（usnic acid）、巴比巴地衣酸（barbatic acid）、地衣酸（diffractic acid）及地衣多糖（lichenin）。性平，味甘、苦。能清肝明目，止咳平喘，活血通络，清热解毒，祛风湿等作用。用于头痛目赤，咳嗽痰多，高血压症，月经不调等。用量6～10g。松萝酸有抗菌作用。

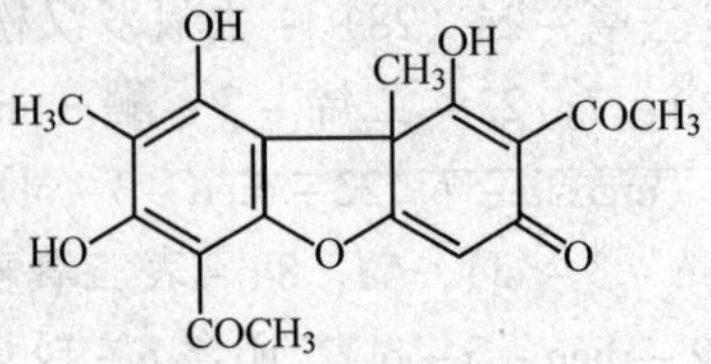

松萝酸

思考题

1. 举例说明藻类、菌类生药含有的主要化学成分类型。
2. 藻类、菌类常用生药有哪些？
3. 海带、昆布、冬虫夏草菌及茯苓的拉丁学名、主要用药部位及来源科名。
4. 昆布、冬虫夏草及茯苓的性状鉴定要点。
5. 昆布、冬虫夏草及茯苓含有的主要成分及其主要药理活性。
6. 昆布、冬虫夏草及茯苓的主要功效。

第十二章

蕨类植物生药

蕨类植物是具维管束的孢子植物，世代交替明显，孢子体和配子体营独立生活，孢子体发达。陆生、附生或水生，常见的蕨类植物体（孢子体）有根、茎、叶的分化。茎多为根状茎，常被鳞片并着生须根。叶自根茎生出，单叶或复叶，孢子囊单生或聚成孢子囊群，满布叶下面或沿叶脉分布或生于叶缘，有时生于特化的叶或苞片形成的孢子囊穗，孢子囊群形状多样，有或无囊群盖。孢子大多数为同型，少数为异型，分别生于大小孢子囊中。

蕨类植物门分为松叶蕨纲（Psilotinae）、石松纲（Lycopodinae）、水韭纲（Isoetinae）、木贼纲（Equisetinae）和真蕨纲（Filicinae），前四纲为小叶型蕨类，真蕨纲为大叶型蕨类，在蕨类植物中占有绝对优势，包括的科较多，又分为厚囊蕨亚纲和薄囊蕨亚纲，大多数药用蕨类植物属于薄囊蕨亚纲。

现有蕨类植物约 12 000 种，以热带、亚热带分布最多，多喜生于温暖阴湿的森林地带。我国约有 2 600 种，可供药用的约 300 种，重要的蕨类生药有绵马贯众、紫萁贯众、石韦、骨碎补、海金沙、狗脊、伸筋草、木贼、卷柏、阴地蕨、猪鬃草（铁线蕨）等。

蕨类植物茎的中柱为原始的原生中柱、管状中柱和网状中柱，无次生构造，木质部均为管胞。毛茸常为单细胞非腺毛、星状毛或单细胞头腺毛，有的具细胞间隙腺毛。孢子的大小、形状及构造具有鉴别意义。

蕨类植物含有的生物活性成分主要有：

1．酚类　普遍存在于大叶型蕨类植物中，属苯丙素酚类的绿原酸、咖啡酸、阿魏酸等均有抑菌、止血、利胆及升高白细胞等作用；丁酰基间苯三酚衍生物常存在于鳞毛蕨属（*Dryopteris*）植物中，绵马贯众、欧绵马贯众的绵马酸类（filicic acids）和黄绵马酸类（flavaspidic acids）化合物有驱虫和抗病毒活性。

2．黄酮类　骨碎补含有橙皮苷（hesperidin）及柑桔苷（naringin）。治脉管炎的过山蕨 *Camptosorus sibiricus* Rupr. 中所含有效成分为多种山柰酚衍生物，较重要者为山柰酚－3－葡萄糖－7－鼠李糖苷。金粉蕨 *Onychium japonica*（Thunb.）Kze. 含有山柰酚双鼠李糖苷。石韦属（*Pyrrosia*）中含的芒果苷（mangiferin）和异芒果苷（isomangiferin）具有祛痰、利尿作用。

3．生物碱类　较广泛地存在于小叶型蕨类石松科及木贼科等植物中，一般含量较低，如伸筋草含有解热作用的石松碱（lycopodine）、伸筋草碱（clavatine）和棒石松毒碱（clavatoxine）等。金不换 *Lycopodium serratum* Thunb. var. *longepetiolatus* 所含的金不换碱 A、B、C（kimpkaine A、B、C）具镇痛作用。木贼科的木贼、问荆等含有犬问荆碱（palustrine）。

4．甾体类　蜕皮激素（ecdysone）、蜕皮甾酮（ecdysterone）等在紫萁属（*Osmunda*）、蕨

属（*Pteridium*）、水龙骨属（*Polypodium*）、荚果蕨属（*Matteuccia*）、耳蕨属（*Polystichum*）、球子蕨属（*Onoclea*）等属植物中均含有。该类化合物具有雌性激素样作用。

此外，尚含三萜类、蒽醌类、皂苷类及挥发油类等成分。木贼科植物含大量硅化合物，水溶性硅化合物对动脉硬化、高血压、冠心病、甲状腺肿等证有一定疗效。

*绵马贯众　Rhizoma Dryopteris Crassirhizomae

（英）Male Fern Rhizoma

来源　本品为鳞毛蕨科植物粗茎鳞毛蕨 *Dryopteris crassirhizoma* Nakai 的干燥根茎及叶柄残基。

植物形态　多年生草本，高达 1m。根茎粗大，块状、斜生，有许多坚硬的叶柄基部及黑色细根，密生锈色或棕褐色大鳞片。叶簇生于根茎顶端，具长柄，叶片宽倒披针形，长 60～100cm，中部稍上方最宽处约 25cm，二回羽状全裂或深裂、中轴及叶脉上多少被褐色鳞片，叶芽期鳞片边缘有双细胞并列毛状物及腺毛，羽片可达 30 对以上，披针形，无柄，小羽裂片长圆形，长约 1cm，宽约 4mm，先端钝圆、近全缘或具微锯齿。孢子囊群分布于叶中部以上的羽片上，生于叶背小脉中部以下，孢子囊群盖圆肾形或肾形（图 12－1）。

生于山地阴坡林下湿地，分布于东北及华北部分地区。

采制　秋季采挖，削去叶柄、须根，晒干。

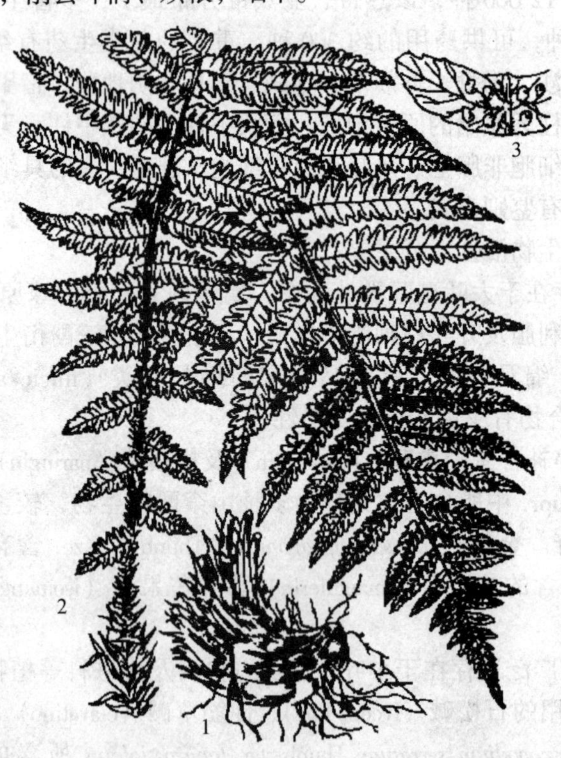

图 12－1　粗茎鳞毛蕨

1. 带叶柄残基的根茎　2. 叶　3. 小羽裂片（着生孢子囊群）

产地 主产于黑龙江、吉林、辽宁。

性状 全体呈倒圆锥形，稍弯曲、上端钝圆或截形，下端较尖，有的纵剖为两半，长7～20cm，直径5～8cm；外表黄棕色，根茎四周密被排列整齐的叶柄基部及膜质鳞片，顶端中心有密被鳞片并卷曲的冬芽，下端常残留坚韧弯曲的黑色须根。叶柄基部扁圆柱形，稍弯曲，长3～5cm，直径0.5～1.0cm，末端较细，表面绿褐色或黑棕色，微有光泽，具纵棱；质硬脆，断面类圆形，淡棕色，近边缘有黄白色点状分体中柱5～13个，排列成环。剥去叶柄基部，可见根茎呈类圆柱形，直径1～2cm；质硬脆，断面类多角形，深绿色至棕色，有黄白色较大点状分体中柱5～13个，环列。气特异，味初微涩，后渐苦辛。

显微特征 叶柄基部横切面：表皮为1列外壁稍厚的小型细胞，常脱落。下皮为1～3列薄壁细胞及4～10列多角形厚壁细胞。基本组织细胞圆或椭圆形，排列疏松，细胞间隙较大，有单细胞内生腺毛（分泌细胞），呈球状或棒状，含棕色分泌物。分体中柱5～13个环状排列，扁圆形或类圆形，中央为木质部，管胞多角形，周围为数列韧皮部细胞，在外为1列束鞘细胞，最外层为内皮层细胞，凯氏点明显。根茎的组织构造类同，在环列的分体中柱外侧，还有多数较小的分体中柱散在（图12－2，图12－3）。

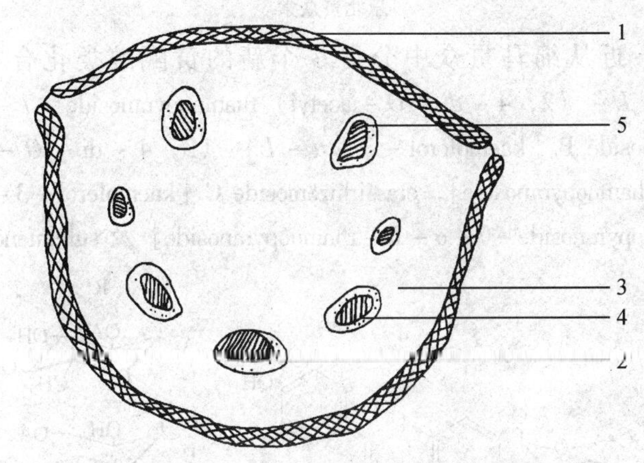

图12－2 绵马贯众（叶柄基部）横切面简图

1. 厚壁组织 2. 内皮层 3. 薄壁组织 4. 韧皮部 5. 木质部

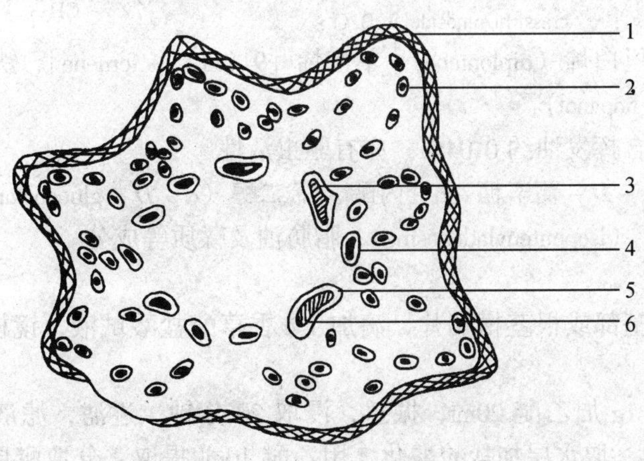

图12－3 绵马贯众根茎横切面简图

1. 厚壁组织 2. 叶迹维管束 3. 分体中柱 4. 内皮层 5. 韧皮部 6. 木质部

化学成分

1．间苯三酚衍生物　主含间苯三酚衍生物绵马精（filmarone），其性不稳定，能缓慢分解产生绵马酸类（filicic acids），包括绵马酸 BBB、PBB、PBP、ABB、ABP、ABA；黄绵马酸类（flavaspidic acids），包括黄绵马酸 BB、PB、AB；白绵马素类（albaspidins），包括白绵马素 AA、BB、PP；去甲绵马素类（desaspidins），包括去甲绵马素 AB、BB、PB；及绵马酚（aspidinol）、绵马次酸（filicinic acid）等。还从中分离出绵马贯众素（东北贯众素、dryocrassin）、绵马素 ABA（filixic acid）。

绵马精的驱虫效力最强，绵马酸、黄绵马酸、白绵马素、去甲绵马素类次之，绵马酚及绵马次酸近无效。

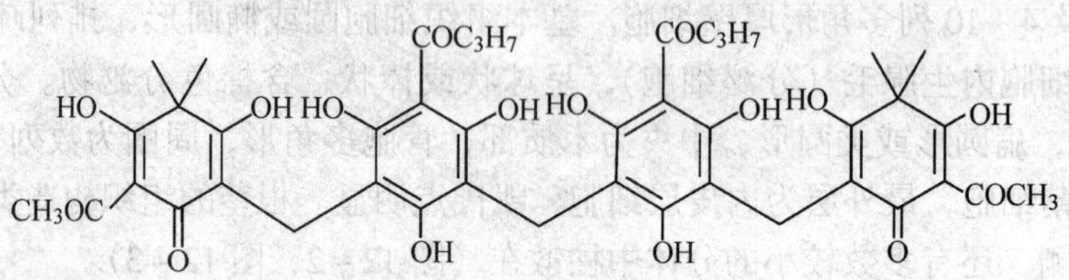

东北贯众素

2．黄酮醇类　近从绵马贯众中分得 3 个新的黄酮醇类化合物：crassirhizoside A [kaempferol－3－α－*L*－（2，4－*di*－*O*－acetyl）rhamnopyranoside－7－α－*L*－rhamnopyranoside]，crassirhizomoside B [kaempferol－3－α－*L*－（3，4－di－*O*－acetyl）rhamnopyranoside－7－α－*L*－rhamnopyranoside]，crassirhizomoside C [kaempferol－3－α－*L*－（2，3－di－*O*－acetyl）rhamnopyranoside－7－α－*L*－rhamnopyranoside] 及 sutchuenoside A。

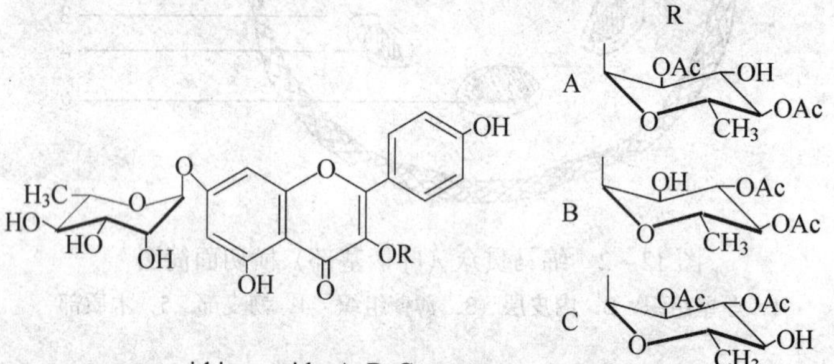

crassirhizomoside A, B, C

3．三萜类　含里白烯（diploptene）、羊齿烯 [9（11）－fernene]、铁线蕨酮(adiantone) 及 29－何帕醇（29－hopanol）。

4．挥发油类　含挥发油约 0.04%。亦有驱虫活性。

从中还分离出 α－*D*－葡辛糖－δ－内酯－烯二醇（α－*D*－glucooctano－δ－lacton－ene－diol）、异戊烯腺苷（isopentenyladenosine）、脂肪油及鞣质等成分。

理化鉴定

1．取本品叶柄基部或根茎横切片，滴加 1%香草醛盐酸试液，镜析，可见细胞间隙腺毛呈红色。

2．取本品粉末 1g 加乙醚 20ml，振摇，浸取 20 分钟，过滤，滤液加氢氧化钡试液 10ml，振摇，静置后，取水层加盐酸酸化，用乙醚 10ml 提取，分取醚层并除去乙醚，残渣加对二甲氨基苯甲醛试液 2ml，呈深棕色，放置后出现红棕色沉淀（检绵马精类）。

品质优良度　以个大、质地坚实、叶柄残基断面棕绿色者佳。

药理作用

1．驱虫作用　本品对绦虫有强烈的毒性，可使绦虫麻痹，因而不能牢附肠壁。通过泻药可使绦虫驱出体外。绵马酸的驱虫作用比黄绵马酸强。本品50%～60%的煎剂对整体猪蛔虫作用2～6小时后，蛔虫的活动呈不同程度的抑制。煎剂能驱除牛肝蛭，对动物血吸虫病的试验治疗有显著疗效。

2．抗病原微生物作用　贯众煎剂对流感病毒PR_8株、亚洲甲型京科68－1株，57－4株、新甲型连防77－2株及流感病毒乙型（Lee）、丙型（1232）、丁型（仙台）等均有明显抑制作用。对腺病毒Ⅲ型、脊髓灰白质类病毒Ⅱ型、乙肝病毒表面抗原埃可病毒9型、柯萨基病毒、流行性乙型脑炎病毒及单纯疱疹病毒等也有明显抗病毒作用。

3．抗肿瘤作用　贯众提取物（抗肿瘤有效部分为间苯三酚类化合物）腹腔注射56mg/kg对ARS腹水型疗效非常显著。腹腔注射60～80mg/kg对宫颈癌U_{14}、Lewis肺癌、MA_{737}乳癌、P_{388}腹水癌也有效。口服130mg/kg对MA_{737}乳癌有抑制作用。

4．激素样作用　子宫称重法和阴道涂片法均表明本品有雌激素样作用，每只幼小鼠灌服东北贯众提取物2mg，连续3天，可使子宫增重、阴道细胞角化。

5．毒性　本品注射液对小鼠的LD_{50}为1.7±0.021g/kg。

功效　性微寒，味苦。有小毒。能清热解毒，驱虫。用于虫积腹痛，疮疡。绵马贯众炭止血，用于崩漏。用量4～9g。

附注

1．欧绵马　为欧洲鳞毛蕨 *Dryopteris filixmas* Schott. 的根茎及叶柄基部。主产于欧洲，我国分布于新疆。原植物近似绵马贯众，其叶芽期叶柄及叶轴鳞片边缘有锯齿而无腺毛，仅鳞片基部有2腺毛，根茎质地疏松，而绵马贯众较坚实。化学成分、功效雷同。

2．商品贯众来源复杂，各地已发现有6科12属不少于35种蕨类植物。常见者有下列4类5种植物。

（1）峨眉蕨贯众　为蹄盖蕨科（Athyriaceae）植物河北峨眉蕨 *Lunathyrium vegetius*（Kitagawa）Ching 和陕西峨眉蕨 *Lunathyrium giraldii*（Christ）Ching 的根茎和叶柄基部。两种的叶柄基部断面构造相同，具分体中柱2个，呈八字形排列，其间常有一暗色点或形成空洞。主产于甘肃、宁夏、华北、华中地区。

（2）荚果蕨贯众　为球子蕨科（Onocleaceae）植物荚果蕨 *Matteuccia struthiopteris*（L.）Todaro 的根茎和叶柄基部。主产于华北、西北。此种产量较少，在产区内自产自销。叶柄基部断面特征与峨眉蕨相似，但无暗色点和空洞。

（3）紫萁贯众　为紫萁科（Osmundaceae）植物紫萁 *Osmunda japonica* Thunb. 的根茎和叶柄基部。主产于华东、华中、西南；为华东各省商品贯众的主流品种。叶柄基部断面中柱呈U字形。

（4）狗脊贯众　为乌毛蕨科（Blechnaceae）单芽狗脊蕨 *Woodwardia unigemmata*（Makino）Nakai 的根茎和叶柄基部。主产于云南、四川，多自产自销。叶柄基部断面常有分体中柱5～8个，排成半环状，末端2个较大。

石韦　Folium Pyrrosiae

本品为水龙骨科植物庐山石韦 *Pyrrosia sheareri*（Bak.）Ching、石韦 *P. lingua*（Thunb.）Farwell 或有柄石韦 *P. petiolosa*（Christ）Ching 的干燥叶。全年均可采收，除去根茎及根，晒干或阴干。庐山石韦和石韦主产浙江、安徽、湖南、四川、贵州。有柄石韦主产于东北、华北。

庐山石韦　叶片略皱缩，展平后呈披针形，长 10～25cm，宽 3～5cm。先端渐尖，基部耳状偏斜，全缘，边缘常向内卷曲；上表面黄绿色或灰绿色，散布有黑色圆形小凹点；下表面密生红棕色星状毛，有的侧脉间布满棕色圆点状的孢子囊群。叶柄具四棱，长 10～20cm，直径 1.5～3mm，略扭曲，有纵槽。叶片革质。气微，味微涩苦。

石韦　叶片披针形或长圆披针形，长 8～12cm，宽 1～3cm。基部楔形，对称。孢子囊群在侧脉间，排列紧密而整齐。叶柄长 5～10cm，直径约 1.5mm。

有柄石韦　叶片多卷曲呈筒状，展平后呈长圆形或卵状长圆形，长 3～8cm，宽 1～2.5cm。基部楔形，对称。下表面侧脉不明显，布满孢子囊群。叶柄长 3～12cm，直径约 1mm。

三种石韦均含芒果苷（mangiferin）和异芒果苷（isomangiferin）。庐山石韦还含有金鱼草素。石韦和有柄石韦中含槲皮素（quercetin）、异槲皮素和山奈酚（kaempferol）。有柄石韦还含有棉皮素（gossypetin）和木犀草素（luteolin）等黄酮类成分；庐山石韦中含香草酸（vanllic acid）、原儿茶酸（protacatechui acid）、延胡酸（fumaric acid）及咖啡酸（caffeic acid）。石韦中含绿原酸（chlorogenic acid）。

尚含里白烯（diploptene）及 β－谷甾醇、蔗糖、鞣质，石韦中还含蒽醌类化合物。

庐山石韦煎剂或异芒果苷给小鼠灌服，均有明显镇咳作用，但不及可待因 60mg/kg 明显，对小鼠亦有祛痰作用。有柄石韦水煎醇提物具有明显的镇咳作用。5%以上浓度的庐山石韦悬液对痢疾杆菌、肠伤寒杆菌、副伤寒杆菌有抑制作用。石韦对金黄色葡萄球菌、溶血性链球菌、炭疽杆菌、白喉杆菌、大肠杆菌有不同程度的抑制作用及抗甲型流感病毒、抗钩端螺旋体作用。芒果苷有抑菌和抗单纯疱疹病毒作用。

小鼠灌服庐山石韦水煎剂、煎剂提取物、异芒果苷的 LD_{50}分别为 90g/kg、4.65g/kg。

本品性微寒，味苦、甘。能利水通淋，清热止血。用于热淋，石淋，小便不通，尿路感染，吐血，尿血，急性肾炎浮肿，肺热咳嗽。用量 6～12g。

骨碎补　Rhizoma Drynariae

本品为水龙骨科植物槲蕨 *Drynaria fortunei*（Kunze）J. Sm. 的干燥根茎。全年均可采挖，除去泥沙，干燥，或再燎去茸毛。主产湖北、浙江。

本品呈扁平长条状，多弯曲，有分枝，长 5～15cm，宽 1～1.5cm，厚 0.2～0.5cm。表面密被深棕色至暗棕色的小鳞片，柔软如毛，经火燎者呈棕褐色或暗褐色，两侧及上表面均具凸起或凹下的圆形叶痕，少数有叶柄残基及须根残留。体轻，质脆，易折断，断面红棕色，维管束呈黄色点状，排列成环。无臭，味淡、微涩。

本品含柚皮苷（naringin），水解得柚皮苷元（narin - genin）；含里白烯（diploptene）、何帕 - 21 - 烯（hop - 21 - ene）、里白醇（diplopterol）、羊齿 - 9 - （11） - 烯（fern - 9（11）ene）等化合物；从骨碎补挥发油中共鉴定了29种成分，并确认其中正十七烷、正十八烷、正十九烷及六氢金合欢烯丙酮（hexahydrofamesylacetone）的含量最高。

骨碎补有促进骨对钙的吸收作用，同时提高血钙和血磷的水平，有利于骨钙化和骨质的形成；骨碎补注射液1.7g/kg肌肉注射能降低家兔高血脂症，防止动脉粥样硬化斑块的形成，连续用药5~10周效果更佳；用骨碎补水剂作为链霉素溶媒，能明显降低豚鼠耳蜗毛细胞损伤百分率，有抑制链霉素耳毒性作用。亦有一定的解毒作用。

骨碎补还具有抗炎和抑菌作用。

本品性温，味苦。能补肾强骨，续伤止痛。用于肾虚腰痛，耳鸣耳聋，牙齿松动，跌扑闪挫，筋骨折伤。外治斑秃，白癜风。用量3~9g。鲜品6~15g。外用鲜品适量。

思考题

1. 蕨类植物含有的活性成分及其主要的药理作用。
2. 绵马贯众性状特征、叶柄基部横切面特征。
3. 绵马贯众、石韦含有的主要化学成分及其主要的药理活性。
4. 粗茎鳞毛蕨的拉丁学名、药用部位及来源科名，了解贯众的商品种类及其主要区别。

第十三章

裸子植物类生药

裸子植物大多数为常绿木本，叶形较小。花单性，同株或异株，多聚成球花，心皮呈叶状，不包卷成子房，胚珠裸生于心皮边缘。种子无密闭的果皮包被。重要的生药有麻黄、紫杉、侧柏叶、柏子仁、银杏叶、白果、松节油、松花粉、三尖杉、中华粗榧等。

裸子植物主要含有以下活性成分：

1．双黄酮类　银杏叶中含有的银杏双黄酮（ginkgetin）、异银杏双黄酮、7－去甲基银杏双黄酮有扩张血管作用，用于心血管疾病，侧柏叶中含有穗花衫双黄酮（amentoflavone）、扁柏双黄酮（hinokiflavone）、新柳衫双黄酮（neocryptomerin）等，有松弛气管平滑肌及抑菌作用。

2．生物碱类　粗榧科、麻黄科及买麻藤科植物都含有生物碱。粗榧科三尖衫属（*Cephalotaxus*）植物枝叶含三尖衫碱（cephalotaxine）等多种生物碱及其酯类，其中三尖衫酯碱（harringtonine）、异三尖衫酯碱、高三尖衫酯碱及脱氧三尖衫酯碱均有抗白血病活性。麻黄科植物含有左旋麻黄碱，具有松弛支气管平滑肌作用。

3．萜类　紫杉科红豆衫属（*Taxus*）植物含紫杉醇（taxol），有抗癌作用。

4．内酯类　银杏叶中含有银杏苦内酯A、B、C、M、J（ginkgolide A、B、C、M、J）及银杏新内酯A（bilobalide A）等内酯类成分，它们都具有二萜或倍半萜结构。银杏苦内酯（特别是银杏苦内酯B）是特异的血小板活化因子（PAF）拮抗剂。PAF是多种疾病发病的介质之一。银杏苦内酯在治疗哮喘、内毒素休克、器官移植排异反应、心脑血管疾病及多种炎症疾病等均有潜在作用。

此外，松科、柏科的多数植物富含树脂及挥发油，有祛风湿、止痛功效。

*麻黄　Herba Ephedrae

（英）Ephedra Herb

来源　本品为麻黄科植物草麻黄 *Ephedra Sinica* Stapf、中麻黄 *E. intermedia* Schrenk et C.A.Mey. 或木贼麻黄 *E. equisetina* Bge. 的干燥草质茎。

植物形态　草麻黄　草本状矮小灌木，高20～40cm。木质茎匍匐；草质茎直立，小枝对生或轮生，节明显，节间长2～6cm，直径1～2mm。叶膜质鞘状，下部约1/2合生，裂片2，三角状披针形，先端渐尖，常向外反卷。雌雄异株，雄球花3～5聚成复穗状，顶生；雌球花阔卵形，常单生枝顶，成熟时呈红色浆果状。种子常两枚、卵形，花期5月，种子成熟期7月（图13－1）。

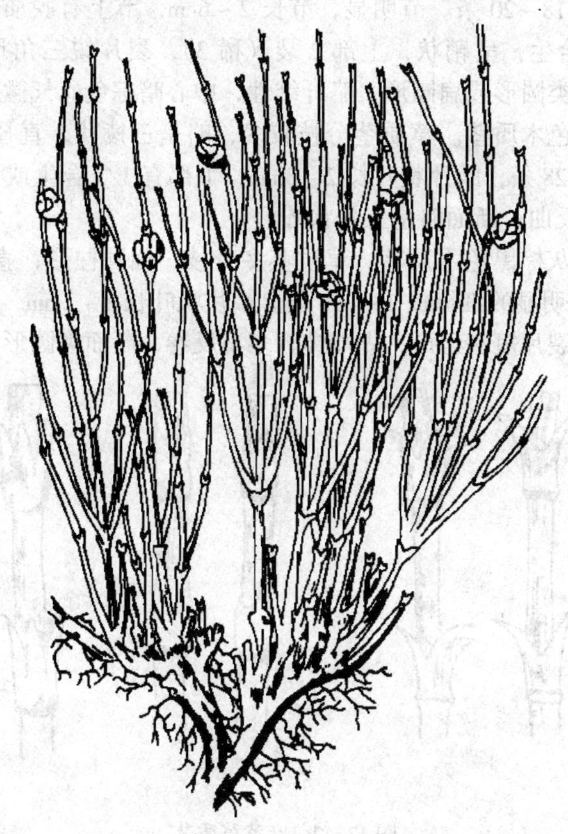

图 13－1　草麻黄

生于河滩、草原、沙丘，成片丛生，分布于东北、华北、西北地区。

中麻黄　小灌木，高 40～80cm。木质茎直立或斜上生长，基部多分枝；草质茎对生或轮生常被白粉，节间长 3～6cm，直径 2～3mm，鳞叶下部约 1/3 合生，裂片 3（稀 2），三角形或三角状披针形，先端尖锐，雄球花数个簇生于节上，雌球花 3 个轮生或 2 个对生于节上，种子通常 3 粒（稀 2）。

生长于干旱荒漠，多砂石的山地或草地。分布于东北、华北、西北大部。

木贼麻黄　小灌木，高 70～100cm，木质茎直立或斜上生长，上部多分枝；草质茎对生或轮生，分枝多，节间长 1.5～3cm，直径 1～1.5mm，常被白粉。鳞叶下部约 2/3 合生，裂片 2，钝三角形，不反卷。雄花序多单生或 3～4 个集生于节上；雌球花成对或单生于节上，种子通常 1 粒（稀 2 粒）。

生于干旱沙砾地带，分布于华北、西北大部及四川。

采制　9～10 月割取草质茎，在通风处晾至 7～8 成干时再晒干。如曝晒则色变黄，受霜冻则色变红，药效均会受到影响。

产地　草麻黄主产于河北、山西、内蒙古、新疆；中麻黄主产于甘肃、青海、内蒙古、新疆；木贼麻黄主产于河北、山西、甘肃、陕西、内蒙古、宁夏、新疆。草麻黄产量大，中麻黄次之，木贼麻黄产量小，多自产自销。

性状　草麻黄　细长圆柱形，直径 1～2mm，有时带少量灰棕色木质茎。表面淡绿色至黄绿色，有细纵棱 18~20 条。节明显，节长 2~6cm，节上有膜质鳞叶，红棕色，长 3~4mm，下部约 1/2 合生，呈鞘状，上部 2 裂（稀 3），裂片锐三角形，先端灰白色，反曲。体轻质脆，断面类圆形或扁圆形，略纤维性，中心暗棕色。气微香，味涩、微苦。

中麻黄　常带棕色木质茎。草质茎分枝较多，略呈三棱状，直径 1.5~3mm，节间长 2~6cm，细纵棱 18~28 条，鳞片状叶长 2~3mm，下部有 1/3 合生或几不合生，上部 3 裂（稀 2），裂片先端稍反曲；断面略呈三角状圆形。

木贼麻黄　常带灰棕黑色木质茎。草质茎多分枝，细圆柱形，直径 1~1.5mm，节间长 1.5~3cm，有不甚明显的细纵棱 13~14 条。鳞片状叶长 1~2mm，下部约 2/3 合生，基部棕色，上部 2 裂，裂片短三角形，先端钝，多不反卷，断面类圆形（图 13-2）。

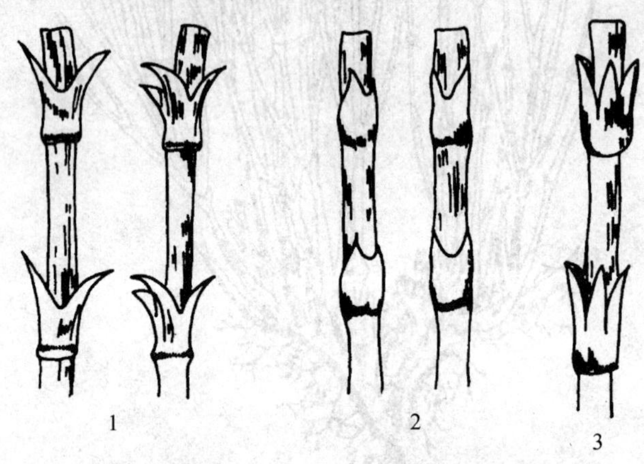

图 13-2　麻黄草质茎

1. 草麻黄　2. 木贼麻黄　3. 中麻黄

显微特征　横切面　草麻黄　茎节间横切面，边缘有波状细棱脊 18~20 条。表皮细胞类方形，外壁厚，被厚的角质层，两棱脊间有下陷气孔，在棱脊内侧有下皮纤维束。皮层宽，外侧薄壁细胞径向延长、有少数纤维束散在，薄壁细胞中含叶绿素粒，中柱鞘纤维束新月形，位于韧皮部外侧。维管束 8~10 个，束内形成层明显，老枝可见束间形成层。髓薄壁细胞壁非木化，常含红棕色块状物，偶有环髓纤维。表皮细胞外壁、皮层细胞及纤维壁均见草酸钙砂晶（图 13-3）。

中麻黄　棱脊 18~28 个，维管束 12~15 个，形成层环类三角形，髓薄壁细胞壁木化，环髓纤维多。

木贼麻黄　棱脊 13~14 个，维管束 8~10 个，形成层环类圆形，髓薄壁细胞壁木化，无环纤维素。

粉末　草麻黄粉末淡棕色。

①表皮细胞类长方形，外壁布满草酸钙砂晶，角质层厚达 18μm。

②气孔特异，长圆形，保卫细胞侧面观似电话筒状。

③皮层纤维细长，直径 10~24μm，壁厚，有的木化，壁上布满砂晶，形成嵌晶纤维。

④螺纹、具缘纹孔导管，直径 10~15μm，导管分子端壁斜面相接，接触面具多数穿孔，形成特殊的麻黄式穿孔板。

⑤薄壁细胞中可见细小簇晶，还可见色素块及少量石细胞（图 13-4）。

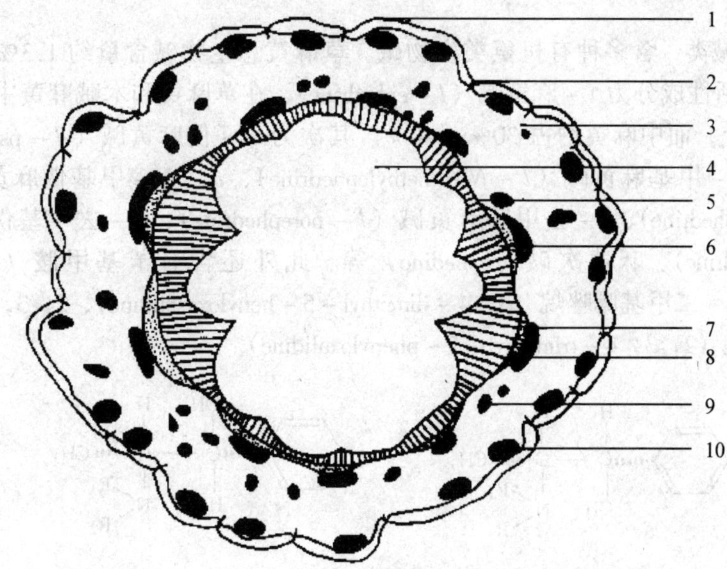

图 13－3　草麻黄（茎）横切面简图

1．表皮　2．气孔　3．皮层　4．髓部　5．形成层　6．木质部
7．韧皮部　8．中柱鞘纤维　9．皮层纤维　10．下皮纤维

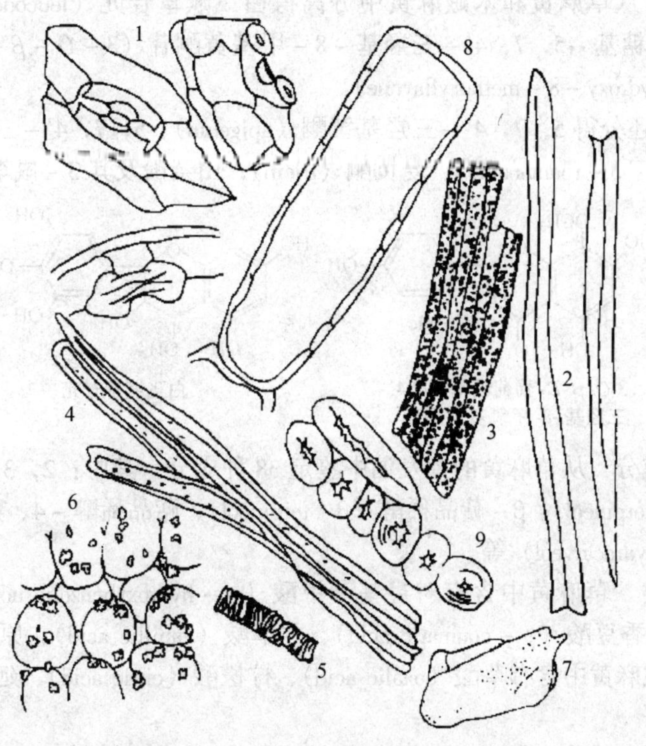

图 13－4　草麻黄（茎）粉末

1．气孔　2．皮部纤维　3．嵌晶纤维（示草酸钙砂晶）　4．木纤维　5．导管
6．皮层薄壁细胞　7．色素块　8．髓部薄壁细胞　9．石细胞

化学成分

1．生物碱类　含多种有机氨类生物碱。草麻黄总生物碱含量约 1.3%，木贼麻黄约 1.7%，主要活性成分为 *l* – 麻黄碱（*l* – ephedrine），在草麻黄和木贼麻黄中的含量约占总碱的 80% 以上，而中麻黄约占 30% ~ 40%。其次为 *d* – 伪麻黄碱（*d* – pseudoephedrine），微量的 *l* – *N* – 甲基麻黄碱（*l* – *N* – methylephedrine）、*d* – *N* – 甲基伪麻黄碱（*d* – *N* – methylpseudoephedrine）、*l* – 去甲基麻黄碱（*l* – norephedrine）、*d* – 去甲基伪麻黄碱（*d* – norpseudoephedrine）、麻黄次碱（ephedine）等。此外还含有苄基甲胺（benzyl – methylamine）、3，4 – 二甲基噁唑烷（3，4 – dimethyl – 5 – henyloxazolidine）、2，3，4 – 三甲基 – 5 – 苯基噁唑烷（2，3，4 – trimethyl – 5 – phenyloxalidine）

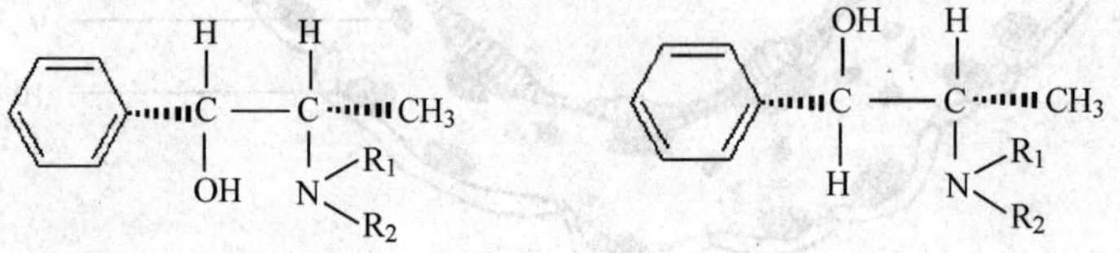

	R_1	R_2
麻黄碱	CH_3	H
甲基麻黄碱	CH_3	CH_3
去甲基麻黄碱	H	H

	R_1	R_2
伪麻黄碱	CH_3	H
甲基伪麻黄碱	CH_3	CH_3
去甲基伪麻黄碱	H	H

2．黄酮类　从草麻黄和木贼麻黄中分离得白飞燕草苷元（leucodelphinidine）及 3 – *O* – *β* – *D* – 葡萄糖基 – 5，7，4′ – 三羟基 – 8 – 甲基黄酮苷（3 – *O* – *β* – *D* – glucopyranosyl – 5，7，4′ – trihydroxy – 8 – methoxyflavone）。

从草麻黄中还分得 5，7，4′ – 三羟基黄酮（apigenin）、5，7，4′ – 三羟基黄酮 – 5 – 鼠李糖苷（apigenin – 5 – rhamnoside）、麦黄酮（tricin），山柰酚及其 3 – 鼠李糖苷等。

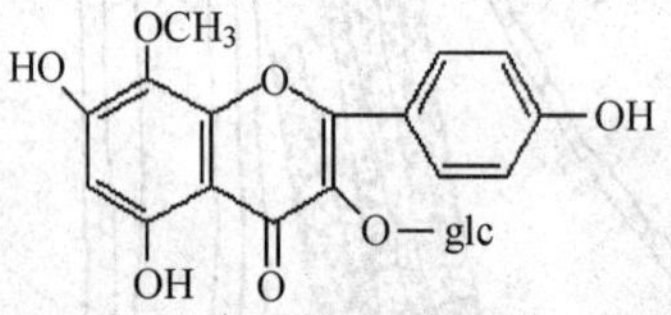

3-*O*-*β*-*D*-葡萄糖基-5,7,4′-三羟基-8-甲氧基黄酮苷

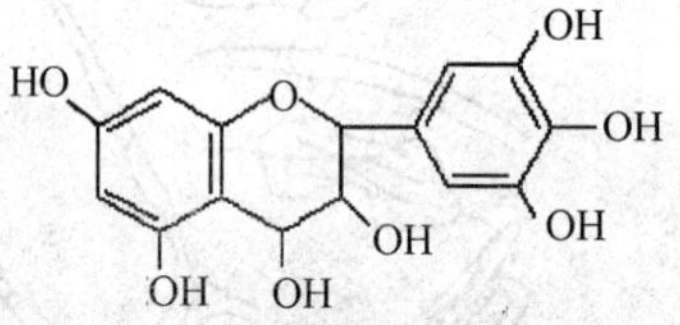

白飞燕草苷元

3．挥发性成分　从草麻黄的挥发油中鉴定 38 种成分，其中：2，3，5，6 – 四甲基吡嗪、萜品稀醇（terpineol）、β – 萜品稀醇（β – terpineol）、萜品稀醇 – 4、月桂稀（myrcene）、二氢葛缕醇（dihydrocarveol）等。

4．有机酸类　草麻黄中含有对羟基苯甲酸（*p* – hydroxybenzolic acid）、肉桂酸（cinnamylic acid）、对香豆酸（*p* – coumaric acid）、香草酸（vanillic acid）、原儿茶酸（protocatechuic acid）。木贼麻黄中含有草酸（oxalic acid）、柠檬酸（citric acid）、延胡索酸等。

理化鉴别

1．粉末经微量升华，得细微针状或颗粒状结晶。

2．取麻黄酸性水浸液各 1ml，分别置 2 试管中，一管加碘化铋钾试液 1 滴，产生黄色沉淀；另管加碘化汞钾试液 1 滴，不产生沉淀（检查生物碱）。

3．取酸性水浸液，碱化后用乙醚萃取，挥去乙醚，残渣用酸水溶解，加0.5%硫酸酮试液数滴后加10%氢氧化钠溶液至显紫色（酮铬盐），再加乙醚数毫升振摇后放置，醚层显紫色，水层显蓝色（*l*－麻黄碱双缩脲反应）。

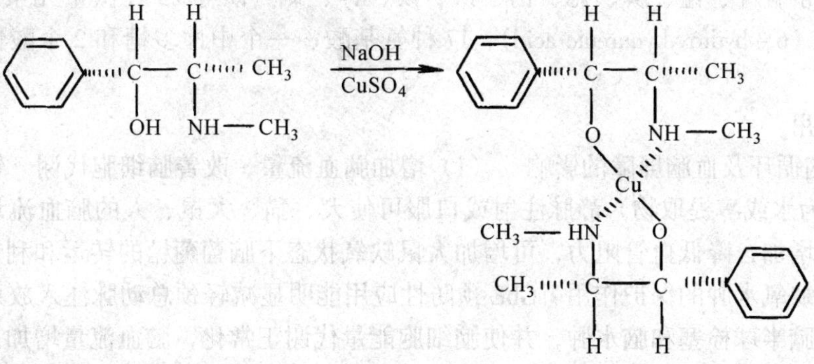

$\xrightarrow[CuSO_4]{NaOH}$

l－麻黄碱　　　　紫色螯合物

含量测定　本品按《中华人民共和国药典》（2000年版，一部）方法测定，总生物碱以麻黄碱（$C_{10}H_{15}NO$）计算，不少于0.80%。

药理作用

1．麻黄碱对支气管平滑肌有松弛作用，对于用药（如毛果芸香碱）引起的支气管痉挛有显著解痉作用。伪麻黄碱与麻黄碱解痉作用相似。甲基麻黄碱可使支气管扩张。

2．麻黄碱能使外周血管收缩，心收缩力加强，心搏出量增加，血压升高，对大脑、脑干与脊髓均有兴奋作用，大剂量可引起失眠、不安和震颤。伪麻黄碱的升压作用较弱。

3．麻黄次碱能降低血压。

4．麻黄挥发油及萜松醇对正常小鼠有降温作用，后者作用更明显。

5．麻黄碱能提高中枢性痛觉域值，产生镇痛作用。

6．麻黄碱溶液用于黏膜，能较好地消除血管充血，且不伴有后扩张。麻黄碱对鼻黏膜血管的收缩作用比伪麻黄碱强，维持时间也较长。

功效　性温，味辛、微苦。能发汗解表，宣肺平喘，利尿消肿。用于风寒感冒，胸闷喘咳，支气管哮喘，支气管炎，水肿。用量1.5～9g。麻黄主要用作提取麻黄碱的原料。

银杏叶　Folium Ginkgo

本品为银杏科植物银杏 *Ginkgo biloba* L. 的干燥叶。10～11月采叶，或收集经霜期自落的叶，晒干。主产于我国南方各省区及辽宁、河北、山西、陕西等地。

叶片呈扇形，多折叠，基部楔形，黄色或黄褐色，具长叶柄，革质。气清香，味微涩。

本品含40多种黄酮类化合物，含量为2.5%～5.91%。主要有：银杏双黄酮（ginkgetin）、异银杏双黄酮（isoginkgetin）、7－去甲基银杏双黄酮（bilobetin）、山柰素、山柰素－3－鼠李糖葡萄糖苷（kaempferol－3－rhamnoglucoside）、异鼠李素（isorhamnetin）、芸香苷等；苦味质类主要为二萜及倍半萜内酯，已发现5个该类化合物，即银杏三内酯A、

B、C、J、M（ginkgolide A、B、C、J、M）；还发现了白果内酯及两个新化合物：GK（1，10-二羟基-3，14-二去氢银杏内酯）和GL（10-羟基-3，14-二去氢银杏内酯）；还含毒八角酸（shikimic acid）、白果酸（ginkgolic acid）、白果醇（ginnonl）、白果酮（ginnone）等。无机元素有钾、锰、磷、锶、钙、铁、镁、锌、氯、钡等25种微量元素。还含6-羟基犬尿酸（6-hydroxykynurenic acid）、17种氨基酸、一个中性多糖和2个酸性多糖及挥发油。

药理作用

1．对脑循环及血脑屏障的影响　（1）增加脑血流量、改善脑细胞代谢　银杏叶制剂GbE（国内为水或醇提取物）静脉注射或口服可使犬、猫、大鼠、人的脑血流量增加或局部脑血流量增加，降低血管阻力，可增加大鼠缺氧状态下脑葡萄糖的转运和利用。（2）对脑细胞缺血缺氧水肿的保护作用　GbE预防性应用能明显减轻颈总动脉注入放射性微球引起的大鼠大脑半球栓塞和脑水肿，并使脑细胞能量代谢正常化，脑血流量增加。

2．对中枢神经系统的作用　（1）改善学习记忆　GbE100mg/kg口服4周或8周能促进小鼠学习记忆过程，提高记忆再现力。（2）对神经的保护作用　GbE对缺血、代谢、紊乱等引起的耳鸣、耳聋有明显的改善作用，并可取得良好的临床效果。（3）对衰老、痴呆、脑功能障碍的作用　临床上经双盲、随机试验证明：GbE对老年性的脑功能紊乱、脑功能不全、失眠症、记忆损害均具有明显改善作用。

3．清除自由基、抗脂质过氧化作用　GbE有超氧化物歧化酶（SOD）活性及清除超氧阴离子和抗自由基作用。

4．抗血小板活化因子（PAF）作用　银杏内酯B对PAF受体具有高度的特异性阻断作用，能抑制体外大鼠中性白细胞花生四烯酸代谢和细胞内游离钙浓度的升高。

本品性温，味微苦。能活血，止咳。用于慢性气管炎咳喘，冠心病，心肌梗死，大动脉炎，脑血栓以及血清胆固醇过高等症。用量4.5～9g。

侧　柏　叶

本品为柏科植物侧柏 *Platycladus orientalis*（L.）Franco的干燥枝梢及叶，多在夏、秋二季采收，阴干。

本品多分枝，小枝扁平。叶细小鳞片状，交互对生，贴附于枝上，深绿色或黄绿色。质脆，易折断。气清香，味苦涩，微辛。

本品含扁柏双黄酮（cupressuflavone）、芹菜素（apigenin）、槲皮苷（quercitrin）、扁柏双黄酮（hinokiflavone）、穗花杉双（amentoflanoe）等黄酮类化合物；含挥发油0.6%～1%，油中主成分为α-侧柏酮（α-thujone）、侧柏烯（thujene）、小茴香酮（fenchone）、丁香烯（caryophyllene）等；棕榈酸（palmitic acid）、硬酯酸（stearic acid）、月桂酸（lauric acid）、肉豆蔻酸（myristic acid ）、油酸（oleic acid）、亚油酸（lindeic acid）等。还含缩合鞣脂、去脂肪臼毒素（deoxypodophyllotoxin）、异海松酸（isopimaric acid）等成分。

侧柏叶煎剂对小鼠出血时间及兔凝血时间均有明显缩短，其有效成分为槲皮苷；煎剂的醇沉部分、醇提取液10g/kg及其黄酮成分250mg/kg腹腔注射，对小鼠由二氧化硫所致的咳嗽均有镇咳作用；侧柏叶黄酮1g/kg给小鼠灌胃及200mg/kg腹腔注射均有明显祛痰作用；侧柏叶煎剂醇沉后部分对小鼠及豚鼠离体气管平滑肌均有松弛作用。并可部分阻断乙酰胆碱作用；侧柏叶煎剂在试管内对金黄葡萄球菌、卡他球菌、痢疾杆菌、伤寒杆菌、白喉杆菌、乙型链球菌、炭疽杆菌等均有抑制作用。其煎剂（1:4）对流感病毒京科68－1型、疱疹病毒均有抑制作用。

紫杉 Cacumen Taxi Cuspidatae

本品为红豆衫科植物东北红豆衫（*Taxus cuspidata* Sieb.et Zucc.）的枝和叶。四季均可采摘，鲜用或晒干用。产于我国东北、日本、朝鲜、俄罗斯等地，散生于山地林中。

枝红褐色。叶条形有短柄，生于主枝上者为螺旋状排列，生于侧枝上者叶柄基部左右扭转，呈不规则羽状排列，柔软，先端凸尖，基部渐狭，上面亮绿色，下面灰绿色，两面中脉隆起，背面有两条灰绿色气孔带，长1.5～2.5cm，宽约2mm。气微，味淡。

从红豆衫属植物中鉴定紫杉烷二萜化合物超过200种，从该种中鉴定20多种，主要有：紫杉醇（taxol），枝叶收得率为$3.8\times10^{-5}\%$、短叶醇（brevifoliol），枝叶收得率0.18%、10－deacetylbaccatin Ⅲ、baccatin Ⅲ、cephalomannine、紫杉宁（taxinine）、紫杉宁A、紫杉宁B、紫杉宁H、紫杉宁K、紫杉宁I等。还含坡那甾酮A（ponasteroneA）、脱皮甾酮（ecdysterone）及金松双黄酮（sciadopiysin）。尚含紫杉碱（taxine）、槲皮素、桂皮酸及10% 鞣质、0.14%蜡状物质。

用紫杉烷类化合物sinenxan A通过微生物转化得到3个转化产物：10－去乙酰－sinenxan A_1，6α－羟基－10－去乙酰sinenxan A_2，9α－羟基－10－去乙酰－sinenxan A_3。

药理实验表明紫杉醇对小鼠白血病P_{368}、P_{1534} L_{1210}、肉瘤180、Lewis肺癌、黑色素瘤B_{16}、瓦克癌瘤256和人体鼻咽癌KB细胞均有效。其作用是使纺锤体中毒而致有丝分裂停止或异常。对人体癌Hela细胞和小鼠成纤维细胞有显著的抑制作用。紫杉碱有降血糖作用。

本品性平，味淡。能利尿消肿，温肾通经。用于治疗肾脏病，糖尿病，肾炎浮肿，小便不利，淋病，月经不调，产后瘀血，痛经等症。内服3～6g，煎汤。小枝（去皮）9～15g。

松花粉 Pollen Pini

本品为松科植物马尾松 *Pinus massoniana* Lamb、油松 *P.tabulaeformis* Carr.或同属数种植物的干燥花粉。春季花刚开时采摘花穗，晒干，收集花粉，除去杂质。主产浙江、江苏、辽宁、吉林、湖北等地。

本品为淡黄色细粉。体轻，易飞扬，不沉于水，手捻有滑润感；油松花粉粒呈椭圆形至近球形，长4～7μm，高27～56μm，表面有细密颗粒状纹理，两侧各有一肾形气囊，气囊表面较光滑，稍向下可见花粉粒的四合体。

本品含脂肪油和色素，总灰分不得超过8.0%。

本品性温，味甘。能燥湿，收敛止血。用于湿疹，黄水疮，皮肤糜烂，脓水淋漓，外伤出血，尿布性皮炎。外用适量，撒敷患处。

思考题

1. 举例说明裸子植物类生药含有哪些类型化合物。
2. 麻黄的药用部位及基源植物的拉丁学名。
3. 麻黄理化鉴定的主要方法及其原理。
4. 麻黄、银杏叶、紫杉的主要化学成分及主要的药理作用。
5. 麻黄、银杏叶的主要功效。

（沈阳药科大学中药学院　包文芳）

第十四章

被子植物类生药

第一节　双子叶植物类生药

三白草科　Saururaceae

鱼腥草　Herba Houttuyniae

本品为三白草科植物蕺菜 *Houttuynia cordata* Thunb. 的干燥全草。夏季茎叶茂盛，花穗多时采割，除去杂质，晒干，扎成小把。主产浙江、江苏、湖北、湖南、四川等省区。

茎呈扁圆柱形，扭曲，长 20～35cm，直径约 0.2～0.4cm；表面淡红褐色至黄棕色，具纵棱数条，节明显，环状，伏地茎的节上有残存须根；质脆易断，断面纤维性。叶片极皱缩，展平后呈心形，叶片具明显小凹点；叶柄长 1～3cm，基部与托叶合生成鞘状。穗状花序顶生，黄棕色。蒴果卵圆形，内有种子多数。鱼腥气较弱，味微涩。

全草含挥发油约 0.05%，有效成分为鱼腥草素（即癸酰乙醛，decanoylacetaldehyde)、月桂醛（lauric aldehyde)，二者均有特异臭气；并含单萜烯化合物 *d*－柠檬烯（*d*－limonene)、α－蒎烯（α－pinene)、莰烯（camphene)、月桂烯（myrcene)、甲基正壬酮（methyl－*n*－nonylketone)、癸醛（capric aldehyde)、癸酸（capric acid)、含氧单萜化合物芳樟醇（linalool)、乙酸龙脑酯（bornyl acetate)、丁香烯（caryophyllene)；槲皮素（quercetin)、槲皮苷（quercitrin)、异槲皮苷（isoquercitrin)、瑞诺苷（reynoutrin)、金丝桃苷（hyperin)、阿夫苷（afzerin)、芸香苷（rutin）等黄酮类化合物及氯原酸（chlorogenic)、棕榈酸（palmitic acid)、亚油酸（linoleic acid)、油酸（oleic acid）和硬脂酸等。

本品性微寒，味辛。能清热解毒，消痈排脓，利尿通淋。用于肺痈吐脓，痰热喘咳，热痢，热淋，痈肿疮毒。干品用量 15～25g，不宜久煎；鲜品为 30～60g。外用适量。

鱼腥草具有抗菌、抗病毒、抗炎镇痛、镇咳、提高机体免疫作用。

桑科 Moraceae

火麻仁 Semen Cannabis

本品为桑科植物大麻 *Cannabis sativa* L. 的干燥成熟种子。秋冬果实成熟后，割取果穗或连茎割下，晒干，打下果实。主产黑龙江、辽宁、吉林、甘肃、四川、云南、江苏、浙江等地。

干燥果实呈扁卵圆形，长 4~5.5mm，直径 2.5~4mm。表面光滑，灰绿色至灰黄色，微有光泽，有微细的白色或棕色网纹，两侧各有 1 条浅色棱线，顶端略尖，基部有微凹的果柄痕。外果皮菲薄，内果皮坚脆，内有种子 1 枚，类圆形，绿色种皮常黏附在内果皮上，不易分离。胚弯曲，乳白色，子叶两枚，肥厚，富油性。气微，味淡。

种子含葫芦巴碱（trigonelline）、*L*－*d*－异亮氨酸甜菜碱［*L*－（*d*）－isoleucine betaine］。又含干性脂肪油约 30%，油的饱和脂肪酸为 10%，亚油酸 43%~58%、亚麻酸 14%~27%、油酸 13%~19%，还含 *N*－(对－香豆酰基)－酪胺［*N*－(*p*－coumaroyl）－tyramine］，大麻酚（cannabinol）及玉蜀黍嘌呤（zeatin）[1]。此外，火麻仁中尚含蛋白质、火麻仁球朊酶（edestinase）、植物酸钙镁（phytin）、木脂酰胺（lignanamide）、大麻黄酮甲、乙（cannflavin A，B）及赖氨酸、苏氨酸等 18 种氨基酸。

本品性平，味甘。能润燥滑肠，通便。主要用于血虚津亏，肠燥便秘，尚用于消渴，风痹，赤白痢疾，月经不调，疥疮。用量 9~15g。火麻仁有泻下、降压、抗癌作用。

桑白皮 Cortex Mori

本品为桑科植物桑 *Morus alba* L. 的干燥根皮。冬季采挖根部，洗净，趁新鲜时除去泥土与须根，刮去黄棕色栓皮，纵向剖开，以木捶轻击，使皮部与木心分离，剥取白皮，晒干。主产安徽、河南、浙江、江苏、湖南等省。

干燥根皮多呈扭曲的卷筒状、槽状或板片状，长短宽窄不一，厚 1~5mm。外表面淡黄白色或近白色，较平坦，偶有残留未除净的橙黄色或棕红色鳞片状栓皮；内表面黄白色或淡黄棕色，平滑，有细纵纹，或纵向裂开，露出纤维。体轻，质韧，纤维性强，难折断，纤维层易成片地纵向撕裂，撕裂时有白色粉尘飞扬。气微，味微甘。

本品含黄酮类衍生物：桑皮素（mulberin）、环桑皮素（cyclomulberrin）、桑皮色烯素（mulberrochromene）、环桑皮色烯素（cyclomulberrochromene）、桑黄酮（kuwanon）A~J，R，Q，V、桑白皮素（moracenin）、桑根酮（sanggenon）A~D、桑根皮素（morusin）；香豆精类：有伞形花内酯（umbelliferone）、东莨菪素（scopoletin）、5，7－羟基香豆素。其中东莨

苷素为桑白皮平喘、利尿的有效成分。尚含α-及β-香树精（α-，β-amyrin）、挥发油、多糖、β-谷甾醇（β-sitosterol）、软脂酸、鞣质及黏液质。

本品性寒，味甘。能泻肺平喘，利水消肿。用于肺热喘咳，面目浮肿，胀满气促，小便不利。用量6~12g。桑白皮有降压、利尿、导泻、抗血栓及镇静作用。最新研究证明，桑白皮水提取物具有降血糖作用。

桑寄生科　Loranthaceae

桑寄生　Herba Taxilli

本品为桑寄生科植物桑寄生 *Taxillus chinensis*（DC.）Danser 的干燥带叶茎枝。夏季砍下枝条，晒干。主产福建、广东、广西、云南等省区。

茎枝呈圆柱形，具分枝、枝痕、叶痕，长3~4cm，直径0.2~1.5cm；表面红褐色或灰褐色，并有细纵纹及多数细小凸起的棕色皮孔，嫩枝有的可见棕褐色茸毛；质坚硬，木质，断面不整齐，皮部薄，红棕色，易与木部分离，木部色较浅，射线明显，并可见年轮，中央有小形髓，暗棕色。叶片多卷曲，具短柄，展平后卵形或椭圆形，全缘，长3~8cm，宽2~5cm，表面黄棕色，革质，幼叶被细柔毛，先端钝圆，基部圆形。无臭，味淡微涩。

茎、枝、叶含槲皮素（quercetin）、扁蓄苷（avicularin）即槲皮素-3-阿拉伯糖苷（quercetin-3-arabinoside）。本品磷脂成分中含磷脂酰胆碱、磷脂酰乙醇胺、磷脂酸等。叶中还含 *d*-儿茶素（*d*-catechin）、槲皮苷（quercetrin）和金丝桃苷（hyperoside）。

本品性平，味苦、甘。能补肝肾，强筋骨，祛风湿，通经络，养血安胎。用于风湿痹痛，腰膝酸软，筋骨无力，崩漏经多，妊娠漏血，胎动不安，肝肾不足，高血压症。用量9~15g。药理实验表明桑寄生具有降压、舒张冠状动脉、利尿、抗菌及抗病毒作用。

槲寄生　Herba Visci

本品为桑寄生科植物槲寄生 *Viscum coloratum*（Komar.）Nakai 的干燥带叶茎枝。冬季采收，除去粗枝，阴干或晒干，扎成小把，或用沸水捞过，晒干。主产我国华北、东北各省区。陕西、甘肃、山东、河南、安徽、江苏、福建等省亦产。

茎枝呈圆柱形，长约30cm，直径0.3~1cm，常2~5叉状分枝，易由节处断落，节间长2~9cm；表面黄绿色、黄棕色或金黄色，有不规则纵斜皱纹，节部膨大，粗为1.5cm，节处有紫黑色环纹；体轻，质脆，易折断，断面不平坦，折断时有粉状物飞出，皮部黄色，较疏松，形成层环明显，木部色浅，有放射线纹理明显，射线类白色，髓小，较粗茎的髓往往偏向一侧。叶对生于枝梢，多脱落，无柄，叶片长椭圆状披针形，长2~7cm，宽0.5~1.5cm，先端钝圆，基部楔形，全缘；表面金黄色至黄绿色，叶片厚革质。无臭，味微苦，嚼之有黏性。

叶主含黄酮类化合物：槲寄生新苷（visoumneoside）Ⅰ、Ⅱ、Ⅲ、Ⅴ、Ⅵ、Ⅶ、黄槲寄生苷 A、B（flavoyadorinin A、B）、高黄槲寄生苷 B（homoflavoyadorinin B）、槲皮素（quercetin）、扁蓄苷（avicularin）即槲皮素 – 3 – 阿拉伯糖苷（quercetin – 3 – arabinoside）、鼠李秦素 – 3 – *O* – *β* – *D* – 葡萄糖苷、异鼠李秦素 – 3 – *O* – *β* – *D* – 葡萄糖苷、异鼠李秦素 – 7 – *O* – *β* – *D* – 葡萄糖苷、高圣草素 – 7 – *O* – *β* – *D* – 葡萄糖苷（homoeriodictyol – 7 – *O* – *β* – *D* – glucoside），其中，高圣草素 – 7 – *O* – *β* – *D* – 葡萄糖苷是槲寄生抗血小板活性因子的有效活性成分；茎、叶含三萜类化合物：β – 香树脂醇（β – amyranol）及其乙酸脂（β – amyrin acetate）和棕榈酸脂、β – 乙酰香树脂醇（β – acetylamyrin）、齐墩果酸（oleanolic acid）、羽扇豆醇（lupeol）、白桦脂酸（betulic acid）。尚含内消旋肌醇（mesoinositol）、槲寄生素（visin）、紫丁香苷（syringin）、花生油酸（arachidic acid）、肉豆蔻酸（myristic acid）、棕榈酸、琥珀酸及含量极高的水溶性果胶、超氧化物歧化酶（SOD）。

本品性平，味苦。能祛风湿，补肝肾，强筋骨，安胎，益血。用于风湿痹痛，腰膝酸软，胎动不安。用量 9 ~ 15g。槲寄生具降压、抗心律失常、增加冠脉流量、抗血小板凝聚、抗衰老及抗氧化作用。

思考题

1. 桑寄生、槲寄生的拉丁学名及药用部位。
2. 槲寄生的主要性状特征、主要化学成分与主要药理作用。

马兜铃科 Aristolochiaceae

*细辛 Herba Asari

(英) Asarum Chinese Wild Ginger

来源 本品为马兜铃科植物北细辛 *Asarum heterotropoides* Fr. Schmidt var. *mandshuricum* (Maxim.) Kitag.、汉城细辛 *A. sieboldii* Miq. var. *seoulense* Nakai 或华细辛 A. *sieboldii* Miq. 的干燥全草。前二种习称“辽细辛”。

植物形态 北细辛 多年生草本，高 10 ~ 30cm。根茎横走，生有多数细长的根，有辛香。叶 1 ~ 3 片，心形或肾状心形，长 5 ~ 12cm，宽 6 ~ 15cm，顶端短锐尖或钝尖，基部深心形，两侧圆耳状，全缘，两面疏生短柔毛或近于无毛；叶柄长 5 ~ 18cm。花单生于叶腋，接近地面，花被筒壶状，紫色，顶端 3 裂，三角阔卵圆形，褐红色，先端急尖，由基部向外反卷；雄蕊 12，花丝与花药等长；子房半下位，花柱 6。蒴果肉质，半球形。种子卵状锥形，种皮硬，被黑色肉质假种皮。花期 5 月，果期 6 月（图 14 – 1）。

生于山谷溪边、林下阴湿处。分布于东北各省及山东、山西、河南、陕西。

汉城细辛　形态与北细辛相似，特点是叶多为2，表面散生短毛，背面密生较长的毛，叶柄有毛；花被裂片由基部开展。

生于针叶林及混交林下稍阴湿处。分布于东北地区鸭绿江附近。

华细辛　与上种相似，唯根茎较长，节间短。叶1~2片，肾状心形，先端渐尖，长7~14cm，宽6~11cm，两面疏生短柔毛；叶柄长10~15cm。花被质厚，筒部扁球形，裂片3，广卵状心形或广卵形，先端渐尖或急尖，暗紫色，平展而不反卷，花丝长于花药近1.5倍。蒴果近球形。

生于山谷溪边、林下、岩石旁等阴湿处。分布于黑龙江、吉林、辽宁、山东、陕西、安徽、浙江、江西、河南等地。

采制　夏季果熟时或初秋采挖，除去泥土，阴干。

产地　北细辛与汉城细辛主产于辽宁、吉林、黑龙江，产量大，销全国并出口。华细辛主产于陕西、河南、山东、浙江等省，产量少。

性状　北细辛　多数十颗扎成为一小把，常卷缩成团。根茎呈不规则圆柱形，有短分枝，长1~10cm，直径0.2~0.4cm；表面灰棕色，粗糙，有环节，节间长0.2~0.3cm，分枝顶端有碗状的茎痕。根细长，密生节上，长10~20cm，直径约0.1cm；表面灰黄色，有

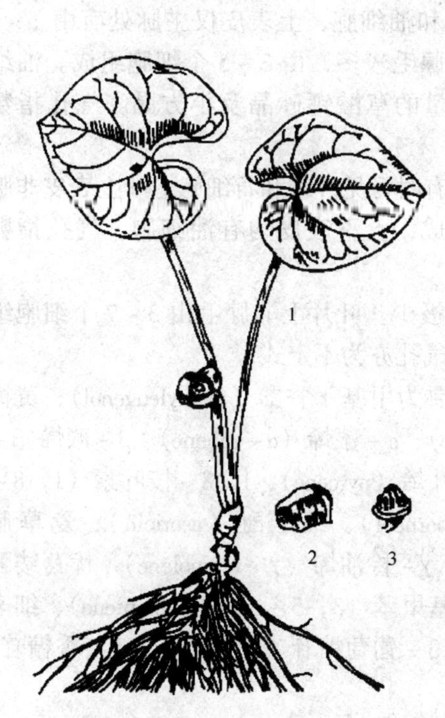

图14-1　北细辛

1．全草　2．一个花被片（示反卷情况）
3．去花被示雄蕊及雌蕊

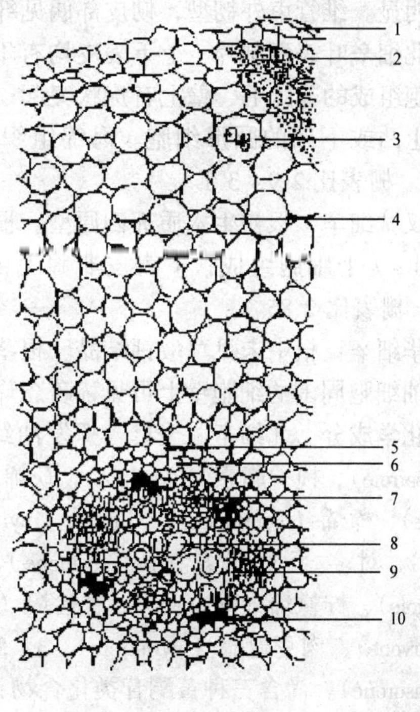

图14-2　北细辛（根）横切面

1．表皮　2．下皮　3．油细胞　4．皮层
5．内皮层　6．中柱鞘　7．韧皮部　8．后生木质部
9．形成层　10．原生木质部

纤细须根，平滑或具纵皱纹；质脆，易折断，断面平坦，黄白色。根茎上有基生叶1～3枚，具长柄，表面光滑或有纵纹；叶片多皱碎，完整者呈心形或肾状心形，长4～10cm，宽6～12cm，全缘，先端短尖或钝，基部深心形，表面淡绿色。有时可见花，花多皱缩，钟形，暗紫色，花被裂片由基部反卷与花被筒几乎全部贴生。果实半球形。气香而强烈，味辛辣，麻舌。

汉城细辛　根茎直径0.1～0.5cm，节间长0.1～1cm。基生叶多为2，叶柄有毛，叶片较厚，花被裂片开展。果实半球形。

华细辛　与北细辛相似，唯根茎长5～20cm，直径0.1～0.2cm，节间长0.2～1cm。基生叶1～2，叶片较薄，心形，先端渐尖。花被裂片开展。果实近球形。香气及辛辣味较弱，而麻木的烧灼感较强。

显微特征　北细辛　根横切面下皮为一列类方形或类长方形细胞，外侧常残留表皮细胞，后生表皮细胞内有草酸钙小方晶。皮层宽大，薄壁细胞充满细小类球形淀粉粒；散有油细胞，偶见草酸钙小方晶；内皮层明显，可见凯氏点；较粗的根中有时可见石细胞。中柱鞘为1列薄壁细胞，维管束次生组织不发达，初生木质部四原型，韧皮部束4个，与木质部间隔排列，形成层隐约可见图（14－2）。

根茎横切面表皮内侧有1～2列板状增厚的厚角组织。皮层散有油细胞和石细胞；内皮层明显。维管束外韧型，韧皮部偶见纤维，木质部内侧有纤维。髓部有时可见石细胞。

北细辛叶表面制片　上下表皮均有不定式气孔和油细胞，上表皮仅主脉处有由1～4个细胞组成的非腺毛，壁上有疣状突起；下表皮非腺毛较多，由3～5个细胞组成。油细胞为上凸或下凹的圆形细胞。海绵组织中含有少量的草酸钙砂晶及小方晶。气孔指数13.96。栅表比2.9～3.1。

汉城细辛　根初生木质部四原型。根茎近髓部有时可见纤维和石细胞。叶上表皮非腺毛由1～7个细胞组成；下表皮非腺毛由4～7组成；上下表皮均有油细胞。气孔指数18.0。栅表比2.85。

华细辛　根中未见草酸钙结晶。根茎中石细胞极少。叶片上非腺毛由3～7个细胞组成，油细胞周围的细胞壁上可见稀疏念珠状增厚。气孔亦为不定式。

化学成分　北细辛　全草含挥发油约3%，主要为甲基丁香酚（methyleugenol）、黄樟醚（safrole）、榄香脂素（elemicin）、莰烯（camphene）、α－蒎烯（α－pinene）、β－蒎烯(β－pinene)、樟烯（camphene）、月桂烯（myrcene）、香叶烯（nyrcene）、1，8－桉叶素（1，8－cineol)、对－聚伞花素（*p*－cymene）、龙脑（borneol）、细辛醚（asoricin）、爱草脑(etragole)、柠檬烯（limonene）、香桧烯（sabinene）、γ－桧油烯（γ－tepinolene）、优葛缕酮(encarvone)、肉豆蔻醚（myristicin）、3，5－二甲氧基甲苯（3，5－dimethoxybeniene）、细辛脑（asorone）。尚含三种黄酮苷类化合物：山萘酚－3－葡萄糖苷、山萘酚－3－芸香糖苷、山萘酚－3－龙胆二糖苷。

北细辛的非挥发性成分有去甲乌头碱、卡枯醇（kakuol）、*l*－细辛脂素（*l*－asarinin）、*l*－芝麻素（*l*－sesamin）、*N*－异丁基十二碳四烯酰胺。

汉城细辛　全草含挥发油1.0%。主要含细辛醚（asaricin）、黄樟醚（safrole）、甲基丁香酚（methyleugenol）、优葛缕酮（eucarvone）、肉豆蔻醚（myristicin）、爱草脑（estragole）、α－及β－蒎烯（pinene）、1，8－桉叶素（1，8－cineol）、乙酸龙脑脂（bornyl acetate）、α－

羟基 - 对聚伞花素（*p* - cymen - α - ol）等。

华细辛　全草含挥发油 2.6%。主含 α - 侧柏烯（α - thujene）、月桂烯（myrcene）、α - 松油醇（α - terpineol）、黄樟醚（safrole）、对 - 聚伞花素（*p* - cymene）、细辛醚（asaricin）、柠檬烯（limonene）、松油烯 - 4 - 醇（terpinen - 4 - ol）、α - 松油醇（α - terpineol）、*l* - 细辛素（*l* - asorinin）、细辛脂素、细辛酮（asarylketone）等。

理化鉴定　取本品粉末 1g，加乙醚 5ml，浸取 15min 时振摇，滤过，取滤液 1ml 至蒸发皿中蒸干，待乙醚挥散后加 1% 香草醛硫酸试液，溶液由浅棕色变成深棕色。（检查挥发油）

品质优良度

1．均以根灰黄、叶绿、干燥、味辛辣而麻舌者为佳。

2．本品含挥发油不得少于 2.0%（ml/g）。

药理作用

1．镇静催眠作用　细辛有明显的中枢抑制作用，小剂量给药，可使动物安静、驯服、自主活动明显减少，大剂量可使动物出现睡眠。其作用与巴比妥类药物相似，且有明显的抗惊厥作用。与镇静类药物同用，显示极强的协同戊巴比妥钠的催眠作用，可显著延长硫苯妥钠的睡眠时间，加强氯丙嗪的中枢抑制作用。

2．解热镇痛作用　细辛乙醇提取物及挥发油有解热镇痛作用，其镇痛强度与安替匹林相似。煎剂灌胃，对小鼠也有镇痛作用。细辛单味或复方煎水漱口可治牙痛。

3．麻醉作用　细辛煎剂能可逆性地阻断坐骨神经的冲动传导，显示出良好的阻滞麻醉效应，其效果与 1% 普鲁卡因接近。

4．抗炎作用　细辛挥发油能显著性地预防大鼠佐剂性关节炎的原发病变，对继发性病变也有明显的治疗作用。腹腔注射细辛挥发油，可抑制大鼠棉球肉芽肿形成。

5．解痉和抗过敏作用　细辛挥发油能松弛组胺、乙酰胆碱等引起的气管痉挛，使肺灌流量先呈短暂降低，而后持续增加，在所增加量和持续时间上，均与异丙肾上腺素作用相似。细辛水及乙醇提取物能使速发性变态反应总过敏介质释放量减少 40% 以上，具有良好的抗过敏及变态反应作用。

6．抑菌作用　辛醇浸剂及挥发油对革兰阳性菌、枯草杆菌、金黄色葡萄球菌、痢疾杆菌及伤寒杆菌有抑制作用，对核黄曲霉菌、白色念珠菌等 16 种真菌有抗菌作用。煎剂对结核杆菌及伤寒杆菌有抑制作用。

7．强心作用　细辛醇提取液及挥发油和其他有效成分（如消旋去甲乌药碱），具有强心、扩张血管、松弛平滑肌，可提高机体代谢功能，增强脂质代谢及升高血糖等，类似肾上腺素能 β 兴奋剂样的广泛生理作用。

8．对呼吸系统的作用　细辛挥发油对组胺或乙酰胆碱致痉的支气管平滑肌有非常显著的松弛作用，且其抗组胺作用较乙酰胆碱强。大剂量初可兴奋呼吸，继而抑制呼吸。

功效　性温，味辛。能祛风散寒，通窍止痛，温肺祛痰。用于风寒感冒，鼻塞，头痛，牙痛，风湿痹痛，痰饮喘咳。用量 1～3g。外用治牙痛，煎水含漱。

本品不宜与藜芦同用。

思考题

1. 细辛的原植物拉丁学名。
2. 细辛的主要性状特征与主要显微特征。
3. 细辛的主要化学成分与理化鉴定。
4. 细辛的主要功效与主要药理作用。

*蓼科 Polygonaceae

草本，有时亚灌木或稍木质藤本，茎常于节部膨大。单叶互生，全缘；膜质托叶鞘状。花常两性，有时单性异株，多排成穗状、总状或圆锥花序；花被裂片 3~6，多宿存；雄蕊多 3~9，与花被片对生；子房上位，心皮 2~3，合生成 1 室，胚珠 1 颗，花柱 2~4，分离或基部合生，柱头增大或头状或裂为丝状或流苏状。瘦果双凸镜形、三棱形或近圆形，全部或部分包藏于宿存的花被内。种子 1 颗，胚乳富含淀粉。

本科有 40 属，800 种。全球分布，主产北温带。我国有 15 属，约 228 种。主要的属有蓼属（*Polygonum*）、大黄属（*Rheum*）、酸模属（*Rumex*）等。重要的生药有大黄、何首乌、虎杖、拳参、金荞麦、蓼大青、辣蓼和萹蓄等。

本科植物常具匍匐根茎或肥大的根茎。叶多为异面型，腺毛广泛分布，有时聚生在叶柄的凹陷处，形成花外蜜腺；蓼属植物的叶常有分泌细胞或分泌腔，呈透明点状。茎的表皮下常有机械组织，有的还有小型维管束；木栓组织常发生于表皮下；中柱鞘有厚壁组织，连续成环或成纤维束存在。草酸钙簇晶多见，偶见方晶。

本科植物普遍含有鞣质及各种苷类。蒽醌类化合物广泛存在大黄属、酸模属、蓼属等，这类成分具有抗菌、促进肠管蠕动、泻下等作用，并可治疗气管炎及抑制癌细胞，如大黄酸、大黄素等。黄酮类成分分布也较广，如荞麦属（*Fagopyrum*）含有较大量的芸香苷类成分。在蓼属和大黄属中，还含有芪类成分，如食用大黄苷（rhaponticin）有类似雌性激素的作用。

*何首乌 Radix Polygoni Multiflori

（英）Fleeceflower Root

来源 本品为蓼科植物何首乌 *Polygonum multiflorum* Thunb. 的干燥块根。

植物形态 多年生缠绕草本。根细长，末端膨大呈不整齐的块根。茎基部略呈木质。单叶互生，具长柄；叶片卵状心形，长 5~7cm，宽 3~5cm，两面无毛；托叶鞘短筒状，膜质。圆锥花序顶生或腋生；花多数，细小；花被绿白色，5 深裂，裂片大小不等，外轮 3 片背面有翅；雄蕊 8，短于花被；雌蕊 1，花柱 3 裂。瘦果 3 棱形，黑色，包于翅状花被内。

花期8~10月，果期10~11月（图14-3）。

生于山坡灌木丛中或路旁。分布于山西、河南、陕西、湖北、广东、贵州、四川、江苏等省。

采制 秋末至早春未发芽前，采挖块根，洗净泥土，削去须根和头尾，大个者切成数块和厚片，晒干。生用，或用黑豆汁拌匀，炖或蒸成制首乌。

产地 主产河南、湖北、广西、广东、贵州、江苏等地。

性状 呈团块状或不规则纺锤形，长6~15cm，直径4~12cm。表面红棕色或红褐色，有不规则皱纹、纵沟和横长皮孔。体重，质坚实，不易折断；断面黄棕色，有粉性；皮部散列4~11个类圆形异型维管束，形成“云锦状花纹”；中央木部较大，有的呈木心。气微，味微苦而甘、涩。

以体重，质坚实，粉性足者为佳。

制首乌为不规则皱缩状的块片，厚约1cm。表面黑褐色或棕褐色，凹凸不平。质坚硬，断面角质样，棕褐色或黑色。气微，味微甘而苦涩。

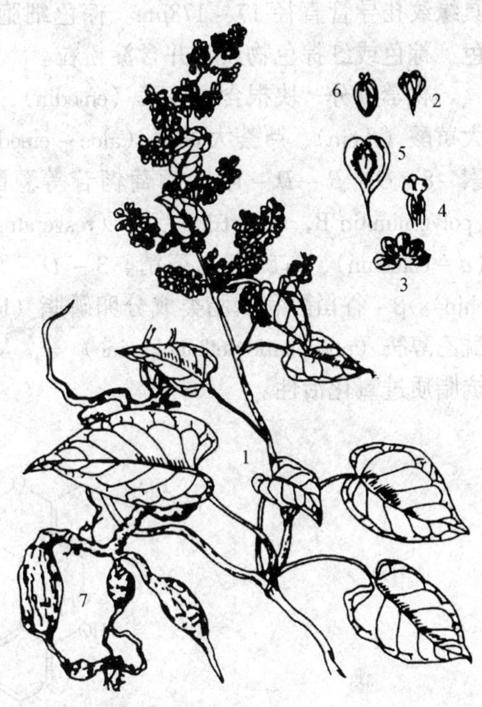

图14-3 何首乌

1．上部植株 2．花 3．雄蕊着生状态 4．雌蕊 5．瘦果 6．幼嫩瘦果 7．块根

显微特征 块根横切面 木栓层为数列细胞，含红棕色物质。皮部较宽，散有4~11个类圆形异型维管束，为外韧型。中央维管束形成层成环，木质部导管较少，周围有管胞及少数木纤维。薄壁细胞含淀粉粒和草酸钙簇晶（图14-4）。

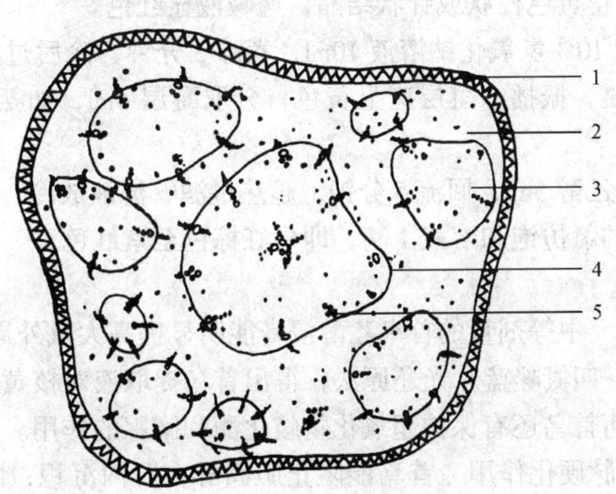

图14-4 何首乌（块根）横切面简图

1．木栓层 2．皮层 3．异型维管束 4．形成层 5．木质部

粉末 黄棕色。淀粉粒众多，单粒呈球形或半球形，直径4~50μm，脐点人字形、星状或三叉状，层纹不明显；复粒由2~9分粒组成。草酸钙簇晶众多，直径10~110μm。

具缘纹孔导管直径 17 ~ 178μm。棕色细胞类圆形或椭圆形，壁稍厚，胞腔内充满淡黄棕色、棕色或红棕色物质，并含淀粉粒。

化学成分 块根含大黄素（emodin）、大黄酚（chrysophanol）、大黄素甲醚（physcion）、大黄酸（rhein）、芦荟大黄素（aloe – emodin）、大黄酚蒽酮（chrysophanol anthrone）和大黄素 – 8 – *O* – *β* – *D* – 吡喃葡萄糖苷等蒽醌类化合物。还含有何首乌乙素和何首乌丙素（polygonimitin B，C）、白藜芦醇（resveratrol）、云杉新苷（piceid）、没食子酸、右旋儿茶精（*d* – catechin）、右旋表儿茶精、3 – *O* – 没食子酰左旋儿茶精（3 – *O* – galloyl – l – catechin）、β – 谷甾醇和磷脂类成分卵磷脂（lecithin）、磷脂酰胆碱（phosphatidylcholine）、磷脂酰乙醇胺（phosphatidylethanolamine）等。从中还分得 2 个新的二苯乙烯苷，他们有很强的抗脂质过氧化活性。

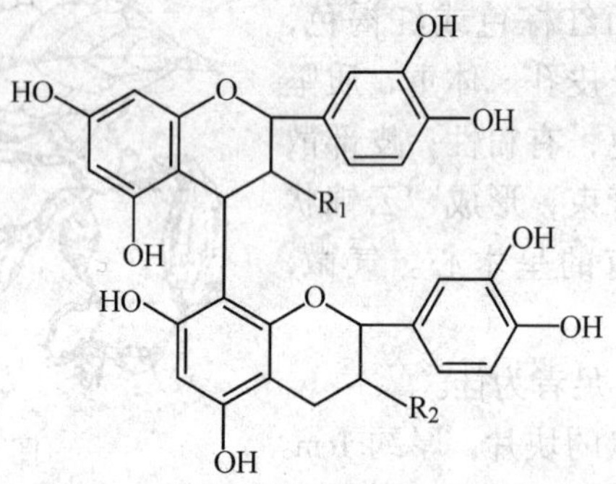

	R_1	R_2
3-*O*-没食子酰原矢车菊苷元 B_1	α-*O*-gallolyl	β-OH
3，3′-*O*-双没食子酰原矢车菊苷元 B_2	α-*O*-galloyl	α-*O*-galloyl

理化鉴定

1．粉末微量升华得黄色柱状或针状结晶，遇碱液显红色。

2．粉末 0.1g，加 10%氢氧化钠溶液 10ml，煮沸 3 分钟，冷后过滤，取滤液加盐酸使成酸性，再加等量乙醚，振摇，醚层应显黄色，分取醚层 4ml，加氨试液 2ml，振摇，氨液层显红色。

3．粉末 0.2g，加乙醇 5ml，回流 5 分钟，趁热过滤，滤液放冷，取滤液 2 滴置蒸发皿内蒸干，加三氯化锑的氯仿饱和溶液 1 滴，即显红棕色至紫红色。

药理作用

1．延缓衰老作用　中等剂量的首乌乙醇浸膏能明显提高大鼠外周淋巴细胞 DNA 损伤的修复能力。用 NBT（四氮唑蓝）光还原法，得出首乌提取液对核黄素产生的 O_2^- 自由基有明显的清除作用。何首乌还有保护超氧化物歧化酶和胸腺的作用。

2．降血脂及抗动脉硬化作用　首乌能阻止胆固醇在肝内沉积，降低血清胆固醇。制首乌中的 2，3，5，4′ – 四羟基二苯乙烯 – 2 – *O* – （6″ – *O* – *α* – *D* – 吡喃葡糖） – *β* – *D* – 吡喃葡糖苷具有较强的抑制血管平滑肌细胞增殖活性。

3．对肝的作用　何首乌对过氧化玉米油所致的大鼠的脂肪肝和肝功能损害、肝脏过氧化脂质含量上升、血清丙氨酸转氨酶及天冬氨酸转氨酶升高等均有显著的对抗作用。

4．对消化系统的作用　首乌浸膏和大黄酚均可促进动物肠管运动。制首乌的泻下作用较生首乌弱。

5．抗菌作用　体外实验表明，何首乌及其炮制品的水煎液对金黄色葡萄球菌、白色葡萄球菌、福氏痢疾杆菌等均有抑制作用。

6．其他作用　首乌具有拮抗4－硝基喹啉－1－氧化物诱发的正向突变和回复突变的作用。用小鼠跳台实验以及胆碱酯酶活力测定的方法，得出大黄素－8－*O*－*β*－*D*－吡喃葡萄糖苷能提高正常小鼠学习记忆功能，对东莨菪碱所致学习记忆障碍具防护作用。何首乌所含卵磷脂为构成神经组织的成分，并可促进红细胞的生长发育。

功效　性温，味苦、甘、涩。生首乌能解毒，消痈，润肠通便。用于肠燥便秘，疮痈，高脂血症，淋巴结核。制首乌能补肝肾，益精血，乌须发，壮筋骨。用于眩晕耳鸣，须发早白，腰膝酸软，肢体麻木，神经衰弱，高脂血症。用量6～12g。大便溏泄及有湿痰者忌服。

*大黄　Radix et Rhizoma Rhei

（英）Rhubarb

来源　本品为蓼科植物掌叶大黄 *Rheum palmatum* L.、唐古特大黄 *Rh. guticum* Maxim. *ex Balf*.、药用大黄 *Rh. officinale* Baill. 的干燥根及根茎。

植物形态　掌叶大黄　多年生高大草本，高达2m。根及根茎肥厚，黄褐色。茎直立，光滑无毛。基生叶宽卵形或近圆形，长、宽达40cm，掌状3～7中裂，每一裂片有时再羽裂或具粗齿，基部略呈心形，叶柄长，粗壮；茎生叶较小，互生，具短柄；托叶鞘大，膜质。圆锥花序大形，具多次分枝；花小，红紫色；花被片6，2轮；雄蕊9；花柱3。瘦果具3棱，沿棱有翅。花期6～7月，果期7～8月（图14－5）。

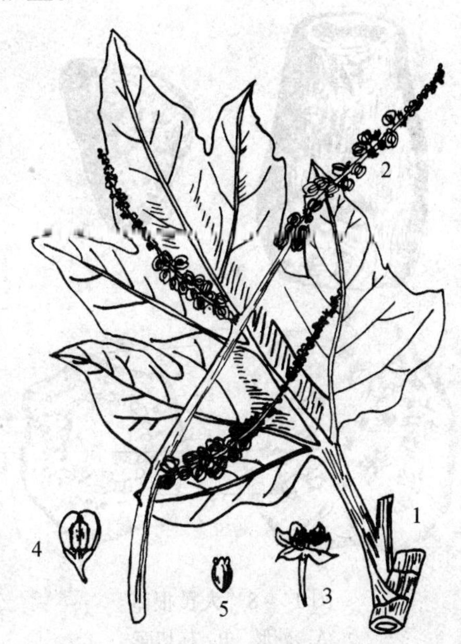

图14－5　掌叶大黄

1．叶枝　2．花序　3．花

4．果实　5．幼嫩的瘦果

药用大黄　形态与掌叶大黄相似，但叶片掌状浅裂，裂片大齿形或宽三角形；花较大，黄白色（图14－6）。

唐古特大黄　与掌叶大黄相似，但叶片掌状深裂，裂片通常窄长，呈三角状披针形或窄线形（图14－7）。

生于山地林缘或草坡较阴湿处。野生或栽培。掌叶大黄分布于陕西、甘肃、青海、四川、云南、西藏等省。唐古特大黄分布于甘肃、青海、西藏等省。药用大黄分布于湖北、四川、云南等省。

采制　秋末茎叶枯萎或次春发芽前采挖，除去细根，刮去外皮，切成瓣或段，用绳穿成串干燥或直接干燥。

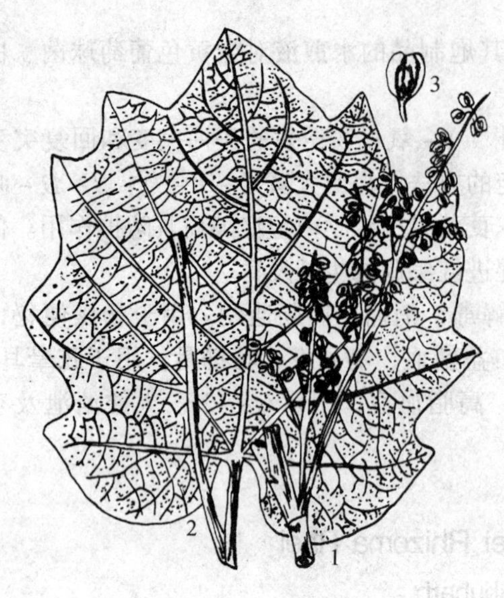

图 14-6 药用大黄

1. 果枝 2. 叶 3. 果实

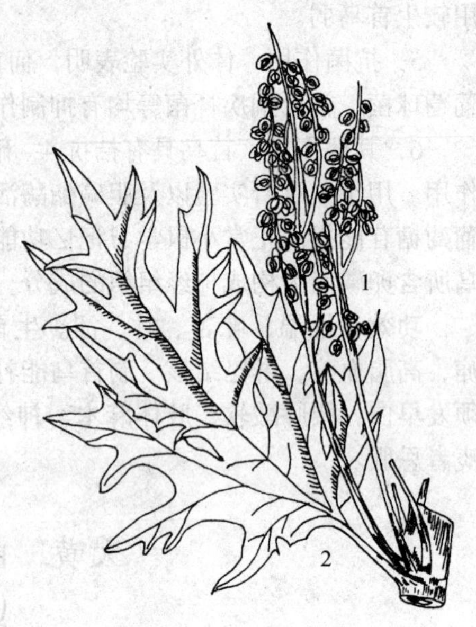

图 14-7 唐古特大黄

1. 果枝 2. 叶

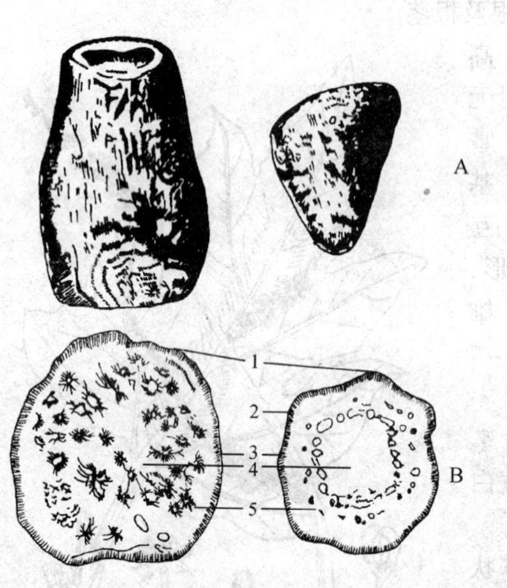

图 14-8 大黄根茎

A. 外形 B. 横切面

1. 形成层 2. 韧皮部

3. 正常木质部 4. 髓 5. 星点

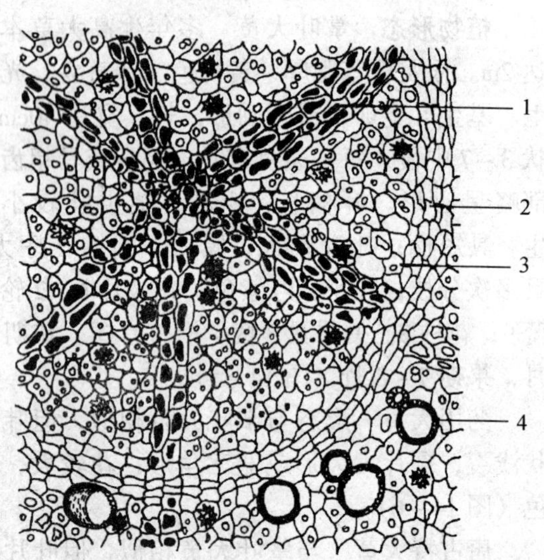

图 14-9 掌叶大黄（根茎）的星点

1. 射线 2. 形成层 3. 韧皮部 4. 导管

产地 掌叶大黄和唐古特大黄主产于甘肃、青海、西藏、四川等地，二者商品均称“西大黄”、“北大黄”。药用大黄主产于四川、贵州、云南、湖北、陕西等地，商品称“南大黄”、“川大黄”。

性状 呈类圆柱形、圆锥形、卵圆形或不规则块状，长 3~17cm，直径 3~10cm。除尽外皮者表面黄棕色至红棕色，有的可见类白色网状纹理，残留的外皮棕褐色，多具绳孔及粗皱纹。质坚实，有的中心稍松软，断面淡红棕色或黄棕色，颗粒性；根茎髓部宽广，有多数星点环列或散在；根木部发达，具放射状纹理，形成层环明显，无星点。气清香，味苦而微涩，嚼之黏牙，有砂粒感，唾液染成黄色。

显微特征 横切面 根木栓层及皮层大多已除去。韧皮部筛管群明显；薄壁组织发达。形成层成环。木质部射线较密，宽 2～4 列细胞，内含棕色物；导管非木化，常一至数个相聚，稀疏排列。薄壁细胞含草酸钙簇晶，并含多数淀粉粒（图 14－8）。

根茎髓部宽广，其中常见黏液腔，内有红棕色物；异型维管束散在，形成层成环，木质部位于形成层外方，韧皮部位于形成层内方，射线呈星状射出（图 14－9）。

粉末 黄棕色。草酸钙簇晶众多，直径 20～160μm。具缘纹孔导管、网纹导管、螺纹导管和环纹导管非木化，直径可达 160μm。淀粉粒大多圆球形，直径 3～45μm，脐点常呈星状、十字状；复粒由 2～10 分粒组成（图 14－10）。

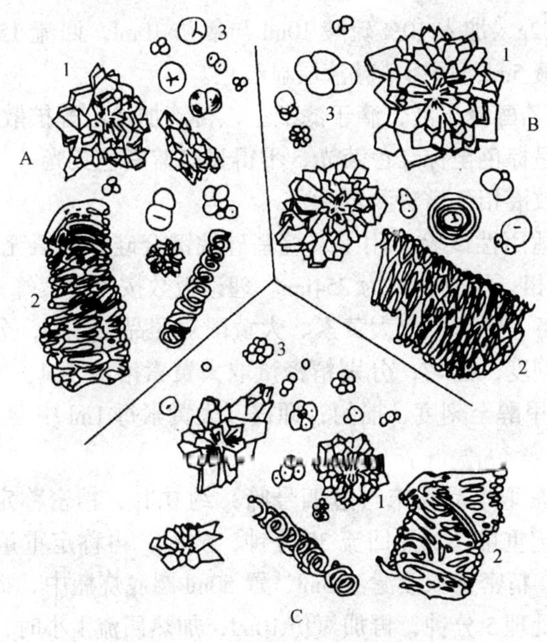

图 14－10 大黄粉末

A. 掌叶大黄 B. 药用大黄 C. 唐古特大黄

1. 草酸钙结晶 2. 导管 3. 淀粉粒

化学成分 大黄根及根茎主要含有蒽醌类化合物。游离蒽醌类化合物有大黄酸（rhein）、大黄素（emodin）、芦荟大黄素（aloe－emodin）、大黄酚（chrysophanol）、大黄素甲醚（physcion）等。结合蒽醌类化合物有大黄素甲醚－8－葡萄糖苷、芦荟大黄素－8－葡萄糖苷、大黄酚－1－葡萄糖苷、大黄酚－8－葡萄糖苷、大黄素－1－葡萄糖苷、大黄素－8－葡萄糖苷、大黄酸－8－葡萄糖苷和大黄酸双葡萄糖苷（rheinoside）A，B，C，D 及双蒽酮苷番泻苷（sennoside）A，B，C，D，E，F 等。又含有食用大黄苷（rhaponticin）、4′－*O*－甲基云杉新苷（4′－*O*－methyl－piceid）、3，4′，5－三羟基芪－4′－*O*－*β*－*D*－葡萄糖苷（3，4′，5－trihydroxystilbene－4′－*O*－*β*－*D*－glucopyranoside）、白藜芦醇－4′－*O*－*β*－*D*－（6″－*O*－没食子酰）葡萄糖苷（resveratrol－4′－*O*－*β*－*D*－（6″－*O*－galloyl）－glucopyranoside）、胡萝

卜苷（daucosterol）、6 - cinnamoylisolindleyin、4 -（4′ - 羟基）苯基 - 丁酮 - 2（rheosmine）、*D* - 山梨糖醇（*D* - sorbitol）、没食子酸（gallic acid）、右旋儿茶精（*d* - catechin）、左旋表儿茶素 - 3 - *O* - 没食子酸酯和没食子酰葡萄糖（glucogallin）等。

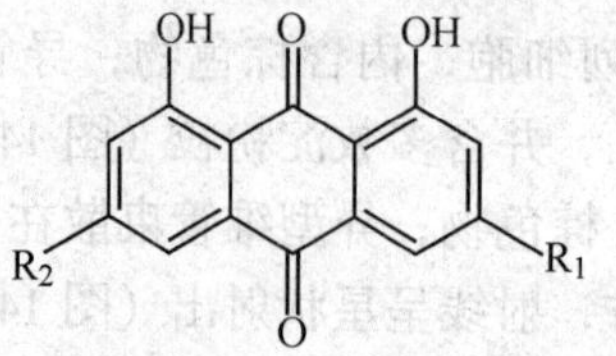

	R_1	R_2
大黄酚	CH_3	H
大黄素	CH_3	OH
芦荟大黄素	CH_2OH	H
大黄酸	COOH	H
大黄素甲醚	CH_3	OCH_3

理化鉴定

1．取本品粉末少量进行微量升华，可见黄色针状或羽状结晶，结晶加氢氧化钾（钠）试液或氨水，溶解并显红色。

2．取本品粉末0.2g，加入10%硫酸10ml与氯仿10ml，回流15分钟，放冷，分取氯仿层，加氢氧化钠试液5ml，振摇，碱液层显红色。

3．取本品粉末的乙醇浸出液，滴于滤纸上，再滴加稀乙醇扩散后呈黄色至淡棕色环，置紫外光灯下观察，呈棕色至棕红色荧光，不得显亮蓝紫色荧光。

含量测定 照高效液相色谱法测定。

色谱条件与系统适用性试验 用十八烷基硅烷键合硅胶为填充剂；甲醇 - 0.1%磷酸溶液（85:15）为流动相；检测波长为254nm。理论板数按大黄素峰计算应不低于1500。

对照品溶液的制备 精密称取大黄素、大黄酚对照品各5mg，分别置于50ml量瓶中，用甲醇溶解并稀释至刻度，摇匀；分别精密量取大黄素溶液1ml、大黄酚溶液2ml，分别置于25ml量瓶中，加甲醇至刻度，摇匀，即得（大黄素每1ml中含4μg，大黄酚每1ml中含8μg）。

供试品溶液的制备 取本品粉末（过四号筛）约0.1g，精密称定，置50ml锥形瓶中，精密加甲醇25ml，称定重量，加热回流30分钟，放冷，再称定重量，再用甲醇补足减失的重量，摇匀，滤过，精密量取续滤液5ml，置50ml圆底烧瓶中，挥去甲醇，加2.5mol/L硫酸溶液10ml，超声处理5分钟，再加氯仿10ml，加热回流1小时，冷却，移置分液漏斗中，用少量氯仿洗涤容器，并入分液漏斗中，分取氯仿层，酸液用氯仿提取2次，每次约8ml，合并氯仿液，以无水硫酸钠脱水，氯仿液移至100ml锥形瓶中，挥去氯仿，残渣精密加甲醇10ml，称定重量，置水浴中微热溶解残渣，放冷后，再称定重量，用甲醇补足减失的重量，摇匀，滤过，取续滤液，即得。

测定法 分别精密吸取上述两种对照品溶液与供试品溶液各5μl，注入液相色谱仪，测定，即得。

品质优良度

1．三种大黄均以质坚实，气清香，味苦而微涩者为佳。

2．按干品计，含大黄素（$C_{15}H_{10}O_5$）和大黄酚（$C_{15}H_{10}O_4$）的总量不得少于0.50%。

药理作用

1．泻下作用 大黄致泻的主要作用部位在大肠，致泻的主要成分为蒽醌苷，其中以番泻苷的作用最强，游离型蒽醌化合物泻下作用较弱。

2．抗病原微生物作用　大黄对葡萄球菌、大肠杆菌、变形杆菌、沙门氏杆菌、芽胞杆菌、乳杆菌、脑膜炎球菌、马拉色菌、痢疾杆菌、绿脓杆菌、白色念珠菌等均有一定的抑制作用。抑菌的主要成分是大黄酸、大黄素和芦荟大黄素等。大黄醇提取液在小鼠体内有抗柯萨奇病毒 B_3 和单纯疱疹病毒作用。

3．抗肿瘤作用　大黄素对人卵巢癌 HO－8910PM 细胞有一定的毒性。大黄酸对人口腔鳞癌 KB，人肝癌 BEL－7402 和人乳腺癌 MCF－7 细胞有一定的增殖抑制作用。大黄素能够通过诱导细胞内活性氧的产生，引起细胞脂质过氧化，抑制肝癌细胞的增殖。

4．抗炎作用　大黄可防止内毒素进入肺组织，抑制肺内中性粒细胞积聚和 TNFα 释放，减轻肺的炎性反应。大黄素可明显抑制大鼠胰酶及 TNFα、IL－6 的释放，并且诱导已受损的不可恢复的腺泡细胞凋亡，对大鼠重症胰腺炎有治疗作用。

5．对肝的作用　大黄酸和大黄素具有抗肝纤维化作用。芦荟大黄素能显著抑制 CCl_4 所致谷丙转氨酶（ALT）和脂质过氧化物丙二醛（MDA）水平的上升，提高谷胱甘肽－S 转移酶（GSH）水平及细胞存活率，对 CCl_4 损伤的原代培养大鼠肝细胞有显著保护作用。

6．对肾的作用　大黄可显著抑制纤维连接素的产生，抑制肾小球系膜区的扩张，保护肾功能。大黄素可抑制血管紧张素Ⅱ（AngⅡ）诱导的人肾成纤维细胞（KFB）增殖和Ⅰ型胶原表达，对预防肾间质纤维化可能起重要作用。大黄提取物对糖尿病肾病具有一定的治疗作用。

7．对心血管系统和血液的作用　大黄可改善血管脆性，促进血小板增加，缩短凝血时间，还具有抗血小板聚集和红细胞聚集，改善红细胞流变状态的作用。大黄素对心肌细胞内钙具有双向调节作用，通过此调节而发挥治疗心脏疾病的作用。

8．其他作用　大黄能清除 O_2^-、H_2O_2 和其他活性氧，抑制脂质过氧化，拮抗自由基损伤，保护脑、心、肝、肾、胃肠等作用。大黄能促进胆汁分泌，胆囊收缩，胆道括约肌松弛，因而起利胆退黄作用。

功效　性寒，味苦。能泻热通肠，凉血解毒，逐瘀通经。用于实热便秘，积滞腹痛，泻痢不爽，湿热黄疸，血热吐衄，目赤，咽肿，肠痈腹痛，痈肿疔疮，瘀血经闭，跌扑损伤，外治烫伤。用量 3～30g，用于泻下不宜久煎。外用适量。孕妇慎用。

虎杖　Rhizoma Polygoni Cuspidati

为蓼科植物虎杖 *Polygonum cuspidatum* Sieb.et Zucc. 的干燥根茎和根。春秋二季采挖，除去须根，洗净，趁鲜切成段或厚片，晒干。主产江苏、浙江、安徽、四川、贵州等地。

本品呈圆柱形小段或块片，长 1～7cm，直径 0.5～2.5cm。外皮棕褐色，有纵皱纹及须根痕，根茎节明显。质坚硬，不易折断；断面皮部较薄，棕褐色，易于木部分离；木部宽广，棕黄色；射线呈放射状；根茎中央髓部有隔，或空洞状。气微，味微苦、涩。

本品主含蒽醌类化合物，如大黄素（emodin）、大黄酚（chrysophanol）、大黄素－6－甲醚（physcion）、大黄酸（rhein）、大黄素－6－甲醚－8－*β*－*D*－葡萄糖苷、大黄素－8－*β*－*D*－葡萄糖苷、大黄素－8－甲醚（questin）、6－羟基芦荟大黄素（citreorosein）、6－羟基芦荟大黄素－8－单甲醚等。又含白黎芦醇（resveratrol）、迷人醇（fallacinol）、儿茶精（catechin）、原儿茶酸（protocatechuic acid）、2，5－二甲基－7－羟基色原酮、7－羟基－4

-甲氧基-5-甲基香豆素、决明松-8-*O*-*D*-葡萄糖苷（torachrysone-8-glucoside）、2-甲氧基-6-乙酰基-7-甲基胡桃醌（2-methoxy-6-acetyl-7-methyljuglone），还含有多糖和黄酮类化合物等。

本品性微寒，味微苦。能祛风利湿，散瘀定痛，止咳化痰。用于关节痹痛，湿热黄疸，经闭，癥瘕，水火烫伤，跌打损伤，痈肿疮毒，咳嗽痰多。用量9~15g。外用适量。药理实验表明虎杖有抗菌、抗病毒、抗癌作用。孕妇慎用。

思考题

1. 何首乌、大黄及虎杖的来源、药用部位和功效。
2. 何首乌及大黄的主要性状特征和显微特征。
3. 何首乌及大黄主要的化学成分和理化鉴定方法。
4. 何首乌及大黄主要的药理作用和功效。

（西安交通大学药学院　牛晓峰）

苋科　Amaranthaceae

牛膝　Radix Achyranthis Bidentatae

本品为苋科植物牛膝 *Achyranthis bidentata* BL. 的干燥根。冬季茎叶枯萎时采挖，除去须根及泥沙，捆成小把，晒至干皱后，将顶端切齐，晒干。主产于河南，习称“怀牛膝”。为“四大怀药”之一。

根呈细长圆柱形，稍弯曲，长15~90cm，直径0.4~1cm；表面灰黄色或淡棕色，具略扭曲而细微的纵皱纹，有横长皮孔及稀疏的细根痕；质硬而脆，受潮则变柔软，折断面平坦，黄棕色，微呈角质样，中央具较大的黄白色维管束木部，其外有2~4轮维管束小点；气微，味微甜而苦涩。

含皂苷，苷元为齐墩果酸；且含脱皮甾酮（ecdysterone）、牛膝甾酮（inkosterone）、β-谷甾醇、豆甾烯醇、红苋甾酮（rubrosterone）、氨基酸、多糖、糖肽、生物碱类和香豆素等。

本品性平，味苦、酸。能补肝肾，强筋骨，逐瘀通经，引血下行。用于腰膝酸痛，筋骨无力，四肢拘挛，瘀血腹痛，经闭，跌打损伤。现代临床用于扩宫引产，效果好。用量4.5~9g。

药理研究表明牛膝有兴奋子宫和抗生育作用，其兴奋子宫的有效成分为皂苷，抗生育的有效成分为脱皮甾醇。脱皮甾酮和牛膝甾酮可显著提高氨基酸合成蛋白质的功能。

川牛膝 Radix Cyathulae

本品为苋科植物川牛膝 *Cyathula officinalis* Kuan. 的干燥根。秋冬季采挖，除去芦头，须根及泥沙炕或晒至半干，堆放回润，再炕干或晒干。主产于四川。

根近圆柱形，微扭曲，有少数分枝，长 30~60cm，直径 0.5~3cm。表面黄棕色或灰褐色，具多数横向突起的皮孔、纵皱纹及支根痕。质韧，不易折断，断面淡黄白色或黄棕色，上有多数点状维管束，排列成数轮，呈同心环。气微，味甜。

根主含甾类化合物，如β-脱皮甾酮（β-ecdysterone）、红苋甾酮（rubrosterone）、杯苋甾酮（cyasterone），异杯苋甾醇、5-表杯苋甾酮（5-epicyasterone）、后甾酮（poststerone）、前杯苋甾酮（precyasterone）、基杯苋甾酮（sengosterone）、苋甾酮 A 及 B（amarasteroneA，B）、头花杯苋甾酮（capitasterone）。另有微量元素、阿魏酸、多糖、并含有甜菜碱。

本品性平，味甘、微苦。能活血祛瘀，通利关节，利尿。用于血滞经闭，风湿腰膝疼痛，跌打损伤，尿血，产后胎衣不下。用量 4.5~9g。药理表明本品有兴奋子宫、抗生育、增强免疫功能、保肝、利胆、增强蛋白质和糖代谢、活血等作用，但活血效果不如怀牛膝。

（山西医科大学药学院　白云娥）

石竹科　Caryophyllaceae

王不留行 Semen Vaccariae

本品为石竹科植物麦蓝菜 *Vaccaria segetalis*（Neck.）Garcke 的干燥成熟种子。夏季果实成熟，果皮尚未开裂时采割植株，晒干，打下种子，除去杂质，再晒干。主产于河北、黑龙江、辽宁、山东等地，以河北产量最大。

本品呈球形，直径约 0.2cm。表面黑色，少数红棕色，略有光泽，有细密颗粒状突起，一侧有 1 凹陷的纵沟。质硬。胚乳白色，胚弯曲成环，子叶 2。无臭，味微涩苦。

本品含王不留行黄酮苷（vaccarin）、洋芹素-6-*C*-双葡萄糖苷（apigenin-6-*C*-glucosylglucoside）、洋芹素-6-*C*-阿拉伯糖-葡萄糖苷、异肥皂草苷（isosaponarin）、王不留行皂苷（vacsegoside）A，B，C，D、vaccaroside A，B，C，D、刺桐碱（hypaphorine）、氢化阿魏酸（hydroferulic acid）、尿核苷（uridine）、豆甾醇（stigmasterol）、麦蓝菜环肽（segetalin）A，B，C，D，E 等。

本品性平，味苦。能活血通经，下乳消肿。用于乳汁不下，经闭，痛经，乳痈肿痛。用量 4.5~9g。药理实验表明王不留行有抗肿瘤、抗着床、抗早孕和对组织缺血、缺氧的保护作用。

太子参 Radix Pseudostellariae

本品为石竹科植物孩儿参 *Pseudostellaria heterophylla*（Miq.）Pax ex Pax et Hoffm. 的干燥块根。夏季茎叶大部分枯萎时采挖，洗净，除去须根，置沸水中略烫后晒干或直接晒干。主产于江苏、山东、安徽等省。

本品呈细长纺锤形或细长条形，稍弯曲，长 3～10cm，直径 0.2～0.6cm。表面黄白色，较光滑，微有纵皱纹，凹陷处有须根痕，顶端有茎痕，下部渐细呈尾状。质硬而脆，断面平坦，淡黄白色，角质样；或类白色，有粉性。气微，味微甘。

块根含太子参皂苷 A（pseudostellarinoside A）、尖叶丝石竹皂苷 D（acutifoliside D）、胡萝卜苷（daucosterine）、太子参多糖 PHP－A 和 PHP－B、α－槐糖（α－kojibiose）、太子参环肽（heterophyllin）A，B，C 和 D、β－谷甾醇、去甲鸢尾素 A（tristectorigenin A）、肌醇－3－甲醚（myoinositol－3－methylether）。

本品性平，味甘、微苦。能益气健脾，生津润肺。用于脾虚体倦，食欲不振，病后虚弱，气阴不足，自汗口渴，肺燥干咳。用量 9～30g。药理实验表明有抗疲劳、抗应激、促进免疫、降血糖、清除超氧自由基、延长寿命、镇咳、抗病毒和对小鼠被动吸烟的保护作用。

* 毛茛科 Ranunculaceae

草本，偶有木质藤本或灌木。叶常互生，有时全部基生，稀对生，常无托叶，单叶常分裂或为复叶。花辐射对称或左右对称，两性，稀单性；萼片 5 枚或更多，稀更少，有时花瓣状；花瓣缺或 3～5 枚或更多；雄蕊和雌蕊多数，离生，常螺旋状排列在多少隆起的花托上；子房上位，1 室，有胚珠 1 至多颗。果为聚合瘦果或蓇葖果，偶有浆果和蒴果。种子有胚乳。

本科约 50 属，2000 种。广布于世界各地，主产于北温带。我国约有 43 属，750 种。主要属有乌头属（*Aconitum*）、银莲花属（*Anemone*）、耧斗菜属（*Aquilegia*）、升麻属（*Cimicifuga*）、铁线莲属（*Clematis*）、黄连属（*Coptis*）、翠雀属（*Delphinium*）、芍药属（*Paeonia*）、毛茛属（*Ranunculus*）、唐松草属（*Thalictrum*）等。重要的生药有黄连、川乌、附子、草乌、白芍、牡丹皮、升麻、白头翁和威灵仙等。

本科植物根和根茎主要的显微特征有：芍药属和黄连属植物有次生保护组织——周皮，而乌头属和银莲花属则由皮层细胞特化形成后生皮层或外皮层，铁线莲属可有下皮层；黄连属、乌头属、铁线莲属和唐松草属植物常有皮层厚壁细胞；内皮层通常明显；中柱鞘厚壁细胞（石细胞或纤维）常在黄连属、铁线莲属、唐松草属和银莲花属出现，有的形成连续的环带；毛茛属某些种的维管束可完全被厚壁组织所包围；维管束外韧型，稀疏排列成环状，木质部的外侧呈凹弧形，韧皮部常部分地被木质部包围；乌头属的某些种类，由于髓部次生分生组织的活动，形成许多分体中柱，外韧型或外木型，每一个分体中柱都具有髓部；而翠雀属和乌头属的某些种类在发育过程中，形成裂生中柱；除芍药属植物的导管具梯状穿孔板外，本科的其他草本植物均具单穿孔；草酸钙簇晶在芍药属中多见，铁线莲属含有砂晶。

生物碱在本科植物中广泛分布。异喹啉类生物碱广泛存在于黄连属、唐松草属、翠雀属和耧斗菜属等，其中黄连属、唐松草属、翠雀属植物均含小檗碱（berberine）和木兰花碱（magnoflorine），耧斗菜属仅含木兰花碱。小檗碱有显著的抗菌消炎作用。厚果唐松草碱（thalicarpine）和唐松草新碱（thalidasine）集中分布于唐松草属植物中，均有明显的抗肿瘤活性。二萜类生物碱如乌头碱（aconitine）、中乌头碱（mesaconitine）、次乌头碱（hypaconitine）是乌头属植物的特征性化学成分，这类生物碱具有镇痛和致心律失常等作用，但毒性极大。

毛茛苷（ranunculin）广泛分布于毛茛属、银莲花属、白头翁属（*Pulsatilla*）和铁线莲属植物中，是这些属的特征性化学成分。毛茛苷经酶水解生成原白头翁素（protoanemonin），性质不稳定，易聚合成二聚体白头翁素（anemonin）。原白头翁素和白头翁素均具有极显著的抗菌活性。

芍药苷（paeoniflorin）是芍药属的特征性化学成分，具有镇痛，解痉，抗炎，增强免疫功能以及抑制血小板聚集和抗血栓形成的作用。

强心苷存在于侧金盏花属（*Adonis*）和铁筷子属（*Helleborus*）植物中，为其特征性成分。侧金盏花属植物所含强心苷属于强心甾型强心苷。如加拿大麻苷（vymarin）、福寿草毒苷（adonitoxin），铁筷子属植物含海葱甾型强心苷，如嚏根草苷（hellebrin）。

氰苷存在于扁果草属（*Isopyrum*）、假扁果草属（*Enemion*）、天葵属（*Semiaquilegia*）、耧斗菜属及唐松草属植物中。

川乌　Radix Aconiti

（英）Common Monkshood Mother Root

来源　本品为毛茛科植物卡氏乌头 *Aconitum carmichaeli* Debx. 的干燥母根。

植物形态　多年生草本，高 60～120cm。母根长圆锥形，周围有数个短圆锥形子根（侧根）。叶互生，具柄；革质；叶片卵圆形，掌状 3 深裂，两侧裂片再 2 裂，各裂片边缘具粗齿或缺刻。总状花序顶生，密生白色柔毛；萼片 5，蓝紫色，上萼片盔形，侧萼片近圆形；花瓣 2，有长爪，瓣片有距和唇；雄蕊多数；心皮 3～5，离生。蓇葖果 3～5 个，长圆形。种子多数。花期 6～7 月，果期 7～8 月（图 14－11）。

生于山地草坡或灌丛中。分布于长江中、下游地区。四川、陕西多栽培。

采制　6～8 月采挖后除去子根、须根及泥沙，晒干为生川乌。

产地　主产四川、陕西等地。

性状　本品呈圆锥形，稍弯曲，顶端常有残茎，中部多向一侧膨大，长 2～7.5cm，直径 1.2～2.5cm。表面棕褐色或灰棕色，皱缩，有小瘤状侧根及支根脱离后的痕迹。质坚实，断面类白色或浅灰黄色，粉性，形成层环类多角形。气微，味辛辣、麻舌（图14－12）。

以个匀，肥满，坚实，无空心者为佳。

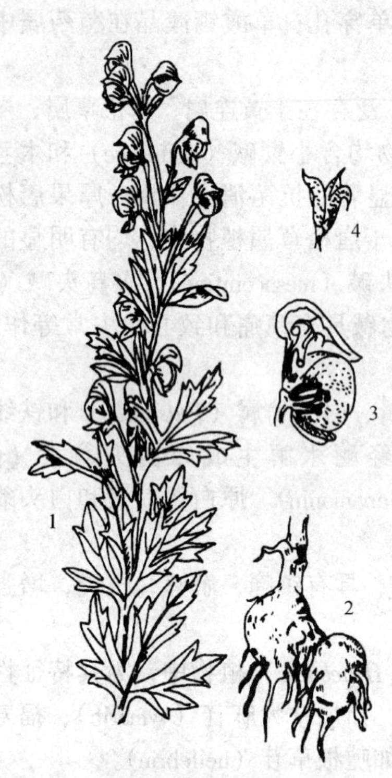

图 14－11　卡氏乌头

1. 花枝　2. 块根　3. 花　4. 果实

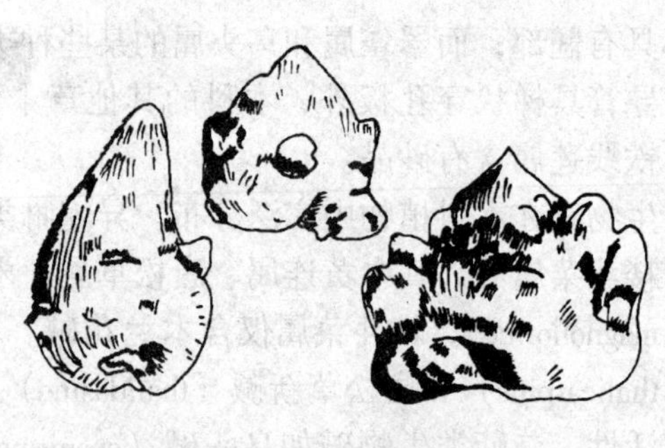
图 14－12　乌头根外形

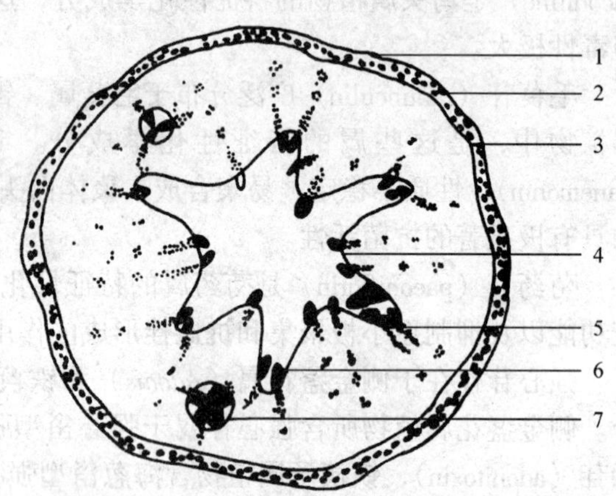

图 14－13　乌头横切面简图

1. 后生皮层　2. 石细胞　3. 内皮层　4. 形成层
5. 筛管群　6. 木质部　7. 根迹维管束

显微特征　根横切面　后生皮层为数列棕色木栓化细胞；皮层薄壁组织偶见石细胞，单个散在或数个成群，类长方形或长椭圆形，胞腔较大；内皮层不甚明显。韧皮部散有筛管群；形成层环类多角形；木质部导管多列，呈径向或略呈“V”形排列。髓部明显。薄壁细胞充满淀粉粒（图 14－13）。

粉末　灰黄色。淀粉粒极多，单粒球形、长圆形或肾形，直径 3～22μm；复粒由 2～15 分粒组成。后生皮层细胞棕色，表面观类长方形，垂周壁稍厚，有的壁呈瘤状增厚突入细胞腔内。石细胞较少，近无色或淡黄绿色，呈类长方形、多角形或一边斜尖，直径 49～117μm，长 113～280μm，壁厚 4～13μm，壁厚者层纹明显，纹孔较稀疏。导管淡黄色，主要为具缘纹孔导管，直径 29～70μm，分子末端平截或短尖，穿孔位于端壁或侧壁，有的导管分子粗短拐曲或纵横连接。

化学成分　含乌头碱（aconitine）、中乌头碱（mesaconitine）、次乌头碱（hypaconitine）、异塔拉定（isotalatizine）、塔拉胺（talatisamine）、14－乙酰基塔拉胺、异飞燕草碱（isodelphinine）、多根乌头碱（karakoline）、北乌碱（beiwutine）、3－去氧乌头碱（3－deoxyaconitine）、脂乌头碱（lipoaconine）、脂去氧乌头碱（lipodeoxyaconitine）、脂中乌头碱（lipomesaconitine）、脂次乌头碱（lipohypaconitine）、准葛尔乌头碱（songorine）、准葛尔乌头胺（songoramine）、附子宁碱（fuziline）、次乌头醛碱（aldohypaconitine）、新乌宁碱（neoline）、

苯甲酰中乌头原碱（benzoylmesaconine）、去甲猪毛菜碱（salsolinol）、去甲乌药碱（demethylcoclaurine）、惰碱（ignavine）、荷克布星（hokbusine）A 和 B、森布星（senbusine）A 和 B、尿嘧啶、乌头多糖（aconitan）A，B，C 和 D 等。

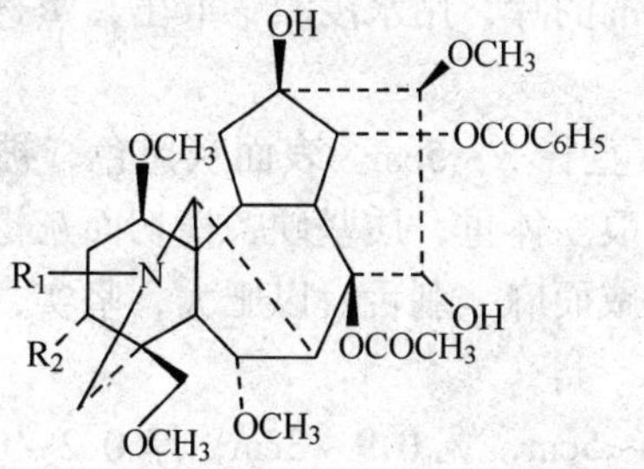

	R_1	R_2
乌头碱	C_2H_5	OH
新乌头碱	CH_3	OH
海帕乌头碱	CH_3	H

理化鉴定

1．取本品粉末 0.5g，加乙醚 10ml 与氨试液 0.5ml，振摇 10 分钟，滤过。滤液置分液漏斗中，加硫酸液（0.25mol/L）20ml，振摇提取，分取酸液适量，用水稀释后照分光光度法测定，在 231nm 的波长处有最大吸收。

2．本品乙醇浸出液，加香草醛和 1mol/L 硫酸溶液少量，沸水浴上加热 20 分钟，显红紫色。

3．取本品醇提取液蒸干，加 2% 醋酸，溶解并过滤，滤液加碘化汞钾试剂 2 滴，有黄白色沉淀。

4．粉末加亚铁氰化钾颗粒少许，再加甲酸 1 滴，显绿色。

药理作用　见附子药理作用部分。

功效　性热，味辛、苦，有大毒。能祛风除湿，温经止痛。用于风寒湿痹，关节疼痛，心腹冷痛，寒疝作痛，麻醉止痛。内服宜慎，须经炮制后用，用量 1.5～3g。

不宜与贝母类、半夏、白及、白蔹、天花粉、瓜蒌类同用。

附注　制川乌　为川乌的炮制加工品。制法是取净川乌，大小个分开，用水浸泡至内无干心，取出，加水煮沸 4～6 小时（或蒸 6～8 小时）至取大个及实心者切开内无白心，口尝微有麻舌感时，取出，晾至六成干，切片，干燥。本品为不规则或长三角的片；表面黑褐色或黄褐色，有灰棕色形成层环纹；体轻，质脆，断面有光泽；无臭，微有麻舌感。性热，味辛、苦；有毒。宜先煎、久煎。

*附子　Radix Aconiti Lateralis Preparata

（英）Prepared Common Monkshood Daughter Root

来源　本品为毛茛科植物卡氏乌头 *Aconitum carmichaeli* Debx. 的子根的加工品。

植物形态　同川乌。

采制　6～8 月采挖，除去母根、须根及泥沙，习称“泥附子”，加工成下列品种：

盐附子　将个大、均匀的泥附子，洗净，浸入食用胆巴的水溶液中过夜，再加食盐，继续浸泡，每日取出晾晒，并逐渐延长晒晾时间，直至附子表面出现大量盐霜、质地变硬为止。

黑顺片　取泥附子，按大小分别洗净，浸入食用胆巴的水溶液中数日，连同浸液煮至透心，捞出，水漂，纵切成厚约0.5cm的片，再用水浸漂，用调色液使附片染成浓茶色，取出，蒸至出现油面、光泽后，烘至半干，再晒干或继续烘干。

白附片　选择大小均匀的泥附子，洗净，浸入食用胆巴的水溶液中数日，连同浸液煮至透心，捞出，剥去外皮，纵切成厚约0.3cm的片，用水浸漂，取出，蒸透，晒干。

产地　同川乌。

性状　盐附子　呈圆锥形，长4~7cm，直径3~5cm。表面灰黑色，被盐霜，顶端有凹陷的芽痕，周围有瘤状突起的支根或支根痕。体重，质坚硬，横切面灰褐色，可见充满盐霜的小空隙及多角形形成层环。气微，味咸而麻、刺舌。以肥大，坚实，灰黑色，表面光滑者为佳。

黑顺片　为纵切片，上宽下窄，长1.7~5cm，宽0.9~3cm，厚0.2~0.5cm。外皮黑褐色，切面暗黄色，油润具光泽，半透明状，并有纵向导管束。质硬而脆，断面角质样。气微，味淡。以片大，均匀，棕黄色，坚硬者为佳。

白附片　形状、气味与黑顺片相似，但无外皮，黄白色，半透明，厚约0.3cm。以片匀，黄白色，半透明者为佳。

显微特征　同川乌。

化学成分　含有乌头碱（aconitine)、中乌头碱（mesaconitine)、次乌头碱（hypaconitine)、异飞燕草碱（isodelphinine)、多根乌头碱（karakoline)、北乌头碱（beiwutine)、去氧乌头碱（deoxyaconitine)、准葛尔乌头碱（songorine)、新乌宁碱（neoline)、附子宁碱（fuziline)、次乌头醛碱（aldohypaconitine)、江油乌头碱（jiangyouaconitine)、新江油乌头碱(neojiangyouaconitine)、8-去乙酰基乌头碱、苯甲酰中乌头原碱（benzoylmesaconine)、去甲猪毛菜碱（salsolinol)、去甲乌药碱（demethylcoclaurine)、棍掌碱（coryneine)、准葛尔乌头胺（songoramine）和尿嘧啶等。

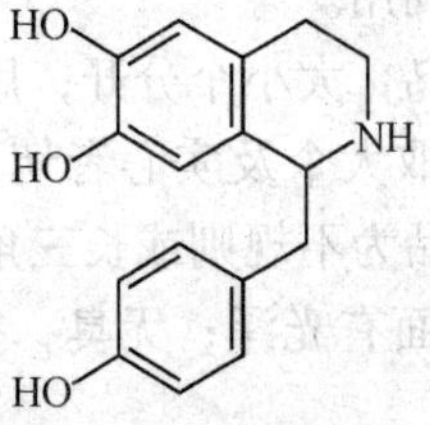

去甲乌药碱

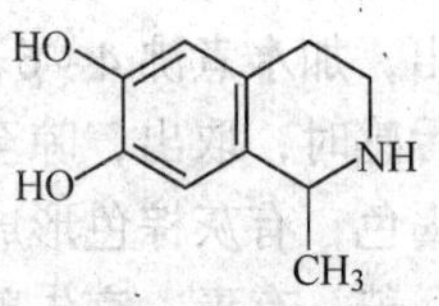

去甲猪毛菜碱

理化鉴定　同川乌。

药理作用

1. 免疫调节和抗肿瘤作用　乌头碱（Ac）可明显提高皮质酮制备的小鼠“阳虚”模型的腹腔巨噬细胞表面Ia抗原表达水平，促进其免疫应答反应。附子注射液可提高小鼠体液免疫功能和豚鼠血清补体含量。乌头注射液是从乌头块根中提取出的总生物碱制剂，具有提高肿瘤化疗患者的巨噬细胞吞噬功能，增强机体的抗肿瘤能力，提高机体免疫功能。

2. 对心血管系统的作用　(1）对心脏节律的影响　乌头碱类具有致心律失常作用。附子正丁醇提取物、乙醇提取物及水提物均对氯仿所致小鼠室颤有预防作用。(2）强心作用　强心成分主要有去甲乌药碱、去甲猪毛菜碱、棍掌碱和尿嘧啶等。尿嘧啶对蟾蜍离体心脏有明显的加强心肌收缩作用，且不影响心率，被认为是一种新型的强心成分。Ac 对心功能不全大鼠离体心脏具有一定正性肌力作用，具有强心作用。(3) 抗心肌缺血和缺氧作用　附子醇提物有明显的常压耐缺氧作用，且除去毒性生物碱后，常压耐缺氧作用减弱，甚至消失。附子注射液可拮抗垂体后叶素所致大鼠心肌缺血和缺氧，减少麻醉开胸犬的急性心肌缺血性损伤。(4) 对血管的作用　乌头和附子有扩张外周血管的作用，其煎剂可明显扩张麻醉犬和猫的后肢血管。附子水煎剂具有抗血栓形成和抗凝血作用。(5) 抗休克作用　附子水溶性部分对内毒素性休克猫的症状起明显改善作用，并显著延长休克动物的生存时间。去甲乌药碱是其抗休克成分之一。

3．抗衰老作用　附子可降低缺血心肌丙二醛含量，清除 O_2^-，有一定的抗脂质过氧化作用。附子能提高 Wister 雌性老年大鼠血清总抗氧化能力及红细胞超氧化物歧化酶的活性，降低脑组织脂褐素和肝组织丙二醛含量，增加心肌组织 $Na^+-K^+-ATPase$ 的活性，改善肝细胞膜脂流动性，增强机体抗氧化能力，具有抗衰老作用。

4．镇痛作用　乌头注射液具有显著镇痛作用，腹腔注射 2mg/kg 作用强度与吗啡 10mg/kg 相当。附子可明显提高痛阈，有显著镇痛作用。

5．毒性　川乌和附子具有很强的毒性，主要毒性成分是双酯类二萜生物碱，如乌头碱、次乌头碱和中乌头碱等。急性中毒时呼吸兴奋、流涎、运动麻痹、末梢痉挛、呕吐样开口运动，通常称为乌头碱症状。

功效　性大热，味辛、甘，有毒。能温里祛寒，回阳救逆，温中止泻。用于亡阳虚脱，肢冷脉微，阳痿，心腹疼痛。用量 3～15g。

孕妇禁用，不宜与半夏、瓜蒌、天花粉、贝母、白蔹、白及同用。

草乌　Radix Aconiti Kusnezoffii

本品为毛茛科植物北乌头 *Aconitum kusnezoffii* Reichb. 的干燥块根。秋季茎叶枯萎时采挖，除去残茎及泥土，晒干或烘干。主产东北、华北各省。

块根呈不规则圆锥形，略弯曲，形如乌鸦头，长 2～7cm，直径 0.6～3cm，顶端常有残茎或茎痕。表面灰褐色或黑棕褐色，皱缩，有纵皱纹和点状须根痕，有时具突起的支根，习称“钉角”。质坚硬，断面灰白色或暗灰色，粉性，有裂隙，可见多角形或类圆形形成层环，髓部较大或中空。无臭，味辛辣、麻舌。

本品含有乌头碱（aconitine)、次乌头碱（hypaconitine)、中乌头碱（mesaconitine)、3－去氧乌头碱（3－deoxyaconitine)、北乌碱（beiwutine)、新乌宁碱（neoline)、准噶尔乌头碱(songorine)、异塔拉定（isotalatizine)、10－羟基新乌宁碱（10－hydroxyneoline)、塔拉定(talatizine）和草乌多糖等。

本品性热，味辛、苦，有大毒。能祛风除湿，温经止痛。用于风寒湿痹，关节疼痛，心腹冷痛，寒疝作痛，麻醉止痛。生草乌有毒，内服宜慎，一般炮制后用。药理实验表明草乌有镇痛、消炎、抗肝癌和局部麻醉作用，还具有使心率减慢、使心肌兴奋等作用。

不宜与贝母、半夏、白及、白蔹、天花粉、瓜蒌同用。

附：制草乌　本品为草乌的炮制加工品。制法是取净草乌，大小个分开，用水浸泡至内无干心，取出，加水煮至大个切开内无白心、口尝微有麻舌感时，取出，晾至六成干后切薄片，干燥。本品为不规则圆形或近三角形的片；表面黑褐色，有灰白色多角形形成层环及点状维管束，并有空隙，周边皱缩或弯曲；质脆；无臭，味微辛辣，稍有麻舌感。功效同草乌。用量1.5～3g，宜先煎、久煎。

关白附　Radix Aconiti Coreani

本品为毛茛科植物黄花乌头 *Aconitum coreanum*（Lévl.）Rap. 的干燥子根和母根。8～9月采挖块根，除去茎叶和须根，洗净，晒干。主产辽宁、吉林等省。

子根呈长卵形或椭圆形，长1.5～5cm，直径0.6～2cm，表面淡棕色，有细皱纹，顶端有芽痕；母根呈倒长圆锥形，长2～10cm，直径0.6～2cm，表面暗棕色，有沟纹及横长突起的侧根痕。质坚硬，断面类白色，子根富粉性。气微，味辛辣、麻舌。

块根含次乌头碱（hypaconitine）、关附素A～I，K，Z，O（guanfubase A～I，K，Z，O）、还含有翠雀花碱（condelphine）、核替生酮（hetisinone）、氯化异阿替新（isoatisinum chloride）、β-谷甾醇、胡萝卜苷、油酸、亚油酸、棕榈酸、13-乙酰基-14-羟基-2-丙酰基-亥替钦等。

性热，味辛、甘，有毒。能祛风痰，定惊痫，散寒止痛。用于腰膝关节冷痛，风寒头痛，中风口眼歪斜，酒刺，皮肤瘙痒，湿疹等。生品慎服。一般用水浸泡后与生姜片和白矾共煮，炮制后用。有抗心率失调、镇痛、抗炎作用，还有抑制血小板聚集和降低血管通透性的作用。

*黄连　Rhizoma Coptidis

（英）Coptis Root，Chinese Goldthread

来源　本品为毛茛科植物黄连 *Coptis chinensis* Franch.、三角叶黄连 *C.deltoidea* C.Y.Cheng et Hsiao、云南黄连 *C.teetoides* C.Y.Cheng 的干燥根茎。以上三者分别习称“味连”、“雅连”、“云连”。

植物形态　黄连　多年生草本。根茎黄色，常分枝，密生多数须根。叶基生；叶片坚纸质，卵状三角形，3全裂，中央裂片有细柄，卵状菱形，裂片再作羽状深裂，两侧裂片斜卵形，不等2深裂，裂片再作羽状深裂，叶片边缘具锐锯齿；叶柄长5～12cm。花葶1～2条，高12～25cm；二歧或多歧聚伞花序，有花3～8朵；苞片披针形，羽状深裂；萼片5，黄绿色，长椭圆状卵形；花瓣线状披针形，先端渐尖，中央有蜜槽；雄蕊多数；心皮8～12，离生，有短柄。蓇葖果具细柄。种子长椭圆形，褐色。花期2～3月，果期4～6月。生于山坡林中或山谷阴湿处。野生或栽培。分布四川、贵州、湖南、湖北、陕西等省（图14-14）。

三角叶黄连　形态与黄连相似。根茎不分枝或少分枝，节间明显。叶片卵形，3全裂，裂片均具明显的柄，中央裂片三角状卵形，羽状深裂，深裂片彼此邻接，两侧裂片斜卵状三角形，不等 2 裂。苞片线状披针形，3 深裂或节状羽状深裂；萼片狭卵形；花瓣披针形；雄蕊短，长仅为花瓣的 1/2 左右；心皮 9 ~ 12。栽培于四川，野生种已不多见。

云南黄连　形态与黄连相似。根茎较少分枝，节间密。叶片卵状三角形，3 全裂，中央裂片卵状菱形，裂片再作羽状深裂，深裂片彼此疏离。苞片椭圆形，3 深裂或羽状深裂；萼片卵形或椭圆形；花瓣匙形或卵状匙形，先端钝，中央以下变狭成细长的爪；心皮 11 ~ 14。生于阴湿的林荫下。分布于云南，野生或栽培（图 14 – 15）。

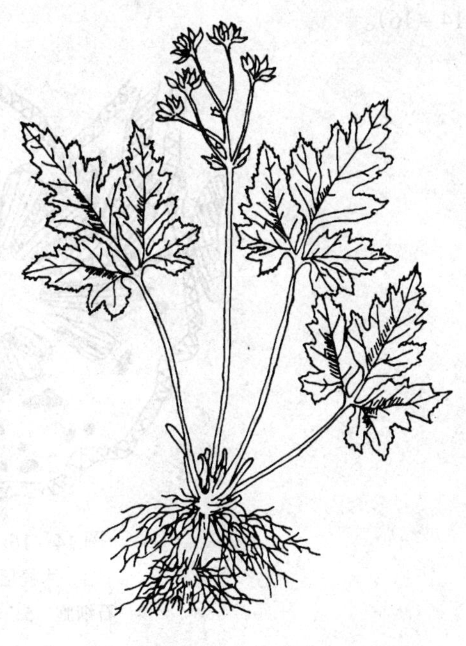

图 14 – 14　黄连

采制　秋季采挖，除去地上部分和泥沙，取根茎烘干，趁热撞去残余泥沙、叶柄和须根。

产地　味连主产于四川、湖北。雅连主产于四川（峨嵋、洪雅、乐山等地）。云连主产于云南（德钦、维西、腾冲、碧江等地）。

性状　味连　多集聚成簇，常弯曲，形如鸡爪，单枝根茎长 3 ~ 6cm，直径 0.3 ~ 0.8cm。表面灰黄色或黄褐色，粗糙，有不规则结节状隆起、鳞叶、须根及须根残基，顶端常有残余的叶柄，有的节间表面平滑如茎杆，习称“过桥杆”。质硬，断面不平坦，皮部橙红色或暗棕色，木部鲜黄色或橙黄色，呈放射状排列，髓部有的中空。气微，味极苦。

雅连　多为单枝，略呈圆柱形，微弯曲，长 4 ~ 8cm，直径 0.5 ~ 1.2cm。“过桥杆”较长。

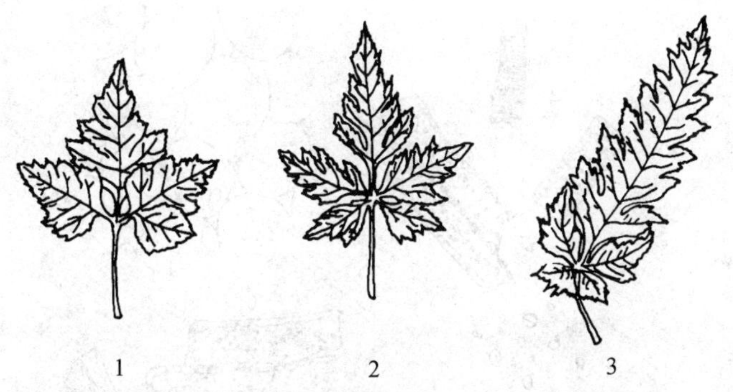

图 14 – 15　黄连叶

1．三角叶黄连　2．云南黄连　3．峨嵋黄连

云连　弯曲呈钩状，多为单枝，较细小，长 2 ~ 5cm，直径 0.2 ~ 0.4cm。

均以根茎粗壮，残留叶柄及须根少，质坚实，断面红黄色者为佳。

显微特征　味连横切面 木栓层为数列细胞，外侧常见落皮层。皮层较宽，有时可见根迹维管束和叶迹维管束；椭圆形或类方形石细胞单个散在或数个成群，鲜黄色。中柱鞘纤维束常伴有少量石细胞，均为黄色。维管束外韧型，环列。束间形成层不明显。木质部黄色，均木化，木纤维较多。髓部均为薄壁细胞，无石细胞。薄壁细胞中含有淀粉粒（图

14－16）。

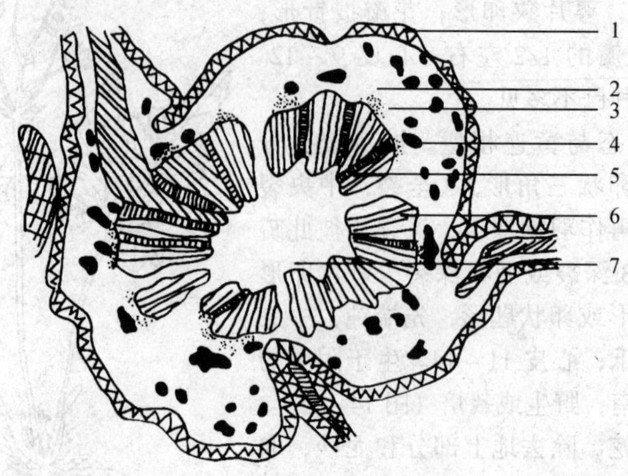

图 14－16　黄连根茎横切面简图

1. 木栓层　2. 皮层　3. 韧皮部

4. 石细胞　5. 木质部　6. 木化射线　7. 髓

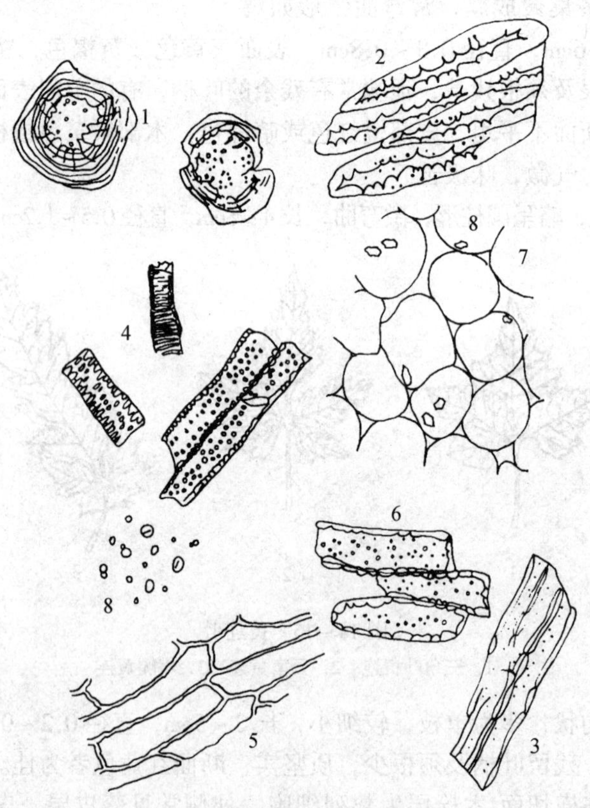

图 14－17　黄连粉末显微特征图

1. 石细胞　2. 韧皮纤维　3. 木纤维　4. 导管

5. 鳞叶表皮细胞　6. 木薄壁细胞　7. 草酸钙结晶　8. 淀粉粒

雅连横切面　髓部有石细胞。

云连横切面　皮层、中柱鞘及髓部，均无石细胞。

粉末　黄棕色或黄色。石细胞鲜黄色，类方形、类圆形或类多角形，壁厚，常见层纹，孔沟明显。韧皮纤维黄色，长梭形或纺锤形，壁厚，可见纹孔。木纤维较细长，壁较薄，有纹孔。木薄壁细胞壁稍厚，有纹孔。鳞叶表皮细胞黄棕色或黄绿色，略呈长方形，壁微波状弯曲。导管为孔纹、螺纹或网纹导管。淀粉粒多为单粒（图14－17）。

化学成分　黄连根茎含小檗碱（berberine）、黄连碱（coptisine）、甲基黄连碱（worenine）、掌叶防己碱（palmatine）、非洲防己碱（columbamine）、小檗红碱（berberubine）、药根碱（jatrorrhizine）、表小檗碱（epiberberine）、5－羟基小檗碱（berberastine）、木兰花碱（magnoflorine）和groenlandicine等生物碱。还含有阿魏酸、绿原酸、黄柏酮（obacunone）、黄柏内酯（obaculactone）、落叶松脂素和反式阿魏酸对羟基苯乙酯等。

R_1, R_2, N^+, R_3, R_4, R_5

	R_1	R_2	R_3	R_4	R_5
小檗碱	—O—CH_2—O—		OCH_3	OCH_3	H
黄连碱	—O—CH_2—O—		—O—CH_2—O—		H
药根碱	OH	OCH_3	OCH_3	OCH_3	H
掌叶防己碱	OCH_3	OCH_3	OCH_3	OCH_3	H
甲基黄连碱	—O—CH_2—O—		—O—CH_2—O—		CH_3

理化鉴定

1．取本品粗粉约1g，加乙醇10ml，加热至沸腾，放冷，滤过。取滤液5滴，加稀盐酸1ml与含氯石灰少量，即显樱红色；另取滤液5滴，加5%没食子酸乙醇溶液2～3滴，蒸干，趁热加硫酸数滴，即显深绿色。

2．取本品粉末置载玻片上，加乙醇1～2滴及30%硝酸1滴，加盖玻片置显微镜下观察，有黄色针状或针簇状硝酸小檗碱结晶析出。

3．根茎横断面置紫外光灯下，显金黄色荧光，木质部尤为明显。

药理作用

1．抗病原微生物作用 黄连抗菌谱广泛，对大肠杆菌、金黄色葡萄球菌、白色葡萄球菌、表皮葡萄球菌、痢疾杆菌、绿脓杆菌、变形杆菌、炭疽杆菌、幽门螺杆菌、枯草杆菌、白色念珠菌、淋球菌、耐甲氧西林葡萄球菌、脑膜炎球菌、热带假丝酵母、黄曲霉、产黄青霉、威克海姆原藻和啤酒酵母突变型GL_7等均有抑菌作用。

2．免疫调节作用　硫酸黄连素（BS）可增强腹腔巨噬细胞（PMΦ）和人全血白细胞吞噬白葡萄球菌的功能，促进小鼠PMΦ产生IL－1，抑制脾细胞产生IL－2，明显降低血清溶血素和免疫球蛋白G类（IgG）含量，抑制T和B淋巴细胞转化，提示BS可增强小鼠非特异免疫反应，抑制细胞和体液免疫功能。小檗碱（Ber）可通过抑制T细胞早期活化和增殖，发挥其免疫抑制作用。

3．抗炎作用　Ber可抑制二甲苯引起的小鼠耳廓肿胀，角叉菜胶引起的大鼠足趾肿胀，慢性棉球肉芽肿，对胃黏膜损伤和实验性胃溃疡也有保护作用。Ber有抗弧菌导致的腹泻作用，这可能与抑制肠道PGE_2的作用有关。

4．抗肿瘤作用　Ber对小鼠肉瘤S_{180}有明显的抑制作用，可以一种剂量效应关系明显抑制 20－甲基胆蒽或亚硝胍所诱导的肝癌，还对结肠癌、肺癌、腺癌、白血病、食管癌、脑部肿瘤、膀胱癌和鼻咽癌等许多肿瘤细胞的生长、繁殖有抑制作用。

5．降血糖和调血脂作用　Ber 对正常小鼠、自发性糖尿病小鼠及四氧嘧啶诱导的糖尿病小鼠均有降糖作用，还可以对抗正常小鼠腹腔注射葡萄糖或肾上腺素引起的血糖升高。

6．对心血管系统的作用　Ber 可加强乙酰胆碱作用，扩张血管，因而有降血压作用。Ber 对犬心有较强的正性肌力作用，使心率减慢，对乌头碱、氯仿、氯化钙和电刺激心脏等引起的实验性心律失常有抑制作用。

功效　性寒，味苦。能清热燥湿，泻火解毒。用于湿热痞满，呕吐吞酸，泻痢，黄疸，高热神昏，心火亢盛，心烦不寐，血热吐衄，目赤，牙痛，消渴，痈肿疔疮；外治湿疹，湿疮，耳道流脓。用量 2～5g，外用适量。

*白芍　Radix Paeoniae Alba

（英）Paeony Root

来源　本品为毛茛科植物芍药 *Paeonia lactiflora* Pall. 的干燥根。

植物形态　多年生草本，高 50～80cm。根肥大，圆柱形。茎直立，上部略分枝。叶互生，茎下部叶为二回三出复叶，上部叶为单叶深裂或三出复叶；小叶狭卵形或披针形，叶缘具骨质细乳突。花大形，单生；萼片 3～5，宿存；花瓣 5～10，栽培者常为重瓣，白色、粉红色或紫红色等；雄蕊多数；心皮 3～5，离生。蓇葖果 3～5 个，卵形，先端外弯成钩状，无毛或密被白毛。花期 4～6 月，果期 6～7 月（图 14－18）。

生于山坡、山谷的灌木丛中或草丛中。野生于东北、河北、山西、内蒙东部。药用白芍多为栽培品。

采制　栽培 3～5 年后，夏秋二季采挖，洗净，除去头尾及细根，置沸水中煮至透心，捞出，浸于冷水中，取出，刮去外皮（也可先刮去外皮再煮至透心），晒干。

产地　主产于浙江（杭白芍）、安徽（亳白芍）、四川（川白芍）等省。

性状　呈圆柱形，平直或稍弯曲，两端平截，粗细较均匀，长 5～20cm，直径 1～2.5cm。表面类白色或淡红棕色，光洁或有纵皱纹及细根痕，偶有残存的棕褐色外皮。质坚实，不易折断，断面较平坦，类白色或微带棕红色，形成层环明显，射线放射状。气微，味微苦、酸。

以根粗，坚实，无白心或裂隙者为佳。

显微特征　根横切面 木栓层 6～10 列木栓细胞，去皮者偶有残存。皮层窄，薄壁细胞有的可见大的纹孔。韧皮部筛管群于近形成层处较明显；有的韧皮薄壁细胞纹孔亦大。形成层环呈微波状。木质部约占根半径的 4/5，导管于近形成层处成群或被木纤维间隔而散在，有的与木纤维束径向排列；木射线较宽；中央初生木质部不明显。薄壁细胞含淀粉粒和草酸钙簇晶（图 14－19）。

粉末　黄白色。糊化淀粉团块甚多。草酸钙簇晶直径 11～35μm，存在于薄壁细胞中，常排列成行，或一个细胞中含数个簇晶。具缘纹孔导管及网纹导管直径 20～65μm。纤维长梭形，直径 15～40μm，壁厚，微木化，具大的圆形纹孔。

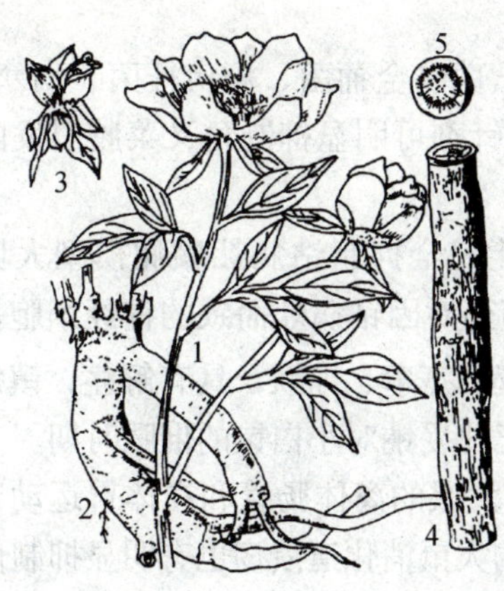

图 14－18　芍药

1．花枝　2．根　3．蓇葖果

4．白芍（药材）外形　5．白芍横切面

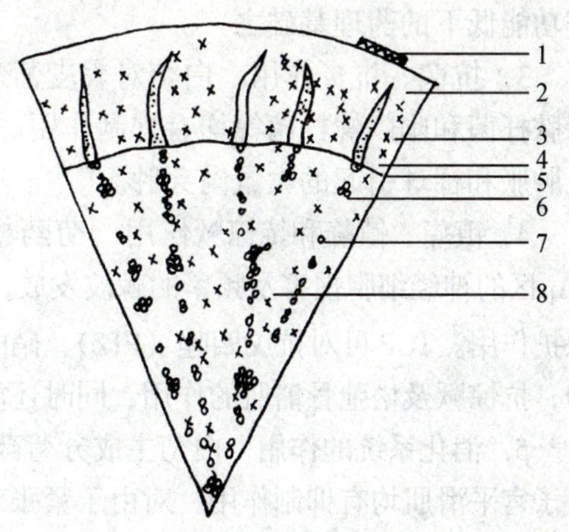

图 14－19　白芍根横切面简图

1．残余木栓层　2．栓内层　3．草酸钙结晶

4．韧皮部　5．形成层　6．导管　7．木射线　8．射线

化学成分　主要含有萜类化合物如芍药苷（paeoniflorin）、氧化芍药苷（oxypaeoniflorin）、苯甲酰芍药苷（benzoylpaeoniflorin）、白芍苷（albiflorin）、白芍苷 R_1（albiflorin R_1）、芍药苷元酮（paeoniflorigenone）、芍药新苷（lactiflorin）、芍药内酯（paeonilactone）A，B 和 C。还含有黄酮类化合物 kaempferol－3－*O*－*β*－*D*－glucoside 和 kaempferol－3，7－di－*O*－*β*－*D*－glucoside 等成分。

	R_1	R_2
芍药苷	H	H
羟基芍药苷	OH	H
苯甲酰芍药苷	H	$-OC-C_6H_5$

理化鉴定

1．取本品粉末 5g，加乙醚 50ml，加热回流 10 分钟，滤过，取滤液 10ml，蒸干，加醋酐 1ml 与硫酸 4～5 滴，先显黄色，渐变成红色，紫色，最后呈绿色。

2．本品横切面加三氯化铁试液显蓝色，尤其在形成层及木薄壁细胞部分较为显著。

药理作用

1．对心血管系统和血液系统的作用　白芍总苷（TGP）能明显降低心肌耗氧量，抗心肌缺血，保护大鼠局灶性脑缺血。TGP 能使离体兔耳血管扩张，每分钟内的滴数和容量增加，并能显著地增加重酒石酸去甲肾上腺素（NA）对兔主动脉的收缩作用，使兔舒张压升高，心率减慢。

2．对免疫系统的作用　白芍水煎剂对巨噬细胞功能有明显的促进作用。白芍总苷对脂多糖（LPS）诱导小鼠 B 淋巴细胞增殖反应和大鼠腹腔巨噬细胞产生白细胞介素 1（IL－1)和肿瘤坏死因子（TNF）有浓度依赖性的双向调节作用，对佐剂性关节炎（AA）大鼠脾淋巴细胞产生 IL－2 也有浓度依赖性的双向调节作用。TGP 具有改善并增强癌周淋巴结淋巴细胞酶活性的作用，提示恢复淋巴结淋巴细胞酶活性是中医治疗恶性肿瘤机体免疫功能低下的药理基础之一。

3．抗菌、抗炎作用　白芍对表皮葡萄球菌、志贺菌、金葡菌、痢疾杆菌、伤寒杆菌、绿脓杆菌和幽门螺杆菌等均有抑制作用。白芍总苷粉针剂可明显抑制角叉莱胶引发的大鼠足肿胀和棉球引起的大鼠肉芽肿。

4．镇痛、镇静和抗惊厥作用　芍药根部提取物能完全抑制钴病灶癫痫模型大鼠海马CA_1区的神经细胞损害及频繁的棘波发放，因而认为芍药对因钴病灶而致的神经细胞损害有保护作用。TGP可对抗戊四唑（PTZ）、硝酸士的宁引起的痉挛、惊厥，具有解痉，镇痛，镇静，抗惊厥及松弛骨骼肌的作用，同时还能延长环已巴比妥钠对小白鼠的催眠时期。

5．消化系统的作用　白芍主成分芍药苷对豚鼠、大鼠的离体肠管和在体胃运动以及大鼠子宫平滑肌均有抑制作用，对由于紧张刺激而诱发的大鼠消化道溃疡也有明显抑制作用。

6．其他作用　TGP可显著改善小鼠肝损伤后的血清丙氨酸转氨酶升高，血清蛋白下降及肝糖原含量降低，并使形态学上的肝细胞变性和坏死得到明显的改善和恢复。丹皮酚对小鼠HepA肿瘤的生长有抑制作用。

功效　性微寒，味苦、酸。能平肝止痛，养血调经，敛阴止汗。用于头痛眩晕，胁痛，腹痛，四肢挛痛，血虚萎黄，月经不调，自汗，盗汗。用量6～15g。

牡丹皮　Cortex Moutan

本品为毛茛科植物牡丹 *Paeonia suffruticosa* Andr. 的干燥根皮。秋季采挖根部，除去细根，剥取根皮，晒干。主产于安徽、四川、山东、河南、陕西等省。

根皮呈筒状或半圆筒状，有纵剖开的裂缝，向内卷曲或张开，长5～25cm，筒径0.5～1.4cm，皮厚0.1～0.4cm。外表面灰褐色或黄褐色，有多数横长皮孔及细根痕，栓皮脱落处粉红色（粉丹皮）。内表面淡灰黄色或浅棕色，有明显的细纵纹，常见发亮的结晶。质硬而脆，易折断，断面较平坦，粉性，淡粉红色。气芳香，味微苦而涩。

根皮含芍药苷（paeoniflorin）、苯甲酰芍药苷、氧化芍药苷、牡丹酚（paeonol）、牡丹酚苷（paeonoside）、牡丹皮新苷（apiopaeonoside）、苯甲酰基氧化芍药苷、2，3－二羟基－4－甲氧基苯乙酮、1，2，3，4，6－五没食子酰葡萄糖（1，2，3，4，6－pentagalloyl-glucose）、芍药苷元酮（paeoniflorigenone）、3－*O*－methylpaeonisuffral、没食子酸（gallic acid）、白桦脂酸（betulinic acid）、白桦脂醇（betulin）、齐墩果酸（oleanolic acid）、6－羟基香豆素（6－hydroxycoumarin）等。

本品性微寒，味苦、辛。能清热凉血，活血祛瘀。用于温毒发斑，吐血衄血，夜热早凉，无汗骨蒸，经闭痛经，痈肿疮毒，跌扑伤痛。用量6～12g。药理实验表明丹皮有抗炎、增强免疫、降血压、抗肿瘤、抗菌、抗心律失常、抗凝血、抗氧化和自由基清除等作用。

升麻　Rhizoma Cimicifugae

本品为毛茛科植物大三叶升麻 *Cimicifuga heracleifolia* Kom.、兴安升麻 *C. dahurica*（Turcz.）Maxim. 或升麻 *C. foetida* L. 的干燥根茎。秋季采挖，除去泥沙，晒至须根干时，燎去或撞去须根，晒干。大三叶升麻（关升麻）主产东北；兴安升麻（北升麻）主产山西、河北、黑龙江等地；升麻（西升麻，川升麻）主产四川、陕西和青海等地。

根茎呈不规则的长形块状，多分枝，呈结节状，长 6～20cm，宽 1～4cm。表面黑褐色或棕褐色，粗糙不平，有坚硬的细须根残留；上面有数个圆形空洞的茎基痕，洞内壁显网状沟纹；下面有须根痕。体轻，质坚硬，不易折断，断面不平坦，有裂隙，纤维性，黄绿色或淡黄白色。气微，味微苦而涩。

兴安升麻根茎含阿魏酸、异阿魏酸、咖啡酸、升麻精（cimifugin）、齿阿米素（visnagin）、去甲齿阿米素、齿阿米醇（visamminol）、北升麻萜（cimicilen）、升麻酰胺（cimicifugamide）、异升麻酰胺、升麻醇（cimigenol）、24－表－7，8－去氢升麻醇 3－*O*－*β*－*D*－吡喃木糖苷、7，8－去氢升麻醇 3－*O*－*β*－*D*－吡喃木糖苷、25－*O*－乙酰基－7，8－去氢升麻醇 3－*O*－*β*－*D*－吡喃木糖苷、豆甾醇葡萄糖苷等。

升麻根茎含 3－乙酰基咖啡酸、6－异次黄嘌呤核苷、兴安升麻木糖苷、兴安升麻葡萄糖苷、升麻精、升麻精葡萄糖苷、（23*R*，24*S*）－升麻环氧醇－3－*O*－*β*－*D*－吡喃木糖苷、尖叶升麻木糖苷（actein）、升麻苷 E，F、新升麻苷（neocimiside）、升麻酰胺、凯诺醇－*β*－*D*－吡喃葡萄糖苷（khellol－*β*－*D*－glucopyranoside）、升麻酸（cimicifugic acid），咖啡酸、阿魏酸、异阿魏酸、升麻醇、升麻醇－3－*O*－*β*－*D*－木糖苷。

大三叶升麻根茎含大三叶升麻醇（heracleifolinol）、24－表金龟草二醇（24－epi－acerinol）、24－表－7，8－二氢升麻环氧醇（24－epi－7，8－dihydrocimigenol）、7，8－二氢升麻环氧醇等。

近两年，从升麻和兴安升麻的地上部分分得许多新的三萜皂苷类成分。

本品性微寒，味辛、微甘。能发表透疹，清热解毒，升举阳气。用于风热头痛，齿痛，口疮，咽喉肿痛，麻疹不透，阳毒发斑，脱肛，子宫脱垂。用量 3～9g。升麻有解热、镇痛、抗惊厥、解痉作用。还有降血脂、抗骨质疏松、抑制核苷转运和抗病毒作用等。

威灵仙　Radix Clematidis

本品为毛茛科植物威灵仙 *Clematis chinensis* Osbeck、棉团铁线莲 *C. hexapetala* Pall.、东北铁线莲 *C. mandshurica* Rupr. 的干燥根及根茎。秋季采挖，去除茎叶、泥土，洗净，切段，晒干。威灵仙主产长江以南各省；棉团铁线莲主产山东、辽宁、吉林、黑龙江等省；东北铁线莲主产辽宁、吉林、黑龙江等省。

威灵仙　根茎呈柱状，长 1.5～10cm，直径 0.3～1.5cm；表面淡棕黄色，顶端残留茎基，下侧着生多数细根；质较坚韧，断面纤维性。根呈细长圆柱形，稍弯曲，长 7～15cm，直径 0.1～0.3cm；表面黑褐色，有细纵纹，有的皮部脱落，露出黄白色木部；质硬脆，易折断，断面皮部较广，木部淡黄色，略呈方形，皮部与木部间常有裂隙。气微，味淡。

棉团铁线莲　根茎呈短柱状，长 1～4cm，直径 0.5～1cm。根长 4～20cm，直径 0.1～0.2cm；表面棕褐色至棕黑色；断面木部圆形。味咸。

东北铁线莲　根茎呈柱状，长 1～11cm，直径 0.5～2.5cm。根较密集，长 5～23cm，直径 0.1～0.4cm；表面棕黑色，断面木部近圆形。味辛辣。

威灵仙根含威灵仙苷（clematichinenoside）A，B，C、威灵仙新苷（clemochinenoside）、以常春藤苷元（hederagenin）和齐墩果酸（oleanolic acid）为苷元的三萜皂苷、金合欢素－7－鼠李糖（1→6）葡萄糖苷、*d*－丁香树脂醇、*l*－丁香树脂醇－4′－*O*－*β*－*D* 葡萄糖苷、棕榈酸、亚油酸、白头翁素（anemonin）、还含有多种挥发性成分。

棉团铁线莲根含生物碱、白头翁素、谷甾醇、肉豆蔻酸、α－亚油酸及β－亚油酸等。

东北铁线莲根含三萜皂苷、铁线莲苷（clematoside）A，A′，B 和 C。

本品性温，味辛、咸。能祛风湿，通经络，止痹痛，消骨鲠。用于风湿痹痛，肢体麻木，筋脉拘挛，屈伸不利，骨哽咽喉。常用量 6～9g。药理研究表明本品有镇痛、促进胆汁分泌、预防胆结石、松弛平滑肌、抗病原体、降血糖和引产作用，还有抑制肿瘤作用。

白头翁　Radix Pulsatillae

本品为毛茛科植物白头翁 *Pulsatilla chinensis*（Bge.）Regel 的干燥根。春、秋二季采挖，除去泥沙，干燥。主产东北三省、河北、山东、山西、陕西、安徽、江苏、河南等省。

呈长圆柱形或圆锥形，稍扭曲或有短侧根，长 5～20cm，直径 0.5～2cm。表面黄棕色或棕褐色，有不规则的纵皱纹或纵沟，皮部易脱落而露出黄色木部，近根头处常有朽状凹洞。根头部稍膨大，有时分叉，顶端残留鞘状叶柄，密生白色长绒毛。质硬而脆，断面平坦，黄白色，皮部与木部间有时出现裂隙。气微，味微苦涩。

主要含有原白头翁素（protoanemonin）、白头翁素（anemonin）、羽扇豆烷型和齐墩果烷型五环三萜皂苷、白头翁酸（anemonic acid）、23－羟基桦木酸（23－hydroxybetulinic acid）、*d*－松脂素（*d*－pinoresinol）、β－足叶草脂素（β－peltatin）、胡萝卜苷、糖蛋白组分 PcG－A 等。

本品性寒，味苦。能清热解毒，凉血止痢，燥湿杀虫。用于痢疾，湿热带下，血热鼻衄，痔疮出血，痈疖瘰疬等。用量 9～15g。药理实验表明白头翁有抗病原微生物、抗肿瘤、杀精、保肝作用。

思考题

1．毛茛科植物主要的形态学特征和化学特征。
2．川乌、附子、黄连和白芍的来源、药用部位和功效。
3．川乌、附子、黄连和白芍主要的性状特征和显微特征。
4．川乌、附子、黄连和白芍主要的化学成分和理化鉴定方法。
5．川乌、附子、黄连和白芍主要的药理作用。

小檗科 Berberidaceae

*淫羊藿 Herba Epimedii

(英) Epimedium Herb

来源 本品为小檗科植物淫羊藿 *Epimedium brevicornum* Maxim.、箭叶淫羊藿 *E. Sagittatum* (Sieb. et Zucc.) Maxim.、柔毛淫羊藿 *E. pubescens* Maxim.、巫山淫羊藿 *E. wushanense* T. S. Ying 或朝鲜淫羊藿 *E. koreanum* Nakai 的干燥地上部分。

植物形态 淫羊藿 多年生草本，高 30～40cm。根茎横走，着生多数须状根。茎直立，光滑，略有棱。通常无基生叶；茎生叶 2 枚生于枝顶，有长柄，二回三出复叶，小叶 9；小叶片宽卵形或近圆形，长 3～7cm，宽 2～6cm，先端渐尖，边缘有纤细小锯齿，叶片有光泽，近草质；顶生小叶基部深心形，叶柄长可达 10cm，侧生 2 小叶基部不对称，外侧小尖头，叶柄长约 5cm。叶片上表面绿色，无毛，下表面灰绿色，疏生直立短毛，尤以主脉明显。聚伞状圆锥花序顶生，花序轴及花梗被黄色腺毛，花梗基部有膜质卵状披针形的苞片，花白色，有时略带淡黄色；花瓣 4，有距；雄蕊 4；雌蕊 1，子房上位，花柱长。蓇葖果纺锤形，成熟时 2 裂。种子 1～2 枚，褐色。花期 6～7 月，果期 8 月 (图 14－20)。

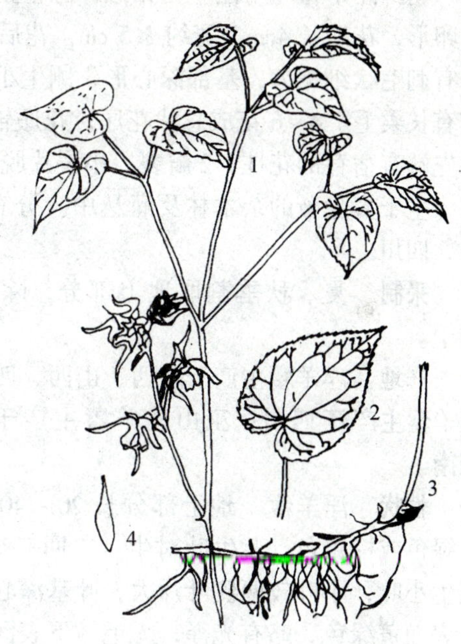

图 14－20 淫羊藿

1. 果枝 2. 叶 3. 根茎 4. 蓇葖果

生于阴湿山沟、林下、灌丛中。分布河南、山西、安徽、湖南、广西、陕西、宁夏、甘肃、青海、新疆等省区。

箭叶淫羊藿 基生叶 1～3 枚，一回三出复叶，有长柄；小叶片革质，卵形、狭卵形至卵状披针形，长 5～12cm，宽 2.5～5cm，先端急尖或渐尖，边缘有细刺毛状锯齿，基部深心形，侧生小叶基部极不对称。茎生叶常 2，生于茎顶，与基生叶相似。总状花序或下部分枝成圆锥花序，长约 7.5cm，花序轴及花梗无毛或被少数腺毛；花小，萼片 8，外轮 4 片较小，外有紫色斑点，内轮 4 片较大，花瓣状，白色；花瓣 4，黄色，蓇葖果卵圆形，宿存花柱短嘴状。种子肾形，黑色。花期 2～3 月，果期 4～5 月。

生于山野竹林下或山路旁的岩石缝中。分布于浙江、安徽、江西、福建、台湾、湖北、湖南、广东、广西、云南、贵州、四川等省区。

柔毛淫羊藿　与箭叶淫羊藿相似，但根茎发达，不规则状分枝。叶背及叶柄密被白色长柔毛。花期4~6月，果期6~7月。

主要分布于四川、陕西省南部。

巫山淫羊藿　茎生叶2，一回三出复叶，小叶片披针形，长9~23cm，宽1.8~4.5cm，叶背略呈灰绿色，有稀疏毛茸。花梗具腺毛，花大，直径达3cm，淡黄色。花期4~6月。果期6~7月。

主要分布于陕西、四川、湖北等地。

朝鲜淫羊藿　与淫羊藿相似，但茎生叶1枚，二回三出复叶，小叶片薄革质，卵形至长卵形，花期长4cm，宽约3.5 cm，花后叶片长4.5~10cm，宽3.5~7.5cm，先端尖，边缘有刺毛状细锯齿，基部深心形，侧生小叶基部歪斜，上面幼时有疏毛，花后渐脱落，下面有长柔毛。4~6花成总状花序，花序轴通常无毛，直径约2cm，黄白色或乳白色。蓇葖果先端有宿存的花柱，2瓣裂，小裂片脱落，大裂片宿存。花期4~5月，果期5~6月。

生于多隐蔽的杂木林及灌丛中。分布于东北、华东、华南及河南、甘肃、贵州、陕西、四川。

采制　夏、秋季割取地上部分，除去粗梗及杂质，晒至半干捆成小把，再晾干或晒干。

产地　淫羊藿主产于陕西、山西、四川；箭叶淫羊藿主产于湖北、四川、浙江；柔毛淫羊藿主产于四川；巫山淫羊藿主产于陕西、四川；朝鲜淫羊藿主产于辽宁、陕西、湖南。

性状　淫羊藿　地上部分长20~40cm。茎细长圆柱形，平滑，具光泽，略带纵棱，黄绿色或棕黄色。茎生叶对生，二回三出复叶，小叶片卵圆形，长3~7cm，宽2~6cm，顶生小叶，小叶较两侧叶片大，叶基深心形，两侧小叶基部偏斜，边缘有细毛状小锯齿，上表面黄绿色，略有光泽，无毛，下表面灰绿色，有稀疏毛茸，叶脉基部者较长。叶片近草质，较脆，气弱，味微苦。

箭叶淫羊藿　地上部分长多为40cm。叶通常2枚，一回三出复叶，小叶片长卵形至卵状披针形，长4~12cm，宽2.5~5cm，先端渐尖，两侧小叶基部显著偏斜，形似箭形，叶缘有硬刺状锯齿，长约2mm，叶下表面疏被毛茸或近无毛。叶片草质，硬而脆。

柔毛淫羊藿　与箭叶淫羊藿性状很相似，但叶下表面及叶柄密被灰白色长柔毛。

巫山淫羊藿　茎生叶2，一回三出复叶，小叶片披针形，宽2~4cm，长可为宽的5~6倍，边缘锯齿刺状，下表面有稀疏毛茸。质硬、脆。

朝鲜淫羊藿　二回三出复叶，小叶片卵形至宽卵形，4~10cm，宽3~7cm，先端渐尖，边缘有细毛状锯齿，下表面有稀疏长毛或近无毛。叶片较薄，草质。

显微特征　淫羊藿叶横切片　上下表皮细胞一列，细胞类方形。上表皮外侧具角质层，下表皮有气孔，可见残留非腺毛。上下表皮内侧数列细胞壁厚。栅栏组织细胞2~3列，细胞短小，排列不甚整齐；海绵组织细胞排列较疏松。主脉维管束3，下方一个较大，外韧型，维管束周围均为木化的厚壁细胞。主脉附近有长形异细胞，内含一个至数个草酸钙柱晶，长9~24μm。

箭叶淫羊藿　上下表皮外侧角质层厚，下表皮细胞具乳头状突起。主脉维管束3，栅栏组织细胞1列，稀2列。

柔毛淫羊藿　主脉维管束5，栅栏组织细胞1列，稀2列，有较多的残留非腺毛。

巫山淫羊藿　主脉维管束7，栅栏组织细胞1～2列。

朝鲜淫羊藿　主脉维管束5，中间3个大，两侧2个小。栅栏组织细胞1列，稀2列。异细胞呈分枝状，含草酸钙柱晶，长10～48μm。

粉末　灰绿色或棕绿色。淫羊藿（1）上、下表皮细胞垂周壁深波状，不均匀增厚，下表皮有非腺毛和不定式气孔，副卫细胞3～5个。（2）非腺毛由3～6个细胞组成，稀10个以上细胞，长170～1000μm，直径15～20μm，基部2～4个细胞短，向上渐长，平直或弯曲，细胞内含黄棕色物质。（3）草酸钙柱晶或方晶多，存在于异细胞中或散在，长10～35μm，直径3～12μm；可见草酸钙簇晶，直径15～40μm。（4）木纤维长达450μm，直径13～20μm，壁厚，木化。（5）可见环纹、螺纹、具缘纹孔导管。

化学成分　各种淫羊藿均以黄酮类为主要成分。

淫羊藿　含淫羊藿苷（icariin）、淫羊藿次苷Ⅰ、Ⅱ（icarisideⅠ，Ⅱ）、淫羊藿新苷A（epimedoside A）、宝藿苷Ⅰ、Ⅱ（baohuoside Ⅰ，Ⅱ）、箭藿苷B（sagittatoside B）、大花淫羊藿苷F、C（ikarisoside F，C）、巫山淫羊藿苷（wushanicariin）、山奈酚3，7－*O*－*α*－*L*－鼠李糖苷（kaempferol 3，7－*O*－*α*－*L*－dirhamnoside）、宝藿苷Ⅵ（baohuoside Ⅵ）、Hexandraside E。根及根茎含去氧甲基淫羊藿苷（des－*O*－methylicariin）。此外，尚含挥发油、蜡醇、三十一烷、植物甾醇、鞣质等。

箭叶淫羊藿　含淫羊藿苷、淫羊藿次苷、异槲皮素、淫羊藿素3－*O*－*α*－鼠李糖苷（icaritin－3－*O*－*α*－rhamnoside）、金丝桃苷（hyperin）、箭叶淫羊藿苷A、B、C（sagittatoside A，B，C）、箭叶淫羊藿素A、B（sagittation A，B）、去氢淫羊藿素3－*O*－*α*－鼠李糖苷（anhydroicaritin－3－*O*－*α*－rhamnoside）、槲皮素（quercetin）及其3－*O*－*β*－*D*葡萄糖苷。叶含2－苯氧基色原酮：6－去甲氧基－7－甲基茵陈色原酮、6－去甲氧基－4′－甲基－8－异戊烯基茵陈色原酮、6－去甲氧基－7－异戊烯基茵陈色原酮。

柔毛淫羊藿　含淫羊藿苷、淫羊藿次苷、淫羊藿新苷C（epinedoside C）、宝藿苷Ⅰ、Ⅵ、柔藿苷（rouhuoside）、金丝桃苷、柔藿苷（rouhuoside）。

巫山淫羊藿　含巫山淫羊藿苷、淫羊藿苷、淫羊藿新苷A、宝藿苷Ⅰ、Ⅱ、Ⅵ、槲皮素－3－半乳糖苷、槲皮素－3－鼠李糖苷、淫羊藿素。

朝鲜淫羊藿　含淫羊藿苷、朝鲜淫羊藿苷A、B、C（epimedin A，B，C）、朝鲜淫羊藿新苷Ⅰ、Ⅱ（epimedokoreanoside Ⅰ，Ⅱ）、槲皮素、淫羊藿新苷A、B、C、D、E、脱水淫羊藿素（anhydroicaritin）。

glc—O　OR$_2$　O—rha　R$_1$

	R_1	R_2
淫羊藿苷	OH	CH_3
淫羊藿新苷	OH	H

从本属植物中首次分离得到麦芽酚、银杏双黄酮（ginkgetin）、异银杏双黄酮（isoginkgetin）和去甲银杏双黄酮（bilobetin）。从朝鲜淫羊藿中首次分离得到沙立苷、粗毛淫羊藿苷。从箭叶淫羊藿中分得4中木脂体成分，淫羊藿次苷 E_6、E_7 和淫羊藿醇 A_1、A_2（icariol A_1，A_2）。

理化鉴定 取粉末5g，加乙醇20ml回流提取1h，滤过，回收乙醇，浓缩至5ml，取浓缩液1ml，置5ml小试管中，加入镁粉少许，摇匀，加浓盐酸数滴，显红色。另取浓盐酸1ml，滴加1%三氧化铝甲醇试剂数滴，产生亮黄色荧光。

品质优良度

1. 以无枝梗、色黄绿、叶整齐不破碎者为佳。
2. 本品叶片按干品计，含淫羊藿苷（$C_{33}H_{40}O_{15}$）不得少于0.50%。

药理作用

1. 血液系统 淫羊藿在0.1g/kg或0.4g/kg时，每天两次灌胃，连续3天可抑制家兔体外血栓形成，在0.4g/kg时可降低2~40/s切变率时的全血黏度和抑制红细胞的聚集。淫羊藿苷还具有明显的抗白血病细胞作用。

2. 心脑血管系统 淫羊藿总黄酮能选择性地阻断离体及整体动物心肌β受体，对气管 β_2 受体和血管平滑肌γ受体无阻断作用，这为临床应用淫羊藿治疗冠心病、心绞痛提供了理论依据。淫羊藿苷还可通过扩张血管平滑肌而增加实验动物脑血流量，降低脑血管阻力，保护脑缺血损伤。

3. 生殖系统 淫羊藿对糖皮质激素所致“阳虚证”有明显的改善，各项指标恢复较快。用放射免疫法测定性激素水平的结果提示淫羊藿可以改善雄性动物性腺的损害，提高睾丸酮的含量，雌二醇水平有所增加。

4. 免疫系统 （1）对免疫器官的影响 淫羊藿多糖注射后小鼠胸腺内无细胞坏死及组织结构破坏征象。因此，认为淫羊藿多糖胸腺免疫药理作用特点主要是促进胸腺释放成熟细胞，其胸腺缩小作用，不是免疫抑制的结果，而是其增强机体细胞免疫功能的机制之一。（2）对免疫细胞的作用 淫羊藿多糖皮下注射可提高小鼠巨噬细胞吞噬能力，灌胃时同样有效。淫羊藿苷也可显著激活巨噬细胞，增强巨噬细胞的吞噬功能，促进TL-2和TNF的产生。（3）对免疫因子的作用 淫羊藿多糖能使小鼠胸腺和脾脏细胞合成TL-2增多。

5. 骨髓系统 淫羊藿具有抑制骨细胞功能，特别是使钙化骨形成增加，证实了淫羊藿确实存在着“补骨”作用，说明其对骨质疏松有良好的防治作用。

6. 抗衰老作用 淫羊藿多糖和总黄酮复合物能提高老龄雄性大鼠下丘脑中单胺类神经递质水平，改善老龄大鼠、小鼠学习记忆行为，抑制老龄小鼠脑及全血中胆碱酯酶活性。

7. 抗肿瘤作用 淫羊藿总黄酮能显著增加荷瘤小鼠巨噬细胞吞噬功能、淋巴细胞转化率和脾体比值，能显著增加红细胞 C_{36} 受体花环率并降低红细胞免疫复合物花环率。

8. 对微生物的影响 淫羊藿煎剂试管内对脊髓灰质炎病毒有显著的抑制作用，对其他肠道病毒亦能抑制。对白色葡萄球菌、金黄色葡萄球菌有显著抑菌作用，对奈氏卡他球菌、肺炎双球菌、流感嗜血杆菌有轻度抑制作用。1%浓度对人型结核杆菌有抑菌效力。

功效 性温，味辛、甘。能补肾阳，强筋骨，祛风湿。用于阳痿遗精，筋骨痿软，风湿痹痛，麻木拘挛；更年期高血压证。用量3~9g。

思考题

1. 淫羊藿的原植物拉丁学名及主要性状特征。
2. 淫羊藿的主要化学成分及药理作用。

*防己科 Menispermaceae

木质藤本，稀为直立灌木或小乔木。根有的肥大成块根。单叶互生，全缘或掌状浅裂，具掌状脉；叶柄常盾状着生；无托叶。花小，单性，整齐，雌雄异株，单生、簇生或集成腋生的总状、聚伞或圆锥花序；花萼和花瓣通常均存在，常6枚，稀较少或较多，各成2轮排列，每轮3片；花萼通常离生；花瓣常小于花萼，离生或合生；雄花雄蕊通常6枚，稀3或多数，通常与花瓣对生，花丝与花药离生或合生，花药4室或2室，纵裂；退化心皮小或无；雌花有或无退化雄蕊，子房上位，心皮3~6，稀为1或6~12，离生，1室，每室2胚珠，仅1枚发育；花柱短或缺如，柱头顶生，头状或盘状。核果，核多呈马蹄形或肾形，内果皮有各式雕纹。种子具或不具胚乳，胚常弯曲。

本科约有70属，400余种，分布于热带、亚热带。我国有20属，近70种，南北各省均有分布，主产于西南和南部。主要属有木防己属（*Cocculus*）、轮环藤属（*Cyclea*）、秤钩风属（*Diploclisia*）、千金藤属（*Stephania*）、青牛胆属（*Tinospora*）等。重要的生药有粉防己、蝙蝠葛、金果榄、青风藤、木防己等。

本科植物常有异常构造，多由维管束外方的束外形成层形成1至多个同心性或偏心性维管束。草酸钙结晶多见，有方晶、簇晶、针晶、针晶束、柱晶、砂晶，或有小结晶构成结晶束。有的种类具分泌囊、异细胞或其他厚壁细胞。

本科植物富含生物碱。常见的生物碱类型有：(1) 1-苄基异喹啉（1-benzylisoquinoline）型，存在于木防己属及千金藤属。(2) 双苄基异喹啉（bisbenzylisoquinoline）型，在锡生藤属（*Cissampelos*）、木防己属、轮环藤属、蝙蝠葛属（*Menispermum*）、防己属（*Sinomenium*）、千金藤属及青牛胆属等近10个属的植物中均含有，例如粉防己碱（tetrandrine）、蝙蝠葛碱（dauricine）和锡生藤碱（hayatine）等生物活性都很显著，有镇痛、抗炎、降压及肌松等作用；小檗胺（berbamine）和头花千金藤碱（cepharanthine）具有升高白细胞作用。(3) 原小檗碱（protoberberine）型，在锡生藤属、黄藤属（*Fibraurea*）、蝙蝠葛属、防己属、千金藤属及青牛胆属中均有存在，如1-四氢掌叶防己碱（1-tetrahydropalmatine）具有阵痛、解痉和扩张冠状血管作用，它和轮环藤酚碱（cyclenoline）等的碘甲烷衍生物具有肌肉松弛作用。(4) 阿朴啡（aporphine）型，在房技属等约5个属的植物中含有，如青藤碱（sinomenine），有清热消炎作用；千金藤碱（stephanine）具有降压和抑制肿瘤细胞生长的作用。(5) 吗啡烷（morphinane）型，主含于防己属和千金藤属植物，如防己碱（sinomenine），有显著镇痛作用；(6) 原阿片碱（protopine）型，在防己属植物中亦有报道。此外，本科植物还含有皂苷、鞣质、苦味素及萜类化合物。

*防己 Radix Stephaniae Tetrandrae

（英）Fourstamen Stephania Root

来源 本品为防己科植物粉防己 *Stephania tetrandra* S.Moore 的干燥根。

植物形态 多年生缠绕性落叶藤本。根呈不规则圆柱形，外皮灰棕色，有横纹。茎柔韧细长，有略扭曲的纵条纹。叶互生，阔三角状卵形，长 3.5~6.5cm，宽 5~7cm，先端钝，具小突尖，基部截形或略心形，全缘，上面绿色，下面灰绿色至粉白色，两面均被短柔毛；花单性异株，雄花为头状聚伞花序呈总状排列，萼片 4，花瓣 4，黄绿色，雄蕊 4，花丝联合成柱状，上部盘状，花药着生其上；雌花集成短缩的聚伞花序，萼片和花瓣与雄花同数，心皮 1，花柱 3 裂。核果球形，熟时红色。花期 5~6 月，果期 7~9 月（图 14-21）。

生于山坡、丘陵地带的草丛及灌木林的边缘，以石灰岩山地生长最好。分布于江苏、浙江、安徽、湖北、湖南、江西、福建、广东、广西等省区。

采制 秋季采挖，洗净，刮去粗皮，切成段，粗根纵剖为 2~4 瓣，晒干。

产地 主产于浙江、安徽、湖北、湖南、江西等省。

性状 根呈不规则圆柱形，或剖切成半圆柱形或块状，常弯曲，弯曲处有深陷的横沟而呈结节状的瘤状样，长 5~10cm，直径 1~5cm。表面淡灰黄色，可见残留的灰褐色栓皮，有细皱纹，具明显横向突起的皮孔，长可至 2.5cm，有时皮部脱落，露出弯曲的导管束条纹纵剖面黄白色，有导管束条纹。质坚重，断面平坦细腻，灰白色，富粉性，木部占大部分，导管束呈稀疏的放射状纹理，显车轮纹状。气微，味苦。

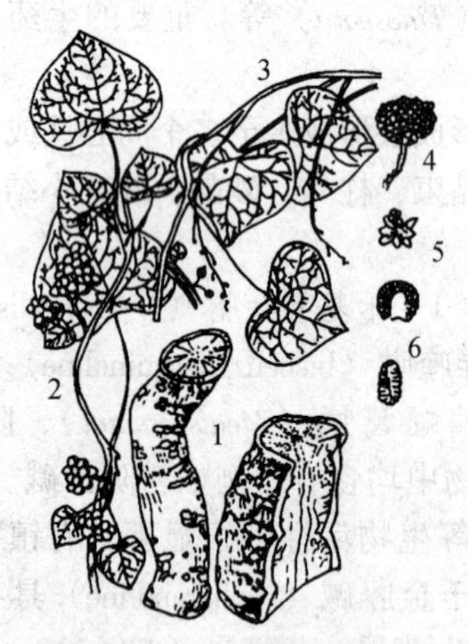

图 14-21 粉防己

1. 粉防己根 2. 果枝 3. 雄花枝
4. 雄花序 5. 雄花 6. 果核（示正侧面）

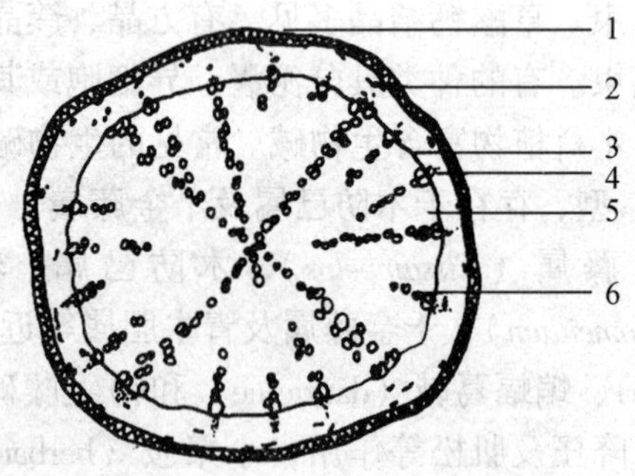

图 14-22 粉防己（根）横切面简图

1. 木栓层 2. 厚壁组织 3. 形成层
4. 韧皮部 5. 射线 6. 木质部

显微特征 根横切面 木栓层已除去或有残留，黄棕色。皮层细胞切向延长，有石细胞 2~3 成群或单个散在，石细胞类方形或多角形。韧皮部较宽，筛管群束状。形成层成环。木质部占大部分，导管少，断续排列成放射状，导管旁有木纤维，射线较宽，中心可见初生木质部。薄壁细胞充满淀粉粒，并可见细小草酸钙柱晶及方晶，长约 10μm（图 14－22）。

粉末　类白色或黄白色。（1）淀粉粒单粒类圆形，直径 5～26μm，脐点点状、裂缝状、三叉状，层纹不明显；复粒由 2～6（～8）分粒组成。（2）石细胞类圆形、类方形或长椭圆形，长 26～103μm，直径 21～59μm，壁稍厚，纹孔及孔沟明显，有的可见层纹。（3）纤维细长梭形，长 340μm 以上，直径 9～17μm，壁厚 2～5μm，有单斜纹孔或交叉成十字型。（4）具缘纹孔纹孔及网纹导管直径 34～236μm。（5）木薄壁细胞长方形或长梭形，壁不均匀连珠状增厚，纹孔较大，横向。另有少数草酸钙小结晶及木栓组织。

化学成分　含多种异喹啉类生物碱，总量 1.5%～2.3%，主要有粉防己碱（tetrandrine）即汉防己甲素（hanfangchin A）、防己诺林碱（fangchinoline）即汉防己乙素（hanfangchin B）、轮环藤酚碱（cyclanoline）、fengangjineA、B、C、D、小檗胺（berbamine）、氧防己碱（oxofangchirine）、防己斯任碱（stephanthrine）、防己菲碱（stephenanthrine）、2－*N*－甲基粉防己诺林碱（2－*N*－methylfangchinoline）、2－*N*－甲基粉防己碱（2－*N*－methyl tetrandrine）。

此外，尚含软脂酸（palmiticacid）、β－谷甾醇（β－sitosterol）、黄酮苷、酚类、挥发油、糖类等。

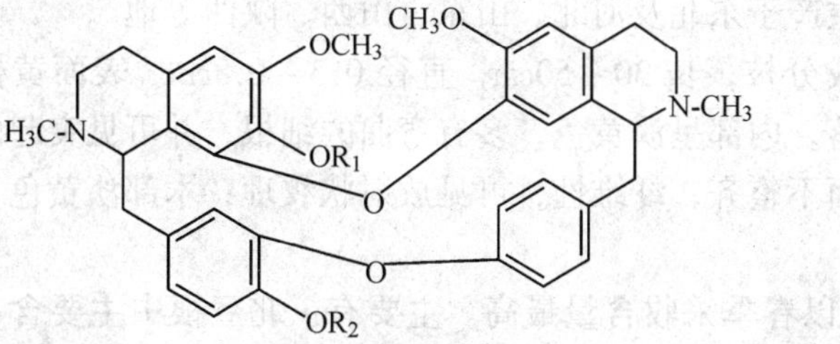

	R_1	R_2
粉防己碱	CH_3	CH_3
防己诺林碱	H	CH_3

理化鉴别　取本品粗粉 2g，加 0.5mol/L 硫酸液 20ml，水浴加热 10min，滤过，滤液加氨试液调 pH 至 9，转入分液漏斗中，加苯 25ml，振摇提取，分取苯液 5ml，回收溶剂，残渣加 1%钼酸铵的浓硫酸溶液数滴，即呈蓝紫色，渐变绿色至污绿色，放置色渐加深。（粉防己碱反应）

品质优良度

1．以质坚实、粉性足、去净栓皮、纤维少者为佳。

2．本品含粉防己碱（$C_{38}H_{42}N_2O_6$）不得少于 0.70%。

药理作用

1．镇痛作用　粉防己总碱及汉防己甲、乙素均有镇痛作用，以粉防己总碱的作用最强，有效计量为 50mg/kg。

2．抗炎及抗过敏作用　汉防己甲素、乙素对大鼠甲醛性脚肿均有一定的消炎作用，甲素强于乙素。汉防己甲素具有广泛的抗过敏作用，如能抑制组胺、乙酰胆碱引起的豚鼠哮喘和离体豚鼠回肠的收缩以及 5－羟色胺引起的大鼠皮肤血管通透性的增加等过敏介质的作用，既是过敏介质的拮抗剂，又是阻释剂。

3．对心血管系统的作用犬静注粉防己碱后动脉压降低 23%，舒张压降低幅度明显大于收缩压。汉防己甲素对高 K^+ 去极化所致动物冠脉、主动脉及肠系膜动脉的收缩有明显的松弛作用。

4．对血小板聚集的抑制作用　防己醇提物对二磷酸腺苷（ADP）诱导的血小板聚集具有明显的抑制作用。

5. 粉防己总生物碱对横纹肌有一定松弛作用　其溴化或碘化二甲基物肌松效果更好，为一非去极化型的肌肉松弛剂。

6. 抗肿瘤作用　粉防己碱能明显增强柔红霉素和长春新碱杀白细胞的能力。对急性淋巴细胞白血病、急性非淋巴细胞白血病和急性未分化性白血病病均有效。可能成为一种替代异搏定的安全的化疗增消剂。

7. 对生殖系统的作用　汉防己甲素可抑制离体兔输卵管峡部肌肉自发性收缩。对大鼠输精卵平滑肌有松弛作用。

功效　性寒，味苦。能利水消肿，祛风止痛。用于水肿脚气，小便不利，风湿痹痛，湿疹疮毒，咳嗽喘急，高血压症。用量4.5～9g。

北豆根　Rhizoma Menispermi

本品为防己科植物蝙蝠葛 *Menispermum dahuricum* DC. 的干燥根茎。春、秋两季采挖，除去茎叶、须根、泥土，晒干。主产于东北及河北、山东、山西、陕西等地。

本品呈细长圆柱形，常弯曲或分枝，长30～50cm，直径0.3～0.8cm。表面黄棕色至暗棕色，外皮常呈层状或片状脱落，内部呈淡黄色，多有弯曲的细根，并可见突起的根痕及纵皱纹。质韧，不易折断，断面不整齐，纤维性，可见放射状纹理；木部淡黄色，中心有类白色髓。气微，味苦。

本品含总生物碱约1%以上，以春季采收含量最高。主要有：北豆根中主要含有生物碱：蝙蝠葛碱（dauricine）、蝙蝠葛诺林碱（daurinoline）、蝙蝠葛可林碱（dauricoline）、蝙蝠葛新诺林碱（dauricinoline）、蝙蝠葛苏林碱（daurisoline）、蝙蝠葛波芬碱（menisporphine）、2，3－dihydromenisporphine、蝙蝠葛宁（dauriporphine）、蝙蝠葛辛（bianfugecine）、蝙蝠葛定（bianfugedine）、蝙蝠葛宁酚碱（dauriporphinoline）、蝙蝠葛壬碱（menisperine）、木兰碱（magnoflorine）、粉防己碱（tetrandrine）；尖防己碱（acutumine）、*N*－去甲尖防己碱（acutumidine）、和去羟尖防己碱（acutuminine）是从蝙蝠葛中分离出来的具有新骨架的含氯生物碱。此外，蝙蝠葛还含有青藤碱（sinomenine）、二青藤碱（disinomenine）、光千金藤碱（stepharine）、光千金藤定碱（stepholidine）、车里叶灵（chelilanthifoline）和一和腈苷（menisdaurin）。其中，以蝙蝠葛碱和蝙蝠葛壬碱含量较高。

本品性寒，味苦，有小毒。能清热解毒，祛风止痛，利水消肿。用于咽喉肿痛，风湿痹痛，肠炎痢疾，水肿，脚气。用量3～9g。

北豆根具有抑菌、抗炎、镇痛、解痉、肌松、抗变态、增强免疫作用。还有降压、抗心律失常、增加冠脉流量及抗血小板凝聚作用。本品有毒，用量不宜过大。

思考题

1. 防己科的主要显微特征和化学特征。

2. 防己的主要化学成分、主要理化鉴定及主要药理作用。
3. 北豆根的主要化学成分与功效。

*木兰科 Magnoliaceae

乔木或灌木，少为木质藤本。具油细胞，有香气。单叶互生，常为全缘，托叶有或缺，具托叶的，托叶大，包被幼芽，早落，在节上留下环状托叶痕。花单生，两性，稀单性，辐射对称；花被不分化，或不明显分化成萼片和花瓣，常3片一轮，排成数轮，花萼和花瓣等大或稍小，稀花萼绿色；雄蕊多数，分离，螺旋状排列在伸长花托的下半部，花丝短；心皮多数，分离，螺旋状排列在伸长花托的上半部，稀轮列，子房上位，1室，每室具1至多数倒生胚珠。聚合蓇葖果或聚合浆果。种子含丰富的胚乳，胚小。

本科16属，250余种。分布于美洲和亚洲的热带、亚热带地区。我国有14属，160余种，主产西南和南部地区。主要的属有八角属（*Illicium*）、南五味子属（*Kadsura*）、鹅掌楸属（*Liriodendron*）、木兰属（*Magnolia*）、木莲属（*Manglietia*）、含笑属（*Michelia*）和五味子（*Schisandra*）属等。重要的生药有厚朴、辛夷、五味子、八角茴香、红木香等。

本科植物茎中的木栓层发生于表皮、下皮或皮层的外侧部分；常有黏液细胞或油细胞存在；有草酸钙小方晶；木质部中导管单独存在或组成小群，端壁多单穿孔，也有典型的梯状穿孔；射线宽3~4列细胞，偶见单列的，同型或异型；纤维多有具缘纹孔。

本科植物主要含三类化学成分。(1) 挥发油：普遍含有，主要成分为芳香族衍生物或倍半萜类，如厚朴含厚朴酚（magnolol），辛夷含丁香酚（eugenol），八角茴香含茴香醚（anethole）等，均为芳香族衍生物。(2) 生物碱：主要存在于木兰属和含笑属中，主要为异喹啉型生物碱，如木兰箭毒箭（magnocurarine）、木兰花碱（magnoflorine）等，多具抗菌消炎、利尿降压、松弛肌肉和阻断中枢神经节的作用。(3) 木脂素：如五味子属中含有的五味子素（schizandrin）、γ-五味子素、五味子丙素等均有抑制中枢神经、降低血清谷丙转氨酶（SGPT）的作用。

此外，从含笑属分离出多种倍半萜内酯，八角属的倍半萜内酯常有毒性，如莽草毒素（anisatin）。

*厚朴 Cortex Magnoliae
（英）Magnolia Bark

来源 本品为木兰科植物厚朴 *Magnolia officinalis* Rehd. et Wils. 或凹叶厚朴 *M. officinalis* Rehd. et Wils. var. *biloba* Rehd. et Wils. 的干燥干皮、根皮及枝皮。

植物形态 厚朴 落叶乔木，高7~15m，树皮厚，紫褐色，幼枝黄褐色。冬芽由托叶包被，开放后托叶脱落。单叶互生，密集于小枝顶端，叶片革质，倒卵形或倒卵状椭圆形，长20~45cm，宽10~24cm，先端钝圆或具短尖，基部楔形或近圆形，全缘或微波状，背面幼时被灰白色短绒毛，老时呈白粉状。花与叶同时开放，单生枝顶，白色，芳香，直径约15cm，花梗粗壮，被棕色毛；花被片9~12；雄蕊及雌蕊均多数，螺旋状排列于延长的花托上。聚合蓇葖果长椭圆状卵形，木质，长约12cm，每室具种子常1枚。花期4~5月，果期9~10月（图14-23）。

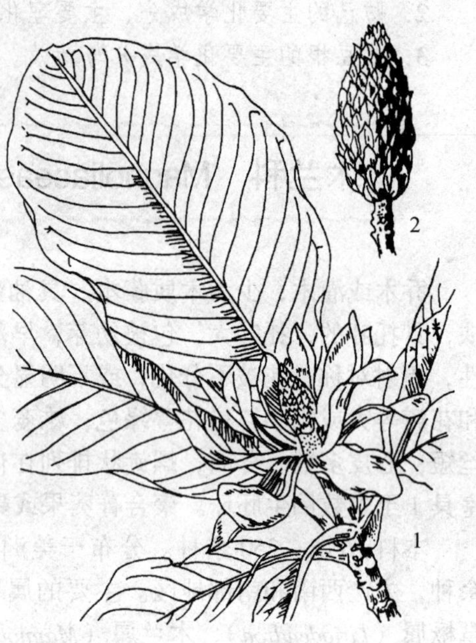

图14-23　厚朴
1. 花枝　2. 果实

分布于四川、贵州、湖北、湖南、浙江、福建、甘肃、陕西等省。多为栽培。

凹叶厚朴　与上种主要不同之处：灌木状乔木，叶先端凹陷成2钝圆浅裂片（但在幼苗或幼树先端仍为圆形），裂深约2~3.5cm。分布浙江、江西、安徽、广西等省区。

采制　4~6月剥取，根皮及枝皮直接阴干；干皮置沸水中微煮后，堆置阴湿处，"发汗"至内表面紫褐色或棕褐色时，蒸软，取出，卷成筒状，干燥。

产地　厚朴主产四川、湖北、浙江、贵州、湖南，以四川、湖北所产质量最佳，习称"紫油厚朴"或"川朴"；凹叶厚朴主产于浙江，习称"温朴"，质量亦好。

性状　干皮　呈卷筒状或双卷筒状，长30~35cm，厚2~7mm，习称"筒朴"；近根部的干皮一端展开如喇叭口，长13~25cm，厚3~8mm，习称"靴筒朴"。外表面灰棕色或灰褐色，粗糙，有时呈鳞片状，较易剥落，有明显椭圆状皮孔和纵皱纹。刮去粗皮者，外表面较平坦，显黄棕色。内表面较平滑，紫棕色或深紫褐色，具细密纵纹，划之显油痕。质坚硬油润，不易折断。断面颗粒性，外层灰棕色；内层紫褐色或棕色，纤维性，富油性，有的可见小亮星（厚朴酚及和厚朴酚结晶）。气香，味辛辣、微苦（图14-24）。

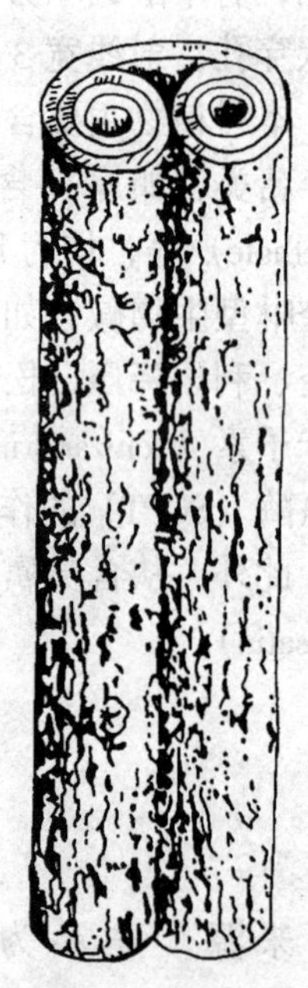
图14-24　厚朴（树皮）外形

根皮（根朴）　呈单筒状或不规则片状，有的弯曲似鸡肠，习称"鸡肠朴"，长8~32cm，厚1~3mm，表面灰棕色，有横纹及纵皱纹，劈破处呈纤维状。质脆，较易折断。嚼之残渣较多。

枝皮（枝朴）　皮薄呈单筒状，长10~20cm，厚1~2mm，表面灰棕色，具皱纹。质脆，易折断，断面纤维性。嚼后残渣亦较多。

显微特征　干皮横切面　（1）木栓层由10多列细胞组成；木栓形成层中含黄棕色物质；栓内层为石细胞环层。（2）皮层较宽厚，散有多数石细胞群，石细胞多呈分枝状，稀有纤维束，靠内层有切向延长的椭圆形油细胞散在，壁稍厚。干皮的皮层中可见新的木栓层形成。（3）韧皮部占极大部分，射线宽1~3列细胞，韧皮纤维束众多，壁极厚，油细胞颇多，单个散在或2~5个相连。枝皮韧皮部外方可见大型初生韧皮纤维束。（4）薄壁细胞中含有黄棕色物质或充满淀粉粒，淀粉粒有时多已糊化，另含细小草酸钙方晶（图14-25）。

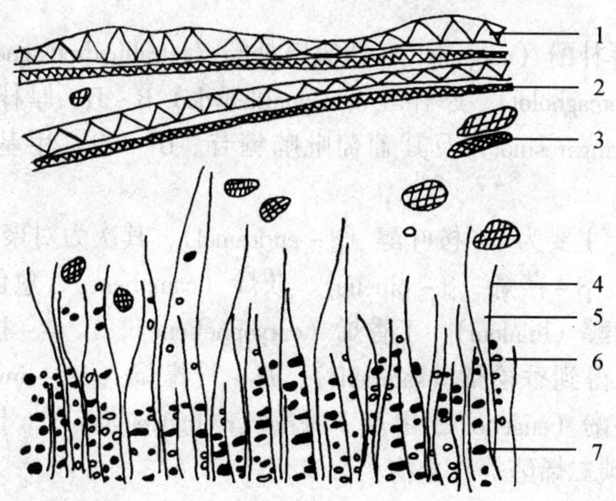

图 14-25　厚朴（树皮）横切面简图

1. 木栓层　2. 栓内层（石细胞层）　3. 石细胞群
4. 射线　5. 韧皮部　6. 油细胞　7. 纤维束

粉末　棕黄色。厚朴（1）石细胞分枝者较大，长约至220μm，呈类长圆形、类多角形者，直径11~65μm，有时可见层纹，木化。（2）纤维甚多，多呈束，直径15~35μm，壁极厚，有的呈波浪形或一边呈锯齿状，木化，孔沟不明显。（3）油细胞多单个散在，类圆形或椭圆形，直径50~85μm，壁木化，内含黄棕色油状物。（4）木栓细胞呈多角形，壁薄微弯曲。（5）筛管分子端壁复筛域较大，筛孔明显，侧壁上也有小形筛域。（6）偶见细小草酸钙方晶及棱晶（图14-26）。

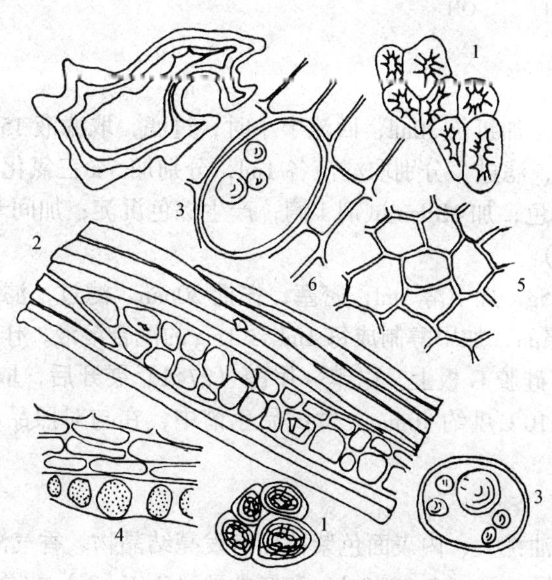

图 14-26　厚朴粉末

1. 石细胞　2. 纤维　3. 油细胞　4. 筛管分子　5. 木栓细胞　6. 草酸钙方晶

凹叶厚朴　与厚朴的主要区别为：分枝状石细胞较大，长可至326μm。纤维边缘常呈锯齿状凹凸。油细胞直径27~75μm，壁非木化或木化。木栓细胞壁菲薄而平直，常多层重叠。

化学成分

1．酚性成分　厚朴酚（magnolol）、四氢厚朴酚（tetrahhydromagnolol）、和厚朴酚（honokiol）、异厚朴酚（isomagnolol）、厚朴醛（magnaldehyde）B～R、厚朴木脂素（magnolignan）A～I、丁香脂素（syringaresinol）及其葡萄吡喃糖苷、6′－*O*－甲基和厚朴酚（6′－*O*－methyl－honokiol）。

2．挥发油成分　主要为β－桉叶醇（β－eudesmol）、其次为对聚伞花素（*p*－cymene）、α－蒎烯（α－pinene）、β－蒎烯（β－pinene）、莰烯（camphene）、愈创木醇（guaiol）、荜澄茄醇（cadinol）、芳樟醇（linalool）、丁香烯（caryophellene）、1，4－桉叶素（1，4－cineol）等四十多种。并首次得到香桧烯（sabinene）、*D*－柠檬烯（*D*－limonene）、萜品烯醇－4（terpinenol－4）、丁香酚（eugenol）、甲基丁香酚（methyl eugenol）、十四烷酸、油酸、十六烷酸和9，12－十八碳二烯醛等化合物。

3．生物碱　厚朴含木兰箭毒碱（magnocurarine）、木兰花碱（magnoflorine）、柳叶木兰碱（salicifoline）。

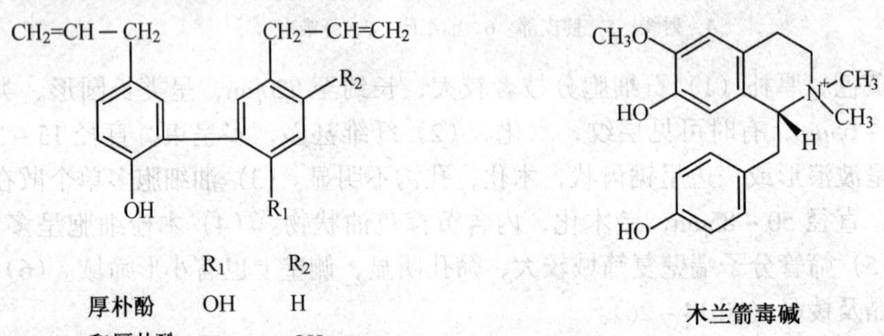

理化鉴定

1．取厚朴粗粉3g，加氯仿30ml，回流半小时，过滤，取滤液15ml，蒸去氯仿，残渣加95%乙醇10ml溶解，滤过，分别取滤液各1ml，分别加5%三氯化铁甲醇水溶液（1:1）1滴，显棕黑色或蓝黑色；加Millon试剂1滴，产生棕色沉淀；加间苯三酚盐酸溶液5滴，显红色。(检查厚朴酚)

2．取本品粉末0.5g，加甲醇5ml，密塞，振摇30min，滤过，滤液作为供试品。另取厚朴酚、和厚朴酚对照品，加甲醇制成每1ml含1mg的混合溶液，作为对照品溶液。取上述溶液各5μl点于同一硅胶G板上，以苯－甲醇（27:1）展开后，取出，晾干，喷以1%香草醛硫酸溶液，在110℃烘约10min。供试品色谱中，在与对照品相应的位置上，显相同颜色的斑点。

品质优良度

1．以皮厚肉细、油性大、内表面色紫棕而有发亮结晶物、香气浓者为佳。

2．按干品计，含厚朴酚（$C_{18}H_{18}O_2$）、和厚朴酚（$C_{18}H_{18}O_2$）的总量不得少于2.0%。

药理作用

1．抗菌作用　和厚朴酚对金黄色葡萄球菌、大肠杆菌、链球菌三种致病细菌均具有较强的抑菌活性，证明和厚朴酚是厚朴中具有广谱抗菌性的活性物质。

2．对消化系统的作用　厚朴乙醇提取物5，15g/kg均明显抑制盐酸型溃疡，明显对抗番泻叶性小鼠腹泻。3，10g/kg 均明显增加大鼠胆汁流量。

3．镇痛抗炎作用　厚朴乙醇提取物 5，15g/kg 均有明显镇痛作用，均明显减少乙酸引起的小鼠腹腔毛细血管通透性升高，并明显抑制二甲苯引起的小鼠耳肿及角叉菜胶引起的小鼠足跖肿胀。

4．抗氧化作用　不同溶剂厚朴提取物对二苯代苦味酰自由基均有清除作用，其中以乙醇提取物清除能力最强。厚朴乙醇提取物对亚油酸、猪油的脂质过氧化有良好的阻断作用，其抗氧化作用随提取物用量的增加而逐渐增强。

5．心血管系统作用　厚朴所含生物碱有明显降压作用，此作用不能被抗组胺药物所对抗。和厚朴酚作为氧化剂能清除心肌再灌输时所产生的自由基，从而对心肌起到保护作用[3]。

6．中枢神经系统作用　厚朴的乙醚浸膏可抑制小鼠的自发活动，对抗甲基苯丙胺或阿朴吗啡所致的兴奋作用。厚朴酚与和厚朴酚也有显著的中枢抑制作用。

7．肌肉松弛作用　厚朴所含生物碱具有骨骼肌松弛作用，可阻断神经冲动在运动终极的传递，鸡雏实验和新斯的明对抗试验表明，厚朴所含生物碱属非极化类型的肌松剂。

功效　性温，味苦、辛。能燥湿消痰，下气除满。用于湿滞伤中，脘痞吐泻，食积气滞，腹胀便秘，痰饮喘咳。用量 3~9g。

*五味子　Fructus Schisandrae

（英）Chinese Magnoliavine Fruit

来源　本品为木兰科植物五味子 *Schisandra chinensis*（Turcz.）Baill. 及华中五味子 *S. sphenanthera* Rehd. et Wils. 的干燥成熟果实。前者习称“北五味子”，后者习称“南五味子”。

植物形态　五味子　落叶木质藤本，长达 8m。小枝褐色，嫩枝红棕色，稍有棱，皮孔明显。叶在幼枝上互生，在老茎上则丛生于短枝顶端，叶柄细长，幼时红色，叶片薄，卵形至宽椭圆形，长 5~11cm，宽 3~7cm，先端尖，基部楔形、阔楔形至圆形，边缘疏生有腺体的细齿。花单性，雌雄异株，单生或数朵簇生于叶腋，有长柄，下垂；花被片 6~9，乳白色，内侧略带淡红色，芳香；雄花具雄蕊 5，花丝合生成短柱；雌花心皮 17~40，螺旋状排列于花托上。花后花托逐渐伸长，果熟时成穗状聚合果。浆果球形，肉质，深红色，内含种子 1~2 枚。花期 5~7 月，果期 8~9 月（图 14-27）。

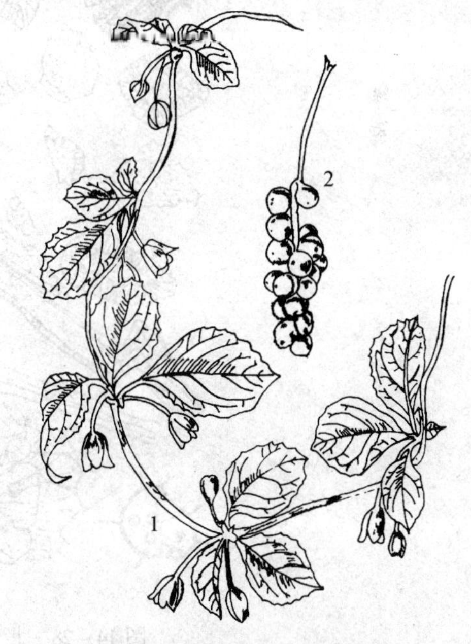

图 14-27　五味子

1．雌花枝　2．穗状聚合果

生于阳坡杂木林中。分布于东北、华北及湖南、湖北、江西、四川等省区。

华中五味子　与五味子相似，区别点为

枝圆柱形。叶质稍厚、叶片倒卵形、椭圆形或卵状披针形，两面深色。花单生于叶腋，橙黄色，花被片 6，2 轮，雄花具雄蕊 10～15，花丝极短；雌花具心皮 30～50。

分布于华中、西南地区及湖北、陕西、山西。

采制 秋季果实完全成熟时采摘，拣去果枝及杂质，晒干。

产地 北五味子主产辽宁、黑龙江、吉林，河北、内蒙古亦产，销全国并出口。南五味子主产湖北、河南、山西、陕西、甘肃及华中、西南等地。

性状 北五味子 呈不规则的圆球形或扁球形，直径 5～8mm。表面紫红色或暗红色，久贮色加深，皱缩，显油润光泽，果皮肉质柔软，有的表面呈黑红色或出现"白霜"。种子 1～2 枚，肾形，长 4～5mm，宽 3～4mm，表面棕黄色，有光泽，种脐黑色，种皮坚脆，较易破碎，种仁呈钩状，黄白色，半透明，富油性。果肉气微，味酸；种子破碎后有香气，味辛、微苦咸。

南五味子 较小，直径 2～5mm，不规则行。表面暗红色或棕褐色，果皮肉质较薄，无光泽，干瘪皱缩，内含种子 1～2 枚，表面黄棕色呈颗粒状。

显微特征 北五味子果皮横切面 外果皮为 1 列方形或长方形表皮细胞，壁稍厚，外被角质层，散有油细胞；中果皮薄壁细胞 10 余列，细胞切向延长，内含淀粉粒，散有小形外韧型维管束十余个；内果皮为 1 列小方形薄壁细胞。

种子横切面 种皮最外 1 列为栅状石细胞，径向延长，壁厚，密被细小孔沟，内含棕色物质；居中为 3～4 列较大的类圆形、三角形或多角形石细胞，壁厚，孔沟较大而疏；

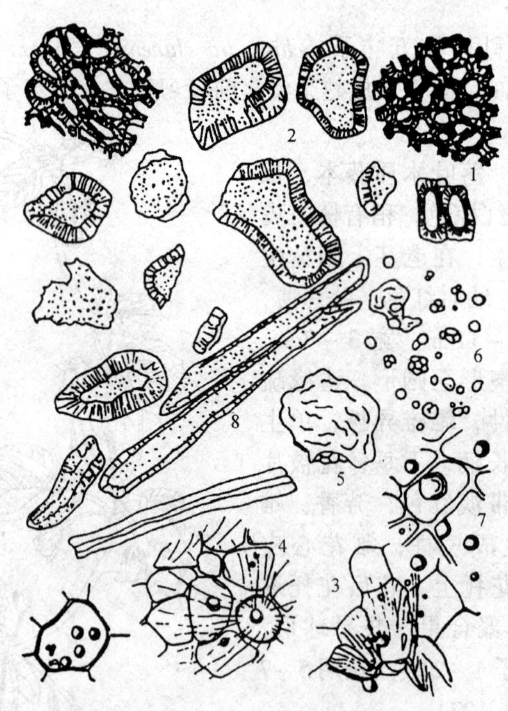

图 14－28 北五味子（果实）粉末

1．种皮外表皮细胞 2．种皮石细胞 3．外果皮细胞 4．油细胞 5．中果皮细胞 6．淀粉粒 7．内胚乳细胞 8．纤维

最内侧的石细胞形状不规则，壁较薄。石细胞层下为 3 ~ 4 列较小的薄壁细胞。种脊部位有维管束，并有纤维束。其内方为 1 列长方形油细胞，径向延长，细胞内充满黄棕色挥发油。种皮最内层细胞较小，壁略厚。胚乳细胞多角形，内含脂肪油和糊粉粒。

粉末　暗红色。北五味子（1）果皮表皮细胞表面观类多角形，排列紧密整齐，垂周壁略呈连珠状增厚，表面有微细的角质线纹，内含颗粒状色素物质。（2）种皮外层石细胞表面观呈多角形或长多角形，直径 18 ~ 50μm，壁厚，胞腔小，孔沟极细密，内含深棕色物质；种皮内层石细胞呈多角形、类圆形、肾形、长条行或不规则形，长 70 ~ 130μm，直径约至 83μm，壁较薄，胞腔较大，密具细壁孔。（3）种皮中散有类圆形或多角形油细胞，含黄色挥发油。（4）导管螺纹，偶有网纹，直径 15 ~ 24μm。（5）胚乳细胞呈多角形，壁薄，内含脂肪油及糊粉粒。（6）淀粉粒类圆形或多角形，可见脐点，偶有复粒（图 14 - 28）。

南五味子　粉末中可见果皮表皮细胞表面观类多角形，有角质线纹；油细胞呈类圆形，直径约 80μm。种皮表皮石细胞外侧壁较内侧壁厚，内含黑棕色物，长圆形或类圆形，壁孔及孔沟细小；种皮表皮下石细胞长圆形或类圆形，壁厚，壁孔及孔沟明显。

化学成分

1．木脂素类（lignan）：戈米辛（gomisin）A、B、C、D、E、F、G、H、I、J、（－）－戈米辛 K_1、（＋）－戈米辛 K_2、K_3、（－）－戈米辛 L_1、L_2、（±）戈米辛 M_1、（＋）－戈米辛 M_2、戈米辛 N、O、P、Q、R、S、T、U、当归酰戈米辛（angeloylgomisin）H、O、P、Q、苯甲酰戈米辛（benzoylgomisin）H、前戈米辛（pregomisin）、表戈米辛（epigomisin）O、五味子醇甲、乙（schizandrolA，B）、五味子酚（schizanhenol）、五味子酚乙（schizanhenol B）、五味子素（schizandrin）、去氧五味子素（deoxyschizandrin）、γ－五味子素（γ－schizandrin）、伪－γ－五味子素（pesudo－γ－schizandrin）、新五味子素（neoschizandrin）、异五味子素（isoschizandrin）、五味子酚酯（schizanhenol acetate）、五味子酯（schizantherin）A、B、C、D、E、红花五味子酯（rubschizantherin）、顺芷酰戈米辛（tigloylgomisin）H、P、苯甲酰异戈米辛、当归酰异戈米辛（angeloylisogomisin）及二氢愈创木脂酸（dihydroguaiaretic acid）。

2．挥发油类　主要成分有 α－侧柏烯（α－thujene）、α－及 β－蒎烯（pinene）、樟烯（camphene）、α－水芹烯（α－phellandrene）、β－松油烯（β－terpinene）、α－，β－花柏烯（α－，β－chamigrene）、α－，β－依兰烯（α－，β－ylangene）、花侧柏烯（cuparene）、倍半蒈烯（sesquicarene）、花柏醇（chamigrenol）、荜澄茄烯（cadinene）等四十多种。

3．有机酸类　枸橼酸、酒石酸、苹果酸、原儿茶酸、琥珀酸等。

4．其他成分　柠檬醛（citral）、叶绿素、甾醇、维生素 C、E、树脂、鞣质及少量

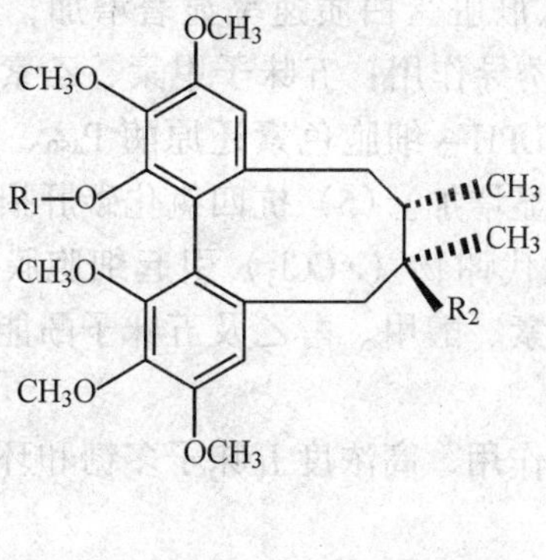

	R_1	R_2
五味子素	CH_3	OH
去氧五味子素	CH_3	H
苯甲酰戈米辛	C_6H_5—CO—	OH

糖类。

理化鉴定 取1g粗粉，加水10ml，振摇浸渍10min，滤过，浓缩至2~3ml，加5倍量95%乙醇，强烈振摇5min，滤过，滤液回收乙醇，加水稀释至10ml，加活性炭少许，振摇后过滤，得无色或粉红色溶液。

(1) 取上述溶液1ml，滴加甲基红指示剂1滴，溶液即变红色。(酸性反应)

(2) 取上述溶液1ml，加高锰酸钾试液1滴，紫色立即消退，溶液变浅橙黄色，放置1h后，溶液渐渐变为红色。(还原物质反应)

(3) 取上述溶液2ml，加氢氧化钠试剂中和后，加硫酸汞试液1滴，加热至沸，及高锰酸钾试液1滴。紫色即消失，并产生白色沉淀。(枸橼酸盐反应)

品质优良度 以紫红色、粒大、肉厚、有油性及光泽者佳。

药理作用

1．抗氧化作用　五味子素对四氯化碳染毒小鼠促进肝线粒体谷胱甘肽抗氧化作用有决定性影响，这可能是五味子具有保肝作用的机理之一。

2．抗衰老作用　北五味子粗多糖能明显提高小鼠耐氧及抗疲劳能力，增加正常小鼠免疫器官重量，并明显增强小鼠网状内皮系统的吞噬功能。可明显降低老年大鼠血清过氧化脂质（LPO）含量，提高超氧化物歧化酶（SOD）活性。

3．对心血管系统的作用　五味子有增高心肌细胞内核糖核酸的作用，能提高心肌细胞、心脏小动脉和肾脏小动脉的ATP和碱性磷酸酶的活性，在心肌细胞内线粒体的琥珀酸脱氢酶、溶酶体标记酶（ANAE），内浆网的葡萄糖-6-磷酸酶的活性。

4．对免疫功能的作用　五味子水煎剂灌胃给药，能明显对抗环磷酰胺所致小鼠脾脏和肠系膜淋巴结重量及细胞数目的减少，并能增加免疫抑制小鼠的脾脏白髓总体积和淋巴结皮质总体积。五味子多糖可显著提高正常小鼠腹腔巨噬细胞的吞噬百分率和吞噬指数，促进溶血素及溶血空斑形成，促进淋巴细胞转化。

5．抗菌作用　五味子乙醇浸液在体外对炭疽杆菌、金黄色葡萄球菌、白色葡萄球菌、伤寒杆菌、霍乱弧菌等均有抑制作用。

6．对肝脏的作用　(1) 扑热息痛肝脏毒性的保护作用：五味子乙醇提取物对扑热息痛诱发的肝脏毒性具有保护作用，能减少小鼠死亡率；能防止小鼠在注射扑热息痛后肝内谷胱甘肽（GSH）含量的下降，使血中扑热息痛浓度降低。(2) 对活性氧自由基损伤的拮抗作用：给大鼠分别灌胃乙素200mg/kg，每日一次，连续3日，结果给药组肝细胞浆液中SOD及过氧化氢酶的活性明显提高，这有利于机体清除O_2^-和H_2O_2，减轻这些危险因素对细胞的损伤作用。(3) 对肝脏蛋白质和糖原合成的影响　小鼠灌胃五味子乙醇提取物或乙素，可使^{14}C-苯丙氨酸渗入肝脏蛋白质速率显著增加；也能促进肝糖原的生成。(4) 对肝微粒体细胞色素P_{450}的诱导作用：五味子甲素、乙素、丙素、五味子酚均能显著提高肝粒体细胞色素P_{450}、NADPH-细胞色素还原酶P_{450}、氨基比林脱甲基酶基苯并芘羟化酶活性，微粒体蛋白亦明显增加。(5) 抗四氯化碳肝损伤作用　四氯化碳损伤肝脏的机制目前普遍认为：其活性代谢物（$\cdot CCl_3$）引起细胞膜，首先是内质网膜脂质的过氧化。五味子甲素、乙素、丙素、醇甲、醇乙及五味子酚能抑制脂质过氧化，丙二醛的生成量减少。

7．抗肿瘤作用　五味子多糖有较好的抑瘤作用，高浓度五味子多糖和环磷酰胺抑瘤率达74.5%，五味子多糖对荷瘤小鼠的免疫器官有较好的保护作用，说明五味子多糖能抑制肿瘤的生长，具有预防和治疗癌症的潜在价值。

8. 对中枢神经系统的作用　五味子醇提物及五味子醇甲对中枢神经系统不但有安定作用，而且还有抗惊厥作用。

功效　性温，味酸、辛。能收敛固涩，益气生津，补肾宁心。用于久咳虚喘，梦遗滑精，遗尿尿频，久泻不止，自汗盗汗，神经衰弱，心悸失眠，内热消渴，肝炎。用量1.5～6g。

辛夷　Flos Magnoliae

本品为木兰科植物望春花 *Magnolia biondii* Pamp.、玉兰 *M.denudata* Desr. 或武当玉兰 *M.sprengeri* Pamp. 的干燥花蕾。一般在早春花蕾未开放时采摘，除去枝梗及杂质，阴干。主产于四川、河南、湖北、安徽、陕西等省。玉兰多为庭园栽培。

望春花　花蕾呈毛笔尖头形或卵形，长1.2～2.5cm，直径0.8～1.5cm，常带有木质短花梗，长约0.5cm，梗上有类白色点状皮孔。外裹苞片2～3层，每层2片，两层苞片间有小鳞芽，苞片外表面密被灰白色或灰绿色有光泽的长茸毛，内表面无毛，显棕紫色或棕褐色。剥去苞片后，可见3片线形萼片和6片花瓣，类棕色，萼片长为花瓣的1/4，花瓣2轮，每轮3。除去萼片和花瓣，内有多数棕黄色或棕绿色的雄蕊群和雌蕊群，螺旋状排列。体轻，质脆。气芳香，味辛、凉而微苦。

玉兰　花蕾较大，长1.5～3cm，直径1～1.5cm，花梗粗壮，皮孔浅棕色。苞片外面密被灰白色或灰绿色茸毛。花被片9，内外轮同型。

武当玉兰　花蕾长2～4cm，直径1～2cm，花梗粗壮，皮孔红棕色。苞片外面密被淡黄色或淡黄绿色茸毛，有的最外层苞片茸毛已脱落而呈黑褐色。花被片10～15，内外轮无显著差异。

辛夷含挥发油约3%，油中主要含α-蒎烯（α-pinene）、莰烯（camphene）、β-蒎烯（β-pinene）、柠檬烯（limonene）、月桂烯（myrcene）、香桧烯（sabinene）、α-松油烯（α-terpinene）、γ-松油烯（γ-terpinene）、1，8-桉叶素（1，8-cineole）、芳樟醇（linalool）、α-松油醇（α-terpineol）、反-石竹烯（trans-caryophyllene）等化合物。

此外，望春花的花蕾中还含木脂素类：松树脂醇二甲醚（eudesmin）、鹅掌楸树脂醇B二甲醚（lirioresinol B dimethyl ether）、望春花素（magnolin）、刚果荜澄茄脂素（aschantine）、望春玉兰脂素（biondinim）A、玉兰脂素（denudatin）B、发氏玉兰素（fargesin）、发氏玉兰脂酮（fargesone）A、B、C、demethoxyaschantin。从乙醇提取物中还分的3种化合物：木兰碱（magnoflorine）、*E*-对羟基桂皮酸乙脂、望春花黄酮醇苷（biondniid Ⅰ）。从河南的望春花辛夷中分离出一种新的黄酮物质：4，5，7-三羟基黄酮醇-*β*-7-*O*（6-对-香豆酰基）-*D*-葡萄糖苷。

玉兰花蕾挥发油还含柠檬醛（citral）、丁香油酚（eugenol）、β-依兰烯（β-ylangene）。还含芸香苷（rutin）、槲皮素-7-葡萄糖苷（quercetin-7-glucoside）、异槲皮素（isoquercetin）、肉豆蔻醚醛（myristicinealdehyde）、芝麻素（sesamin）、桉脂素（eudesmin）、木香烯内脂（costunolide）、松脂酚（pinoresinol）。

武当玉兰还含乙酸龙脑脂（bornyl acetate）、α-姜烯（α-zingiberene）、α-姜黄烯（α-curcumene）、α-榄香烯（α-elemene）、丁香烯（caryophyllene）、γ-荜澄茄烯（γ-cadinene）。还含厚朴酚（magnolol）、和厚朴酚（honokiol）、木兰箭毒箭（magnocurarine）。

本品性温，味辛。能散风寒，通鼻窍。用于风寒头痛，鼻塞，鼻渊，鼻流浊涕。用量3~9g。外用适量。药理实验证明辛夷具有抗炎、抗过敏、抗组织胺、降压、中枢抑制、抗菌、局部刺激和麻醉作用。还能兴奋子宫及对腹直肌和坐骨神经缝肌呈现箭毒作用。

八角茴香 Fructus Anisi Stellati

本品为木兰科植物八角茴香 *Illicium verum* Hook.f. 的干燥成熟果实。每年两次开花结果，10~11月及翌年3~4月果实成熟时采摘，微火烘干，或用沸水煮5~10min，待果实转红后，取出晒干。主产广西。

聚合果多由8个蓇葖果组成，放射状排列于中轴上。蓇葖果小艇形，长1~2cm，宽0.3~0.5cm，高0.6~1cm。外表面红棕色，内表面淡棕色，平滑有光泽，质硬而脆。每个蓇葖果含种子1粒，扁卵圆形，长约0.6cm，红棕色或黄棕色，光亮，尖端有种脐，胚乳白色，富油性。气芳香，味辛、甜。

含挥发油4%~9%，一般约5%（果皮中较多），脂肪油约22%（存在于种子中）以及蛋白质、树脂、树胶、糖、β-谷甾醇等。挥发油主要成分为反式茴香脑（即茴香醚，anethole）约80%~90%，其余为α-及β-蒎烯（pinene）、月桂烯（myrcene）、α-水芹烯（α-phellandrene）、黄樟醚（safrole）、茴香醛（anisaldehyde）、顺式茴香脑、茴香酮（anisketone）、甲基胡椒酚（methylchavicol）、柠檬烯（limonene）。另含黄酮类成分：槲皮素（quercetin）及3-鼠李糖苷、山柰酚（kaempferol）、槲皮素-3-木糖苷（quercetin-3-xyloside）；有机酸类，如羧甲基甲酸（hydroxybenzoic acid）、咖啡酰奎宁酸（caffeoylquinic acid）等。

本品性温，味辛、甘。能温阳散寒，理气止痛。用于胃寒呕吐，寒疝腹痛，肾虚腰痛，脘腹冷痛。用量3~6g。药理实验证明具有抗菌、升高白细胞、促进胃肠蠕动及增进呼吸道分泌作用。茴香脑还具有雌激素活性。

思考题

1. 木兰科植物主要的形态学特征和化学特征。
2. 厚朴、五味子、辛夷、八角茴香的基源及药用部位。
3. 厚朴的主要性状特征和主要化学成分。
4. 五味子的主要化学成分及主要的理化鉴定方法。
5. 五味子的主要药理作用及功效。

肉豆蔻科　Myristicaceae

肉豆蔻　Semen Myristicae

本品为肉豆蔻科植物肉豆蔻 *Myristica fragrans* Houtt. 的干燥种仁。4～6月和11～12月各采一次。摘取成熟果实，剖开果皮，削去假种皮，再敲脱壳状种皮，取出种仁，用石灰乳浸一天，低温烘干，也有不浸于石灰水而直接在60℃以下干燥。主产于马来西亚、印度尼西亚、斯里兰卡等国。西印度群岛亦产。

干燥种仁呈卵圆形或椭圆形，长2～3.5cm，宽1.5～2.5cm；表面灰棕色或灰黄色，有时外被白色石灰粉，粗糙，有网状沟纹，种脐位于宽端，呈浅色圆形隆起，合点位于狭端，呈暗色凹陷，种脊呈明显的纵沟状，连接两端。质坚硬，难破碎，断面不平坦，横切面可见外层暗棕色外胚乳错入类白色内胚乳，交错形成大理石样花纹。气芳香，味辛苦。

本品含：1. 挥发油　含挥发油约5%～15%，主要成分为β－蒎烯（β－pinene）、γ－松油烯（γ－terpinen）、松油烯－4－醇（terpinen－4－ol）、α－蒎烯（α－pinene）、2－冰片烯（2－bornylene）、α－松油烯（α－terpinen）、对－伞花烯（p－cymene）、α－松油醇(α－terpineol）、香桧烯（sabinene）、芳樟醇（linalool）、α－水芹烯（α－phellandrene）、丁香酚（eugenol）、甲基丁香酚（methyl eugenol）等。2. 脂肪油　含脂肪油25%～35%，主要由4种脂肪酸组成，其中主要为肉豆蔻酸甘油酯（myristin）。3. 非挥发性成分　主要是肉豆蔻科的特征成分二芳基工酮类，即马拉巴酮A～D（malabacones A～D），其中C活性较强。

本品性温，味辛。能温中行气，涩肠止泻。用于脾胃虚寒，久泻不止，脘腹胀痛，食少呕吐。用量3～10g。药理实验表明肉豆蔻具有抗腹泻、抗炎、中枢抑制、抗肿瘤、抗血小板聚集作用。

（西安交通大学药学院　牛晓峰）

樟科　Lauraceae

*肉桂　Cortex Cinnamomi

（英）Cinnamomum Bark

来源　本品为樟科植物肉桂 *Cinnamomum cassia* Presl. 的干燥树皮。

植物形态　常绿乔木，芳香，树皮灰褐色，幼枝略呈四棱形，密被灰黄色短绒毛。叶互生或近对生，革质，长椭圆形至近披针形，长8～20cm，宽3～6cm，先端稍急尖，基部楔形，全缘，上面绿色，光滑有光泽，下面淡绿色，疏被黄色短绒毛，离基三出脉，横脉近平行；圆锥花序腋生或近顶生；花小，白色，花被片 6；能育雄蕊 9，3 轮；子房卵形，无毛。浆果椭圆形，成熟时黑紫色。宿萼膨大呈浅杯状。花期 6～8 月，果期 10 至次年 2～3 月（图 14－29）。

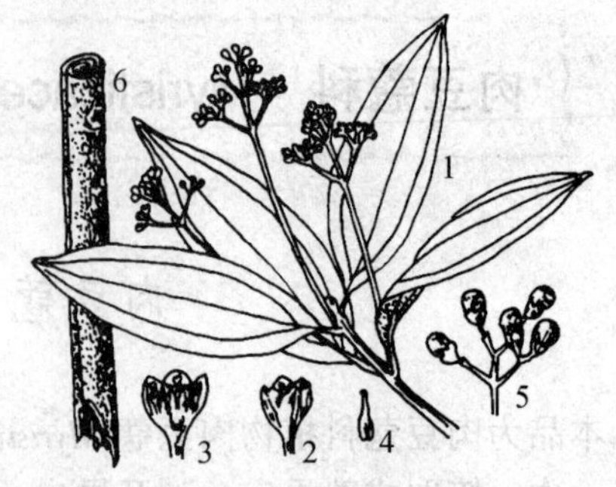

图 14－29　肉桂

1. 花枝　2. 花　3. 花剖面示雄蕊　4. 雌蕊　5. 果穗　6. 肉桂（皮）外形

多为栽培，分布于广西、广东、云南、福建等省。

采制　由于采收年限和加工方法不同，因而品种较多，如“官桂”：剥取栽培 5～6 年的树皮和枝皮，晒 1～2 天后，卷成圆筒状，阴干即成。“企边桂”：剥取十余年生的干皮，两端削齐，夹在木制的凹凸板内，晒干。“板桂”：剥取 30～40 年生的干皮，夹在桂夹内晒至九成干时取出，纵横堆叠，加压，干燥。“桂心”：桂皮加工过程中余下的边条，去掉外皮晒干。“桂碎”：即桂皮加工中余下的碎片。

产地　主产于广西、广东、云南。以广西产量大，销全国并出口。

性状　“企边桂”浅槽状，“官桂”多呈筒状，长 30～40cm，宽或直径 3～10cm，厚 0.2～0.8cm。外表面灰棕色，稍粗糙，有不规则的细皱纹及横向突起的皮孔，有的可见灰白色斑纹；内表面红棕色，略平坦，有细纵纹，划之显油痕。质硬而脆，易折断，断面不平坦，外层棕色而较粗糙，内层红棕色而油润，两层间有 1 条黄棕色的线纹。气香浓烈，味甜、辣。

以外表面细致、皮厚体重、不破碎、含油量高、香气浓、甜味浓而微辛者为佳。

显微特征　横切面　木栓细胞数列，最内层细胞外壁增厚，木化。皮层散有石细胞、油细胞及黏液细胞。中柱鞘部位有石细胞群，断续排列成环，外侧伴有纤维束，石细胞通常外壁较薄。韧皮部射线宽 1～2 列细胞；含细小草酸钙针晶；纤维常 2～3 个成束；油细胞随处可见。薄壁细胞含淀粉粒。

粉末红棕色。纤维大多单个散在，长梭形，长 195～920μm，直径约至 50μm，壁厚，木化，纹孔不明显。石细胞类方形或类圆形，直径 32～88μm，壁厚，有的一面很薄。油细胞类圆形或长圆形，直径 45～108μm。草酸钙针晶细小，散在于射线细胞中，也有小柱晶和小方晶。木栓细胞多角形，含红棕色物（图 14－30）。

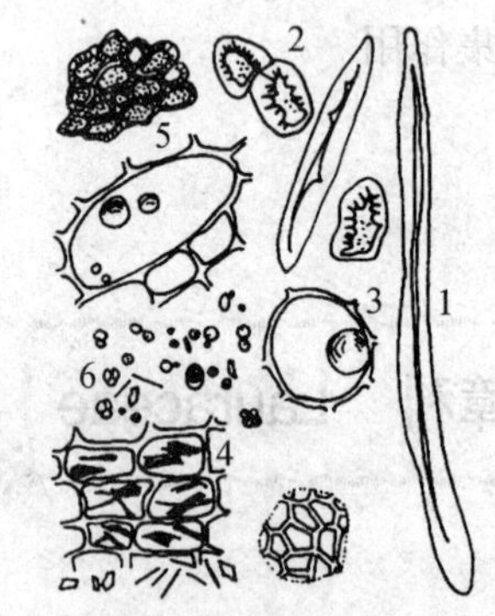

图 14－30　肉桂粉末

1. 纤维　2. 石细胞　3. 油细胞　4. 草酸钙结晶　5. 木栓细胞　6. 淀粉粒

化学成分

1. 含挥发油 1%～2%，油中主成分为桂皮醛（cinnamyl aldehyde），占全油的 75%～

95%，并含少量乙酸桂皮酯（cinnamyl acetate）、乙酸苯丙酯（phenyl-propyl acetate）、桂皮酸（cinnamic acid）等。

2．二萜类成分　目前已分离出五种该结构类型及其苷类共20个化合物，如桂二萜醇（cinnzeylanol）、乙酰桂二萜醇（cinnzeylanine）、肉桂萜醇（cinncassiol A、B、C_1、C_2、C_3、D_1、D_2、D_3、D_4、E），肉桂苷（cinnamoside）等。

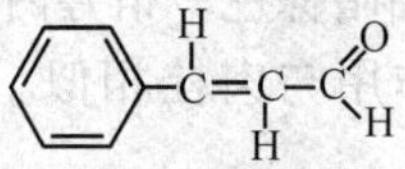

桂皮醛 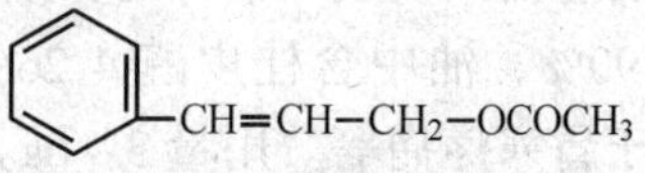　　乙酸桂皮酯（$CH=CH-CH_2-OCOCH_3$）

理化鉴定

1．取粉末0.1g，加氯仿1ml浸渍，吸取氯仿液2滴于载玻片上，待挥干，滴加10%盐酸苯肼试液1滴，显微镜下可见桂皮醛苯腙杆状结晶。

2．取少许肉桂挥发油，加入异羟肟酸试剂2~3滴，呈橙色。(内酯类反应)

含量测定 肉桂油的气相色谱法测定，本品含桂皮醛（C_9H_8O）不得少于75.0%。经气质联用分析，从肉桂油中分得41个成分，鉴定了39个成分，占全精油的95.1%。经测定，树龄15年的广西栽培肉桂，其皮挥发油含量为1.98%、枝含0.69%、叶含0.37%。据报道，5年生肉桂总挥发油含量较低，11~16年生的肉桂，挥发油含量平均增高4倍左右。从药材质量考虑，肉桂不宜过早收获。

2000年药典规定，肉桂含水量不得过15.0%，总灰分不得过5.0%。

药理作用

1．对消化系统的影响　肉桂油具有祛风健胃作用，对胃肠有缓和的刺激作用，促进胃液分泌，增强消化功能，并能解除胃肠平滑肌痉挛，缓解其所致疼痛。

2．对心血管系统的影响　桂皮醛有强心作用。桂皮醛、肉桂酸均具有抑制血小板聚集和抗凝血酶作用。肉桂能明显抑制内毒素所致肝瘀血、出血等。

3．对免疫功能的影响　肉桂提取物能明显降低非特异性免疫功能及抗体的产生。肉桂二萜有抗补体、抗过敏作用。肉桂鞣质有强抗炎活性。肉桂多糖能增强网状内皮系统功能，也具有抗补体活性。

4．对中枢神经的作用　肉桂酸钠、桂皮醛等具有镇静、镇痛、解热、抗惊厥等作用。桂皮醛有中枢抑制和兴奋作用，可能是其与中枢神经内单胺能神经元相互作用的结果。

5．抗菌抗炎作用　体外实验证明，桂皮醛具有很强的杀真菌作用，尤以对皮肤真菌作用最强。肉桂鞣质对牙周炎细菌酶有抑制作用。有报道肉桂油有很好的防腐作用。

6．其他作用　桂皮醛能完全抑制小鼠SD_{40}病毒所致的肿瘤，对小鼠黑色素瘤中提取的酪氨酸酶有很强的抑制作用。肉桂热水提取物能抑制或消除与衰老、炎症、癌肿、动脉硬化、糖尿病等有关的活性氧自由基。

功效　本品性大热，味辛、甘。能补火助阳，引火归源，散寒止痛，活血通经。用于阳痿，宫冷，腰膝冷痛，肾虚作喘，阳虚眩晕，目赤咽痛，心腹冷痛，虚寒吐泻，经闭，痛经。用量1~4.5g

附注

1．大叶清化桂　*C. cassia* Presl. var. *macrophyllum* Chus是近年来在广东、广西发展起来

的肉桂的一个变种，产量比肉桂少。本变种与正种的主要区别是叶片甚大，长25～48cm，宽8～13cm，花丝近于无毛。本品呈双卷筒状或呈块片状，表面灰褐色或灰棕色，有细皱纹及皮孔，内表面红棕色，有微细的纵纹。质地与气味与肉桂相同。树皮挥发油含量为2.06%，油中含桂皮醛61.20%，可用以提取桂皮油。

2．桂子　为肉桂带宿萼的未成熟果实。呈倒卵形，长5～12mm，直径6～7mm；宿萼杯状，边缘有不明显的六浅裂，下部延长成筒状，表面暗棕色；宿萼内有黄棕色椭圆形幼果。含挥发油2.90%，油中含桂皮醛4.26%。药理作用与肉桂相似。性温，味甘、辛，能温中散寒；用于胃寒疼痛等。用量3～6g。

3．桂皮　来源比较复杂，约有十余种，均为樟属植物，其中主要为阴香 *C.burmannii* Bl.、钝叶桂 *C.Bejolghota* Sweet.、华南桂 *C.austro-sinense* H.T.Chang 及天竺桂 *C.japonicum* Sieb. 等的树皮。一般皮较薄，质硬，干燥不油润，香气淡。多作香料或副食佐料，很少供药用。

4．桂枝　本品为肉桂的干燥嫩枝。有特异香气，味甜、微辛。以枝嫩细而均匀、色红棕、香气浓者为佳。含挥发油0.2%～0.9%，油中含肉桂醛85%。性温，味辛、甘。发汗解肌，温通经脉，助阳化气，平冲降气。用于风寒感冒，脘腹冷痛，血寒经闭，关节痹痛，痰饮，水肿，心悸。药理作用与肉桂相似。

思考题

1．樟科植物主要的形态学特征和化学成分。
2．肉桂的来源和主产地。
3．肉桂的主要性状、主要成分和药理作用。

*罂粟科　Papaveraceae

草本，体内常具乳汁或黄色液汁。基生叶有长柄，茎生叶多互生，无托叶。花两性，辐射对称或两侧对称，单生或成总状、聚伞、圆锥等花序；萼片常2，早落；花瓣4～6，覆瓦状排列；雄蕊多数，离生，或6枚，成2束，稀4枚，离生；子房上位，2至多心皮合生1室，侧膜胎座，胚珠多数。蒴果，孔裂或瓣裂，种子细小。

本科42属，600多种，主要分布于北温带。我国有20属，近300种，已知药用130余种，南北均有分布。重要的属有罂粟属（*Papaver*）和紫堇属（*Corydalis*）。重要的生药有罂粟、延胡索等。

本科植物均含生物碱，以异喹啉类生物碱为主，几乎均含原阿片碱（protopine）。许多生物碱具有重要药用价值，如罂粟中的吗啡（morphine）能镇痛，可待因（codeine）能止咳，罂粟碱（paparevine）能解痉，但多能成瘾，使用不当，即成毒品。紫堇属（*Corydalis*）植物中的延胡索乙素（*dl*-tetrahydropalmatine）能镇痛、镇静。

*延胡索 Rhizoma Corydalis

（英）Corydalis Tuber

来源 本品为罂粟科植物延胡索 *Corydalis yanhusuo* W.T.Wang 的干燥块茎。

植物形态 多年生草本，高 10～20cm。块茎类球形，常成串生长。地上茎纤细。基生叶与茎生叶同形，有柄；茎生叶互生，二回三出复叶，第二回呈深裂状，小裂片长椭圆形、长卵形或线形，长约 2cm，先端钝或锐尖，全缘。总状花序顶生或与叶对生；萼片小，早落；花瓣 4，外轮 2 片稍大，边缘粉红色，中央青紫色；雄蕊 6，二体；子房扁柱形，上位，1 室，花柱细短，柱头似蝶状。蒴果线形。种子多数。花期 4 月，果期 5～6 月（图 14－31）。

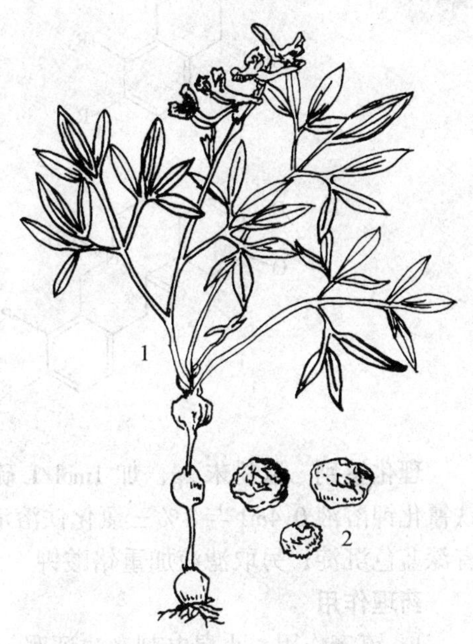

图 14－31 延胡索

1. 植株全形 2. 延胡索（块茎）外形

喜温暖潮湿气候，宜生长于排水良好、肥沃疏松，近中性或微酸性砂质土壤。多为栽培。

采制 5～6 月植株枯萎 5～7 天后、采挖块茎，除去地上部分及须根，搓掉浮皮，洗净，入沸水中煮 3～6 分钟，至块茎内部无白心为度，捞出晒干。

产地 主产于浙江，湖北、湖南、江苏等地也有种植，销全国各地并出口。各地栽培者多自产自销。商品又称元胡。

性状 块茎呈不规则扁球形，有的呈倒圆锥形，直径 0.5～1.5cm。表面黄色或黄褐色，有不规则网状细皱纹，外皮有时未脱落而显灰棕色，上端有略凹陷的茎痕，底部中央略凹呈脐状，有数个圆锥状小凸起（根痕）。质坚硬，碎断面黄色或棕黄色，角质样，有蜡样光泽。气微，味苦。

显微特征 块茎横切面 表皮细胞常脱落，下皮为 1～2 列厚壁细胞，纹孔较大。皮层细胞 10 余层，淡黄色，扁平。韧皮部宽广，筛管与管状分泌细胞伴生，成环状散列。形成层不明显，木质部常分成 4～7 小束，疏列成环状，导管常单个或 2～4 个相聚，略径向排列。中央有较宽广的髓。

粉末 绿黄色。1. 糊化淀粉粒团块淡黄色或近无色，类多角形、类方形或类圆形，糊化淀粉粒隐约可见，用水合氯醛液透化后，留有网格样痕迹。2. 下皮厚壁性细胞类多角形、长条形或不规则形，念珠状，木化，纹孔细密。3. 石细胞单个散在或少数成群，淡黄绿色，类多角形、类方形、长圆形或纺锤形。此外，有管状分泌细胞，螺纹导管。

化学成分 含 20 多种生物碱，总含量 0.4%～0.6%。已知有延胡索甲素（*d*－紫堇碱 *d*－corydaline）、乙素（*dl*－四氢巴马亭 *dl*－tetrahydropalmatine）、丙素（普托品 protopine）、丁素（*l*－四氢黄连碱 *l*－tetrahydrocoptisine）、戊素、己素、庚素、癸素、寅素、

丑素，乙素镇痛作用最强，甲素镇痛作用较弱，但含量高于乙素一倍；另有黄连碱（coptisine）、d - 海罂粟碱（d - glaucine）、非洲防己碱（co1umbamine）、紫堇单酚碱（corydalmine）、去氢紫堇单酚碱、元胡球茎碱（bulbocapnine）等。

	R_1	R_2	R_3	R_4	R_5
延胡索甲素	OCH_3	OCH_3	OCH_3	OCH_3	CH_3
延胡索乙素	OCH_3	OCH_3	OCH_3	OCH_3	H
延胡索丁素	O—CH_2—O		O—CH_2—O		H
紫堇鳞茎碱	OH	OCH_3	OCH_3	OCH_3	CH_3

	R_1	R_2
延胡索丙素	O-CH_2-O	
α - 别隐品碱	OCH_3	OCH_3

理化鉴别 取粉末 2g，加 1mol/L 硫酸溶液 20m1，振摇，滤过。取滤液 2m1，加 1%铁氰化钾溶液 0.4m1 与 1%三氯化铁溶液 0.3m1 的混合液，显深绿色，渐变蓝色，放置后有深蓝色沉淀；另取滤液加重铬酸钾一滴，产生黄色沉淀。

药理作用

1．镇痛作用 小鼠电刺激法证明，延胡索粉灌服有镇痛作用，止痛效价约为阿片的 1/100；延胡索总碱的镇痛效价为吗啡的 40%，总碱中的延胡索甲素、乙素、丑素、癸素均有镇痛作用，以乙素（dl - 四氢巴马亭，其有效成分为左旋体，即颅痛定）较强，丑素次之，甲素、癸素再次。无成瘾性。

2．镇静、安定作用 延胡索乙素其左旋体为新型的中枢抑制剂，较大剂量时对兔、狗、猴有明显的催眠作用。

3．抗溃疡作用 去氢延胡索甲素有显著的抗大鼠实验性胃溃疡作用；延胡索丙素对幽门结扎性溃疡，乙素对饥饿引起的溃疡均有轻度抑制作用。

4．对垂体 - 肾上腺皮质系统的影响 延胡索乙素能促进大鼠垂体分泌促肾上腺皮质激素，连续注射能使甲状腺的重量明显增加，每天皮下注射对小鼠动情周期有明显抑制作用。

5．其他 延胡索乙素能降低血压，保护心肌，抑制血小板聚集，抑制胃酸分泌。

功效 性温，味辛苦。能活血，利气，止痛。用于治疗胸胁和脘腹疼痛，经闭痛经，产后瘀阻，跌扑肿痛。用量 3 ~ 9g。

阿片 Opium

本品为罂粟科植物罂粟 *Papaver somniferum* L. 的未成熟蒴果经割破果皮后渗出的乳汁干燥制成（作毒品出现时，习称大烟、鸦片、阿芙蓉）。

阿片为棕色或暗棕色膏状物，新鲜品略柔软，存放日久则变坚硬或脆；气特殊，味极苦。

本品含数十种生物碱，总量约20%，大多与罂粟酸（meconic acid）结合成盐存在，主要为吗啡（morphine），含量5.6%～12.83%，其次为可待因（codeine）、那可丁（narcotine）、罂粟碱（papaverine）、蒂巴因（thebain）、那碎因（narceine），其余各种生物碱含量甚少。

本品用作中枢神经抑制剂，有镇痛、镇咳、镇静、抑制呼吸及抑制肠蠕动作用。制剂有阿片粉、阿片酊、阿片流浸膏等。罂粟果壳名“罂粟壳”或“米壳”，成分同阿片，但含量少。有止泻，止痛功能。

白屈菜 Herba Chelidonii

本品为罂粟科植物白屈菜 *Chelidonium majus* L. 的干燥全草。主产于东北及华北。

新鲜植株有黄色乳汁。根圆锥形，密生须状根；茎长30～100cm，上部分枝，黄绿色；叶1～2回羽状全裂，基生叶全裂片5～8对，茎生叶全裂片2～4对，边缘有不整齐缺刻，下面疏生茸毛；花瓣4，黄色，萼片2，早落；蒴果圆柱形；种子多数；气微，味苦。

全草含白屈菜碱（chelidonine）、普托品（protopine）、α－，β－高白屈菜碱（α－β－allocryptopine）、白屈菜红碱（chelerythrine）、白屈菜胺碱（chelidamine）、血根碱（sanguinarine）、小檗碱、黄连碱（coptisine）、四氢黄连碱（tetrahydrocoptisine）等多种生物碱，尚含白屈菜酸（chelidonic acid）、胆碱、甲基胺、黄酮类化合物（芸香苷、槲皮苷等）、皂苷。

本品性寒，味苦。能止咳平喘，镇痛消炎。用于慢性支气管炎，百日咳，胃痛。白屈菜碱、原阿片碱等有抗癌作用，国外曾用治直肠癌。

思考题

1. 罂粟科植物主要的形态学特征和化学成分。
2. 延胡索的来源、主产地及主要性状
3. 延胡索的主要成分和药理作用。
4. 阿片的主要成分和功效。

*十字花科 Cruciferae

草本，植物体有的含辛辣液汁。单叶互生；无托叶。花两性，辐射对称，多排成总状或圆锥花序；萼片4，排成2轮；花瓣4，十字形排列；雄蕊6，4长2短，称四强雄蕊；

子房上位，2心皮组成，由假隔膜隔成2室，侧膜胎座，胚珠1至多数。长角果或短角果，多2瓣开裂。种子无胚乳。

本科植物约350属，3200种，广布世界各地，主产北温带。我国有96属，约430种。已知药用75种，分布于全国各地。重要的生药有大青叶、葶苈子等。

本科多数植物含有含硫苷——芥子苷（sinigrin）类化合物，有些植物含有吲哚苷（如菘蓝苷）和强心苷。种子多含丰富的脂肪油。

*大青叶　Fo1ium Isatidis

（英）Indigowoad Lraf

来源　为十字花科植物菘蓝 *Isatis indigotica* Fort. 的干燥叶。

植物形态　二年生草本。主根深长，圆柱形。茎直立，高40～100cm，上部多分枝，稍带粉霜。单叶互生，基生叶较大，具柄，叶片长圆状椭圆形，长15～30cm，宽3～7cm，全缘或波状。茎生叶长圆形或长圆状披针形，向上渐小，先端钝或尖，基部垂耳圆形，抱茎。复总状花序生于茎顶，花梗细长，萼片4，绿色；花瓣4，黄色；雄蕊6，四强；子房上位，1室。短角果矩圆形，扁平，顶端圆钝或截形，边缘有翅，成熟时紫黑色。种子一粒。花期4～5月，果期6月（图14－32）。

采制　一般每年收割2～3次，6月中旬割取称头刀，7～8月割取称二刀，10～11月与根同时起土时割取叶称为三刀，选晴日收割，拣去黄叶、烂叶及杂质，晒干，生用。

产地　各地均有栽培。主产于河北、北京、黑龙江、河南、江苏、甘肃、山东等省。多自产自销。

性状　本品多皱缩卷曲，有的破碎。完整叶片展平后呈长椭圆形至长圆状倒披针形，长5～20cm，宽2～6cm，上表面暗灰绿色，有的可见色较深稍突起的小点；全缘或微波状，先端钝，基部狭窄，下延至叶柄呈翼状；叶柄长4～10cm，淡棕黄色。质脆；气微，味微酸、苦、涩（图14－32）。

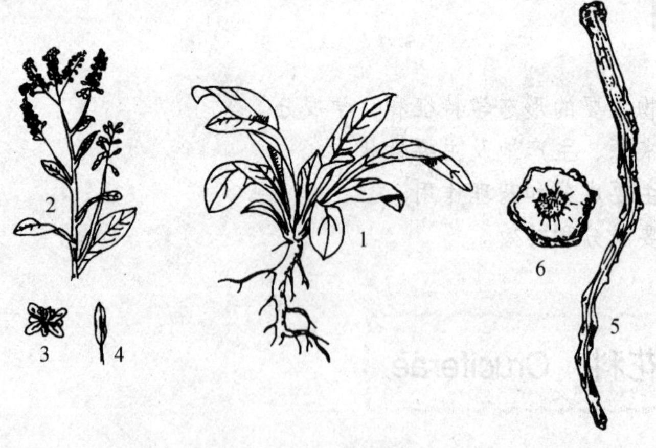

图14－32　菘蓝

1. 根及基生叶　2. 花、果枝及茎生叶　3. 花
4. 果实　5. 根（板蓝根）　6. 根的横切面

以身干、叶完整，色暗灰绿色为佳。

显微特征 粉末绿褐色。下表皮细胞垂周壁稍弯曲，略成链球状增厚，气孔不等式，副卫细胞3~4个。叶片横切面栅栏组织与海绵组织无明显区分。

化学成分 全草含靛青苷（lndican，$C_{14}H_{17}O_6N$），水解生成吲哚醇和葡萄糖。吲哚醇在空气中氧化缩合生成靛蓝（lndigo）。鲜叶含大青素B（Isatan B），大青素B易被弱碱水解，生成吲哚醇，继而氧化成靛蓝。

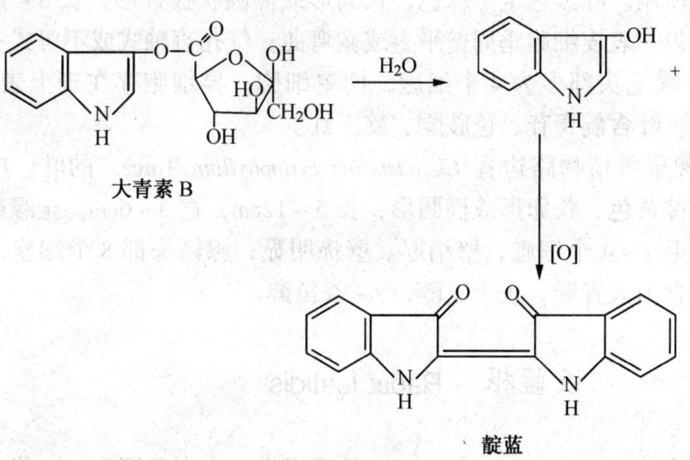

大青素B

靛蓝

理化鉴定

1. 取粉末少量进行微量升华可得蓝色或紫红色细小针状、片状或簇状结晶。

2. 取本品粉末0.5g，加氯仿20ml，置水浴中加热回流1小时，滤过，滤液浓缩至1ml，作为供试品溶液。另取靛蓝、靛玉红对照品，加氯仿制成每毫升各含1mg的混合溶液，作为对照品溶液。照薄层色谱法（药典附录VID）试验，吸取上述两种溶液各5μl，分别点于同一硅胶G薄层板上，以苯-氯仿-丙酮（5:4:1）为展开剂，展开，取出，晾干。供试品色谱中，在与对照品靛蓝、靛玉红色谱相应的位置上，分别显相同的蓝色斑点和浅紫红色斑点。

药理作用

1. 抗菌作用 体外实验表明，大青叶具有广谱抗菌作用，其煎剂对金黄色葡萄球菌、甲型链球菌、乙型链球菌、脑膜炎双球菌、肺炎双球菌、痢疾杆菌等均有一定程度的抑制作用。对革兰阳性菌尤为显著。

2. 抗病毒作用 对乙型脑炎病毒、腮腺炎病毒、流感病毒等有抑制作用。

3. 对免疫功能的影响 对于体液免疫低下的病人，服靛玉红后可恢复正常；靛玉红可使慢粒病人血液中cAMP的含量随治疗显效而上升，至缓解期时接近正常。

4. 抗肿瘤作用 靛玉红对动物移植性肿瘤有中等强度的抑制作用，对小鼠肺癌及乳腺癌有一定的抑制作用。

5. 保肝作用 靛蓝对四氯化碳所引起的小鼠肝损伤有一定的保护作用。

功效 性寒，味苦。能清热解毒，凉血消斑。用于温邪入营，高热神昏，发斑发疹，黄疸，热痢，痄腮，喉痹，丹毒，痈肿等症。用量9~15g。

附注 商品中常见以下植物叶作大青叶用。

1．蓼大青叶　蓼科植物蓼蓝 *Polygonum tinctorium* Ait．的叶或地上部分。河北、山东、辽宁等省使用。叶蓝绿色至蓝黑色，椭圆形或卵圆形，长5～8cm，宽3～5.5cm，全缘，有托叶鞘。表皮细胞垂周壁微弯曲或平直；气孔平轴式；多列式非腺毛，壁厚，木化，有纹孔，腺毛头部多为4或8个细胞，柄2细胞；叶肉组织中散有众多草酸钙簇晶。全草含靛青苷，酸水解后也生成吲哚醇，在空气中氧化成靛蓝，并含色胺酮、靛玉红。

2．马蓝叶　爵床科植物马蓝 *Strobilanthes cusia*（Nees）Bremek 的叶。福建、江西、广东、广西、四川等地常使用。叶黑色至黑绿色，长圆形或椭圆状披针形，长8～15cm，宽3～5cm，叶缘具浅钝锯齿。表皮细胞垂周壁平直或微弯曲；气孔直轴式或不等式；非腺毛4～8个细胞，有壁疣；腺毛头部多为4个细胞，柄单细胞；异细胞存在于上表皮下方，长椭圆形，内含钟乳体。叶含靛青苷、色胺酮、靛玉红。

3．马大青叶　马鞭草科植物路边青 *Clerodendron cyrtophyllum* Turcz．的叶。广东、浙江、福建等地使用。叶棕黄色，长卵形或椭圆形，长5～12cm，宽3～6cm。全缘或微有锯齿；气孔不定式；非腺毛1～4个细胞，壁稍厚。壁疣明显；腺鳞头部8个细胞，柄单细胞；叶脉处有晶纤维。含山大青苷，正十三醇，γ－谷甾醇。

板蓝根　Radix Isatidis

本品为十字花科植物菘蓝 *Isatis indigotica* Fort．的干燥根。主产于河北、江苏。

本品呈圆柱形，稍扭曲，长10～20cm，直径0.5～1cm。表面淡灰黄色或淡棕黄色，有纵皱纹及横长皮孔，并有支根或支根痕。根头稍膨大，可见暗绿色或暗棕色轮状排列的叶柄残基和密集的疣状突起。体实，质略软，断面皮部黄白色，木部黄色。气微，味微甜后苦涩。

本品含靛苷（indoxyl－β－glycoside），靛红（isatin），黑芥子苷、吲哚苷、β－谷甾醇、γ－谷甾醇、多种氨基酸，还含2－羟基－3－丁烯基硫氢酸酯（2－hydroxy－3－butenylthiocyanate）及表古碱（epigoitrin）。

本品性寒，味苦。能清热解毒，凉血利咽。用于温毒发斑，痄腮，喉痹，烂喉丹痧，大头瘟疫，丹毒，痈肿，可防治流行性乙型脑炎，急慢性肝炎，流行性腮腺炎，骨髓炎。用量9～15g。根的水煎剂及丙酮提取物对革兰阳性和阴性细菌都有抑菌作用；50%板蓝根注射液，对鸡胚感染的流感病毒 PR_2 株及京科68－1株均有明显抑制作用。板蓝根（1:100）在试管内有杀钩端螺旋体的作用。

附：南板蓝根　为爵床科植物马蓝 *Baphicanthus cusia*（Nees）Bremek．的根茎和根。产于福建、浙江、湖南、广东、广西等地，西南和华南地区习惯应用。根茎圆柱形，有时分叉，膨大的节上着生略弯曲的根，有残留的地上茎。薄壁细胞中含钟乳体。

思考题

1．十字花科植物主要的形态学特征及化学特征。

2．大青叶的来源、主产地及主要性状特征。

3．四种大青叶药材的主要区别。

4．板蓝根的主要成分和功效。

景天科 Crassulaceae

红景天 Herba Rhodiolae

本品为景天科植物高山红景天 *Rhodiola sachalinensis* A. Bor. 的干燥全草。主产于吉林。

根粗壮，有分枝。根茎粗短，先端被多数棕褐色膜质鳞片状叶。叶互生，无柄，上部叶片长圆状匙形，长圆状菱形或长圆状披针形，长 7～40mm，宽 4～9mm，先端急尖或渐尖，基部楔形，上部边缘具粗牙齿，下部近全缘。聚伞花序顶生，雌雄异株，萼片 4，花瓣 4，雄花中雄蕊 8，雌花心皮 4。

本品含有红景天苷（rhodioloside）、酪醇（tyroso1）及黄酮等成分。

本品性寒，味甘、涩。能补气清肺，益智养心，收涩止血，散瘀消肿。用于治疗气虚体弱，肺热咳嗽，咯血，跌打损伤，高原反应等病症。用量 3～9g。外用适量，捣敷。药理研究表明注射红景天苷能增强大鼠脑干网状结构的兴奋性，并能促进蛋白质合成。本品制剂对应激条件下的小鼠具有抗应激作用。本品流浸膏能增强动物抗疲劳能力，提高脑力劳动和体力劳动的工作效率。

杜仲科 Eucommiaceae

杜仲 Cortex Eucommiae

本品为杜仲科植物杜仲 *Eucommia ulmoides* Oliv. 的干燥树皮。主产于湖北、四川、贵州、陕西，多为栽培品。

树皮呈扁平板状，少数为卷片，厚 1～7mm。外表面淡灰棕色，有不规则纵槽及裂纹，并有斜方形皮孔，刮去部分栓皮者表面较平坦；内表面紫褐色，光滑。质脆，折断面有绵密具弹性的银白色橡胶丝相连；气微，味稍苦，嚼之有胶状残留物。

本品含杜仲胶（属于硬性橡胶类）约 20%；木脂素类：右旋丁香树脂素（syringaresinol）及其苷、右旋松香脂素（pinoresinol）、杜仲素 A（eucommin A）等；环烯醚萜类：桃叶珊瑚苷、杜仲苷（ulmoside）、京尼平（genipin）等；三萜类：白桦脂醇（betulin）、熊果酸等；有机酸类：咖啡酸、绿原酸等。

本品性温，味甘。能补肝肾，强筋骨，安胎。用于胎动不安，高血压等病症。用量

6~9g。杜仲的各种制剂对狗、猫、兔等均有降压作用，以炒杜仲煎剂作用较强，煎剂又比酊剂作用强；并有降血清胆固醇、镇静、镇痛、抗炎、利尿、抑菌、增强机体免疫功能等作用。

*蔷薇科　Rosaceae

草本、灌木或乔木。单叶或复叶，多互生，常具托叶。花两性，辐射对称，单生或排成伞房、圆锥等花序；花托呈各种类型：凸起、平展或下凹；花萼下部与花托愈合成盘状、杯状、坛状、壶状的萼筒；萼片、花瓣多各为5，雄蕊常多数；子房上位或下位，心皮1至多数，分离或合生，每室胚珠1~2。蓇葖果、瘦果、核果及梨果，通常具宿萼。种子无胚乳。本科124属，3300多种，分布全球，以北温带为多。我国产51属，1100种，已知药用360种，各地均有分布。

本科植物主要含有多种活性成分：氰苷，如苦杏仁苷（amygdalin）有止咳祛痰作用，含于枇杷属（*Eriobotry*）、梅属（*Prunus*）、梨属（*Pyrus*）等植物中。多元酚类，如仙鹤草酚（agrimophol）有驱绦虫作用，分布于龙芽草属（*Agrimonia*）中。黄酮类化合物，如山楂属（*Crataegus*）含有槲皮素（quecetin）、金丝桃苷（hyperin）。其他尚含有皂苷、有机酸等，但很少含生物碱。

本科可分为四个亚科：绣线菊亚科 Spiraeoideae、蔷薇亚科 Rosoideae、梅亚科（桃亚科）Prunoideae、苹果亚科（梨亚科）Maloideae。

*苦杏仁　Semen Armeniacae Amarum

（英）Bitter Apricot Seed

来源　本品为蔷薇科植物野杏 *Armeniaca vulgaris* Lam. var. *ansu*（Maxim.）Yü et Lu [*Prunus armeniaca* L. var. *ansu* Maxim.]、西伯利亚杏 *A. sibirica*（L.）Lam. [*P. sibirica* L.]、东北杏 *A. mandshurica*（Maxim.）Skv. [*P. mandshurica*（Maxim.）Koehne] 或杏 *A. vulgaris* Lam. [*P. armeniaca* L.] 味苦的干燥成熟种子。

植物形态　野杏　落叶乔木，高达10m，树皮暗灰色。叶互生，叶片宽椭圆形或宽卵形，先端长渐尖，基部楔形或近截形，边缘具细锯齿，无毛或下面被毛；花常2朵并生，先叶开放，粉红色。核果近球形，红色果肉薄不可食，果核具网纹，有薄而锐的边缘；种子1枚，扁心形，红棕色，有纵行不规则皱纹，味苦。花期6月，果期6~8月（图14-33）。

西伯利亚杏　落叶灌木或小乔木，高2~5m。叶卵形或近圆形。花单生或2朵并生，白色或粉红色。核果近球形，成熟时黄色带红晕。

东北杏　大乔木，高达15m；叶缘有粗而深的重锯齿。花1朵，少有2朵，白色。核果扁圆形，果核粗糙，两侧扁平。

杏　乔木，高达10m；叶卵圆形，边缘有圆钝锯齿；叶柄近顶端有2腺体。花白色或带红色。核果心状卵圆形，黄色至黄红色或白色，果肉多汁可食，果核平滑，沿腹缝二侧各有一棱，棱突起锋利者种子味甜，棱平钝者种子味苦。

前三种植物多野生或半野生，分布于东北、华北、山东、江苏、甘肃等地。生长于阳坡，多见于灌木林中。后者分布于东北、华北、西北等地，系栽培。

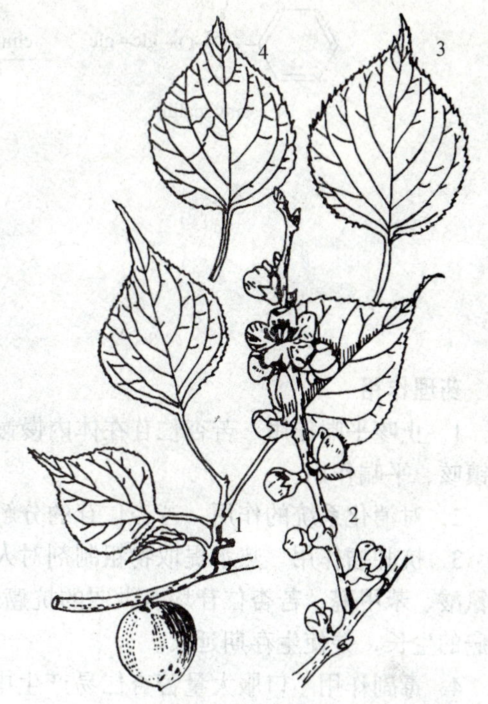

图 14-33 杏

1. 西伯利亚杏果枝 2. 西伯利亚杏花枝 3. 东北杏叶片 4. 山杏叶片

采制 夏季果实成熟后采收，除去果肉，收集果核，打破核壳，取出种子，晒干。

产地 我国北方大部分地区均产，以内蒙古、辽宁、河北、吉林产量最大，行销各地并出口。

性状 种子呈扁心形；长 1～1.9cm，宽 0.8～1.5cm，厚 0.5～0.8cm。表面黄棕色至深棕色，一端尖，另端钝圆，较肥厚，左右不对称。尖端一侧有短线形种脐，圆端有椭圆形合点，种脐与合点间有线形种脊，自合点散出数条深棕色脉纹；种皮与胚乳薄，子叶 2，肥厚，富油性。气微，味苦。

以身干、颗粒均匀、饱满、整齐、不破碎者为佳。

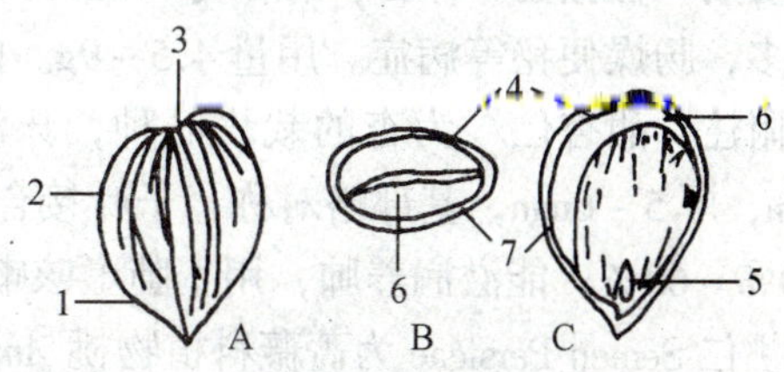

图 14-34 苦杏仁

A. 外形 B. 横断面 C. 纵剖面
1. 种脐 2. 种脊 3. 合点
4. 子叶 5. 胚 6. 空隙 7. 种皮

显微特征 种子横切面 种皮表皮细胞 1 层，间有近圆形橙黄色石细胞，常单个或 3～5 成群，突出表皮外，埋于表皮的部位有大的纹孔。表皮下为多层薄壁细胞，有小型维管束。外胚乳为一层颓废细胞；内胚乳细胞含糊粉粒及脂肪油，子叶薄壁细胞亦含糊粉粒及脂肪油（图 14-34）。

化学成分 含苦杏仁苷（amygdalin），脂肪油，并含苦杏仁酶（emulsin）。苦杏仁酶为多种酶的混合物，包括苦杏仁苷酶（amygdalase）、樱叶酶（prunase）、醇腈酶（oxynitrilase），以及可溶性蛋白质。种子研碎后加水放置，苦杏仁苷受苦杏仁酶的作用，生成氢氰酸、苯甲醛和葡萄糖。

理化鉴别

1. 取本品数粒，加水共研可产生苯甲醛的特殊香气。

2. 苦味酸钠反应 取本品数粒，捣碎，取约 0.1g，置试管中，加水数滴使湿润，试管中悬挂一条苦味酸钠试纸，用软木塞塞紧，置温水浴中，10 分钟后，试纸显砖红色。

CN
C—O—glc—glc　emulsin → 　CN
C—OH + 2glucose
H　H
amygdalin　benzaldehyde

↓ oxynitrilase

—CHO + HCN

mandelonitrile

药理作用

1．止咳平喘作用　苦杏仁苷在体内慢慢分解，分解产物氢氰酸能轻度抑制呼吸中枢，起镇咳、平喘作用。

2．对消化系统的作用　苦杏仁苷的分解产物苯甲醛能抑制胃蛋白酶的消化功能。

3．抗肿瘤作用　热水提取物粗制剂对人子宫颈癌 JTC－26 株的抑制率为 50%～70%；氢氰酸、苯甲醛、苦杏仁苷均有微弱的抗癌作用。给小鼠自由摄食苦杏仁，可抑制艾氏腹水癌的生长，并使生存期延长。

4．毒副作用　口服大量苦杏仁易产生中毒，首先作用于延脑的呕吐、呼吸、迷走神经及血管运动等中枢，引起兴奋，随后进入昏迷、惊厥，继而整个中枢神经系统麻痹而死亡。表现有眩晕、头痛、呼吸急促、呕吐、心悸、紫绀、昏迷、惊厥等，急救主要用亚硝酸盐和硫代硫酸钠。

功效　性微温，味苦，有小毒。能降气止咳平喘，润肠通便。用于治疗咳嗽气喘，胸满痰多，肠燥便秘等病症。用量 4.5～9g。内服不宜过量。

附注　甜杏仁　为杏的栽培品种，味淡的种子，大而扁，长 1.2～2.1cm，宽 0.9～1.6cm，厚 5～6mm，基部略对称，子叶接合面常不出现空隙；含苦杏仁苷约 0.17%，脂肪油 40%～60%。能滋润养肺，用于肺虚咳嗽、大便燥结。

桃仁 Semen Persicae 为蔷薇科植物桃 *Amygdalus persica* L.［*Prunus persica*（L.）Batsch.］或山桃 *A. davidiana*（Carr.）C. de Vos ex Henry［*P. davidiana*（Carr.）Franch.］的干燥成熟种子。桃仁呈扁长卵形，长 1.2～1.8cm，宽 0.8～1.2cm，厚 0.2～0.4cm。表面黄棕色至红棕色，密被细小颗粒状突起，基部钝圆稍偏斜，边缘较薄。山桃仁呈类卵圆形，较小而肥厚，边缘不薄。表面颗粒状突起较粗而密。含苦杏仁苷与杏仁酶。性平，味苦、甘。能活血祛瘀，润肠通便。用于治疗经闭痛经，跌打损伤，肠燥便秘等病症。用量 4.5～9g。

山楂　Fructus Crataegi

本品为蔷薇科植物山里红 *Crataegus pinnatifida* Bge. var. *major* N.E.Br. 或羽裂山楂 *C. pinnatifida* Bge. 的干燥成熟果实。秋季果实成熟时采收，切片，干燥。主产于山东的临朐、沂水，产量多，品质佳，销全国各地并出口。

本品为圆形片，皱缩不平，直径 1～2.5cm，厚 0.2～0.4cm。外皮红色，具皱纹，有灰白色小斑点。果肉深黄色至浅棕色。中部横切片具5粒浅黄色果核，但核多脱落而中空。有的片上可见短而细的果梗或花萼残迹。气微清香，味酸、微甜。

主含有机酸类如熊果酸（ursolic acid）、齐墩果酸（oleanolic acid）、山楂酸（crataegolic acid）等，黄酮类如槲皮素（quercetin）、牡荆素（vitexin）、芦丁（rutin）、牡荆素－4′－鼠李糖苷、金丝桃苷（hyperoside）等，另含苦杏仁苷、维生素C、胡萝卜素等。

本品性微温，味酸、甘。消食健胃，行气散瘀。用于肉食积滞，胃脘胀满，泻痢腹痛，瘀血经闭，产后瘀阻，心腹刺痛，疝气疼痛，高脂血症。焦山楂消食导滞作用增强。用于肉食积滞，泻痢不爽。用量9～12g。有机酸能提高蛋白分解酶的活性，有助消化作用，黄酮类为防治心血管病及降血脂的有效成分，有增加冠脉流量、抗实验性心肌缺血、抗心律不齐等作用。熊果酸及齐墩果酸为降血压、降血脂和强心的有效成分。山楂煎剂和乙醇提取物对福氏痢疾杆菌、宋内氏痢疾杆菌、变形杆菌、大肠杆菌均有抗菌作用。

地榆　Radix Sanguisorbae

本品为蔷薇科植物地榆 *Sanguisorba officinalis* L. 或长叶地榆 *S. officinalisL.* var. *longifolia* (Bent.) Yü et Li 的干燥根。全国大部分地区有产。

根呈不规则纺锤形或圆柱形，稍弯曲或扭曲，长5～25cm，直径0.5～2cm，表面灰褐色、棕褐色或暗紫色，粗糙，有纵皱纹及横裂纹；质坚硬，断面较平坦或皮部露出绵状纤维；木部黄色或黄褐色，略呈放射状排列。切片呈不规则圆形或椭圆形。气微，味涩、微苦。

地榆根含鞣质，主为地榆素 H_1～H_6（sanguiins H_1～H_6）及地榆酸双内酯（sanguisorbic acid dilactone）；三萜类酸性皂苷，其中有地榆糖苷Ⅰ、Ⅱ（ziyu glucosideⅠ、Ⅱ），苷元为19α－羟基熊果酸（pomolic acid），地榆皂苷（sanguisorbin），苷元为19－去氢－20－表熊果酸（19－dehydro－20－epiursolic acid，tomentosolic acid），此外含甾醇、黄酮类化合物。

本品性微寒，味苦、酸、涩。能凉血止血，收敛止泻。用于各种出血，水火烫伤，痢疾，肠炎，疮痈。用量9～15g，外用适量，研末涂敷患处。给小鼠灌服生地榆煎剂，可明显缩短出血和凝血时间，具有明显止血作用。煎剂具有止泻、抗溃疡、保肝作用。煎剂对伤寒杆菌、脑膜炎、球菌、福氏痢疾杆菌、乙型链球菌等有抑制作用，所含鞣质有抗霉菌作用。外用对兔、狗实验性烫伤有显著疗效。

仙鹤草　Herba Agrimoniae

本品为蔷薇科植物龙牙草 *Agrimonia pilosa* Ledeb. 的干燥地上部分。各地均有野生。

本品全体被白色柔毛。茎下部圆柱形，红棕色，直径4～6mm，上部方柱形，绿褐色，有时节部残留托叶。单数羽状复叶，暗绿色，多皱缩，小叶有大小两种，相间生于叶轴上，顶端小叶较大，小叶展平后呈卵形或长椭圆形，边缘有锯齿。总状花序细长，花萼下部呈筒状，萼筒上部有钩刺。气微，味微苦。

全草含仙鹤草酚A、B、C、D、E（agrimol A，B，C，D，E），并含木犀草素－7－*O*

-葡萄糖苷、大波斯菊苷（cosmosiin）、鞣质及挥发油。

本品性平，味苦、涩。能收敛止血，消炎止痢。用于治疗咳血，吐血，尿血，便血，功能性子宫出血，胃肠炎，痢疾等病症。用量6~12g。

鹤草芽　为龙牙草带短小根茎的冬芽，含鹤草酚（agrimophol）、仙鹤草内酯（agrimonolide）、仙鹤草醇（agrimonol）、芹黄素（apigenin）及儿茶酚鞣质。鹤草酚是灭绦虫的有效成分，已人工合成。

枇杷叶 Folium Eriobotryae

本品为蔷薇科植物枇杷 *Eriobotrya japonica*（Thunb.）Lindl. 的干燥叶。主产华东、中南、西南地区。

叶片倒卵形或长圆形，长12~30cm，宽4~9cm；边缘有疏锯齿，上表面灰绿色、黄棕色或红棕色，较光滑；下表面密被黄棕色绒毛，羽状网脉，中脉下面极为突出。革质而脆，易折断。气微，味微苦。

含苦杏仁苷、皂苷、熊果酸、齐墩果酸、维生素 B_1 和 C、鞣质、有机酸。鲜叶含挥发油约0.04%~0.1%，主成分为反式苦橙油醇（transnerolidol）、反-反式麝子油醇（transtrans farnesol）等。

本品性微寒，味苦。能止咳化痰，降气和胃。用于治疗支气管炎，肺热咳嗽，胃热呕吐等病症。用量4.5~9g。水煎液对金黄色葡萄球菌、肺炎球菌、痢疾杆菌等有抑制作用。

思考题

1. 蔷薇科植物主要的形态学及化学特征 。
2. 苦杏仁的来源和主产地。
3. 苦杏仁的主要性状特征、主要成分及药理作用。
4. 苦杏仁和桃仁的性状区别。

*豆科 Leguminosae（Fabaceae）

草本、灌木、乔木或藤本。根部常有根瘤。茎直立或蔓生。叶互生，多为复叶，少为单叶；常具托叶。花两性，花萼和花瓣均为5枚，多蝶形，少数假蝶形或辐射对称；雄蕊多为10枚，常成二体雄蕊，少有单体或分离，稀多数；单心皮，子房上位，1室，边缘胎座，胚珠1至多数。荚果。

本科为种子植物第三大科，仅次于菊科和兰科，约700余属，18000余种，广布全球。我国有160属，1550种，已知药用约600种。

本科植物化学成分复杂，类型多样，药用成分以黄酮类及生物碱为最主要。黄酮类在本科中分布很广，有些具有重要生理活性。如甘草中的甘草苷（liquiritin）、异甘草苷（isoliquiritin）及葛根中的大豆苷（daidzin）均有解痉作用；槐花米中的芦丁（rutin）能使毛细血管的通透性和阻力恢复正常；葛根中的葛根素（puerain）能扩张冠状动脉。生物碱主要分布在蝶形花亚科中，如苦参碱（matrine），有抗癌作用；毒扁豆碱（physostigmine），可用治青光眼。此外本科植物中还含有三萜皂苷（如甘草酸和甘草次酸）、蒽醌类（如决明属植物中的番泻苷）、香豆素、鞣质等。

根据花部特征，本科可分为三个亚科：含羞草亚科 Mimosoideae、云实亚科（苏木亚科）Caesalpinioideae 和蝶形花亚科 Papilionoideae。

含羞草亚科　木本、藤本，稀草本。叶多为二回羽状复叶。花辐射对称；萼片下部多少合生；花瓣与萼片同数，镊合状排列，基部常合生；雄蕊多数，稀与花瓣同数。荚果，有的具次生横隔膜。重要的生药有合欢花及合欢皮。

云实亚科　木本、藤本、稀草本。花两侧对称；萼片 5，通常分离，有时上方二枚合生；花冠假蝶形，花瓣多 5，上升覆瓦状排列（即最上面之花瓣位于最内方）；雄蕊 10 枚或较少，分离或各式联合；子房有时有柄。荚果、常有隔膜。

蝶形花亚科　草本、灌木或乔木。单叶、三出复叶或羽状复叶；常有托叶和小托叶。花两侧对称；花萼 5 裂；花冠蝶形，花瓣 5，下降覆瓦状排列（即最上面 1 片，排列于最外方，为旗瓣；侧面 2 片为翼瓣，被旗瓣覆盖；位于最下面的 2 片其下缘稍合生而成龙骨瓣。）雄蕊 10，常为二体雄蕊。荚果，有时为节荚果。

重要的生药有甘草、黄芪、槐米、槐角、苦参、山豆根、补骨脂、鸡血藤、葛根、胡芦巴、广金钱草、白扁豆等。

*黄芪　Radix Astragali

（英）Milkvetch Root

来源　本品为豆科植物蒙古黄芪 *Astragalus membranaceus*（Fisch.）Bge. var. *mongholicus*（Bge.）Hsiao 或膜荚黄芪 *Astragalus membranaceus*（Fisch.）Bge. 的干燥根。

植物形态　蒙古黄芪　多年生草本。主根长而粗壮，条较顺直。茎直立，高 40～80cm。上部有分枝。奇数羽状复叶，小叶 12～18 对；小叶片小，宽椭圆形、椭圆形或长圆形，长 5～10mm，宽 3～5mm，两端近圆形，上面无毛，下面被柔毛；托叶披针形。总状花序腋生，常比叶长；花萼钟状，密被短柔毛，具 5 萼齿；花冠黄色至淡黄色，长18～20mm，旗瓣长圆状倒卵形，翼瓣及龙骨瓣均有长爪；雄蕊 10，两体（9+1）；子房光滑无毛。荚果膜质，膨胀成半卵圆形，直径 11～15mm，先端有短喙，基部有长子房柄，均无毛。花期 6～7 月，果期 7～9 月。

膜荚黄芪 主根深长，条直、粗壮或有少数分枝。小叶 6～13 对；小叶片椭圆形至长椭圆形或椭圆状卵形至长圆形卵形，长 7～30mm，宽 3～12mm，先端钝、圆或微凹，有时具小尖刺，基部圆形，上面近无毛，下面伏生白色柔毛；托叶卵形至披针状线形。长 5～15mm。萼齿 5；长为萼筒的 1/5～1/4；花冠黄色至淡黄色，或有时稍带淡紫红色，长约 16mm，翼瓣及龙骨瓣均具长爪及短耳；子房有柄，被柔毛。荚果膜质，膨胀，半卵圆形，长 20～30mm，宽 9～12mm，被黑色或黑白相间的短伏毛（图 14－35）。

蒙古黄芪分布于黑龙江、吉林、山西、内蒙古等省区。膜荚黄芪分布于黑龙江、河北、山东、山西、内蒙古、陕西、宁夏、甘肃、青海、新疆等省区。

采制 春、秋两季均可采挖，除净泥土及须根，切去根头，晒至六、七成干时分别大小，理直，捆成小捆，再晒干。蜜黄芪 将黄芪润透，切成厚片，按蜜炙法炒至黄色、放凉后不粘手为度。

产地 黄芪主产于山西、黑龙江、内蒙古等地。以栽培的蒙古黄芪为好，销全国并大量出口；野生的膜荚黄芪质量稍次，常自产自销。

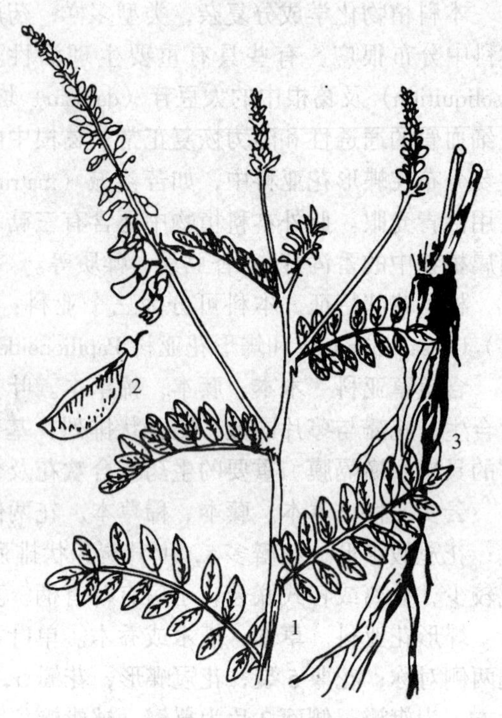

图 14－35 膜荚黄芪

1．果枝 2．果枝 3．根的外形

性状 根呈圆柱形，有的有分枝，上端较粗，长 30～90cm，直径 1～3.5cm。表面淡棕黄色至深褐色，有不整齐的纵皱纹或纵沟及横长皮孔，栓皮易脱落而露出黄白色皮层。质硬而韧，不易折断，折断面纤维性强，并显粉性，皮部黄白色，木部淡黄色，有放射状纹理及裂隙，老根中心偶有枯朽状，黑褐色或呈空洞。气微，味微甜，嚼之微有豆腥味。

显微特征 根（直径 1cm）的横切面 木栓层为数列木栓细胞；栓内层为 3～5 列厚角细胞。韧皮部射线外侧常弯曲，有裂隙；韧皮部纤维成束或单个散在，壁厚，木化或微

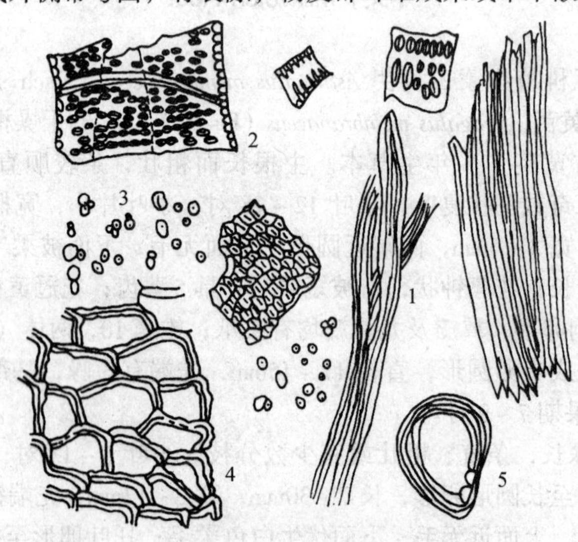

图 14－36 黄芪粉末

1．纤维 2．导管 3．淀粉粒 4．木栓细胞 5．厚壁细胞

木化，与筛管群交互排列；近栓内层处有时可见石细胞及纵向管状木栓组织。形成层成环。木质部导管单个散在或2～3个相聚；导管间有木纤维束；射线中有时可见单个或2～4个成群的石细胞。薄壁细胞含淀粉粒。

粉末　黄白色，纤维多成束，细长，直径8～30μm，壁厚，表面有纵裂纹，初生壁常与次生壁分离，两端常断裂成须状，或较平截。具缘纹孔导管无色或橙黄色，具缘纹孔排列紧密。石细胞少见，圆形、长圆形或形状不规则，壁极厚（图14－36）。

化学成分

1．皂苷类　膜荚黄芪根中分离出黄芪皂苷（astragaloside）Ⅰ～Ⅷ；蒙古黄芪根中含大豆皂苷（soyasapogenoside）Ⅰ。除大豆皂苷I以大豆皂苷元B为苷元外，黄芪皂苷Ⅰ、Ⅱ、Ⅳ都是以9，19－环羊毛脂烷型的四环三萜类即环黄芪醇（cycloastragenol）为苷元。

2．黄酮类　蒙古黄芪含山柰酚、槲皮素、异鼠李素、鼠李柠檬素多种黄酮苷元以及山柰素－4－甲醚－3－葡萄糖苷，异鼠李素－3－*β*－*D*－葡萄糖苷和异槲皮苷等黄酮苷，另外还含有芒柄花黄素、3′－羟基芒柄花黄素（毛蕊异黄酮，calycosin）、黄芪异黄烷苷［3*S*－（－）－mucronulatol－7－*O*－glucopyranoside］。膜荚黄芪还含有2′，4′－二羟基5，6－二甲氧基异黄烷（2′，4′－Dihydroxy－5，6－dimethoxyisoflavane）、7，3′－二羟基－4′，5′－二甲氧基异黄烷等。

3．多糖类　含量较高，水溶性多糖－黄芪葡聚糖以1，4－葡萄糖残基为主链，并在6－O有分支，重复单元为10个葡萄糖残基的葡聚糖。酸性多糖由*L*－阿拉伯糖－*D*－半乳糖－*D*－半乳糖醛酸－*D*－葡萄糖醛酸（18:18:1:1）组成，还有少量乙酰基团和肽残基。

尚含γ－氨基丁酸（γ－aminobutyric acid）等21种氨基酸，羽扇烯酮（lupenone）、亚油酸、β－谷甾醇（β－sitosterol）、胡萝卜苷（daucosterol）等。

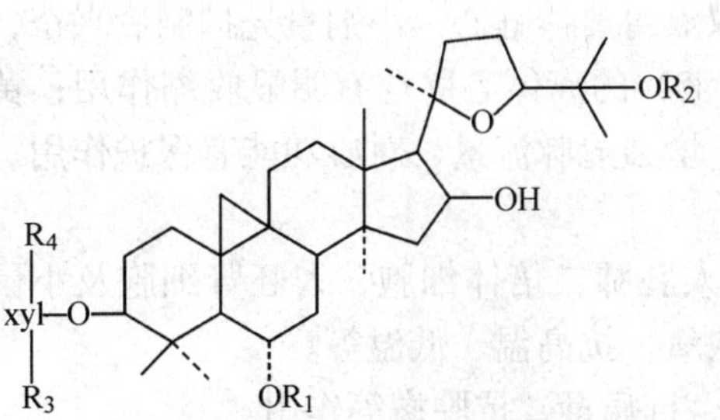

	R_1	R_2	R_3	R_4
黄芪皂苷Ⅰ	glc	H	Ac	Ac
黄芪皂苷Ⅱ	glc	H	Ac	H
黄芪皂苷Ⅲ	H	H	glc	H
黄芪皂苷Ⅳ	glc	H	H	H
黄芪皂苷Ⅴ	H	glc	glc	H
黄芪皂苷Ⅵ	glc	H	glc	H
黄芪皂苷Ⅶ	glc	glc	H	H

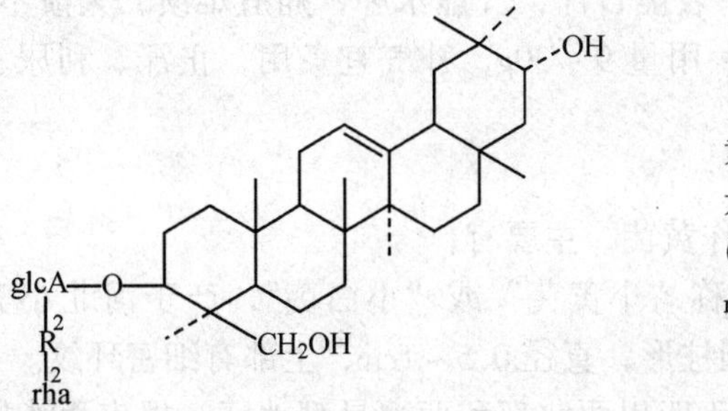

	R
黄芪皂苷Ⅷ	－xyl
大豆皂苷Ⅰ	－gal

（xyl = xylose，木糖；gal = galactose，半乳糖；glcA = glucuronic acid，葡萄糖醛酸；rha = rhamnose，鼠李糖）

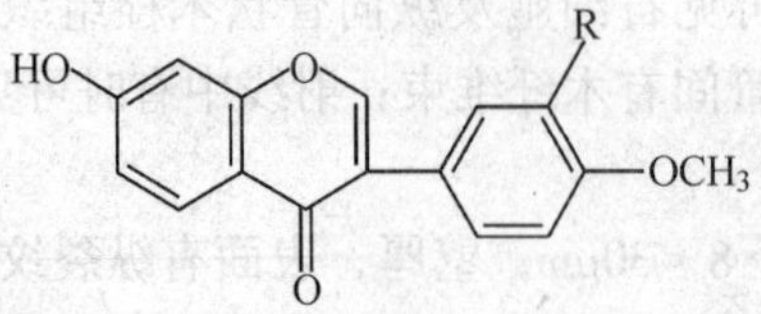

	R
芒柄花黄素	H
毛蕊异黄酮	OH

理化鉴定

1．取本品粉末 3g，加水 30ml，浸渍过夜，滤过，取滤液 1 ml，加 0.2%茚三酮溶液 2 滴，在沸水中加热 5 分钟，冷后呈紫红色。（检查氨基酸、多肽）

2．取上项水溶液 1ml，于 60℃水浴中加热 10 分钟，加 5%α－萘酚乙醇溶液 5 滴，摇匀，沿管壁缓缓加入浓硫酸 0.5ml，在醇液与硫酸交界处出现紫红色环。（检查糖、多糖）

3．取粉末 2g，加甲醇 10ml，放置过夜，滤过。取滤液 1ml，水浴上蒸干，用少量醋酐溶解残渣。加浓硫酸 2 滴，颜色由黄转变为红色→青色→污绿色（检查甾醇）。

含量测定　按《中国药典》（2000 版一部）所载薄层扫描法进行测定，含黄芪甲苷（$C_{41}H_{68}O_{14}$）不得少于 0.04%。

药理作用

1．对免疫功能的影响　黄芪煎剂对非特异性免疫、细胞免疫和体液免疫均有调节作用。黄芪多糖和黄芪皂苷能促进小鼠网状内皮系统的吞噬功能，促进兔和小鼠巨噬细胞的吞噬功能。

2．对机体代谢的影响　黄芪可使细胞的生理代谢作用增强。黄芪煎剂可显著促进骨髓造血细胞 DNA 的合成，加快有核细胞分裂过程。黄芪皂苷甲能使再生肝的 DNA 含量明显增加。煎剂可明显提高小白鼠血浆和组织的内环核苷酸（cAMP 和 cGMP）的含量，人在服用黄芪后血中 cAMP 有显著的增加。

3．对心血管系统的影响　对正常心脏有加强其收缩的作用，对于因中毒或疲劳而陷于衰竭的心脏其强心作用更加显著。黄芪醇提取液对离体蛙心，小剂量先抑制后兴奋，大剂量则抑制之，对蟾蜍及兔（用 100%黄芪注射液）的离体心脏均有明显收缩作用；黄芪总皂苷能明显改善心肌梗死犬的心肌收缩性能，增强冠脉流量，对心功能有保护作用。黄芪给兔、犬、猫静脉注射，均有降压作用。

4．抗衰老和抗应激作用　黄芪能明显延长人胚肺二倍体细胞、人胚肾细胞及小鼠肾细胞的寿命；多糖能抗疲劳、抗低压和中毒性缺氧，抗高温、低温等。

5．其他作用　黄芪还有保肝、利尿、抗菌、抗病毒、抗肿瘤等作用。

功效　性微温，味甘。能补气固表，利尿托毒，排脓，敛疮生肌。用于气虚乏力，食少便溏，中气下陷，久泻脱肛，便血崩漏，表虚自汗，气虚水肿，痈疽难溃，久溃不敛，血虚痿黄，内热消渴；慢性肾炎，糖尿病。用量 9～30g，补气宜炙用，止汗、利尿、托毒排脓、生肌宜生用。

附注

1．同属多种植物的根在部分地区也用作黄芪，主要有：

金翼黄芪 *A. chrysopterus* Bge. 的根，习称“小黄芪”或“小白芪”，产于河北小五台山，青海东部，甘肃南部及山西北部。根圆柱形，直径 0.5～1cm，上部有细密环纹。

多花黄芪 *A. floridus* Benth. 的根，主产于四川西北部和西藏昌都地区。根表面淡棕色或灰棕色，横切面皮部淡黄色，木部淡棕黄色，有棕色形成层环。

梭果黄芪 *A. ernestii* Comb. 的根，主产于四川理塘一带，产量甚大，除在省内应用外，尚有部分外销。

塘谷耳黄芪 *A. tongolensis* Ulbr. 的根，药材称“白大芪”、“马芪”或“土黄芪”，在甘肃和青海有少量生产。

扁茎黄芪 *A. complanatus* R.Br. 的根称为黑皮芪、铁皮芪或生芪。其种子即是中药“沙苑子”。主要在辽宁西部和内蒙古哲盟有用。

2. 红芪　为多序岩黄芪 *Hedysarum polybotrys* Hand. – Mazz. 的干燥根，主产于甘肃南部岷县、武都、临都等地，主销甘肃、广东、福建，并有出口。根呈圆柱形，少分枝，长 10 ~ 50cm，直径 0.6 ~ 2cm。表面灰红棕色，具纵皱纹、横长皮孔及少数支根痕，栓皮易剥落而露出淡黄色的皮部及纤维。横断面皮部淡棕色，约占半径 1/2 ~ 1/3；形成层区呈棕色环。质坚硬而致密，难折断。断面纤维性且富粉质。气微而特异，味微甜。功效同黄芪。

*甘草　Radix Glycyrrhizae

（英）Licorice Root

来源　本品为豆科植物甘草 *Glycyrrhiza uralensis* Fisch.、胀果甘草 *G. inflata* Bat. 或光果甘草 *G. glabra* L. 的干燥根及根茎。

植物形态　甘草　多年生草本，高 30 ~ 80cm，罕达 1m。根茎圆柱状，多横走；主根甚长，粗大，外皮红棕色至暗褐色。茎直立，稍带木质，被白色短毛及腺鳞或腺毛。奇数

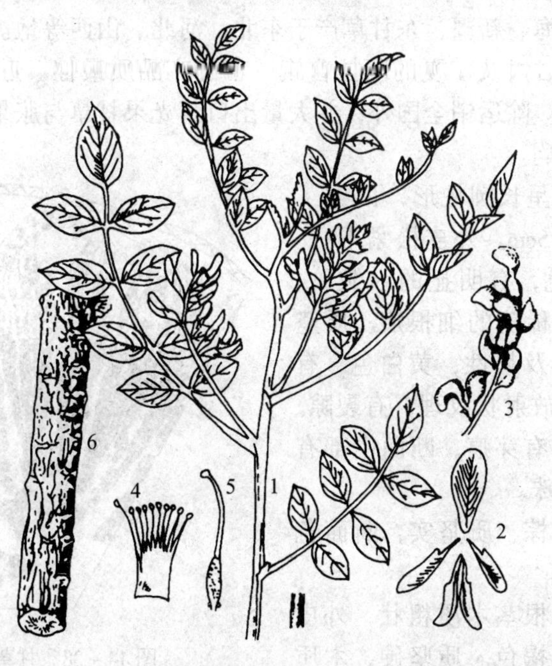

图 14 – 37　甘草

1. 花枝　2. 花剖面、示旗瓣、翼瓣和龙骨瓣　3. 果序　4. 雄蕊　5. 根

羽状复叶，托叶早落；小叶7～17，长卵形或宽卵形，全缘，两面被腺鳞及白毛，下面毛较密。总状花序腋生，较叶短，花密集，花萼钟状，长约为花冠的1/2，萼齿5，披针形，较萼筒略长；花冠蝶形，淡紫堇色，旗瓣大，先端圆或微缺，下部有短爪，龙骨瓣直，较翼瓣短，均有长爪；雄蕊10，二体，花丝长短不一；子房无柄，上部渐细成短花柱。荚果扁平，多数紧密排列成球状，窄长，弯曲成镰状或环状，密被绒毛腺瘤，黄褐色刺状腺毛或少数非腺毛。种子2～8粒，扁圆形或肾形，黑色光亮。花期6～7月，果期7～9月（图14－37）。

胀果甘草　本种主要特点为植物体局部密被淡黄褐色鳞片状腺体，无腺毛。根状茎粗壮木质。小叶3～7，边缘波状，下面有似涂胶状光泽。总状花序一般与叶等长。荚果短小而直，膨胀，无腺毛，略有不显眼的腺瘤。花期7～8月。

光果甘草　本种与甘草极相似，主要区别为植物体密被淡黄褐色腺点和鳞片状腺体，常局部有白霜，不具腺毛。小叶片较多，约19片，窄长平直，长椭圆形或窄长卵状披针形，下面密被淡黄色不显眼的腺点。花序穗状，花稀疏。果序与叶等长或略长，荚果扁而直，多为长圆形，光滑，有时具少许不显眼的腺瘤。种子通常数目较上种为少。花期6～8月，果期7～9月。

甘草分布于东北、华北、西北地区。胀果甘草分布于新疆南部、甘肃等地。光果甘草分布于新疆北部、青海、甘肃。

采制　春秋两季皆可采挖，以春季产者为佳，秋季次之，夏季最次。将挖取的根和根茎，趁湿应切去茎基的幼芽，串条，枝叉，须根等，洗净，按根粗细，大小分别等级捆好，放在干燥处风干，干后包装。亦有将外面栓皮削去者，称粉甘草。生用或蜜炙用。

产地　甘草主产于内蒙、甘肃、新疆。按产地分为西甘草和东甘草。西甘草产于内蒙古、陕西、甘肃、青海、新疆，东甘草产于东北、河北、山西等地。以内蒙古伊盟的杭旗一带、巴盟的橙口、甘肃及宁夏的阿拉普旗一带的产品质最佳。近年来以新疆产量为最大，内蒙古宁夏次之。除运销全国外，并大量出口。光果甘草与胀果甘草主产于新疆、甘肃，与甘草均同样收购。

性状　甘草　根呈长圆柱形，长25～100cm，直径0.6～3.5cm。外皮松紧不一。表面红棕色或灰棕色，有明显的纵皱纹、沟纹、横长皮孔，及稀疏的细根痕。质坚实，断面略显纤维性及粉性，黄白色，有明显的形成层环纹和放射状纹理，有裂隙。根茎呈圆柱形，表面有芽痕，断面中部有髓。气微，味甜而特殊。

以皮细紧、色红棕、质坚实，断面色黄白、粉性足者为佳。

胀果甘草　根和根茎木质粗壮，外皮粗糙，多灰棕色至灰褐色。质坚硬，木质纤维多，粉性小。根茎不定芽多而粗大。

光果甘草　根及根茎质地较坚实，有

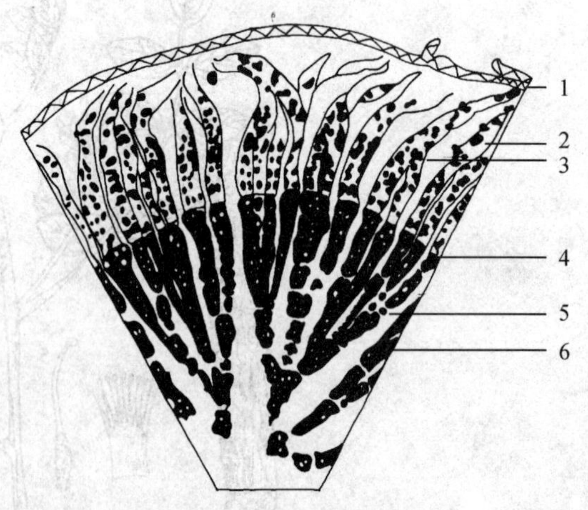

图14－38　甘草横切面简图

1. 木栓层　2. 韧皮纤维束　3. 韧皮射线　4. 形成层　5. 木射线　6. 导管

的分枝，外皮不粗糙，多灰棕色。皮孔细而不明显。

显微特征 甘草横切面 木栓层为数列棕色木栓细胞。皮层较窄。韧皮部射线宽广，多弯曲，常现裂隙；纤维多成束，非木化或微木化，周围薄壁细胞中常含草酸钙方晶，形成晶鞘纤维；筛管群常因压缩而变形。束内形成层明显。木质部射线宽 3～5 列细胞；导管较大，直径约至 160μm；木纤维成束，周围薄壁细胞中也含草酸钙方晶。薄壁细胞中含有淀粉粒。根中心无髓，根茎中心有髓（图 14－38）。

胀果甘草 韧皮部及木质部的射线细胞多皱缩而形成裂隙。

光果甘草 横切面韧皮部射线平直，不偏弯，裂隙少。

甘草粉末特征 淡棕黄色。纤维成束，直径 8～14μm，壁厚，微木化，周围薄壁细胞含草酸钙方晶，形成晶纤维。草酸钙方晶多见。具缘纹孔导管较大，稀有网纹导管。木栓细胞红棕色，多角形，微木化（图 14－39）。

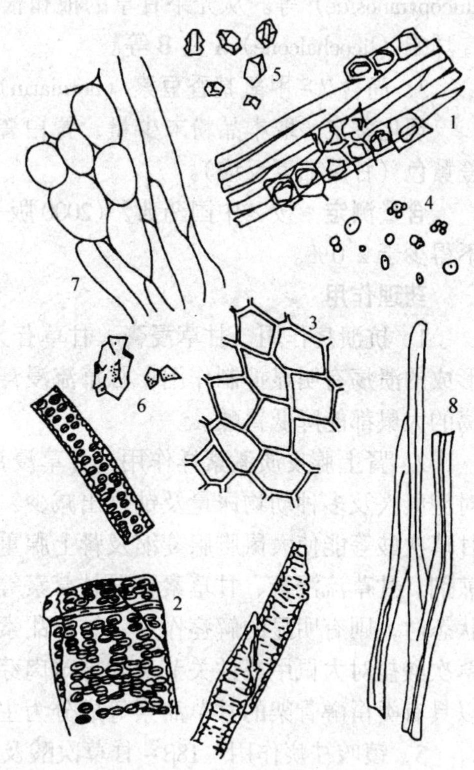

图 14－39 甘草粉末

1. 晶纤维 2. 导管 3. 木栓细胞 4. 淀粉粒 5. 草酸钙方晶 6. 棕色块 7. 射线细胞 8. 纤维

化学成分

1. 三萜类 含甘草甜素（glycyrrhizin），主要系甘草酸（glycyrrhizic acid）的钾、钙盐，为甘草的甜味成分，甘草酸水解后得 2 分子葡萄糖醛酸和 1 分子 18β－甘草次酸（18β－glycyrrhetic acid）。根中还含有 24－羟基甘草次酸、3β－羟基齐墩果烷－11，13（18）－二烯－30－酸（3β－hydroxyolean－11，13（18）－dien－30－oic acid）、3β－羟基齐墩果叶烷－9（11），12（13）－二烯－30－酸。光果甘草的根和根茎除甘草酸、甘草次酸之外，尚含去氧甘草次酸（deoxyglycyrrhetic acid）Ⅰ、Ⅱ，18α－羟基甘草次酸，异甘草次酸（liquiritic acid）、甘草萜醇（glycyrrhetol）、甘草内酯（gabrolide）等。

2. 黄酮类化合物 有甘草苷（liquiritin）、甘草苷元（liquiritigenin）、异甘草苷（isoliquiritin）、异甘草苷元（isoliquititigenin）、新甘草苷（neoliquiritin，*dl*－liquiritigenin－7

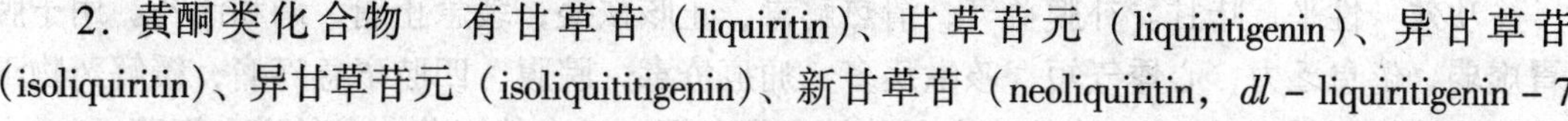

-β-*D*-glucopyranoside)、新异甘草苷（neoisoliquititin，trans-isoliquiritigenin-4-β-*D*-glucopyranoside）等。从光果甘草的根和根茎中尚分离出甘草黄酮A（licoflavone A）、甘草查耳酮（licochalcone）A及B等。

3．尚含7-甲氧基香豆素（herniarin），伞花内酯（7-羟基香豆素，umbelliferone）等。

理化鉴定 取本品粉末少量，置白瓷板上，加80%硫酸溶液数滴，显黄色，渐变为橙黄色（甘草甜素反应）。

含量测定 按《中国药典》（2000版一部）所载高效液相色谱法进行测定，含甘草酸不得少于2.0%。

药理作用

1．抗溃疡作用 甘草浸膏、甘草苷元、异甘草苷元等对大鼠结扎幽门及犬由组织胺形成的溃疡有明显抑制作用；甘草流浸膏灌胃后能直接吸附胃酸，对正常犬及有实验性溃疡的大鼠都能降低胃酸。

2．肾上腺皮质激素样作用 甘草浸膏、甘草甜素及甘草次酸均有去氧皮质酮样作用，对健康人及多种动物尿量及钠排出减少，钾排出增加。小剂量甘草甜素（每只100微克）、甘草次酸等能使大鼠胸腺萎缩及肾上腺重量增加（与给予促肾上腺皮质激素相似）。甘草煎剂、甘草流浸膏、甘草素、异甘草素等对离体肠管有明显的抑制作用，若肠管处于痉挛状态时，则有明显的解痉作用。甘草甜素和甘草次酸具有糖皮质激素样的抗炎症作用，甘草次酸盐对大鼠甲醛性关节炎和棉球肉芽肿炎症有明显的抑制作用，甘草的抗炎症作用是以具有类甾醇骨架的甘草甜素等成分为主体的。

3．镇咳祛痰作用 18β-甘草次酸及其衍生物具有显著的中枢镇咳作用，其中作用最强的是甘草次酸胆碱盐，皮下注射1mg/kg就能抑制80%的咳嗽发作。

4．解毒作用 甘草甜素对某些药物中毒、食物中毒，体内代谢产物中毒都有一定的解毒能力，解毒机制为甘草甜素对毒物有吸附作用，甘草甜素水解产生的葡萄糖醛酸能与毒物结合，以及甘草甜素有肾上腺皮质激素样作用，增强肝脏的解毒能力等多方面因素综合作用的结果。

5．抗病毒及抗菌作用 甘草甜素具有抑制艾滋病毒增殖的效果。甘草多糖具有明显的抗水泡性口腔病毒、腺病毒3型、单纯疱疹病毒1型、牛痘病毒的活性，能显著抑制细胞病变的发生。甘草的醇提取物及甘草次酸钠在体外对金黄色葡萄球菌、结核杆菌、大肠杆菌、阿米巴原虫及滴虫均有抑制作用。

功效 性平，味甘。补脾益气，清热解毒，止咳祛痰，缓急止痛，调和诸药。用于脾胃虚弱，倦怠乏力，心悸气短，咳嗽痰多，痈疽疮毒，脘腹，四肢挛急疼痛，缓解药物毒性、烈性。用量1.5~9g。清热应生用，补中宜炙用。反大戟、芫花、甘遂、海藻。

番泻叶 Folium Sennae

本品为豆科植物狭叶番泻 *Cassia angustifolia* Vahl及尖叶番泻 *C. acutifolia* Delile的干燥叶。主产于印度、埃及和苏丹，我国云南、海南有栽培。

狭叶番泻 多为分散的小叶片，叶呈长卵形或卵状披针形，长1.5~5cm，宽0.4~2cm，全缘，叶端急尖，叶基稍不对称。上表面绿黄色，下表面稍浅，陈旧叶为浅棕色，无毛或近无毛，叶脉稍隆起。革质。气微弱而特异，味微苦，稍有黏性。用开水浸泡为茶色。

尖叶番泻叶　呈披针形或长卵形，略卷曲，叶端短尖或微凸，叶基不对称。两面均有细短毛茸。

本品主要有效成分为番泻苷A、B、C、D（sennoside A、B、C、D），以番泻苷A及B为主，含量以番泻苷B计不得少于2.5%。

本品性寒，味甘、苦。能泻热行滞，通便利水。用于热结积滞，便秘腹痛，水肿胀满。用量2~6g。入煎剂宜后下，或开水泡服。体虚及孕妇忌服。番泻叶对多种细菌有抑制作用，番泻苷有明显止血作用，番泻苷A、B是致泻的主要成分，羟基蒽醌类成分具有一定解痉作用。

毒扁豆　Semen Physostigmatis

本品为豆科植物毒扁豆 *Physostigma venenosum* Balfour 的干燥成熟种子。果实以6~9月采收。产于非洲西海岸，尤以旧卡拉巴（Old Calabar）附近为多，故别称卡拉巴豆。

本品略呈长肾形，长2.5~3cm，宽1.5~2cm，厚1~1.5cm，一边稍平坦，另一边凸出并较薄；种皮红棕色至棕黑色，质坚硬，平滑而有光泽，种脐长，自种子一端，沿凸面边缘延长至另一端，呈宽约2mm的黑灰色长槽状，槽中时见白色珠柄残留；在种子一端有明显珠孔，另一端的平面有长约3~4mm的细凹纹，与种脐连接。种皮以内有二片大形白色子叶。气无，味微，淀粉性。极毒。

本品含数种生物碱，主成分为毒扁豆碱（physostigmine，eserine），此外尚含异毒扁豆碱（lsophysostigmine，fseridine）、及尼色林（geneserine）、毒扁豆胺（eseramine）及非索勿宁（physovenine）等。

本品为提取毒扁豆碱的原料，毒扁豆碱为瞳孔收缩剂。眼压降低剂；并用于重症肌无力；番木鳖碱中毒的解毒剂

苦参　Radix Sophorae Flavescentis

本品为豆科植物苦参 *Sophora flavescens* Ait. 的干燥根。春、秋二季采挖，除去根头及小支根，洗净，干燥，或趁鲜切片，干燥。全国各地均产，多自产自销。

根呈长圆柱形，下部常有分枝，长10~30cm，直径1~2.5cm。表面灰棕色或黄棕色，具明显纵皱纹及横长皮孔，外皮薄，多破裂反卷，易剥落而现黄色光滑的内层栓皮。质硬，难折断，断面纤维性，黄白色，切断面具放射状纹理及裂隙，有的可见同心性环纹。气微，味极苦。

根中含有多种生物碱，主要有苦参碱（matrine）、氧化苦参碱（oxymatrine）、羟基苦参碱（sophoranol）、*N*－甲基金雀花碱（*N*－methylcytisine）、安那吉碱（anagyrine）、野靛叶碱（l－baptifdine）、脱氢苦参碱（sophocarpine）、*d*－异苦参碱（isomatrine）等，此外还含有苦参啶（kuraridin）、去甲苦参酮（norkurarinone）、苦参啶醇（kuraridinol）、苦参醇（kurarinol）、新苦参醇（neo－kurarinol）、去甲苦参醇（nor－kurarinol）、异苦参酮（isokurarinone）

等黄酮类化合物及异黄酮类化合物芒柄花黄素（formononetin）。

本品性寒，味苦。清热燥湿，利尿，杀虫。用于热痢，便血，黄疸尿闭，赤白带下，湿疹，湿疮，皮肤瘙痒，疥癣麻风。外治滴虫性阴道炎。用量3～10g，外用适量，水煎洗患处。反藜芦。苦参对心脏有明显抑制作用，苦参总碱能抗心律失常。苦参碱有利尿消肿作用，家兔肌肉注射1%苦参碱（剂量0.01g/kg），利尿作用显著。苦参碱和氧化苦参碱对肉瘤－180均有明显抑制活性，以氧化苦参碱的作用更为明显。苦参总碱、氧化苦参碱对^{60}Co、γ源和深部X线的照射引起的家兔白细胞低下有明显的升白作用；脱氢苦参碱对某些动物移植性肿瘤，如艾氏腹水癌等有抑制作用。苦参及苦参的生物碱治疗一些过敏性疾病如荨麻疹、急性湿疹和阴部湿疹及其他皮炎有一定疗效。

葛根　Radix Puerariae

本品为豆科植物野葛 *Pueraria lobata*（Willd.）Ohwi 或甘葛藤 *P. thomosonii* Benth. 的干燥根。主产于湖南、河南、浙江、广东、广西、四川、云南。野葛多趁鲜切成厚片或小块；干燥；甘葛藤习称“粉葛”，多除去外皮，用硫黄熏后，稍干，截段或再纵切两半，干燥。

野葛　完整者多呈圆柱形，商品常为斜切、纵切或横切的片块，长4～36cm，厚0.5～1cm；表面黄白色，有时可见横长的皮孔及残存淡棕色外皮。切面粗糙，纤维性强。气微，味微甜。

粉葛　呈圆柱形、类纺锤形或半圆柱形，有的为纵切或斜切片，大小不一。横切面可见由纤维及导管所形成的同心性环纹，纵切面可见由纤维形成的数条纵纹。质坚硬而重，富粉性。

野葛根的有效成分为黄酮类化合物，含量达12%。主要有大豆苷（daidzin）、大豆苷元（daidzein）、葛根素（puerarin）、大豆苷元4′，7－二葡萄糖苷（daidzin4′，7－diglucoside）、7－木糖苷葛根素（7－xyloside puerarin）、4′，6″－二乙酰基葛根素（4′，6″－*O*－diacetyl puerarin）等。

本品性凉，味甘、辛。能解肌退热，生津止渴，透疹，升阳止泻。用于外感发热头痛，项背强痛，口渴，麻疹不透，泄泻，热痢，高血压颈项强痛。用量5～10g。退热生用，止泻煨熟用。静脉注射葛根黄酮能降低醉狗的血压和脑血管阻力，高血压狗口服后血压亦轻度下降，并减弱去甲肾上腺素的升压反应和乙酰胆碱的降压反应。静脉注射葛根黄酮能增加麻醉狗的冠状动脉血流量，降低血管阻力，减少心肌耗氧量，对抗垂体后叶素引起的冠脉血管痉挛，改善实验性心肌梗塞犬的心肌代谢。葛根能改善高血压病人的项强、头晕、头疼、耳鸣等症状。能缓解冠心病人的心绞痛症状，部分病人的缺血、心电图改善。

槐米（花）　Flos Sophorae

本品为豆科植物槐 *Sophora japonica* L. 的干燥花及花蕾。夏季花开放或花蕾形成时采收，及时干燥，除去枝、梗及杂质。前者习称“槐花”，后者习称“槐米”。主产于河北、山东、河南等地。

槐花　皱缩而卷曲，花瓣多散落。完整者花萼钟状，黄绿色，先端5浅裂；花瓣5，黄色或黄白色，1片较大，近圆形，先端微凹，其余4片长圆形。雄蕊10，花丝细长，其中9个基部连合呈圆柱形，弯曲。体轻。无臭，味微苦。

槐米　呈卵形或长椭圆形，长2~6mm，直径约2mm；花萼下部有数条纵纹。上部为黄白色未开放的花瓣。花梗细小。

本品主含芸香苷（芦丁 rutin）8%~28%，槐花米甲素（sophorin A）14%，槐花米乙素（sophorin B）1.25%，槐花米丙素（sophorin C）0.35%，槐花米甲素为黄酮化合物，乙素及丙素为甾体化合物。尚含槲皮素（quercetin）、白桦脂醇（betulin）、槐二醇（sophoradiol）等。

本品性微寒，味苦。能凉血止血，清热泻火。用于便血，痔血，血痢，崩漏，吐血，衄血，肝热目赤，头痛眩晕。用量5~9g。芸香苷对离体蛙心有兴奋作用，槐米口服可增加小鼠冠脉流量，降低心肌耗氧量。动物实验证实槐花中的槲皮素有抗炎、解痉、抗溃疡作用，芸香苷及槲皮素有减少毛细血管通透性、降压、调整血脂、抗辐射、抗菌等作用。

决明子　Semen Cassiae

本品为豆科植物决明 *Cassia obtusifolia* L. 或小决明 *C. tora* L. 的干燥成熟种子。秋季采收成熟果实，晒干，打下种子，除去杂质。前者全国各地多有栽培，产量较大，主产于江苏、安徽、四川等地，习称大决明子，后者多为野生或半野生，产量较小，主产于广西、云南等省区，习称小决明子。

决明子　呈菱方形或短圆柱形，两端平行倾斜，长3~7mm，宽2~4mm。表面棕绿色或暗棕色，平滑有光泽。一端较平坦，另端斜尖，背腹面各有1条凸起的棱线；棱线两侧各有1条斜向对称而色较浅的线形凹纹。质坚硬，不易破碎。种皮薄，子叶2，黄色，呈“S”状折曲并重叠。气微，味微苦。

小决明　呈短圆柱形，长3~5mm，宽2~3mm。表面棱线两侧各有1条宽广的浅黄棕色带。

本品主要含蒽醌类衍生物大黄酚（chrysophanol）、大黄素（emodin）、大黄素甲醚（physcion）、芦荟大黄素（aloe-emodin）、大黄酸（rhein）、钝叶素（obtusifolin）、钝新素（obtusin）、黄钝新素（chryso-obtusin）、橙钝新素（aurantio-obtusin）及其苷类。尚含决明苷（cassiaside）、红镰霉素（rubrofusarin）、去甲基红镰霉素（nor-rubrofusarin）、红镰霉素6-β-龙胆二糖苷（rubrofusarin-6-β-gentiobiside）等萘骈-γ-吡酮（naphtho-γ-pyrone）类衍生物及决明内酯（toralactone）、决明酮（torachrysone）等。

本品性微寒，味甘、苦、咸。能清肝明目，润肠通便。用于目赤涩痛，羞明多泪，头痛眩晕，目暗不明，大便秘结。用量9~15g。决明子水浸液及醇浸液对麻醉动物如狗、猫、兔都有降压、降血脂及泻下作用。临床上与他药配伍或单服治疗高血压病有一定效果。用实验性高胆固醇家兔口服决明子粉剂10g/只，连续3个月，结果表明有抑制血清胆固醇升高和主动脉粥样硬化斑点形成作用。

补骨脂 Fructus Psoraleae

本品为豆科植物补骨脂 *Psoralea corylifolia* L. 的成熟果实。秋季果实成熟时采收果序，晒干，搓出果实，除去杂质。主产于四川、安徽、河南、陕西等地。主产四川者称"川故子"，主产安徽等地者称"怀故子"。

呈扁圆状肾形，一端略尖，少数有宿萼，表面黑色或棕褐色，具细微网状皱纹。在放大镜下可见众多点状凹凸纹理。质硬脆，剖开后可见果皮与外种皮紧密贴生，种子 1 枚，子叶 2，肥厚，黄白色，有油性。气香，味辛、微苦。

本品主含香豆精类化合物补骨脂素（psoralen）、异补骨脂素（isopsoralen）、补骨脂定（psoralidin）、异补骨脂定（isopsoralidin）、双羟异补骨脂定（corylidin）、8－甲氧基补骨脂素（8－methoxypsoralen）等，黄酮类成分补骨酯查耳酮（bavachalcone）、异补骨脂查耳酮（isobavachalcone，即补骨脂乙素 corylifolinin）、补骨脂色烯查耳酮（bavachromene）、新补骨脂查耳酮（neobavachalcone）、补骨脂双氢黄酮（bavachin，即补骨脂甲素 coryfolin）、补骨脂双氢黄酮甲醚（bavachinin）、异补骨脂双氢黄酮（isobavachin）、新补骨脂异黄酮（neobavaisoflavone）、补骨脂异黄酮（corylin）、补骨脂异黄酮醛（corylinal）等，尚含有单萜酚类化合物补骨脂酚（bakachiol）、挥发油等。

本品性温，味辛、苦。能温肾助阳，纳气，止泻。用于阳痿滑精，遗尿尿频，腰膝冷痛，肾虚作喘，五更泄泻。外用治白癜风，斑秃。用量 6～9g。外用 20%～30%酊剂涂患处。药理实验显示，本品具有激素样作用以及扩冠、止血、抗肿瘤、抑菌、抗骨质疏松等作用，另外还具有光敏感作用。

思考题

1．豆科植物主要的形态学特征及化学特征。
2．黄芪、甘草的基源和主产地。
3．黄芪、甘草的主要性状特征及显微特征。
4．黄芪、甘草的主要成分、药理作用及主要功效。
5．黄芪、甘草的主要性状区别。

*芸香科 Rutaceae

乔木或灌木，稀草木。叶、花、果实上常有透明油点（腺点），多含挥发油。叶常互生，复叶或单身复叶，无托叶。花两性，辐射对称，单生或簇生，或排成总状花序、聚伞花序、圆锥花序；萼片 3～5，花瓣 3～5，雄蕊与花瓣同数或为其倍数，外轮雄蕊常与花瓣对生；花盘发达；子房上位，心皮2～5或更多，多合生；每室胚珠1～2，稀更多。蓇葖果、蒴果、核果或柑果，稀翅果。

本科约150属，1700种，分布于热带、亚热带和温带，以南非和澳洲最多。我国有29属，150余种，已知药用100余种，主产南方各地。

本科植物组织中普遍存在分泌腔（油室），可见树脂细胞。草酸钙结晶以方晶和簇晶常见。茎叶表面的毛茸以厚壁单细胞为多。

本科植物化学成分多样，主要含挥发油、有机酸、生物碱、黄酮类、香豆素及木脂素类。生物碱在芸香科中普遍存在，一些呋喃喹啉类、吡喃喹啉类和吖啶酮类的生物碱几乎只限存在于该科植物。异喹啉类生物碱常存在于黄柏属（*Phellodendron*）、花椒属（*Zanthoxylum*）、吴茱萸属（*Evodia*）等植物中。黄酮类成分在本科中也有广泛分布，柑桔属（*Citrus*）中的橙皮苷（hesperidin）能降低血管脆性，防止微血管出血，并能降低血中胆固醇。重要的属和生药有柑（橘）属（*Citrus*）：陈皮、枳壳、枳实等。黄柏属（*Phellodendron*）：关黄柏、川黄柏。吴茱萸属（*Evodia*）：吴茱萸。白鲜属（*Dictamus*）：白鲜皮。芸香属（*Ruta*）：芸香。

*黄柏 Cortex Phellodendri

（英）Corktree Bark

来源 本品为芸香科植物黄皮树 *Phellodendron chinense* Schneid. 或黄檗 *P. amurense* Rupr. 的干燥树皮。前者习称“川黄柏”，后者习称“关黄柏”。

植物形态 黄皮树 乔木，高10～12m。树皮外层暗灰棕色，甚薄，内层深黄色，有黏性。小叶7～15片，有短柄，长圆状披针形至长圆状卵形，长端长渐尖，基部宽楔形或圆形，通常两侧不对称，近全缘，上面暗绿色，仅中脉密被短毛，下面淡绿色，密被长柔毛。花期5～6月，果熟期10月。

黄檗 落叶乔木，高10～25m，枝广展。树皮外层灰色或灰褐色，栓皮很厚具弹性，表面常有深纵向沟裂，呈网状；内层鲜黄色。小叶5～13片，长圆状披针形或卵状披针形，上面暗绿色，幼时沿脉被柔毛，老时光滑无毛，下面白绿色，幼时沿脉有毛，老时仅中脉基部有白色长柔毛（图14-40）。

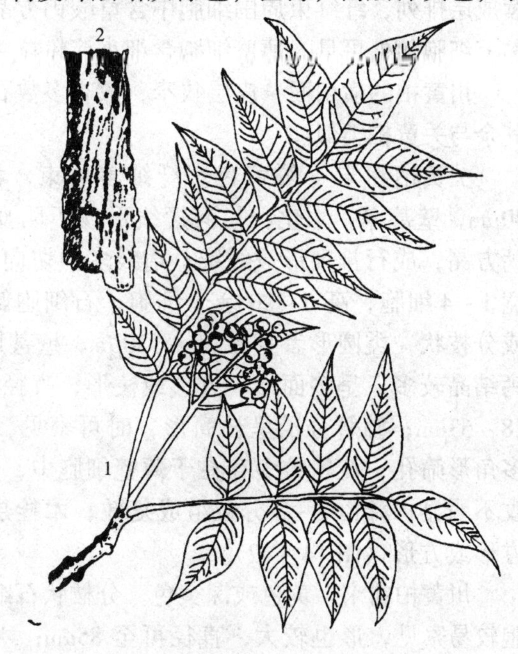

图14-40 黄檗

1. 果枝 2. 关黄柏（树皮）外形

生于杂木林中或山间河谷及溪流附近，也有栽培。黄檗分布于东北、河北、山西、内蒙古等地。黄皮树分布于四川、贵州、云南、江西等地。

采制 常在3～6月间剥取树皮，一般选10年以上的树，轮流相间剥取（剥皮处能够新生树皮，可再次剥取），将剥下的树皮晒至半干，压平，刮净外层栓皮至露出黄色内皮为度，刷净晒干。

产地 川黄柏主产四川、贵州，陕西、湖北、湖南、甘肃、广西等省区亦产。关黄柏主产吉林、辽宁，以辽宁产量最大，内蒙古、河北、黑龙江等省区亦产。

性状 川黄柏 呈板片状或浅槽状，长宽不一，厚3～6mm。外表面黄褐或黄棕色，平坦或具纵沟纹，有的可见皮孔痕及残存的灰褐色粗皮。内表面暗黄或淡棕色，具细密的纵皱纹。体轻，质硬，断面纤维性，呈裂片状分层，深黄色。气微，味甚苦，嚼之有黏性。

关黄柏 厚2～4mm。外表面绿黄色或淡棕黄色，较平坦，有不规则的纵裂纹，皮孔痕小而少见，偶有灰白色的粗皮残留。内表面灰黄色或黄棕色。体轻，质较硬。断面鲜黄色或黄绿色。

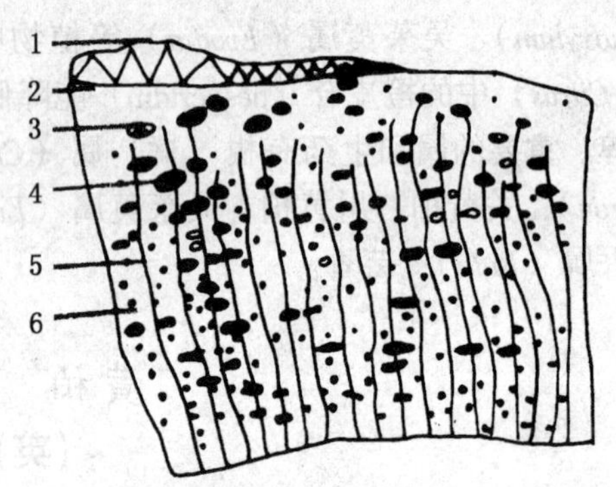

图14－41 关黄柏横切面简图
1. 木栓层 2. 皮层 3. 石细胞
4. 纤维 5. 韧皮射线 6. 韧皮部

显微特征 关黄柏的横切面 残存的木栓层为数列至十数列近方形木栓细胞，木栓形成层明显。皮层较狭窄，石细胞较少，韧皮部外侧无石细胞，石细胞多为分枝状，壁甚厚，层纹明显，木化。韧皮射线稍平直，宽1～4列细胞，先端略曲折；韧皮部纤维束（硬韧部）众多，与软韧部（韧皮薄壁组织与筛管）交互断续成层排列，纤维束周围细胞中含草酸钙方晶，形成晶纤维；石细胞及纤维均呈鲜黄色。黏液细胞随处可见。薄壁细胞含细小淀粉粒，并含草酸钙方晶（图14－41）。

川黄柏的横切面 皮层狭窄，散有多数石细胞，韧皮部外侧也分布有较多的石细胞。其余与关黄柏类似。

关黄柏粉末 鲜黄色。纤维多成束，稀单个散在，鲜黄色，多碎断，直径10～40μm，壁甚厚，木化，孔沟短线形或不明显，胞腔狭细。纤维束周围细胞中含有草酸钙方晶，成行排列形成纤维；射线多为切向纵切面，常夹于纤维束间呈长梭形或梭形，宽1～4细胞，高6～20余个细胞；石细胞鲜黄色，常数个相聚，稀单个散在，类圆形或分枝状，类圆形者直径30～130μm，壁甚厚，层纹明显，孔沟短线形或不明显；草酸钙结晶较多，呈多面形、方形或棱形，直径5～30μm；黏液细胞多散离，类球形，直径18～63μm；筛管分子呈长筒形，时可察见，筛域矩圆形或椭圆形，端壁筛板具明显的多角形筛孔；淀粉粒多存在于薄壁细胞中，单粒，类球形，直径2.5～10μm，脐点、层纹不明显；稀由2～3分粒组成复粒；木栓层碎片少见，木栓细胞壁薄，淡黄棕色，长方形或方形（图14－42）。

川黄柏粉末 黄色或深黄色。分枝状石细胞较多，形较大，长径可达250μm；黏液细胞较易察见，形也较大，直径可至85μm；木栓层碎片较易察见，木栓细胞表面观呈多角形。

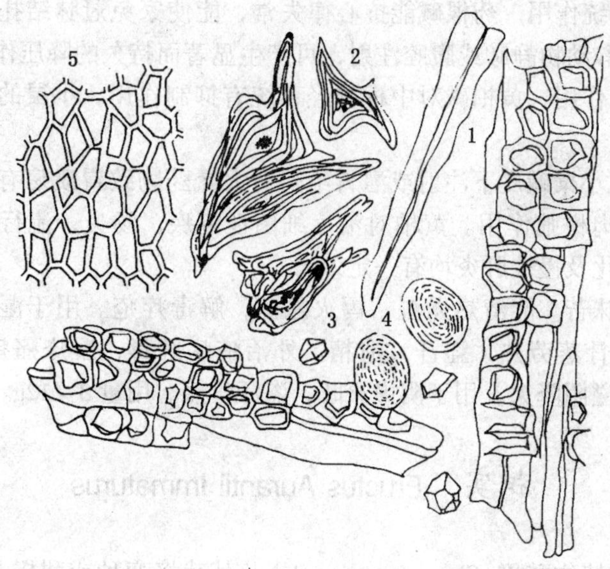

图 14-42　关黄柏粉末

1．纤维及晶纤维　2．石细胞　3．草酸钙方晶　4．黏液细胞　5．木栓细胞

化学成分　关黄柏　树皮含多种生物碱，主要为小檗碱（berberine）约0.6%～2.5%，并含黄柏碱（phellodendrine）、木兰碱（magnoflorine）、药根碱（jatrorrhizine）、掌叶防己碱（巴马亭 palmatine）等。另含黄柏酮（obacunone）、黄柏内酯（limonin，即柠檬苦素）、白鲜内酯、青荧光酸、γ-及β-谷甾醇、豆甾醇等。

川黄柏　树皮的成分与关黄柏相似。但含小檗碱较高，达4%～8%。

H_3CO　HO　N^+—CH_3　OCH_3　OH

黄柏碱

黄柏酮

理化鉴定

1．取本品粉末约1g，加乙醚10ml，振摇后滤过，滤液挥干，残渣加冰醋酸1ml使溶解，再加硫酸1滴，放置，溶液显紫棕色。（黄柏酮反应）

2．取本品粉末约1g，加乙醇10ml，振摇数分钟，滤过。滤液蒸去乙醇，加硫酸1ml，沿管壁加氯气饱和的水溶液（临时配制）1ml，在两液交界面显红色环。（小檗碱反应）

药理作用

1．抗病原微生物作用　黄柏煎剂或醇提取物体外试验对金黄色葡萄球菌、肺炎双球菌、白喉杆菌、草绿色链球菌、多种痢疾杆菌、结核杆菌等均有较强的抑制作用。对堇色毛菌、絮状表皮癣菌、许兰毛菌、奥杜盎小孢子菌及腹股沟表皮癣菌等等多种致病性皮肤真菌有不同程度的抑制作用。

2．对心血管系统作用　药根碱能抗心律失常，能使家兔冠脉结扎所致的心肌梗死范围缩小。黄柏对麻醉动物静脉或腹腔注射，可产生显著而持久的降压作用。

3．对神经系统作用　黄柏碱对中枢神经系统有抑制作用，小鼠的自发活动、各种反射均受到抑制。

4．其他作用　小檗碱皮下注射或灌胃给药对大鼠药物致胃溃疡有显著抑制作用。黄柏碱具有一定的肌肉松弛作用。黄柏对治疗细菌性痢疾，肠炎，流行性脑脊髓膜炎，肺炎，肺结核，肝硬化及慢性肝炎均有一定效果。

功效　性寒，味苦。能清热燥湿，泻火除蒸，解毒疗疮。用于湿热泻痢，黄疸，带下，热淋，脚气，骨蒸劳热，盗汗，遗精。外治疮疡肿毒，湿疹瘙痒，口疮，黄水疮，烧、烫伤。盐黄柏滋阴降火。用于阴虚火旺，盗汗骨蒸。用量3~12g。外用适量。

枳实　Fructus Aurantii Immaturus

本品为芸香科植物酸橙 *Citrus aurantium* L. 及其栽培变种或甜橙 *C. sinensis* Osbeck 的干燥幼果。5~6月收集自落的果实，除去杂质，自中部横切为两半，晒干或低温干燥，较小者直接晒干或低温干燥。主产于四川（川枳实）、湖南（湘枳实）、江西（江枳实）。

果实半球形或圆球形，直径0.5~2.5cm。外表面绿黑色或褐棕色，较粗糙，具颗粒状突起和众多小油点（油室），中央有圆盘状果柄痕或微凸起的花柱基痕。切面中果皮略隆起，黄白色或黄褐色，厚0.3~1.2cm，边缘有1~2列油室，瓤囊棕褐色。气清香，味苦，微酸。

本品主要含挥发油、橙皮苷（hesperidin）、新橙皮苷（neohesperidin）、柚皮苷（naringin）、对羟福林（辛弗林 synephrine）、*N*-甲基酪胺（*N*-methyl tyramine）等。此外尚含柠檬酸、维生素C、维生素P、果胶、色素、无机盐等。

本品性寒，味苦。能破气消积，化痰散痞。用于积滞内停，痞满胀痛，泻痢后重，大便不通，痰滞气阻胸痹，胃下垂、脱肛和子宫脱垂。用量3~9g。

水煎剂对小鼠及兔离体肠管有抑制作用；水煎剂对未孕及已孕兔离体子宫、在体子宫和未孕兔子宫瘘均有显著的兴奋作用，能使子宫收缩节律增加；麻醉犬静脉注射枳实注射液（相当于生药1.5g/kg），能明显升高血压，显著增加离体猫心乳头肌的收缩力。

酸橙及其栽培变种的干燥未成熟果实也入药，称为枳壳。功效与枳实类同。

陈皮　Pericarpium Citri Reticulatae

本品为芸香科植物橘 *Citrus reticulata* Blanco 及其栽培变种的干燥成熟外层果皮。分为“陈皮”和“广陈皮”。陈皮全国各产橘区均产，多自产自销，广陈皮主产广东，并供出口。

陈皮　常剥成数瓣，基部相连，有的破裂为不规则的碎裂片；皮厚0.5~4mm；外表面橙红色、红棕色至棕褐色，久贮后颜色变深，有细皱纹及凹下的点状油室；内表面淡黄白色；粗糙，附黄白色或黄棕色筋络状维管束。质稍硬而脆。气香，味辛、苦。

广陈皮　常3瓣相连，形状整齐，厚度均匀，约1mm。点状油室较大，对光透视，透明清晰。裂片向外反卷，露出淡黄色内表面，外表面黄橙色、红橙色或棕紫色，皱缩；质较柔韧；气香浓郁。

本品含挥发油、橙皮苷（hesperidin）、川陈皮素（nobiletin）、新橙皮苷（neohesperidin）、橙皮素（tangeridin）、黄酮化合物等。挥发油中主含柠檬烯（limonene），α-侧柏烯（α-thujene），并含β-蒎烯、β-水芹烯（β-phellandrene）、对伞花烃、α-松油烯等。果肉含枸橼酸及还原糖。

本品性温，味苦、辛。能理气健脾，燥湿化痰。用于胸脘胀满，嗳气呕吐，食欲不振，咳嗽痰多。用量3~9g。陈皮挥发油有刺激性祛痰作用、能促进消化液分泌和排除肠内积气。陈皮煎剂、乙醇提取液及橙皮苷均能兴奋离体及在体蛙心，使收缩力增强，但对心率影响不大，较大剂量则有抑制作用。橙皮苷与甲基橙皮苷能降低毛细血管通透性，陈皮煎剂给兔和狗有升压作用。甲基橙皮苷具有明显抑制实验性胃溃疡的作用。

白鲜皮　Cortex Dictamni

本品为芸香科植物白鲜 *Dictamnus dasycarpus* Turcz. 的干燥根皮。主产于东北、西北地区。

根皮呈卷筒状，长5~15cm，直径1~2cm，厚0.2~0.5cm。外表面灰白色或灰黄色，具纵皱纹和侧根痕，常有突起的颗粒状小点；内表面淡黄色或类白色，有细纵纹，有时具小圆形侧根穿孔。质轻而脆，易折断，折断时有白粉尘飞扬，断面不平坦，乳白色，略呈层片状，迎光可见闪亮的小结晶状物。有羊膻气，味微苦。

本品含白鲜碱（dictamnine）、白鲜内酯（dictamnolactone，obaculactone）、茵芋碱（skimmianine）、前茵芋碱（preskimmianine）、崖椒碱（γ-fagarine）、异斑沸林草碱（isomaculosindine）、胡芦巴碱（trigonelline）、胆碱（choline）、白鲜明碱（dasycarpamine）等，以及梣皮酮（fraxinellone）、黄柏酮（obacunone）、黄柏酮酸（obacunonic acid）、柠檬苦素（limonin）、谷甾醇、皂苷等。

本品性寒，味苦。能清热燥湿，祛风解毒。用于湿热疮毒，黄水疮，湿疹，风疹，疥癣，疮癞，风寒湿痹，黄疸尿赤等症。用量4.5~9g。外用适量，煎汤洗或研粉敷。白鲜皮的水浸液对于温刺法而发热的家兔有解热作用，对堇色毛癣菌、同心性毛癣菌、许兰黄癣菌、红色表皮癣菌等多种皮肤真菌均有抑菌作用。白鲜碱对离体蛙心有兴奋作用，可使心肌张力增加，分钟输出量及搏出量均增多。挥发油在体外有抗癌活性。

吴茱萸　Fructus Evodiae

本品为芸香科植物吴茱萸 *Evodia rutaecarpa*（Juss.）Benth、石虎 *E. rutaecarpa*（Juss.）Benth. var. *officinalis*（Dode）Huang 或疏毛吴茱萸 *E. rutaecarpa*（Juss.）Benth. var. *bodinieri*

(Dode) Huang的干燥近成熟果实。主产贵州、广西、湖南、云南、四川、陕西南部及浙江等地。

果实类球形或略呈五角状扁球形；直径2~5mm；表面暗黄绿色至污绿色，有许多点状突起；顶端稍有下凹，呈五角星状裂隙，有时裂隙中央有突起的柱头残基；基部有花萼及短小果柄。在扩大镜下观察，表面粗糙，有圆形而稍下凹的油点，花萼及果柄上可见黄色茸毛。质硬而脆，具浓郁香气；味苦而微辛辣。

果实含挥发油，油中主要成分为吴茱萸烯（evoden）、罗勒烯（ocimene）、月桂烯（myrcene）、吴茱萸内酯（evodin）、吴茱萸内酯醇（evodol）等。还含多种生物碱：吴茱萸碱（evodiamine）、吴茱萸次碱（rutaecarpine）、羟基吴茱萸碱（hydroxyevodiamine）、吴茱萸喹酮碱（evocarpine）、吴茱因碱（wuchuyine）、*N*－甲基氨茴酰胺（*N*－methylanthranylamide）、*N*，*N*－二甲基－5甲氧基色胺（*N*，*N*－dimethyl－5－methoxytrptamine）、辛弗林（synephrine）等。又含吴茱萸酸（goshyuic acid），吴茱萸苦素（rutaevin）等。

本品性热，味辛，有小毒。能温中散寒，疏肝止痛。用于脘腹冷痛，呃逆吞酸，呕吐腹泻，疝痛，痛经。外用治口疮等。用量1.5~6g。外用适量，研末醋调敷脚心。阴虚火旺者忌服。吴茱萸对中枢有兴奋作用。醇提取物或吴茱萸碱的盐酸盐、吴茱萸内酯、吴茱萸碱、吴茱萸次碱及异吴茱萸碱均具有镇痛作用。醇提取物对猪蛔虫有显著的驱虫作用。煎剂及水浸剂对霍乱弧菌、絮状表皮癣菌、奥杜盎小芽胞癣菌及致病皮肤真菌等有抑制作用。吴茱萸苦素和挥发油有健胃作用。

毛果芸香叶　Folium Jaborandi

本品为芸香科植物毛果芸香 *Pilocarpus jaborandi* Holmes或小叶毛果芸香 *P. microphyllus* Stapf及同属其他数种植物的干燥叶。主产于巴西。

叶椭圆形、长卵形或倒卵形，长4~10cm，宽1.5~4cm，棕绿色至绿棕色，全缘，先端深凹，除顶生小叶外其余小叶基部均不对称；革质，搓碎时微有香气，味微苦。

含毛果芸香碱（pilocarpine）0.5%~1%。

本品主要用为提取毛果芸香碱的原料。本品能兴奋副交感神经末梢，增加汗液及唾液分泌，毛果芸香碱的盐酸盐或硝酸盐为发汗剂和利尿剂，眼科用作缩瞳剂。

思考题

1. 芸香科植物主要的形态学及化学特征。
2. 黄柏的基源及主产地。
3. 黄柏的主要性状特征和显微特征。
4. 关黄柏和川黄柏的性状区别。
5. 黄柏的主要成分和药理作用。

苦 木 科

鸦胆子 Fructus Bruceae

本品为苦木科植物鸦胆子 *Brucea javanica*（L.）Merr. 的干燥成熟果实。秋季果实成熟时采收，除去杂质，晒干。主产于广东、广西。广东产量大，品质佳，销全国各地。

本品呈卵形，长 6～10mm，直径 4～7mm。表面黑色或棕色，有隆起的网状皱纹，网眼呈不规则的多角形，两侧有明显的棱线，顶端渐尖，基部有凹陷的果梗痕。果壳质硬而脆，种子卵形，长 5～6mm，直径 3～5mm，表面类白色或黄白色，有稍隆起的网纹；种皮薄，子叶乳白色，富油性。无臭，味极苦。

本品主含鸦胆子苦素 A～H（bruceine A～H）、鸦胆子苦醇（brusatol）、鸦胆子亭醇（bruseantinol）、鸦胆子塔素（bruseantarin）、去氧鸦胆子苦素 A、去氢鸦胆子苦素 B、二氢鸦胆子苦素 A、鸦胆子酮酸（bruseaketonic）及鸦胆子苷 A、B、E。另含鸦胆子碱（brucamarine）、鸦胆子毒素（brutoxin）等。

本品性寒，味苦，有小毒。能清热解毒，杀虫截疟，止痢，腐蚀赘疣。用于阿米巴痢疾，疟疾。外治赘疣，鸡眼。用量 0.5～2g。外用适量，种子捣烂敷患处。苦味素类成分、鸦胆子苷 A、B 均有一定的抗肿瘤活性，其脂肪油临床对宫颈癌、肺癌、消化道肿瘤等有一定疗效。苦味素类成分对阿米巴原虫有杀灭作用，有驱除鞭虫、蛔虫、绦虫等肠内寄生虫作用。

（山东医科大学药学院　赵华英）

橄榄科 Burseraceae

乳香 Obibanum

本品为橄榄科植物卡氏乳香树 *Boswellia carterii* Birdw. 及同属数种植物树干皮部切伤后渗出的油胶树脂。春季将树干的皮部由上向下切伤，使渗出的树脂凝成干硬的固体后，从树上采取，即可。主产于红海沿岸的索马里、埃塞俄比亚及阿拉伯半岛南部等地。

本品呈乳头状、泪滴状或不规则小块状，长 0.5～3cm，有时黏连成团块状。表面淡黄色，微带绿色、蓝色或棕红色。半透明，表面有一层类白色粉尘，除去粉尘后，仍无光泽。质坚脆，断面蜡样，无光泽，有的显玻璃样光泽。气微芳香，味微苦，嚼之即软化成胶块，黏牙，且可使唾液成乳状，微有香辣感。本品与水共研，可形成白色乳状液；遇热则变软，烧之有香气（但不应有松香气味），冒黑烟，并留黑色残渣。

以质脆、色淡黄、颗粒状、搓之粉末粘手，气芳香者为佳。

本品含树脂60%~70%、树胶27%~35%、挥发油3%~8%。树脂中含α-、β-乳香脂酸（α-、β-boswellic acid）、α-香树脂酮（α-amyrenone）、乳香树脂烃（olibanoresene）、乳香萜烯（insensole）、结合乳香脂酸等。树胶主要含多聚糖，其水解产物为阿拉伯糖、半乳糖和糖醛酸。挥发油中含多种成分，主要有α-蒎烯、α-水芹烯、β-水芹烯、柠檬烯、乙酸正辛酯、二戊烯、*d*-马鞭草烯醇（*d*-verbenol）及马鞭草烯酮等。

本品性温，味辛、苦。能活血止痛，消肿生肌。用于治疗跌打肿痛，心绞疼痛，风湿痹痛，痈疽疮肿等证。用量3~10g。生品不宜内服，孕妇慎用。药理表明乳香对外伤引起的血瘀肿胀具明显的消肿作用。

没药 Myrrha

本品为橄榄科植物没药树 *Commiphora myrrha* Engler. 及同属其他种植物的树干皮部渗出的油胶树脂。11月至次年2月，采集树皮裂缝或伤口渗出的淡白色树脂，在空气中渐变为棕色硬块。主产于非洲东北部索马里、埃塞俄比亚及阿拉伯半岛南部。

本品呈不规则颗粒状或黏结成团，大小不一，直径1~3cm，大的可达10cm。表面红棕色或黄棕色，粗糙，被粉尘，无光泽或有时有光泽部分与无光泽部分相间。质坚脆，破碎面呈不规则颗粒状，具油样光泽，且伴有白色小点或线纹，有的明亮如琥珀，微有黏性。气微香而特异，味苦而微辛。与水共研形成黄棕色乳状液。

以块大、色棕红、半透明、香气浓而持久者为佳。

含挥发油7%~17%、树胶57%~61%、树脂25%~40%，其他杂质3%~4%。挥发油含丁香酚（eugenol）、β-、γ-、δ-榄香烯（β-，γ-，δ-elemene）、枯茗醛（cuminal）、β-芹子烯（β-selinene）、间苯甲酚、对位异丙基苯甲醛及蒎烯等。树胶含蛋白质和糖。树脂中主含树脂酸，如α-、β-、γ-没药脂酸（commiphoric acid）、树脂酸酯、酚性树脂、α-、β-罕没药酸（heerabomyrrholic acid）等。

本品性平，味苦、辛。能活血行气，消肿，止痛，生肌。并有兴奋、收敛及防腐作用。常与乳香同用，治各种疼痛之症。用量3~9g。外用适量，研后敷患处。孕妇忌服。没药树脂对外伤引起的血瘀肿胀有明显的消肿作用。

远志科 Polygalaceae

远志 Radix Polygalae

本品为远志科植物远志 *Polygala tenuifolia* Willd. 或卵叶远志 *P. sibirica* L. 的干燥根。

春、秋两季采挖，除去须根及泥沙，晒干。主产于山西、陕西、河北、河南。

本品呈圆柱形，略弯曲，长3～15cm，直径0.3～0.8cm。表面灰黄色至灰棕色，有较密且深陷的横皱纹、纵皱纹及裂纹，老根的横皱纹更密更深陷，略呈结节状。质硬而脆，易折断，断面皮部棕黄色，木部黄白色，皮部易与木部剥离。有的在加工时抽去木心，成筒状，称“远志筒”或“远志肉”。气微，味苦、微辛，嚼之有刺喉感。

以条粗、皮厚者为佳。远志肉以筒粗长、肉厚、去净木心者为佳。

本品含远志皂苷（onjisaponin）A、B、C、D、E、F、G和H及远志次皂苷（细叶远志皂苷，tenuifolin）即2β－27－二羟基－23－羧基－齐墩果酸－3β－D－葡萄糖苷，皂苷水解得到远志皂苷素（tenuigenin）A及B、细叶远志素（tenuifolin）、原远志皂苷元（presenegenin），又叫细叶远志皂苷元等；尚含呫酮类化合物，如6－羟基－1，2，3，7－四甲氧基呫酮（6－hydroxy－1，2，3，7－tetramethoxyxantone）、远志呫酮（onjixanthone）Ⅰ和Ⅱ、1，6－二羟基－3，7－二甲氧基呫酮（1，6－dihydroxy－3，7－dimethoxyxantone）、1，7－二羟基－3－甲氧基呫酮（1，7－dihydroxy－3－methoxyxantone）、1－羟基－3，6，7－三甲氧基呫酮（1－dihydyoxy－3，6，7－trimethoxyxantone）；生物碱类成分，如细叶远志定碱（tenuidine）、N_9－甲酰基哈尔满（N_9－formylharman）、1－丁氧羰基－β－咔啉等。

本品性温，味苦、辛。能安神益智，祛痰，消肿。用于心肾不交引起的失眠多梦，健忘惊悸，咳痰不爽，疮疡肿毒，乳房肿痛。用量3～9g。

（山西医科大学药学院　白云娥）

大戟科　Euphorbiaceae

狼毒　Radix Euphorbiae Ebracteolatae

本品为大戟科植物月腺大戟 *Euphorbia ebracteolata* Hayata 或狼毒大戟 *E. fischeriana* Steud. 的根。春、秋季挖根，以秋季为佳。除去茎苗、粗皮及泥沙，晒干；或切厚片，晒干。加工时勿将浆汁沾在手上，以防刺激皮肤。狼毒大戟主产于东北、河北及内蒙古等地，销全国；月腺大戟主产于安徽、河南，江苏、山东、湖北等地亦产，以安徽产量大，河南产质好，销全国。

月腺大戟　多为横切或纵切片，圆形或略呈椭圆形，大小悬殊，直径1.5～8cm，厚0.5～2cm。栓皮黄褐色，呈重迭的薄片状，易剥落显棕黄色；切断面类白色，有异常维管束而形成黄白相间的大理石样纹理，黄色或黄褐色部分常为凝着的分泌物。质较轻脆，断面粉性。气微，味微甘。

狼毒大戟　多为横切、斜切块片，类圆形，直径4～7cm，厚0.5～7cm。栓皮黄棕色或淡棕色，易剥落而显棕红色；切面不平坦，有棕黑色与黄白色相间的明显同心环。质轻易碎，断面粉性，以刀切之，刀刃上黏附有胶状物。气微，味甘。

月腺大戟 根中含大戟醇、狼毒甲素［双（5－甲酰基－糠基）－醚］、狼毒乙素（2，4－二羟基－6－甲氧基－3－甲基－1－苯乙酮）、24－次甲基－环木菠萝烷醇（24－methylenecycloartanol）及三萜酸、β－谷甾醇、豆甾醇等。

狼毒大戟　含一系列二萜内酯类化合物，包括 jolkinolide A，jolkinolide B，17－hydroxyjolkinolide B，pseudojolkinolide A，pseudojolkinolide B，17－hydroxypseudojolkinolide B，狼毒大戟甲素（fischeriana A），狼毒大戟乙素（fischeriana B），12－deoxyphorbol－13－hexadecanate 等。此外，尚含生物碱、黄酮、树脂、鞣质、挥发油等。

本品性平，味辛，有大毒。能破积，杀虫。用于淋巴结结核，皮癣，灭蛆。适量熬膏外敷。畏密陀僧。

狼毒水提物及醇提物有抗肿瘤作用，其中的二萜类成分多具有很强的抗癌活性。醇提取物具抗菌和抗病毒作用。本品具毒性，狼毒水提物及醇提物腹腔注射对小鼠的 LD_{50}分别为 275.9g（生药）/kg 及 171.9g（生药）/kg。

巴豆　Fructus Crotonis

本品为大戟科植物巴豆 *Croton tiglium* L. 的干燥成熟果实。9 月后采收成熟果实，晒干。主产于四川、广西、云南、贵州，广东、福建等地亦产，以四川产量最大，销全国。

果实卵圆形或椭圆形，具 3 棱，长 1.8～2.2cm，直径 1.5～2cm。表面灰黄色或棕黄色，粗糙，有纵线 6 条，凹入处常易开裂，顶端平截，基部有短小果梗或梗痕。破开果壳，可见 3 室，每室有种子 1 粒。种子椭圆形，略扁，长 1.2～1.5cm，直径 0.7～1.0cm。表面棕色或灰棕色，易擦落露出黑色内层，腹面一端有点状种脐及种阜的疤痕，另端有微凹的合点，种阜与合点间有隆起的种脊。种皮薄而脆，内胚乳黄白色，富油质，子叶二枚，菲薄。无臭，味辛、辣。

种子含巴豆油 50%～60%，其中包括 26 个组成分。巴豆酸的甘油酯为其特异成分，另含油酸约 37%、亚油酸约 19%、肉豆蔻酸约 7.45%、花生酸约 1.5%、棕榈酸约 0.9%、硬脂酸约 0.35%、月桂酸约 0.5%；油中还含巴豆树脂（crotonresin），系亲水性的巴豆醇（phorbol）与甲酸或丁酸及巴豆油酸（crotonic acid）结合而成的双酯化合物，具强刺激性（具泻下作用）和致癌作用，其中已分离得到 11 种辅致癌物质（ocarcinogen），称为巴豆辅致癌物质 A_1～A_4（A 组）和 B_1～B_7（B 组）；尚含疏水性的 4－去氧－4*α*－巴豆醇（4－deoxy－4*α*－phorbol）的三酯化合物，但其刺激性和致癌性小。

种仁尚含蛋白质约 18%，其中有巴豆毒蛋白（crotin），是一种类似蓖麻子毒蛋白的物质；另含生物碱巴豆苷（crotonoside）、氨基酸及酶等。

本品性热，味辛，有大毒。外用蚀疮，泻寒积水，祛痰。用于恶疮疥癣，疣痣，胸腹胀满急痛，腹水实肿，小儿乳食停积，痰多惊痫及白喉。种仁去油，为巴豆霜，用量 0.1～0.3g，多入丸散。外用适量，研末涂或捣烂以绢包擦患处。不宜与牵牛子同用。孕妇禁用。

巴豆水提液具有显著的诱导白细胞向正常方向分化的作用。巴豆油、巴豆树脂、巴豆醇酯均有弱的致肿瘤活性，且能促进某些化学致癌剂的致癌作用。具大毒性，巴豆8~16粒给狗灌胃可致死。人服巴豆油1g，亦有中毒致死报道。巴豆毒素兔皮下注射的LD_{50}为50~80mg/kg。巴豆油酸大鼠口服的LD_{50}为18mg/kg。

卫矛科 Celastraceae

雷公藤 Radix Tripterygii Wilfordii

本品为卫矛科植物雷公藤 *Tripertygium wilfordii* Hook.f. 的根。夏、秋季采挖根，剥净皮部，晒干，切碎。产于湖南、福建、浙江、江西、广东、广西等地。自产自销。

根圆柱形，扭曲，长可达3m或更长，直径0.5~3cm。表面土黄色，粗糙，具细密纵向沟纹，外皮易脱落，露出橙黄色内皮，皮部易横向环状断裂，露出黄白色木部。质坚硬，难折断，断面呈纤维性，周边橙黄色，皮部红棕色或红褐色，木部黄白色，密布针眼状孔洞。气特异，味苦、微辛。

测定雷公藤内酯的含量可作雷公藤品质评价的参考。

从雷公藤中分离出的化学成分达70余种，主含生物碱类、二萜、三萜及苷类等多种化合物。生物碱如雷公藤碱（wilforine）、雷公藤晋碱（wilforgine）、雷公藤增碱（wilfozine）、雷公藤定碱（wilfordine）及雷公藤亭碱（wilfortine）。还含雷公藤春碱（wilfortrine）和雷公藤新碱（euonine）等；二萜类如雷公藤素甲（triptolide）、雷公藤素乙（tripdiolide）、雷公藤酮（triptonide）、雷酚酮内酯（triptonolide）、雷酚内酯（山海棠素triptophenolide）、雷酚内酯甲醚（triptophenolide methyl ether）、雷酚新内酯（neotriptophenolide）、16-羟基雷公藤内酯醇（16-hydroxytriptolide）、雷公藤内酯二醇酮、9，11-环氧12，13，14-三羟雷公藤内酯等；三萜类如雷公藤内酯甲、乙（wilforlide A、B）、雷公藤红素（tripterine，又称南蛇藤醇 celastrol）等；倍半萜类如雷藤素（wilfornide）；苷类如雷公藤多苷等。

本品性寒，味苦、辛，有大毒。能祛风湿，通络止痛，解毒。主治类风湿性关节炎，慢性关节痛，盘状红斑狼疮，痈疡，疔疮，麻风，丹毒等。不可内服，外用适量，捣烂敷患处或捣汁外搽，时间不可超过0.5小时，否则起泡。

雷公藤多苷对神经肌肉有双向调节作用，能明显减轻肌无力和肌肉萎缩症状，并有抗生育作用。本品具较大毒性，最常见的是肝功能受损，SGPT升高，白细胞下降，血小板减少，月经失调，精子减少，性腺功能抑制。雷公藤根皮提取物大鼠腹腔注射LD_{50}为3.92 ± 0.02g/kg，根蕊提取物LD_{50}为7.25 ± 0.02g/kg；雷公藤总碱灌胃对小鼠的LD_{50}为504.0 ± 29.48mg/kg。

鼠李科 Rhamnaceae

大枣 Fructus Jujubae

本品为鼠李科植物枣 *Ziziphus jujuba* Mill. 的成熟果实。秋季采摘成熟果实，晒干，或烘至皮软再晒干。主产于河南、山东；河北、四川、山西、贵州亦产。山东产量大，河南质量佳，销全国并出口。

果实椭圆形或卵圆形，长2~3.5cm，直径1.5~2.5cm，表面暗红色或紫红色，略带光泽，有不规则皱纹；顶端有一凹陷，其中常有一小突尖状花柱残痕；基部凹陷，有短果柄或圆形果柄痕。外果皮薄，中果皮棕黄色或淡褐色，肉质松软，富糖性而油润。果核纺锤形，锐尖，质坚硬。气微香，味甜。

本品含碳水化合物约73%，有三萜类皂苷、生物碱、黄酮类。从大枣中分离得4种苷元为酸枣仁皂苷元的达玛烷型皂苷：大枣皂苷Ⅰ、Ⅱ、Ⅲ（zizyphussaponin Ⅰ、Ⅱ、Ⅲ）和酸枣仁皂苷B（jujuboside B）；此外大枣中含有桦木酸、齐墩果酸、山楂酸-3-*O*-反式-对-香豆酰酯、山楂酸-3-顺式-对-香豆酰酯和三种新的脂肪酸的香豆酰酯；黄酮类成分主要有药黄素和黄酮-*C*-葡萄糖苷；另含异喹啉类生物碱：光千金藤碱（stepharine）、*N*-去甲基荷叶碱（*N*-nor-nuciferine）、阿西米洛宾（asimilobine）；尚含阿朴啡型、原阿朴啡型、以及环肽类生物碱，枣碱及枣宁碱；含蛋白质约3.3%及大量糖类，并含cAMP、cGMP、维生素C、维生素B_2、胡萝卜素、果酸、树脂、香豆素类衍生物、鞣质、黏液质及多种氨基酸和微量元素。

本品性温，味甘。能补中益气，养血安神，调和诸药。用于脾胃虚弱，体虚乏力等病症。用量6~15g，水煎服。

药理作用表明大枣能增强机体的免疫力，对细菌、真菌的污染有抑制作用，有抗疲劳、促生长和一定的抗衰老作用，能镇静、催眠和降压，有保护肝脏、增加肌力、增加体重的功效，并具利水、消肿和止血功能。大枣乙醇提取物有抗过敏作用，大枣1g/d连续15个月，可降低*N*-甲基-*N'*-硝基-*N*-亚硝基胍（MNNG）诱发的大鼠胃腺癌发生率，具抗肿瘤作用。

酸枣仁 Semen Ziziphi Spinosae

本品为鼠李科植物酸枣 *Ziziphus jujuba* Mill. var. *spinosa*（Bunge）Hu ex H.F.Chou的干燥成熟种子。秋季采收成熟的红软果实，除去果肉，晒干，碾破枣核取出种子。主产于河北、陕西、辽宁、河南等地，河北产量最大，销全国并出口。

种子扁或长圆形，长0.5~1cm，宽0.4~0.7cm，厚0.2~0.3cm。表面棕红色或紫红色，微有光泽，一面较平坦，中间有一条较明显突起的棱线，另一面中央微隆起；一端有小凹陷，为种脐部位，另端有点状突起的合点，种脊位于侧边，但不明显；种皮硬而脆，胚乳半透明类白色，子叶2片，黄白色，富油质。气微，味微苦。

本品含三萜皂苷：酸枣仁皂苷A、B、B_1（jujuboside A、B、B_1），皂苷B水解得酸枣仁皂苷元（jujubogenin），皂苷元经硫酸水解得红子木内酯（ebelinlactone）。另含白桦脂酸（betulinic acid）约0.18%、白桦脂醇（betulin）及脂肪油32%、蛋白质，并有二种甾醇及微量黄酮类、生物碱、维生素C等。

本品性平，味甘、酸。能补肝，宁心，敛汗，生津。用于虚烦不眠，惊悸多梦，体虚多汗，津伤口渴。用量9~15g，水煎服。

酸枣仁具显著的镇静、催眠、镇痛、抗惊厥作用，黄酮可能是催眠的有效成分；并具降血脂及防治动脉粥样硬化作用；同时具增强免疫功能、降压、抗缺氧及抗心肌缺血、抗心律失常及抗衰老和抗辐射作用；白桦脂酸及其衍生物具有抗炎活性。

瑞香科 Thymelaeaceae

沉香 Lignum Aquilariae Resinatum

本品为瑞香科植物白木香 *Aquilaria sinensis*（Lour.）Gilg 或沉香 *A. agallocha* Roxb. 含有树脂的木材。全年均可采收树干或根，用刀削去黄白色不含树脂部分及腐朽木，阴干。国产沉香（白木香）主产于海南；广西亦产。进口沉香（沉香）产于印度尼西亚、马来西亚、越南等地。

国产沉香（白木香）心材呈不规则块片状或长条，状如朽木，长5~20cm，宽2~5cm，厚1cm。块片一面坚实，木质，有凿削痕，淡棕色，间有棕黑色微显光泽的斑块或小点（系分泌物）；另一面系树脂渗出固结面，土黄棕色，凹凸不平，有裂纹，并见蜂窝状小洞，于放大镜下观察显颗粒性，有疏松感，刀刮呈粉末状脱落。质硬，大多不沉于水。有特异香气，味微苦；燃烧时产生浓烟及强烈香气，并有黑色油状物渗出。

进口沉香　由于产地、植物来源及加工不同而大小不一，呈圆柱形或不规则块片，通常长10~15cm，宽约2~6cm；两端或表面有刀劈痕、沟槽或孔洞凹凸不平，有时呈腐木状。表面显淡黄棕色，密布断续的棕黑色细纵纹（系含树脂的木射线组织），有时可见黑褐色树脂斑痕，微具光泽，横断面中可见密致的棕黑色小斑。质坚硬而重，能沉或半沉于水。有特异芳香，以火燃烧之香气更浓。

国产沉香　含油树脂，其中含挥发油约0.8%，其主要成分为白木香醇（baimuxinol）、去氢白木香醇（dehydrobaimuxinol）、白木香酸（baimuxinic acid）、白木香醛（baimuxinal）、沉香螺萜醇（agarospirol）、异白木香醇（isobaimuxinol）等，尚含苄基丙酮（benzylacetone）、对甲氧基苄基丙酮（*p*-methoxybenzylacetone）、羟基何帕酮（3-oxo-hydroxyhopana）、茴香酸（anisic acid）及β-沉香萜呋喃（β-agarofuran）。

进口沉香　含油树脂，其中含挥发油13%，其主药成分为苄基丙酮（benzylacetone）

约26%、对甲氧基苄基丙酮（p－methoxybenzylacetone）约53%、倍半萜烯醇约11%等，此外有桂皮酸、对甲氧基氢化桂皮酸等。

本品性微温，味辛。能行气止痛，温中止呕，纳气平喘。用于胸腹胀闷疼痛，胃寒呕吐呃逆，肾虚气逆喘急。用量1.5～4.5g，入煎剂宜后下。

沉香苯提取物具有强的中枢神经抑制活性，能延长环已巴比妥睡眠、减少自发活动量的作用；可降低环戊巴比妥睡眠小鼠直肠温度。沉香水煮液和水煮酒沉液能抑制离体豚鼠回肠的自主收缩，对抗组织胺、乙酰胆碱引起的痉挛收缩。

芫花 Flos Genkwa

本品为瑞香科植物芫花 *Daphne genkwa* Sieb.et Zucc.的干燥花蕾。春季采收未开放的花蕾，晒干或烘干。主产于安徽、江苏、浙江、山东、福建、四川、湖北等省区。以安徽产量大。

花蕾略叶棒槌状，常3～7朵簇生于一短花轴上，其基部有小苞片1～2枚；或为单个脱落的花蕾。花被筒稍弯曲，长0.8～1.7cm，淡紫色，先端4裂呈花冠状，裂片长约0.5cm，淡黄棕色，剖视可见雄蕊8枚，排成2轮，不具花丝，雌蕊1枚，花柱极短，柱头成头状。全体密被短柔毛。质柔韧。气微，味甘、微辛。

本品含芫花素（genkwanin）、芹菜素（apigenin）、羟基芫花素（hydroxygenkwanin）、芫根苷（yuankanin）、芫花瑞香宁（genkwadaphnin）、芫花酯甲（芫花萜，yuanhuacine）、芫花酯乙（yuanhuadine）、芫花酯丙（yuanhuafine）、芫花酯丁（yuanhuatine）、芫花酯戊（yuanhuapine）、木犀草素（luteolin）；另含挥发油，油中有棕榈酸、油酸、亚油酸等；尚含谷甾醇、苯甲酸及刺激性有毒油状物。从芫花叶中也分离到两种黄酮类化合物羟基芫花素和芫花叶苷。

本品性温，味辛，有毒。能泻水逐饮，解毒杀虫。用于水肿胀满，胸腹积水，痰饮积聚，气逆喘咳，二便不利。外治疥癣秃疮，冻疮。用量1.5～3g。醋芫花研末吞服，一次0.6～0.9g，一日1次。反甘草。炮炙后用，多入丸散，孕妇忌用。

芫花瑞香宁和芫花酯甲为抗白血病活性成分；芫花素局部给药可致宫缩而引起流产，芫花萜具有终止妊娠的作用；芫花浸液对多种害虫有较好的杀虫效果。芫花煎剂小鼠腹腔注射 LD_{50}为5.5±0.36g/kg；芫花与醋制芫花醇浸剂的小鼠腹腔注射 LD_{50}分别为1.0g/kg和7.07g/kg；而水浸剂的 LD_{50}分别为8.30kg/kg和17.78kg/kg。

桃金娘科 Myrtaceae

丁香 Flos Caryophylli

本品为桃金娘科植物丁香 *Eugenia caryophyllata* Thunb.的干燥花蕾。8～9月当花蕾由白变绿并转现红色、花瓣尚未开放时采收，除去花梗，晒干。主产于坦桑尼亚、马来西亚、印度尼西亚、越南及东非沿海国家。我国海南及广东有栽培。

花蕾似钉形，全长1~2cm，顶端球形，由4片花瓣作覆瓦状排列而成，直径0.4~0.5mm。纵剖面可见花瓣内方有多数内曲的雄蕊，搓碎后可见众多黄色细粒状花药。花托质硬，断面暗棕色，用指甲刻划有挥发油渗出。香气浓，味辛，有麻舌感。

本品含挥发油15%~20%，主要有丁香酚（eugenol）78%~95%、β-丁香烯（β-caryophyllene）9%~12%、乙酰丁香酚（acetyl eugenol）7.3%，α-丁香烯（α-caryophyllene）以及少量水杨酸甲酯、律草烯（humulene）、胡椒酚（chavicol）、α-依兰烯（α-ylangene）等；另含少量黄酮化合物如鼠李素（rhamnetin）、山柰酚等；及鞣质、齐墩果酸及脂肪油。

本品性温，味辛。能温中降逆，补肾助阳。用于脾胃虚寒，呃逆呕吐，食少吐泻，心腹冷痛，肾虚阳痿。用量1~3g。

丁香的醚浸出液、醇浸出液及丁香油、丁香油酚对多种病原微生物具抑制作用；丁香浸出液有刺激胃酸和胃蛋白酶分泌、增加胃酸及胃蛋白酶活性的作用，可促进消化；丁香醚提物及水提物具一定的镇痛、抗炎作用等，对功能失调的肠活动有调整作用，对血小板聚集有抑制作用，并具抗氧化、抗衰老、抗诱导和抗癌作用；也可促进透皮吸收。

附：母丁香 Fructus Caryophylli，为丁香的干燥成熟果实，又名“鸡舌香”。含挥发油约为丁香的1/9。油中成分与丁香相似。本品性温，味辛。能温中散寒。

桉叶 Folium Eucalypti

本品为桃金娘科植物蓝桉树 *Eucalyptus globulus* Labill. 的干燥老叶。秋季采收，阴干。原产澳洲，我国福建、广东、广西、云南等地有栽培。

叶革质而厚，呈镰刀状披针形，长8~30cm，宽2~7cm；先端长尖，叶基不对称，全缘，表面黄绿色，光滑无毛，对日光透视，见有多数透明小腺点（油室），并具多数红棕色木栓斑点（系若干木栓细胞填充于破裂的油室中）。叶柄较短，长1~3cm，扁平而扭转。气香，味清凉而稍苦，揉之有香气。

本品含挥发油（桉油）3%~6%，从挥发油中分离到70余种成分，其中主要成分为桉油精（cineole）约50%~70%以及蓝桉醛（euglobal）；此外含鞣质及树脂等。

本品性凉，味苦、辛。能清热解毒，祛风，杀虫。用作健胃剂，驱风剂，祛痰剂，收敛剂，杀菌剂等。为提取桉油的原料。叶有刺激性，临产妇忌服，消化道溃疡者慎用。药理实验表明具降压、抗菌、抗病毒作用，并能促进透皮吸收。

*五加科 Araliaceae

乔木或灌木，稀多年生草本或藤本。茎有时有刺。叶多互生，掌状复叶、羽状复叶，或为单叶（多掌状分裂）；花两性，稀单性或杂性；辐射对称，伞形花序，或再集合成圆锥状或总状复合花序；花萼小，或具小形萼齿5枚；花瓣5、10，分离，有时顶部连合成帽状；雄蕊与花瓣同数而互生，稀为花瓣的二倍或更多，着生于花盘边缘；花盘位于子房顶部；子房下位，心皮1~15，合生，常2~5室，每室有1倒生胚珠。浆果或核果；种子有丰富的胚乳。

本科约80属，900种，分布于热带和温带。我国有23属，160余种，已知药用近100种，除新疆外，各地均有分布。主要属有五加属（*Acanthopanax*）、楤木属（*Aralia*）、八角金盘属（*Fatsia*）、常春藤属（*Hedera*）、刺楸属（*Kalopanax*）、人参属（Panax）、五叶参属（*Pentapanax*）、鹅掌柴属（*Schefflera*）、通脱木属（*Tatrapanax*）、刺通草属（*Trevesia*）等。重要的生药有人参、三七、刺五加、五加皮、楤木、通草、刺人参等。

本科植物常有长而硬的单列或成二歧、丛生、星状与盾状的非腺毛。气孔常为平轴式。分泌道常见，多存在于皮层、韧皮部和髓部，某此属植物的射线中有胞间性分泌道。草酸钙簇晶较常见，也有方晶。

本科植物普遍含有皂苷、黄酮类、香豆精、多糖及挥发油类成分。皂苷类成分在本科中普遍含有，为主要活性成分。达玛烷型四环三萜皂苷主要存在于人参属植物中，具多方面的生物活性；齐墩果酸型五环三萜皂苷主要分布于楤木属、刺楸属、五加属及人参属中，具有兴奋中枢神经和抗炎、抗溃疡等作用。黄酮类化合物在多属植物中含有，具有扩张冠状动脉、改善血液循环、提高动物耐低压缺氧能力及镇静、抗菌等作用。多糖类成分具有降血糖和增强免疫等作用。香豆精如刺五加所含的异秦皮定有明显的镇静作用。另挥发油在本科植物中普遍含有。

*人参 Radix Ginseng

（英）Ginseng

来源 本品为五加科植物人参 *Panax ginseng* C.A.Mey. 的干燥根。

植物形态 多年生草本，高达60cm。主根粗壮，肉质，圆柱形或纺锤形，外皮淡黄色，下端常分叉，顶端有根茎，每年增生一节。茎单一，直立。掌状复叶轮生茎顶，叶柄长6~13cm；通常一年生者（指播种的第二年）生复叶1枚由3小叶组成（三花），二年生者亦生1枚复叶，由5小叶组成（巴掌），三年生者生2枚复叶（二甲子），四年生者生3枚复叶，五年以上者生4~6枚复叶（六批叶）；复叶中央一片小叶最大，椭圆形至长椭圆形，长8~12cm，宽3~5cm，先端长渐尖，基部楔形下延，边缘有细锯齿，上面脉上有稀刚毛。伞形花序顶生，总花梗由茎顶中央抽出（灯台），长7~27cm，有小花4~40余朵；花萼5齿裂；花瓣5，淡黄绿色；雄蕊5；子房下位，3室，常有1~2室不孕，花柱2；花盘环状。浆果状核果，扁球形，成熟时鲜红色（亮红顶），内含种子2枚。花期6~7月，果期7~9月（图14-43）。

分布于东北及河北北部。生于深山阴湿林下；吉林、辽宁有大量栽培。山东、山西等地亦有栽培。

采制 栽培5~9年，于9~10月采挖，洗净，除去地上茎叶。野山参采挖时需防止折断分枝及须根，尽量保全整个根系，洗净。加工方法分为以下三大类：

生晒参 传统加工方法用硫磺熏参，近年来采用鲜参放入沸水内微烫，晒干，或直接晒干。支根、须根加工成白参须，支根加工成皮尾参。

全须生晒参　不经过任何处理，全根晒干，山参多加工成此种规格。

红参　鲜参剪去支根及须根，蒸 2~3 小时，取出，烘干或晒干。支根及须根加工成红参须，不定根加工成红参艼。

糖参（白参）　鲜参经沸水浸后，针扎孔，浸于浓糖液中，再晒干或烘干。

产地　野生品称“山参”或“野山参”，主产于东北长白山区大小兴安岭。如将较小的山参，经人工移植于林下，10 余年后挖出者称“移山参”，习惯上认为品质不及山参。栽培品称“园参”，主产于吉林、辽宁、黑龙江；河北、山西、山东、湖北及北京等地有引种试种。销全国，并出口。

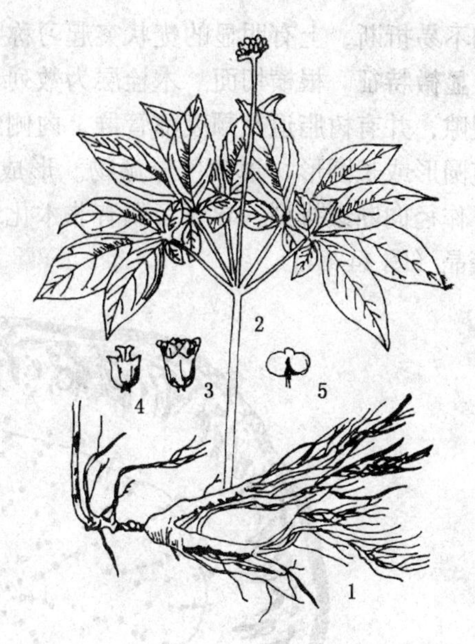

图 14-43　人参

1. 根　2. 花枝　3. 花的全形　4. 花萼、花柱及花盘　5. 果实

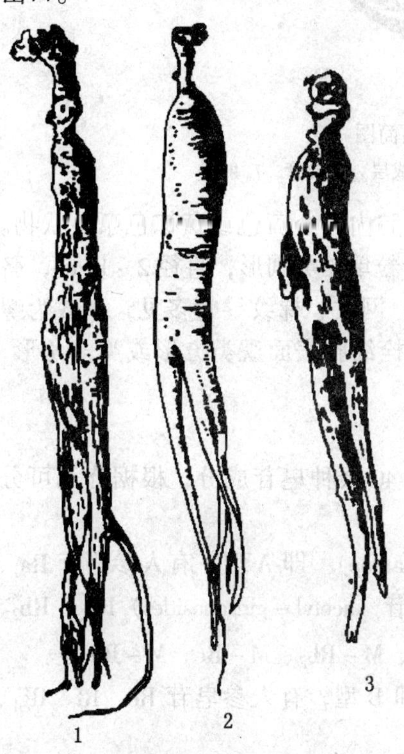

图 14-44　人参药材

1. 生晒参　2. 糖参　3. 红参

性状　生晒参(圆参）主根圆锥形或纺锤形，长6~9cm，直径 1~3cm；上端连接较细的根茎（芦头)，长 2~5cm，具碗状茎痕（芦碗）4~6 个，交互排列，顶端茎痕旁常可见冬芽，有时具不定根（艼)；下部分出 2~4 支根及少数细须根，长 8~12cm；全须生晒参的支根下部生有多数细长的须根，其上偶有不明显的细小疣状突起（珍珠点)。表面淡黄棕色，有不规则纵皱纹及细横纹，主根横纹细密断续成环，支根尚有少数横长皮孔。质硬，断面黄白色，皮部多放射状裂隙，散有黄棕色小点（树脂道)。微具特异香气，味微苦、甘。

红参　侧根大多已除去，偶有 2~3 条侧根，棕红色，半透明，质硬脆，断面平坦，角质样。

糖参　表面淡黄白色，质轻，松弛，味甘（图 14-44)。

野山参　主根粗短，多具二个支根而呈人字形或圆柱形；表面淡黄白色或灰黄色，有纵皱纹及细密的横纹（习称铁线纹)。主根顶端有与主根等长的根茎，根茎上部扭曲（习称雁脖芦），密集“芦碗”，并有纺锤形下垂的艼（习称枣核艼)；而下部靠近主根的一段则光滑（俗称圆节)；支根生有细长疏散的须根，长约为参体的 1~2 倍，柔韧不易折断，上有明显的疣状突起习称“珍珠点”。

显微特征 根横切面 木栓层为数列扁平木栓细胞。皮层可察见。韧皮部外侧常有大的裂隙，并有树脂道及颓废筛管群，内侧细胞排列密致，近形成层处树脂道环列较密，树脂道圆形或长圆形，含黄色分泌物。形成层成环。木质部射线宽广；导管单个或数个相集，作径向断续排列，导管旁偶有非木化纤维。本品薄壁细胞含细小淀粉粒，有的含草酸钙簇晶（图 14－45）。

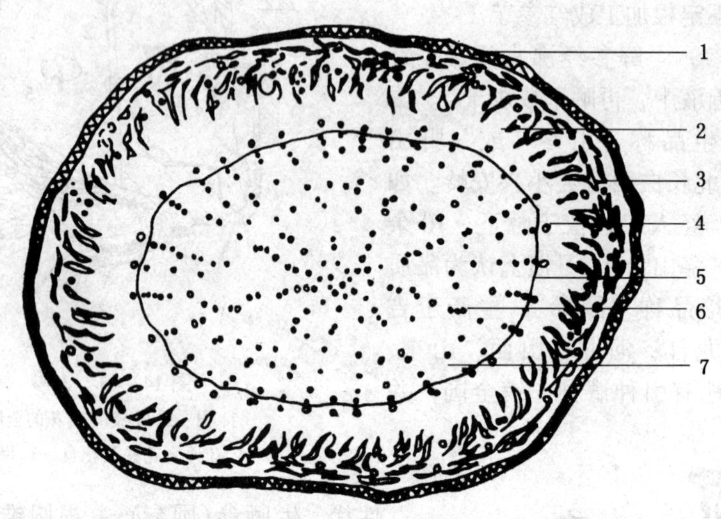

图 14－45 人参（根）横切面简图

1. 木栓层 2. 韧皮部 3. 裂隙 4. 树脂道 5. 形成层 6. 导管 7. 射线

粉末 米黄色。(1) 树脂道纵横断面碎片易见，道腔内含金黄色或黄棕色条块状物。(2) 草酸钙簇晶直径 20～86μm，棱角多尖锐。(3) 淀粉粒单粒类圆形，直径 2～19μm，脐点点状、人字形或三叉形；复粒由 2～6 分粒组成。(4) 网纹、梯纹导管多见，少数为螺纹导管，直径 17～51μm，网纹导管纹孔较大。(5) 木栓细胞表面观类方形或类多角形，细波状弯曲（图 14－46）。

化学成分

1. 皂苷类（ginsenosides） 人参根中已分离鉴定了 40 余种皂苷成分，根椐苷元可分为三类：

(1) 20（*S*）－原人参二醇类（母核为达玛烷 dammarane）：即 A 型，有人参皂苷 Ra_1、Ra_2、Rb_1、Rb_2、Rb_3、Rc、Rd；此外，尚有乙酰人参皂苷（acetyl－ginsenosides）Rb_1、Rb_2、Rc，丙二酰基人参皂苷（malonyl－ginsenosides）M－Rb_1、M－Rb_2、M－Rc、M－Rd 等。

(2) 20（*S*）－原人参三醇类（母核为达玛烷），即 B 型，有人参皂苷 Re、Rf、Rg_1、Rg_2、Rh_1 等。

(3) 齐墩果酸型（母核为五环三萜齐墩果烷），即 C 型，水解后生成齐墩果酸（oleanolic acid）：人参皂苷 Ro 等。

A 型和 B 型皂苷酸水解后，由于 C_{20}上的甲基与羟基发生差向异构并环合，分别得到人参二醇（panaxadiol）和人参三醇（panaxatriol），而不能得到真正的皂苷元 20（*S*）－原

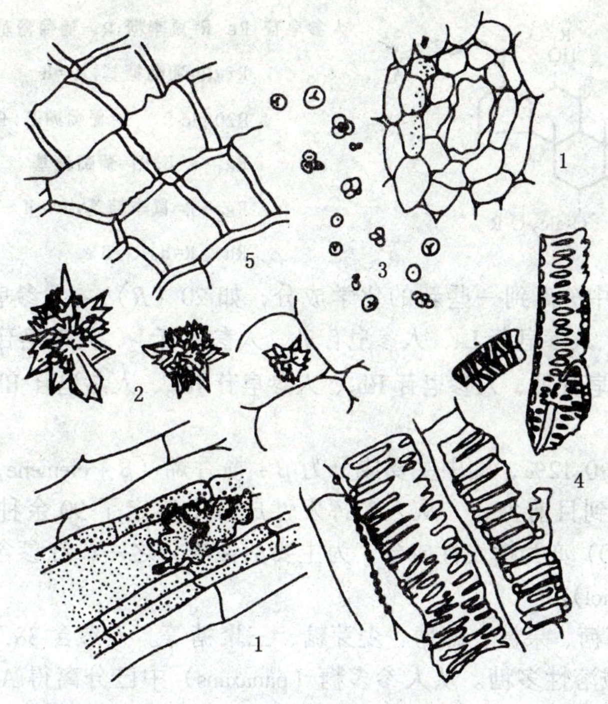

图 14－46　人参粉末显微特征图

1. 树脂道　2. 草酸钙簇晶　3. 淀粉粒　4. 导管　5. 木栓细胞

人参二醇和 20（*S*）－原人参三醇。

人参经蒸制得红参，不仅使淀粉转为红糊精，使颜色变红，而且有部分皂苷也发生了构型的变化，产生了白参所没有的成分，20（*R*）－人参皂苷［20（*R*）－ginsenoside］Rh_1、Rg_2，20（*S*）－人参皂苷 Rg_3，20（*R*）－原人参三醇［20（*R*）－propanaxatriol］人参皂苷 Rb_2，这些成分只存在于红参中，为人参加工成红参赋予新的意义。

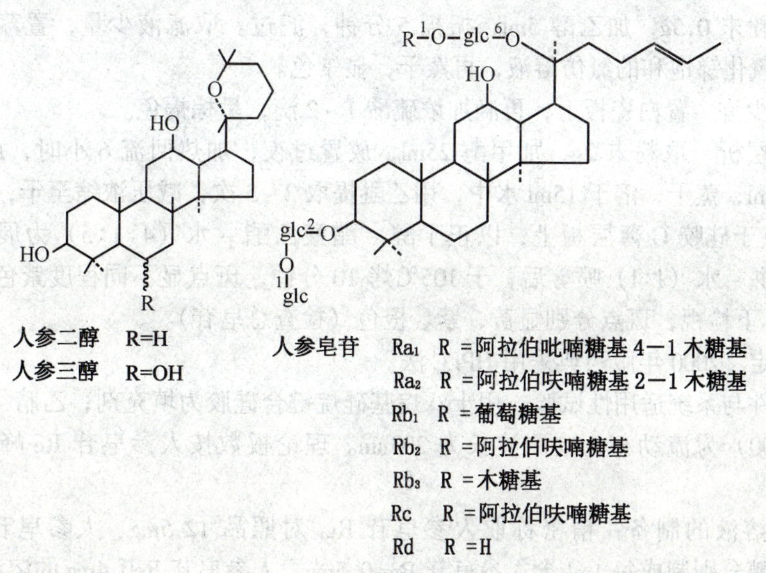

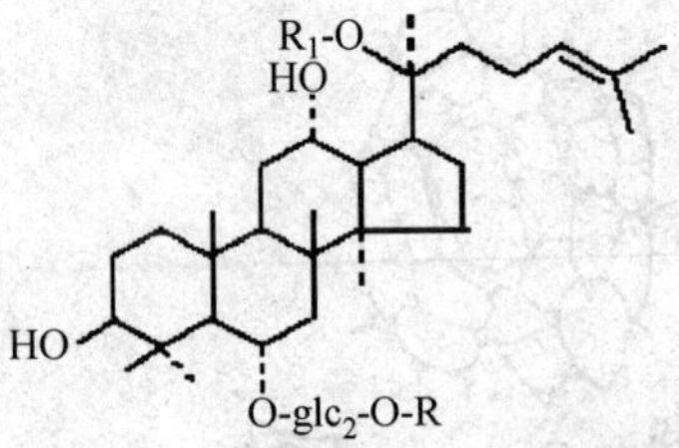

R_1-O　HO　HO　O-glc_2-O-R

人参皂苷 Re　R=鼠李糖，R_1=葡萄糖基

Rf　R=葡萄糖基，R_1=H

R20-glc-f　R=葡萄糖基，R_1=葡萄糖基

Rg_1　R=H，R_1=葡萄糖基

Rg_2　R=鼠李糖基，R_1=H

Rh　R=H，R_1=H

最近，从人参中分离到一些新的化学成分，如 20（*R*）－人参皂苷 Rh_2，人参皂苷 Rh_3、人参皂苷 F_4、人参皂苷 La、人参皂苷 Ib、人参皂苷 I_2、人参皂苷 Rd_2、人参皂苷Ⅰ、人参皂苷Ⅱ、人参皂苷Ⅲ、人参皂苷 Rh_5、人参皂苷 Rh_6、人参皂苷 Rh_7、人参皂苷 Rh_8 和人参皂苷 Rh_9。

2. 挥发油　约 0.12%，油中主要成分为 β－榄香烯（β－elemene，$C_{15}H_{24}$）、α－愈创烯（α－guaiene），到目前为止，从人参挥发性成分中鉴定了 90 余种化合物。人参炔醇（panaxynol，$C_{17}H_{24}O$）亦为挥发性成分，为主要活性成分之一；红参含的挥发性成分为人参炔三醇（panaxytriol）。

3. 糖类　葡萄糖、果糖、蔗糖、麦芽糖、三聚糖等。人参含 38.7% 的水溶性多糖和 7.8%～10.0% 的碱溶性多糖。从人参多糖（panaxans）中已分离得 A、B、C、D、E 等 5 种单体；并证明人参果胶为 SA 与 SB 酸性杂多糖的混合物，SA 的组成以中性糖为主，SB 以酸性糖为主。

4. 其他类　多种氨基酸和人参酸（软脂酸、硬脂酸、亚麻仁油酸等）、β－谷甾醇及其葡萄糖苷、胆碱、维生素 B_1、B_2、C 等；另含微量元素有铁、锌、铜、钼、镉、铅、镁、钙、锶、铬、硅、氟等，其中镁含量高达 1%～5%。

商品人参中总皂苷含量：生晒参 2%～3.5%；红参 3.8%～4.9%；糖参约 1.13%；支根 6.5%～12%；生晒参须 9.3%～12.3%；红参须 8.3%～11.7%。

理化鉴别

1. 本品粉末 0.5g，加乙醇 5ml，振摇 5 分钟，滤过。取滤液少量，置蒸发皿中，蒸干，滴加三氯化锑饱和的氯仿溶液，再蒸干，显紫色。

2. 粉末少许，置白瓷板上，再滴加浓硫酸 1～2 滴，呈棕褐色。

3. 薄层层析　取粉末 2g，加甲醇 25ml，放置过夜，加热回流 6 小时，放冷，滤过。取滤液 12.5ml，蒸干，溶于 15ml 水中，用乙醚提取 2～3 次，减压浓缩至干，残渣用甲醇 2ml 溶解，点于硅胶 G 薄层板上，以正丁醇－醋酸乙酯－水（4∶1∶5）为展开剂，展距 11cm，用硫酸－水（1∶1）喷雾后，于 105℃烤 10 分钟，斑点显不同程度紫色，置紫外光灯（365nm）下检视，斑点分别显黄、紫、橙色（检查总皂苷）。

含量测定　2000 年版药典采用 HPLC 法。

色谱条件与系统适用性试验：用十八烷基硅烷键合硅胶为填充剂；乙腈－0.05% 磷酸溶液（99∶400）为流动相；检测波长为 203nm。理论板数按人参皂苷 Re 峰计算不低于 2500。

对照品溶液的制备：精密称取人参皂苷 Rg_1 对照品 12.5mg、人参皂苷 Re 对照品 10mg，加甲醇分别制成每 1ml 含人参皂苷 Rg_1 0.5mg、人参皂苷 Re0.4mg 的溶液，即得。

供试品溶液的制备：取本品粉末（过四号筛）1g，精密称定，置索氏提取器中，加氯仿40ml，加热回流3小时，弃去氯仿液，药渣挥去氯仿，连同滤纸筒移入具塞锥形瓶中，精密加入水饱和的正丁醇50ml，密塞，放置过夜，超声处理（功率250W，频率50kHz）30分钟，滤过，精密量取续滤液25ml，置蒸发皿中蒸干，残渣加甲醇溶解并转移至5ml量瓶中，加甲醇至刻度，摇匀，即得。

测定法　分别精密吸取上述两种对照品溶液各10μl与供试品溶液10～20μl，注入液相色谱仪，测定，即得。

品质优良度

1. 生晒参以体轻饱满、去净艼须（全须生晒参要芦、须全）、深土黄色、皮细、无破疤者为佳。

2. 本品含人参皂苷 Rg_1（$C_{42}H_{72}O_{14}$）和人参皂苷 Re（$C_{48}H_{82}O_{18}$）的总量不得少于0.25%。

药理作用

1. 增强机体抗应激能力　人参能加强机体的适应性，增强机体对物理、化学和生物等各种有害刺激与损伤的非特异性抵抗力，使紊乱的机能恢复正常。

2. 对中枢神经系统的调整作用　人参能调节中枢神经系统的兴奋过程与抑制过程的平衡，对学习、记忆有易化作用；人参皂苷 Rg_1 和 Rb_1 是促智的主要有效成分，它们可增强胆碱分解系统功能即增加脑突触对3H－胆碱的摄取，增加Ach合成和释放，同时提高中枢M胆碱受体密度；对蛋白质的合成、RNA的合成和DNA的合成有促进作用。

3. 对心血管系统的作用　（1）强心作用　人参对多种动物心脏均有先兴奋后抑制，小剂量兴奋，大剂量抑制的作用。（2）抗心肌缺血作用　人参及人参皂苷能抗心肌缺血、显著提高动物的耐缺氧能力，红参的作用较活性参和生晒参强；并具保护心肌、减轻心肌病损的作用。（3）扩张血管对血压的调节作用　人参对动物的冠状血管、脑血管、椎动脉、肺动脉均有扩张作用，能改善这些器官的血循环。人参及人参皂苷对血压有双向调节作用，小剂量可使麻醉动物血压升高，大剂量则降低。能使高血压患者血压下降，而使低血压或休克患者血压上升。（4）抗休克作用　人参对多种原因所致休克有防治作用。（5）人参皂苷Re抗心律失常的活性强度与利多卡因相当，而毒性仅为其1/10。

4. 对血液系统的作用　（1）对造血功能的影响　人参和人参皂苷能使正常和贫血动物红细胞数、白细胞数和血红蛋白量增加。人参根总提取物、苷类和多糖均可减轻辐射对造血系统的损害。人参和人参皂苷对骨髓的造血功能有保护作用，当外周血细胞减少或骨髓受到抑制时，人参增加外周血细胞数的作用更明显。（2）对血小板功能的影响　人参能使贫血病人血小板增加，并具有抑制血小板聚集作用。（3）降血脂和抗动脉粥样硬化的作用　人参皂苷可促进正常动物的脂质代谢，使胆固醇及血中脂蛋白的生物合成、分解、转化、排泄加速，最终可使血中胆固醇降低；而当动物发生高胆固醇血症时，人参皂苷能使其下降。

5. 抗肿瘤作用　人参的多种皂苷、挥发油及多糖均具有直接或间接的抗肿瘤作用。人参皂苷 Rh_6 和 Rd_2 具有较强的抗癌活性，Rf、Rg_1、F_3、PPT、PT能显著抑制肿瘤细胞 U_2OS 的增值，Ra能增加TNF的抗癌活性10倍，是一种很好的增效剂。

6. 抗衰老作用　人参皂苷可明显延长动物寿命及细胞寿命。对老年动物脑干中单胺氧化酶－B活性有抑制作用，使大脑皮层去甲肾上腺素水平接近青年动物水平。

7. 其他　人参具有调节免疫的功能；对肝脏有保护作用，增强肝脏解毒功能；红参甲醇提取物有抗实验性胃溃疡作用；人参皂苷有多方面的抗吗啡耐受性和成瘾作用；人参和人参皂苷、多糖等尚有抗炎、抗菌、调节骨骼与平滑肌活动及降血糖作用。

功效　性平，红参性温。味甘、微苦。能大补元气，复脉固脱，补脾益气，生津，安神，益智。用于体虚欲脱，肢冷脉微，脾虚喘咳，津伤口渴，内热消渴，久病虚羸，惊悸失眠，阳痿宫冷，心力衰竭，心源性休克等。用量3～9g。野山参若研粉吞服，一次2g，一日2次。

附注

1. 人参各部位成分　人参叶、花、茎、种子等中均含有多种人参皂苷，总皂苷含量分别为：叶7.6%～12.6%、花蕾约15.0%、种子约0.7%，它们的许多药理作用也与人参相似。

2. 朝鲜参　同为五加科植物人参 *P. ginseng* C.A.Mey. 的干燥根。成品有两大类，一类为红参，又称别直参、高丽参；一类为白参，多为加工朝鲜红参时余下的小参和修剪下来的边艼、枝条，干燥后即为朝鲜白参和皮尾参。

3. 日本参　为朝鲜或我国人参的种子，在日本栽培而得，成品有红参、白参、东洋参三类。

4. 参芦　为人参的根茎（芦头），苦，微温；催吐，疗痔。治体虚痰积胸中，脱肛痔漏。

5. 西洋参　又称"花旗参"、"洋参"，为五加科植物西洋参 *Panax quinguefolium* L. 的干燥根。主产于美国北部及加拿大，我国有引种。生药常为除去芦头、支根的主根，呈圆柱形或长纺锤形，长3～12cm，直径0.5～2cm。表面浅黄褐色或黄白色，较丰满，有细横纹及不规则的纵皱；芦头已除去或残存，顶部的细横纹较密而呈环状，中下部可见呈叉状分枝的一至数支侧根或残存的侧根痕。质坚，折断面平坦，浅黄白色，形成层环色较深，皮部散有多数红棕色或黄褐色小点（树脂道）。微具特异香气，味微苦而甘。显微特征与人参相似，含皂苷6.4%～7.3%。本品性凉，味甘，微苦。能补肺阴、清火、养胃生津。有镇静、抗惊厥、抗缺氧、抗应激、增强免疫作用以及增加心肌血流量、降低冠脉阻力、减少心肌耗氧量、抗心律失常等药理作用。

*三七　Radix Notoginseng

（英）Sanchi

来源　本品为五加科植物三七 *Panax notoginseng*（Burk.）F.H.Chen 的干燥根。

植物形态　多年生草本，高可达60cm。主根肉质粗壮，单生或多少簇生，倒圆锥状或短圆柱形，外皮黄绿色至棕黄色。根茎短。茎直立，光滑无毛。掌状复叶，具长柄，3～4片轮生于茎顶；小叶3～7，椭圆形或长圆状倒卵形，边缘有细锯齿，两面脉上密生刚毛。伞形花序顶生，花序梗从茎顶中央抽出，长20～30cm；花小，黄绿色；萼齿5；花瓣5；雄蕊5；子房下位，2室。核果浆果状，近肾形，熟时红色。种子1～3，扁球形。花期6～8月，果期8～10月（图14－47）。

分布于云南、广西、四川、贵州、江西等地；多栽培于海拔 800～1000m 的山脚斜坡或土丘缓坡上，于 10～12 月播种，一年后移植，定植 3～4 年后可采挖。

采制　秋季开花前采挖的称“春七”，根饱满，质量好；冬季结果后采挖的称“冬七”，根泡松，质较次。挖出的根，除去地上部分及泥土，剪下芦头、侧根和须根，分别晒干。主根（习称三七头子），晒至半干时，用手搓揉，以后边晒边搓，直到全干，称“毛货”；将毛货置麻袋中（或加蜡块）反复冲撞，使表面光滑，即为成品。剪下的芦头称“剪口”，较粗的支根“筋条”，细小的支根及细根“绒根”。

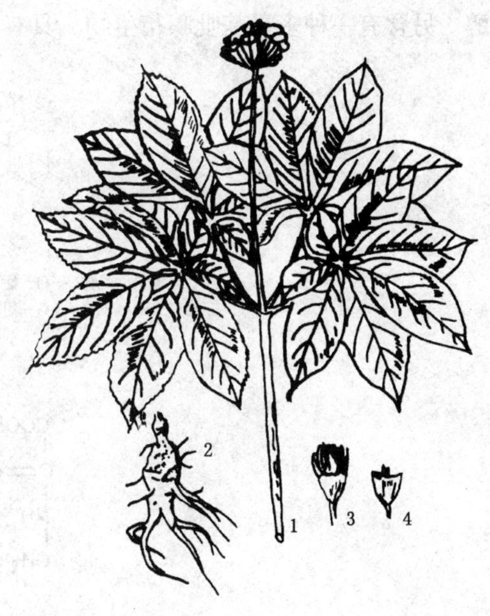

图 14－47　三七

1. 着果植株　2. 根及根茎　3. 花　4. 花萼及花柱

产地　主产于云南、广西；销全国并大量出口。四川、贵州、江西亦产。

性状　根类圆锥形、纺锤形或呈不规则块状，少数有分枝，长 1～6cm，直径 1～4cm。表面灰黄色（铜皮）或灰褐色（铁皮），有蜡样光泽，具多数断续细纵纹及少数横长皮孔；顶端有根茎痕，周围有瘤状突起（狮子头），下部有支根断痕。体重，质坚实，难折断，击碎后皮部与木部常分离；横切面灰绿色、黄绿色或灰白色，皮部有细小棕色斑点（树脂道）。气微，味苦、后回甜。

本品以个大、体重皮细、灰绿色、有光泽、断面灰黑色带绿、无裂隙（习称“铜皮铁骨”者）为佳。

显微特征　根横切面　木栓层为数列细胞。韧皮部散有树脂道。形成层成环。木质部导管近形成层处稍多，作径向排列，向内渐少。射线宽广。本品薄壁细胞内充满淀粉粒。草酸钙簇晶稀少。

粉末　黄白色。（1）淀粉粒单粒类圆形，直径 3～28μm，脐点点状、短缝状或人字形；复粒由 2～10 分粒组成。（2）网纹、梯纹导管直径 16～55μm。（3）树脂道直径 60～128μm，分泌细胞及树脂道内含棕黄色滴状或块状分泌物。（4）木栓细胞长方形或多角形，壁薄。（5）草酸钙簇晶稀少，直径 48～80μm，棱角宽钝。

化学成分

1. 皂苷类　含总皂苷约 12%，主要为 20（*S*）－原人参三醇型皂苷。主要有人参皂苷 Rb_1、Rd、Re、Rg_1、Rg_2、Rh_1、七叶胆皂苷、三七皂苷（notoginsenoside）R_1、R_2、R_3、R_4、R_5、R_6。

2. 挥发油类　油中含量较高的有 α－及 β－愈创烯（α－，β－guaiene）另外有花柏烯（cuparene）、α、β、γ－榄香烯（α，β，γ－elemene）等。

3. 氨基酸类　其中田七氨酸（三七素 dencichine）为其止血活性成分。

4. 其他类　多糖、黄酮、挥发油、蛋白质、油脂、生物碱及微量元素等。

亦有从三七中分离到人参炔醇（panaxynol）、人参环氧炔醇（panaxydol）和 β－谷甾醇。另含有一种多羟基吡嗪衍生物，具有一定的抗癌活性。

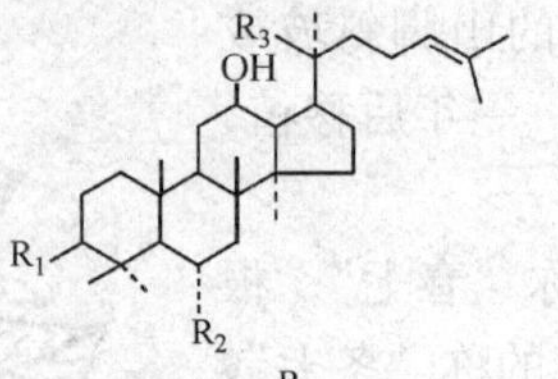

	R_1	R_2	R_3
三七皂苷R_1	OH	—O—葡萄糖基2—1木糖基	—O—葡萄糖基
三七皂苷R_2	OH	—O—葡萄糖基2—1木糖基	OH

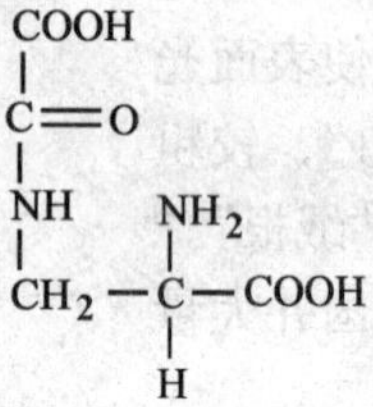

田七氨酸

理化鉴定

1. 取粉末少许置玻璃板上，加浓硫酸 1 滴，立即呈红色，放置色渐变深；

2. 取本品粉末 0.5g，加水 5ml，温浸 30min（或冷浸振摇 1h），滤过。取滤液适量，置试管中，塞紧，用力振摇 1min，产生持久性泡沫。

3. 取本品粉末 2g，加甲醇 15ml，温浸 30 min（或冷浸振摇 1h），滤过。取滤液 1ml，置水浴上蒸干，加醋酐 1ml 与硫酸 1～2 滴，显黄色，渐变红色、紫色、青色、污绿色；另取滤液数滴，点于滤纸上，干后置紫外灯（365nm）下观察，显淡蓝色荧光，滴加硼酸饱和的丙酮溶液与 10% 枸橼酸溶液各 1 滴，置紫外灯下观察，有强烈的黄绿色荧光（甾醇类反应）。

药理作用

1. 止血与抗凝血作用　(1) 止血作用　用三七给兔、犬、小鼠口服均能缩短出、凝血时间，具明显止血作用，三七素小鼠腹腔注射，能缩短出血时间，使血小板数增加；本品能增强毛细血管的抵抗力，降低毛细血管的通透性。(2) 抗凝血作用　三七根总皂苷、三七人参二醇型皂苷及三醇型皂苷有抑制家兔及人血小板聚集的作用，三七注射液有显著的抗凝作用，能抑制血小板功能，有促纤溶作用，三七中的人参炔醇也具抗血小板凝集活性。

2. 对心、脑血管系统的作用　(1) 扩张血管、降压和抗冠心病作用　三七或其总皂苷能扩张血管、降低血压；三七总皂苷对不同部位的血管扩张作用表现有一定的选择性，对大动脉作用弱，对小动脉作用强；三七对冠心病、心绞痛有较好疗效。三七绒根的乙醇提取物可使冠脉流量增加，提高心肌营养性血流量，降低心肌耗氧量，从而改善冠心病患者供血、供氧、恢复心肌供氧和耗氧之间的平衡。其抗冠心病的有效成分主要是所含黄酮苷和三七皂苷。(2) 抗心律失常作用　三七对多种实验性心律失常有对抗作用。(3) 改善脑栓塞作用　三七及其制剂能扩张脑血管，促进大脑循环，对脑栓塞有效。对缺血性脑损伤有明显保护作用。

3. 对中枢神经系统的作用　三七根、叶和花总皂苷对中枢神经系统有抑制作用。三七所含的人参三醇皂苷类（如 Rg 类）对中枢神经有兴奋作用，能提高脑力和体力活动而抗疲劳。其所含的人参二醇皂苷类（如 Rb 类）对中枢神经有抑制作用，能镇静、安定和催眠。

4. 对代谢的影响　（1）降血脂作用　三七有降低血中胆固醇的作用，三七粉内服能阻止家兔肠道对脂肪的吸收，使血清胆固醇及甘油三酯含量显著降低，动脉血管脂肪沉着显著减轻。（2）对血糖的影响　三七皂苷提取物（主要为人参三醇皂苷）使正常小鼠肝糖原含量升高，促进外源性葡萄糖生成肝糖原，能提高空腹血糖，对葡萄糖性高血糖有降低倾向，显示出双向调节作用。（3）对蛋白质代谢的影响　生三七总皂苷和熟三七总皂苷每日 200mg/kg，连续灌胃给药 7 天，对小鼠肝、肾和血清蛋白质的合成都有促进作用。三七绒根提取物对小鼠肝脏、肾脏及睾丸蛋白质的合成有明显促进作用。（4）对核酸代谢的影响　三七能不同程度地促进小鼠脑内 DNA、RNA 的生物合成，三七绒根提取物对小鼠肝脏、肾脏和睾丸 DNA 的合成有明显的促进作用。三七根总皂苷能明显地促进肝脏 DNA 的合成。

5. 抗炎作用　三七根、花及总苷对大鼠、豚鼠和小鼠由巴豆油、角叉菜胶腹腔注射冰醋酸、5 - HT 等诱发的炎症有明显的对抗作用，对摘除双侧肾上腺大鼠仍有明显的抗炎作用，对大鼠、小鼠棉球诱发的肉芽组织增生有明显的抑制作用。

6. 对免疫系统的影响　三七总苷腹腔注射能加速小鼠辐射后白细胞的恢复，预防给药效果更好。对骨髓干细胞有促进增生、分化和迁移作用。三七注射液有非常显著的抑制体液免疫作用，而对非特异性免疫则有明显的促进作用。三七对烫伤小鼠的补体活化有一定程度的调理和改善作用。

7. 抗氧化与抗衰老作用　三七皂苷有一定的消除氧自由基作用，强于人参总皂苷和绞股蓝总皂苷。三七给药后，大鼠血液中的 SOD 活性有升高倾向。三七及茎叶总皂苷亦能延长果蝇的平均寿命，提高其飞翔能力，降低头部脂褐素含量，抑制小鼠体内外组织的 LPO 生成并提高小鼠血、脑组织 SOD。

8. 护肝利胆作用　三七总皂苷对 CCl_4 所致肝损伤具有保护作用，抑制 CCl_4 引起的 SGPT、SGOT 升高，提高肝组织及血清 SOD 含量，减少过氧化脂质产物（MDA）的生成量和肝糖原消耗，改善肝微循环，保护肝细胞，促进肝细胞再生。

9. 其他作用　三七总皂苷有抗失血性休克作用；能使小鼠血浆皮质酮含量明显上升；给幼年小鼠灌服，有促进生长作用；给摘除睾丸的幼大鼠皮下注射，有雄性激素样作用；对小鼠应激性溃疡具有显著的抑制作用；并具一定的抑菌作用。对胃癌前病变有一定的防治作用。

功效　性温，味甘、微苦。能散瘀止血，消肿定痛。用于咯血，吐血，衄血，便血，崩漏，外伤出血，胸腹刺痛，跌扑肿痛。内服 3 ~ 9g，研粉吞服，每次 1 ~ 3g，外用适量。

附注

1. 三七茎、叶、种子均含人参皂苷类成分 Rb_1、Rb_3、Rc、七叶胆皂苷Ⅸ和三七皂苷 Fa 及 Fc，叶还含三七皂苷 Fe，种子另含人参皂苷 Rd。有类似三七的药理作用。

2. 三七花亦含人参皂苷类成分 Rb_1、Rb_2、Rb_3、Rc、Rd 及 Fe。能清热、平肝、降压、可治高血压病、头昏、目眩、耳鸣，取适量冲开水当茶饮。

3. 狭叶三七 *P. pseudoginseng* subsp. Himalaicus var. *angustifolius* 根主要含人参皂苷 Ro，其次为人参皂苷 Rb_1。

4. 土三七 为菊科植物菊三七 *Gynura segetum*（Lour.）Merr. 的根茎及景天科植物景天三七 *Sedum aizoon* L. 或费菜 *S. kamtschaticum* Fisch. 的根茎、根和全草称“土三七”，均不宜作“参三七”用。

刺五加 Radix et Caulis Acanthopanacis Senticosi

本品为五加科植物刺五加 *Acanthopanax senticosus*（Rupr. et Maxim.）Harms 的干燥根及根茎或茎。春、秋季采挖，洗净，晒干。主产于辽宁、吉林、黑龙江。自产自销，其制剂销全国并出口。

根茎呈不规则圆柱形，直径 1.4～4.2cm，有分枝，上端可见不定芽发育的细枝，下部与根相接；表面灰棕色，有纵皱，弯曲处常有密集的横皱纹，皮孔横长，微突起而色淡。根圆柱形，多扭曲，有分枝，长 1.5～12cm，直径 0.3～1.5cm；表面灰褐色或黑褐色，粗糙，纵皱明显，皮孔可见，皮较薄，有的剥落，剥落处呈灰黄色。质硬，不易折断，断面黄白色，纤维性。气微香，味微辛、稍苦、涩。

根含多种刺五加苷 0.6%～0.9%。有刺五加苷 A（eleutheroside A，即 β－谷甾醇葡萄糖苷）、刺五加苷 B（eleutheroside B，即紫丁香苷 syringin）、刺五加苷 B_1（eleutheroside B_1，为异秦皮定葡萄糖苷 isofraxidin－glucoside）、刺五加苷 C（eleutheroside C，为乙基半乳糖苷）、刺五加苷 D 和 E（eleutheroside D、E，为紫丁香酸脂酚 syringaresinol、*dl*－lirioresinol B），刺五加苷 F、G、J、K、L、M 均为齐墩果酸的三萜皂苷。此外尚含 *dl*－芝麻素（*dl*－sesamin）、异秦皮素（isofraxidin）、无羁萜（friedelin）、胡萝卜素、维生素 C、E、β－谷甾醇、白桦脂酸苦杏仁苷和水溶性多糖、黄酮等；并分离到 7－羟基－6，8－二甲氧基香豆素和反式 4，4－二羟基－3，3－二甲基芪类（trans－4，4－dihydroxy－3，3－dimethoxy－stibene）。

本品性温，味辛。能益气健脾，补肾安神。用于脾肾阳虚，体虚乏力，食欲不振，腰膝酸痛，失眠多梦。用量 9～27g，水煎服。

能增加机体对有害刺激的非特异性抵抗力，亦属于适应原性药物，其作用基本上与人参相同甚至高于人参。具抗疲劳、抗癌、抗辐射、抗衰老、降血糖、抗炎作用，抗血小板聚集和血栓形成，抗心肌缺血，改善心肌代谢，对脑缺血有保护作用和耐缺氧作用。能增强抗感染能力，促进蛋白质合成，并参与免疫调节，刺五加制剂对神经衰弱有显著疗效。

五加皮 Cortex Acanthopanacis

本品为五加科植物细柱五加 *Acanthopanax gracilistylus* W. W. Smith 的干燥根皮。称“南五加皮”。夏、秋季挖根，洗净，趁鲜用刀剥皮，或将根皮轻捶开裂剥下，晒干。栽培的宜于种后4~5年采挖。主产于湖北、河南、安徽；陕西、四川、广西、浙江、江苏亦产。

根皮细筒状，多为双卷，长6~10cm，筒径约0.6cm，厚约0.1cm。外表面灰棕色，有细皱纹及灰白色横长皮孔；内表面黄白色。质脆，折断面平坦，类白色，于放大镜下可见多数淡黄棕色的小油点（树脂道），并有横长的裂隙。气味微弱。

根含 *d* - 芝麻素（*d* - sesamin）、紫丁香苷（syringin 即 eleutheroside B）、异秦皮定葡萄糖苷（isofraxidin - glucoside 即 eleuthroside B1）、以及16*α* - 羟基（-）- 贝壳杉 - 19 - 酸（16*α* - hydrocy -（-）- kauran - 19 - oic acid）等。并含挥发油、树脂，蛋白质，鞣质，硬脂酸（stearic acid），维生素A、B等。另含苯丙烯酸糖苷，二萜类化合物，胸腺嘧啶，尿嘧啶，黄嘌呤，腺嘌呤，次黄嘌呤，腺苷等。

本品性温，味辛、苦。能祛风湿，补肝肾，强筋骨。用于风湿痹痛，筋骨痿软，小儿行迟，体虚乏力，水肿，脚气。用量6~19g。水煎服。

本品能提高机体应激能力，具显著的耐缺氧、抗疲劳、增强学习记忆、促进肝脾组织核酸代谢和吞噬，调节免疫等功能，具一定的镇静、镇痛等中枢神经抑制作用，能提高肾上腺内维生素C的含量和幼鼠睾丸重量，并有抗过敏、抗排异及抑菌等作用。五加皮中分离得到的次黄嘌呤有一定的抗肝癌活性。

附：吉林、辽宁、河北及北京等地尚使用同属植物无梗五加 *A. sessiliflorus*（Rupr. et Maxim.）Seem. 及刺五加 *A. senticosus*（Rupr. et Maxim.）Harms 的根皮，湖南、广东、广西、云南、四川使用红毛五加 *A. giraldii* Harms 的茎皮，商品称"红毛五加皮"或"川加皮"。

思考题

1. 五加科的主要化学特征。
2. 人参的性状特征及主要活性成分。
3. 人参和三七的主要产地及主要药理作用。
4. 人参的横切面特征及粉末特征。

*伞形科 Umbelliferae

草本，常含挥发油而有香气。主根通常发达而直生。茎具棱槽，中空。叶互生或基生，多为一至掌状分裂或1~4回羽状分裂，或1~2回三出式羽状分裂；叶柄基部扩大成鞘状抱茎；花小，两性或杂性，多辐射对称，集成复伞形花序或单伞形花序；复伞形花序的基部有总苞片，稀无；小伞形花序的基部有小总苞片，稀无；花萼与子房贴生，萼齿5或不明显；花瓣5；雄蕊5，与花瓣互生；子房下位，2心皮合生，2室，每室含倒悬胚珠1粒，顶端有圆锥状或垫状的花柱基，花柱2，基部往往膨大成盘状或短圆状的花柱基，柱头头状。果实是一种分果，成熟时沿2心皮合生面自下向上分离成2分果瓣，分果瓣顶部悬挂于纤细的心皮柄上，称为双悬果。每个分果常有主棱5条，有时在主棱之间还有4条次棱；外果皮表面平滑或有毛、皮刺、瘤状突起，棱和棱之间有沟槽，沟槽内和合生面通常有纵走的油管1条。种子有软骨质的胚乳，胚小。

本科约270属，2800种，广布于热带、亚热带和温带地区。我国约95属，600种，南北均有分布；已知药用230种，全国均有分布。主要的属有当归属（*Angelica*）、柴胡属（*Bupleurum*）、积雪草属（*Centella*）、明党参属（*Changium*）、蛇床属（*Cnidium*）、芫荽属（*Coriandrum*）、胡萝卜属（*Daucus*）、阿魏属（*Ferula*）、茴香属（*Foeniculum*）、珊瑚菜属（*Glehnia*）、独活属（*Heracleum*）、天胡荽属（*Hydrocotyle*）、藁本属（*Ligusticum*）、水芹属（*Oenanthe*）、前胡属（*Peucedanum*）、防风属（*Saposhnikovia*）。等。重要的生药有当归、川芎、柴胡、小茴香、白芷、独活、藁本、北沙参、防风、蛇床子、前胡。

本科植物的茎和根中有时具异常增粗，异常构造多为中心木质部产生多数同心维管束。常有分泌道或分泌腔，内含挥发油、树脂和黏液质的混合物。

本科植物常含有挥发油、香豆精类、三萜皂苷类、黄酮类及生物碱类成分。挥发油在本科植物中普遍含有，多数植物的挥发油中含有内酯成分，如当归挥发油中含丁烯酞内酯，为解痉有效成分；藁本所含挥发油有抑制真菌的作用。香豆精衍生物及呋喃骈香豆精衍生物是本科的特征成分，分布于当归属、前胡属、独活属、藁本属等20多个属中，呋喃香豆精类化合物有光敏感作用，用于治疗白癜风。三萜皂苷类成分主要存在于柴胡属、积雪草属、天胡荽属植物中。本科植物所含的有毒聚炔类成分（polyacetylenic compoumds）也是其化学特征，如毒芹属（*Cicuta*）植物含有的毒芹毒素（cicutoxin）。黄酮类成分常有增加冠状动脉血流量的作用。极少数植物中含有生物碱，如川芎中含有可治疗冠心病的川芎嗪，毒参属（*Conium*）含有毒参碱等。

*当归 Radix Angelicae Sinensis

（英）Chinese Angelica

来源 本品为伞形科植物当归 *Angelica sinensis*（Oliv.）Diels 的根。

植物形态 多年生草本，高40～100cm。主根粗短，支根数条至10余条，外皮棕褐色，断面淡黄棕色或黄白色，具强烈香气。茎直立，带紫红色，有纵槽纹。基生叶及茎下部叶卵形，二至三回三出羽状全裂，最终裂片卵形或卵状披针形，三浅裂，叶脉及边缘有白色细毛；茎上部叶羽状分裂；叶柄基部膨大成鞘。复伞形花序；无总苞片或有2片；伞幅9～14，不等长；小苞片2～4；花梗12～36，密生细柔毛；花白色。双悬果椭圆形，背腹扁平，分果有5棱，花果期6～9月（图14－48）。

分布于陕西、甘肃、湖北、四川、云南、贵州，多为栽培。

采制 栽培生长两年后于霜降后采挖，云南等地亦有于立冬前后采挖的。将根挖取后，去净泥土，放置，待水分稍蒸发后根变软时，按大小分别捆成小把，架于棚顶，以木材的文火熏干，以免泛油变黑，并每日翻动一次，以使色泽均匀。当烘至七、八成干时，停火，干后下棚。成品外色黄棕，内色粉白。本品不宜用煤火熏，否则色泽发黑，也不宜直接晒干，否则易枯硬如干柴。

产地 主要栽培于甘肃岷县、宕昌、武都、淳县、成县等地以及云南；四川、陕西亦产。其中以甘肃岷县和宕昌产量多，质量佳。销全国，并出口。

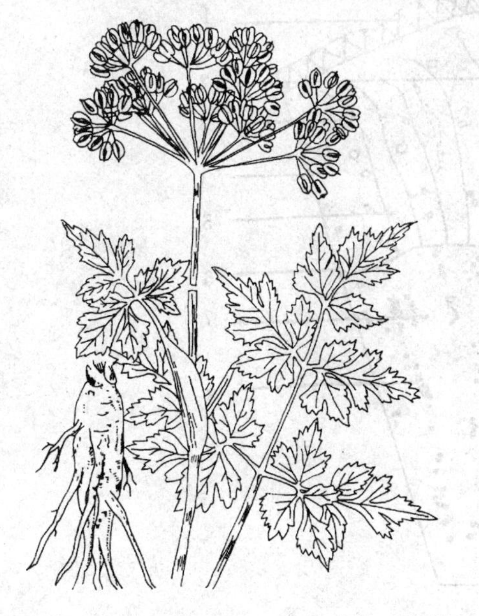

图 14－48　当归

1. 着果植株　2. 根　3. 叶

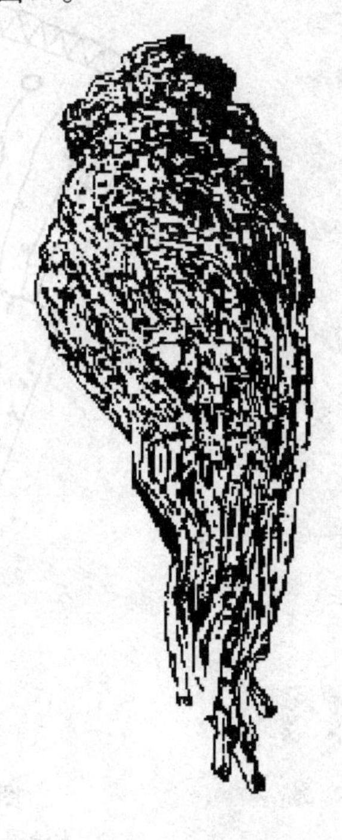

图 14－49　当归药材

性状　根头（归头）及主根（归身）粗短，略呈圆柱形，长 1.5～3.5cm，直径 1.5～3cm，下端参差地分出数条至数十条弯曲的支根（归尾），多扭曲，长 10～25cm，直径 0.4～1cm。表面黄棕色或棕褐色，有不规则纵皱纹及横向椭圆形皮孔；根头部有横纹，顶端残留多层鳞片状叶基。质坚硬，易吸潮变软，横切面黄白色或淡黄棕色，形成层环黄棕色，皮部有多数棕色油点（油室、油管）及裂隙，木部射线细密；根头断面的髓部中也散布有油点。香气浓郁特异，味甜、微苦，有麻舌感（图 14－49）。

本品以身干枝大、根头肥大、体长腿少、外皮金黄棕色、肉质饱满、断面白色、气浓香、味甜者佳。

显微特征　侧根横切面　木栓层为数列木栓细胞。皮层菲薄，为数列切向延长的细胞，有时可见少数小的分泌腔。韧皮部较宽广，有多数分泌腔（主要为油室，也有油管），类圆形，直径 60～220μm，周围分泌细胞数个至 10 多个，近形成层处分泌腔较小。木质部导管单个或三数个成束，作放射状排列；木射线宽至 10 多个细胞，细胞类多角形；木薄壁细胞较射线细胞为小（图 14－50）。

粉末　米黄色。（1）纺锤形韧皮薄壁细胞直径 18～34μm，壁稍厚，非木化，表面（切向壁）有微细斜向交错的网状纹理，有时可见菲薄横隔。（2）油室及油管碎片时可察见，油室小者内径仅 25μm，含挥发油滴。（3）梯纹、网纹导管直径 13～80μm，另有具缘纹孔及螺纹导管；导管旁有时可见纺锤形木薄壁细胞，具菲薄横隔。此外，有木栓细胞、淀粉粒，偶见纤维（图 14－51）。

化学成分

1. 挥发油约 0.4%，油中含 29 种以上化合物，其中正丁烯酞内酯（*n*－butylideneph-

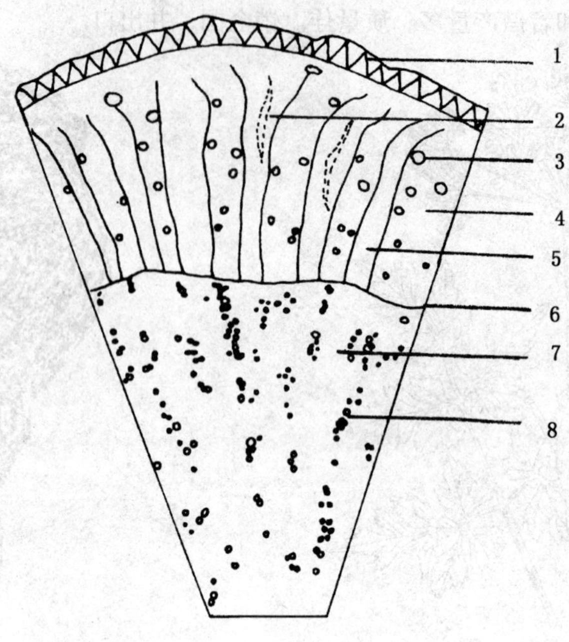

图 14－50　当归（根）横切面简图

1. 木栓层　2. 裂隙　3. 油室　4. 韧皮部　5. 韧皮射线
6. 形成层　7. 木射线　8. 导管

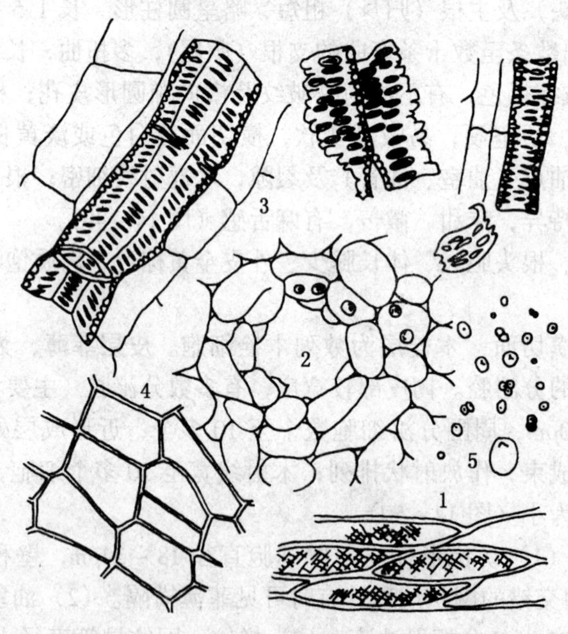

图 14－51　当归粉末

1. 纺锤形韧皮薄壁细胞　2. 油室　3. 导管
4. 木栓细胞　5. 淀粉粒

thalide）有特殊香气，约占 11.3%，藁本内酯（ligustilide）在油中含量约 45%，为油中主要成分，均为抗胆碱（解痉）的有效成分；另含邻羧基苯正戊酮（*n* – valerophenone – *o* – carboxylic acid）、$\Delta^{2,4}$ – 二氢邻苯二甲酸酐（$\Delta^{2,4}$ – dihydrophthalic anhydride）和几种倍半萜烯类化合物。

2. 水溶性部分含阿魏酸（ferulic acid）、丁二酸（succinic acid）、菸酸（nicotinic acid）、尿嘧啶（uracil）、腺嘌呤（adenine）、东莨菪素（scopoletin）、伞形酮（umbelliferone）、香荚兰酸（vanillic acid）及胆碱（choline）、蔗糖、19 种氨基酸，醚溶性部分含镰叶芹醇（falcarinol）、镰叶芹酮（falcarinolone）、镰叶芹二醇（falcarindiol）。其中阿魏酸有抑制血小板聚集的作用。

此外根尚含维生素 A、E、B_{12}、β – 谷甾醇、脂肪酸、亚叶酸（folinic acid）、菸酸及生物素（biotin）及 20 多种微量元素，当归多糖等。

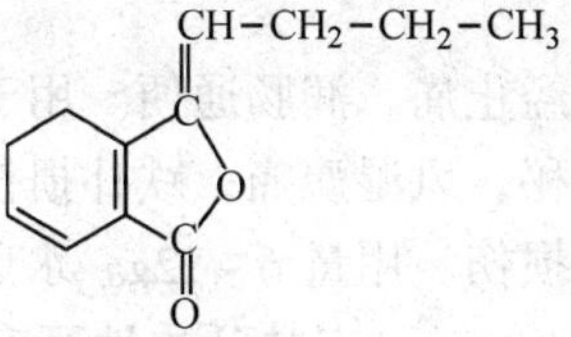

$CH-CH_2-CH_2-CH_3$　　　$CH-CH_2-CH_2-CH_3$

藁本内酯 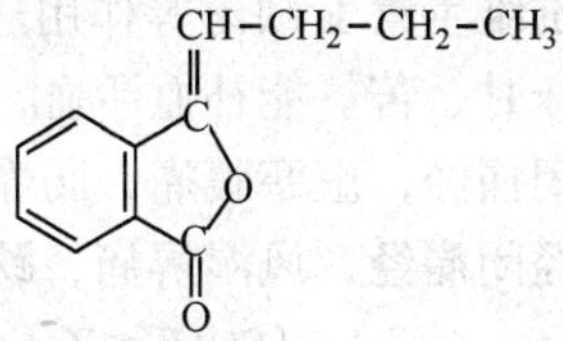　　　正丁烯酞内酯

理化鉴别

1. 取本品饮片，加稀碘液 1～2 滴，皮部可见星点状蓝色。

2. 取本品粗颗粒 0.2g，加 70% 乙醇 2ml，立即振摇，每隔 10 分钟振摇数次，浸渍 1 小时，取上清液，点于滤纸上，晾干，置紫外光灯（254nm）下检视，应显蓝色荧光。

药理作用

1. 对血液及造血系统的作用　（1）抑制血小板聚集作用　当归提取物体外能抑制 ASP 诱导的血小板聚集，当归或阿魏酸静脉注射或口服对大鼠 ADP 和胶原诱发的血小板聚集有明显的抑制作用。（2）抗血栓　当归或阿魏酸钠有明显抗血栓作用。可使血栓干重显著减少，血栓增长速度减慢。红细胞和血小板电泳时间缩短。（3）抗贫血与造血　当归能促进血红蛋白及红细胞的生成，其主要有效成分为当归多糖。当归多糖对苯肼、^{60}Co 射线所致骨髓抑制的贫血小鼠红细胞、血红蛋白、白细胞和股骨有核细胞数恢复均有显著的促进作用，对正常或经辐射损伤的小鼠多功能造血干细胞（CFU – S）有促进其增殖作用，组织连续切片观察提示当归多糖对 CFU – S 的分化表现为多向促进作用。

2. 对心血管系统的作用　（1）对心脏的影响　当归及阿魏酸能增强心肌血液供应，降低心肌耗氧量，而有一定的抗心肌缺血作用；当归挥发油对心肌缺血有保护作用。（2）扩血管作用　当归水提物静脉注射，可使麻醉犬冠动脉、脑和外周血管扩张，血流量增加。当归挥发油及藁本内酯、正丁烯酞内酯能对抗血小板所释放的 TXA_2 引起的血管收缩。阿魏酸钠则具有抑制 TXA_2 生成的作用。（3）对循环的影响 当归有改善外周微循环和扩张血管作用，降低血管阻力，增加循环流量，并有抗心律失常作用，能改善脑循环，对急性脑缺血和缺氧有保护作用。

3. 降血脂作用　当归对实验性高血脂症有降低血脂作用，对实验性动脉硬化大鼠的主动脉病变有一定保护作用，能改善动脉粥样硬化。

4. 对平滑肌的作用 （1）对子宫平滑肌的影响 双向调节子宫平滑肌功能，并有促进子宫增生的作用。抑制成分主要为挥发油和阿魏酸，兴奋成分为水溶性或醇溶性的非挥发性物质。（2）对其他平滑肌的影响 正丁烯酞内酯和藁本内酯能松弛气管平滑肌，具平喘作用，口服正丁烯酞内酯能对抗组胺－乙酰胆碱喷雾所致豚鼠实验性哮喘；当归挥发油有明显对抗乙酰胆碱引起的大鼠肠平滑肌痉挛作用，藁本内酯具有较强的解痉作用。

5. 护肝利胆作用 当归对小鼠或大鼠急性四氯化碳引起的肝损伤有保护作用，可使炎症反应明显减少，血清转氨酶下降；可使肝组织胶原量减少，肝硬化程度减轻；对部分肝切除大鼠，具有一定促进肝再生作用。

6. 其他作用 抗炎镇痛作用，清除氧自由基和抗脂质过氧化作用，对肺部、肾脏有保护作用，当归对非特异性和特异性免疫功能都有增强作用，并具促进造血作用和抗肿瘤、抗辐射损伤及抗维生素 E 缺乏等作用。

功效 性温，味甘、苦。能补血活血，调经止痛，润肠通便。用于血虚萎黄，眩晕心悸，月经不调，经闭痛经，虚寒腹痛，肠燥便秘，风湿痹痛，跌扑损伤，痈疽疮疡。酒当归活血通经。用于经闭痛经，风湿痹痛，跌扑损伤。用量 6～12g。水煎服。

附注 东当归 *A. acutiloba*（Sieb. et Zucc.）Kitagawa 吉林延边地区有栽培，根在东北地区有作当归用。根含挥发油 0.2%，其中含藁本内酯、正丁烯酞内酯、蛇床内酯（cnidilide）、异蛇床内酯（isocnidilide）、丁基酞内酯（butylphthalide），尚含邻羧基苯正戊酮、对聚伞花烃（*p*－cymene）、*β*－谷甾醇、葡萄糖、果糖、蔗糖和淀粉等。

*川芎 Rhizoma Chuanxiong

（英）Szechuan Lovage Rhizome

来源 本品为伞形科植物川芎 *Ligusticum chuanxiong* Hort. 的干燥根茎。

植物形态 多年生草本，高 40～70cm。根茎呈不整齐结节状拳形团块，黄棕色，有浓香气。茎丛生，直立，表面有纵沟，中空，茎基部膨大成盘状，中部以上的节不膨大。叶二至三回三出羽状分裂或全裂，小叶 3～5 对，不整齐，裂片细小，先端尖，脉上有毛；叶柄基部呈鞘状抱茎。复伞形花序顶生；总苞片线形；伞幅细，有短柔毛；花白色。双悬果卵形，宿存花柱较果为长。花期 7～8 月，果期 8～9 月（图 14－52）。

均为栽培。主要栽培于四川，江西、湖北、陕西、甘肃、贵州、云南等地都有种植。

采制 平原栽培者于 5～6 月（小满前后），当茎部在节盘显著膨大，并略带紫色时采挖；山地栽培者 8～9 月采挖。挖出全株，除去茎苗、泥土，晾干或烘干后，撞去须根。不宜日光曝晒。

产地 主产四川灌县，重庆等地。销全国，并出口。其他引种地区，质量较差，自产自销。

性状 根茎呈不整齐结节状拳形团块，直径 2～7cm，表面黄褐色，粗糙或皱缩，有较密集、略隆起的环状轮节，并有多数瘤状突起的茎痕，直径 0.5～1cm，顶端凹洼状；下侧及轮节上有点状隆起的根痕。质坚实，断面黄白色或灰黄色，随处可见淡黄色油点（油室）。具浓郁特异的香气，味苦、辛、微回甜，稍有麻舌感（图 14－53）。

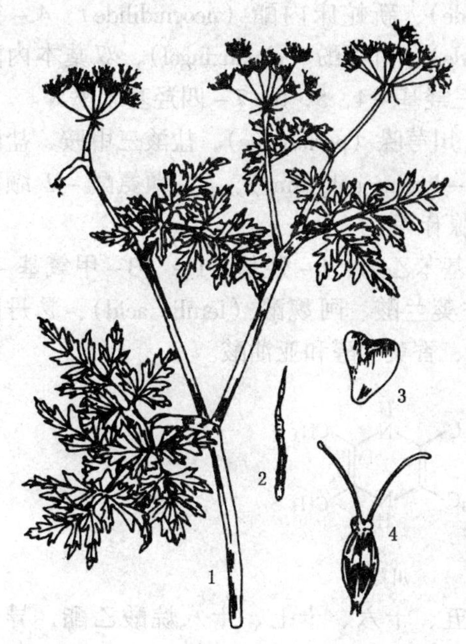

图 14－52　川芎

1. 花枝　2. 总苞片　3. 花瓣　4. 未成熟果实

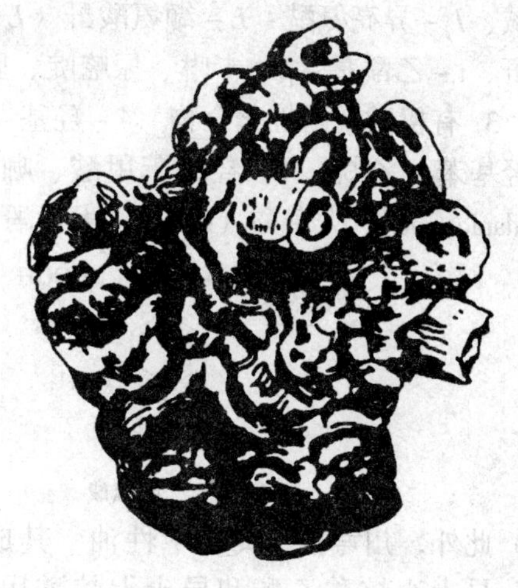
图 14－53　川芎药材

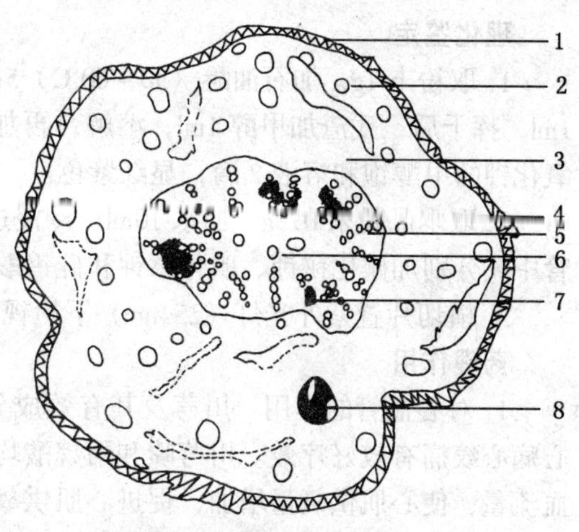

图 14－54　川芎横切面简图

1. 木栓层　2. 油室　3. 韧皮部　4. 形成层
5. 木质部　6. 髓　7. 木纤维　8. 根迹维管束

本品以个大饱满、质坚、香气浓厚、油性大者为佳。

显微特征　根茎横切面　木栓层为10余列木栓细胞。皮层狭窄，细胞切向延长；油室类圆形。韧皮部较宽，油室多数。形成层呈波状环。木质部导管束呈U字形，导管多角形；木纤维成束。髓部大，有大型油室。本品薄壁细胞含淀粉粒，有的含草酸钙簇晶（图 14－54）。

粉末　淡黄棕色。(1) 淀粉粒单粒椭圆形卵圆形、肾形或类圆形，脐点点状、长缝状或人字状，层纹不明显；复粒少数，由2～4分粒组成。(2) 草酸钙簇晶类圆形或圆簇状，直径约至25μm，常数个排列成行。(3) 螺纹或网状螺纹、网纹、梯纹及具缘纹孔导管直径8～40μm。(4) 木纤维长梭形，直径16～44μm，壁厚5～15μm，纹孔及孔沟较细密，有的胞腔宽大。(5) 油室多已破碎，分泌细胞中含挥发油，或油滴散在，此外可见木栓细胞。

化学成分

1. 挥发油约1%，主成分为藁本内酯（ligustilide）约58%，3－丁基酞内酯（3－butylphthalide）5.29%和香桧烯（sabinene）6.08%。根茎中所含的内酯化合物尚有丁烯酞内酯（butylidenephthalide）、川芎内酯（senkyunolide）、新蛇床内酯（neocnidilide）、4－羟基－3－丁基酞内酯（4－hydroxy－3－butylphthalide）、川芎酚（chuanxingol）、双藁本内酯（2，2′－diligustilide），以及3－丁基－3，6，7－三羟基－4，5，6，7－四羟基苯酞等。

2. 含N类化合物　川芎嗪（chuanxiongzine）、川芎哚（perlolyrine）、盐酸三甲胺、盐酸胆碱、*L*－异亮氨酰－*L*－缬氨酸酐（*L*－isobutyl－lvaline anhydrine）、*L*－缬氨酰－*L*缬氨酸酐、1－乙酰基－β－卡啉、尿嘧啶、腺嘌呤和腺苷等。

3. 有机酸及酚性化合物　4－羟基－3－甲氧基苯乙烯、1－羟基－1－（3－甲氧基－4－羟基苯）乙烷、4－羟基苯甲酸、咖啡酸、香荚兰酸、阿魏酸（ferulic acid）、瑟丹酸（sadanic acid）、大黄酸（rhein）、大黄酚、棕榈酸、香荚兰醛和亚油酸。

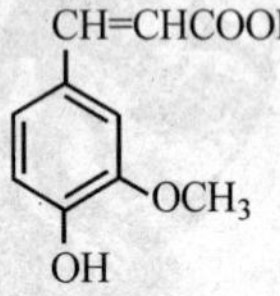

阿魏酸 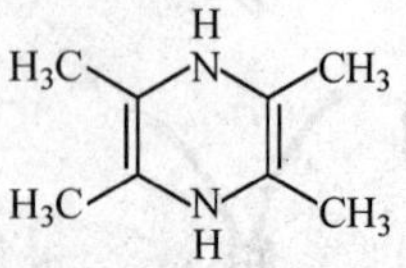　　　　川芎嗪

此外，川芎根茎尚含中性油，其成分为十五、十六、十七、十八烷酸乙酯，异十七、异十八烷酸乙酯和异十七烷酸甲酯。另含5，5′－联呋喃甲酰醚（bis－5，5′－formylfurfuryl ether）、匙叶桉油烯醇（spathulenol）。并从川芎中分离到一种三萜酯类化合物：川芎三萜。

理化鉴定

1. 取粉末1g，加石油醚（30～60℃）5ml，放置10小时，时时振摇，静置，取上清液1ml，挥干后，残渣加甲醇1ml，溶解，再加2%的3，5－二硝基苯甲酸溶液2～3滴与氢氧化钾的甲醇饱和溶液2滴，显红紫色。

2. 取本品粉末0.5g，加水10ml，冷浸过夜，滤液加1%盐酸，分取滤液1ml于三支试管中，分别加碘化铋钾、碘化汞钾和硅钨酸试液，依次产生橘红色、类白色或白色沉淀。

3. 横切片置紫外光灯（254nm）下检视，呈亮淡紫色荧光，外皮显暗棕色荧光。

药理作用

1. 对心血管的作用　川芎及其有效成分有扩张冠脉和外周血管的作用，对于缓解冠心病心绞痛有较好疗效。川芎嗪和阿魏酸均可明显地扩张冠脉、增加冠脉流量及心肌营养血流量，使心肌供氧量增加，促进心肌供氧和耗氧的平衡。

2. 抑制血小板聚集和抗血栓形成作用　川芎嗪及阿魏酸能提高血小板内cAMP含量，抑制TXA_2合成酶，使TXA_2合成减少，显示明显的抗血小板聚集作用。能缩短血栓长度，减轻血栓干重和湿重。

3. 对平滑肌的解痉作用　川芎所含的生物碱、阿魏酸、川芎嗪及川芎内酯对平滑肌均有解痉作用。内酯中以藁本内酯为主要解痉成分，并可明显解除乙酰胆碱、组织胺及氯化钡引起的气管平滑肌痉挛收缩。

4. 抗肿瘤转移作用　川芎嗪能显著抑制B/6－F/0黑素瘤的人工肺转移，能显著降低肺转移小鼠血浆TXB_2含量，并能增强荷瘤小鼠脾脏NK细胞活性，且能拮抗环磷酰胺对NK细胞活性的抑制作用。

5. 抗射线及氮芥损伤作用　给大鼠以$^{60}Co\gamma$射线一次全身照射，于照射前20～40分钟，一次腹腔注射川芎煎剂 20g/kg，15 天内死亡率与对照组比较明显降低。川芎制剂对受不同剂量的氮芥所致大鼠的死亡有保护作用。阿魏酸钠可提高动物急性放射病的存活率，减轻血小板下降并加速其恢复，刺激小鼠造血功能。

功效 性温，味辛。能活血行气，祛风止痛。用于月经不调，经闭痛经，瘀滞腹痛，胸胁刺痛，跌打肿痛，头痛，风湿痹痛。用量 3～9g。

附注 洋川芎 *Cnidium officinale* Makino 吉林延边有栽培。根茎含挥发油 1%～2%。另含蛇床内酯（cnidilide）、新蛇床内酯及藁本内酯。尚含 3－丁烯酞内酯、丁烯酞内酯和川芎内酯。

*柴胡 Radix Bupleuri

（英）Chinese Thorowax Root

来源 本品为伞形科植物柴胡 *Bupleurum chinense* DC. 或狭叶柴胡 *B. scorzonerifolium* Willd. 的干燥根。前者习称“北柴胡”，后者习称“南柴胡”（红柴胡）。

植物形态 柴胡 主根粗大，坚硬，分枝或不分枝。茎上部分枝。基生叶倒披针形或狭椭圆形，早枯；中部叶倒披针形或宽线状披针形，长 3～11cm，宽 0.6～1.6cm，有 7～9 条纵脉，下面具粉霜。复伞形花序的总花梗细长，水平伸出；无总苞片或有 2～3 片，狭披针形；伞幅 3～8，不等长；小总苞片 5，披针形；花梗 5～10；花鲜黄色。双悬果宽椭圆形，长约 0.3cm，宽约 0.2cm，棱狭翅状（图 14－55）。

分布于东北、华北、华东及陕西、甘肃、湖北、四川、西藏等地。生于山坡、林缘灌丛中。

狭叶柴胡 多年生草本，高 30～60cm。主根深长，少分枝。茎基密被棕色纤维状的叶柄残基，上部多分枝，略呈“之”字形弯曲。叶互生，线形或狭线形，长 7～17cm，宽 0.2～0.6cm，先端渐尖，具短芒，基部渐狭，有 5～7 条纵脉，具白色骨质边缘。复伞形花序多数，集成疏松圆锥花序；总苞片1～3 条，条形；小总苞片 5，狭披针形，；花梗 6～15；花黄色。双悬果宽椭圆形，棱粗钝凸出。花期 7～9 月，果期 8～10 月。

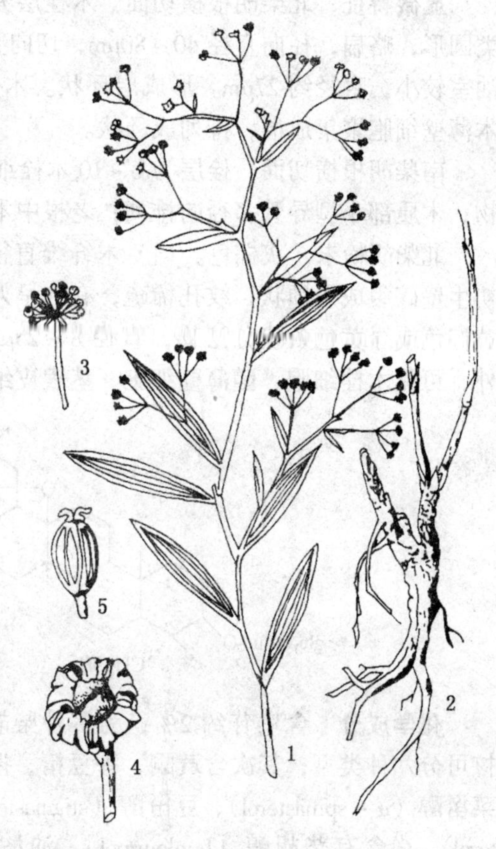

图 14－55 柴胡

1. 花枝 2. 根 3. 小伞形花序 4. 花 5. 果实

分布于东北、华北、西北、华东各地。

生于沙质草原、沙丘草甸及阳坡疏林下。

采制 春、秋季采挖根部，晒干。

产地 北柴胡主产于河北及河南、辽宁、陕西。内蒙古、山西、甘肃亦产。

南柴胡 主产于东北、陕西、内蒙古、河北、江苏、安徽等地。除西南地区外，均销全国。

性状 北柴胡 根圆柱形或圆锥形，有分枝，长6~15cm，直径0.3~1.2cm。表面淡棕色或黑褐色，近根头部有横皱纹，渐至下部有不规则纵皱纹，并有细小支根疤痕；根头部残留茎基及数个凋枯的叶柄残基。质较坚韧，折断面纤维性，皮部淡棕色，木部淡黄色。气微香，味微苦、辛。

南柴胡 根长圆锥形，常弯曲，少分枝，长5~14cm，直径0.2~0.6cm。表面红棕色或棕褐色，有深皱纹，近根头处有较明显的横皱纹，并有横长的皮孔；根头稍膨大，残留有叶基朽蚀后的束状毛须，有时带幼嫩的地上部分。叶线形或线状披针形，淡绿色，多卷曲。质较脆，折断面木部黄白色，裂片状。气微香，有油腻味。

本品以身干、条粗长、整齐、无残留茎、叶及须根者质佳。

显微特征 北柴胡根横切面 木栓层为7~8层木栓细胞。皮层窄，有油室7~11个，类圆形，略扁，径向直径40~80μm，切向直径48~68μm，周围分泌细胞6~8个。韧皮部油室较小，直径约27μm。形成层环状。木质部占大部分，大型导管切向排列，木纤维与木薄壁细胞聚集成群，排列成环状。

南柴胡根横切面 栓层为6~10木栓细胞。皮层油室切向直径达102μm，含黄色油状物；木质部小型导管多径向排列；老根中木纤维及木薄壁细胞群有时连成圆环。

北柴胡粉末 灰棕色。(1) 木纤维直径8~17μm，壁厚2~6μm，木化，层纹不明显，初生壁碎裂成短须状，纹孔稀疏，有的呈人字形或十字形，孔沟隐约可见。(2) 油管中含黄棕色或绿黄色条状分泌物，直径8~25μm。(3) 网纹、双螺纹导管直径7~14μm，此外，可见木栓细胞、髓薄壁细胞、茎表皮细胞等。

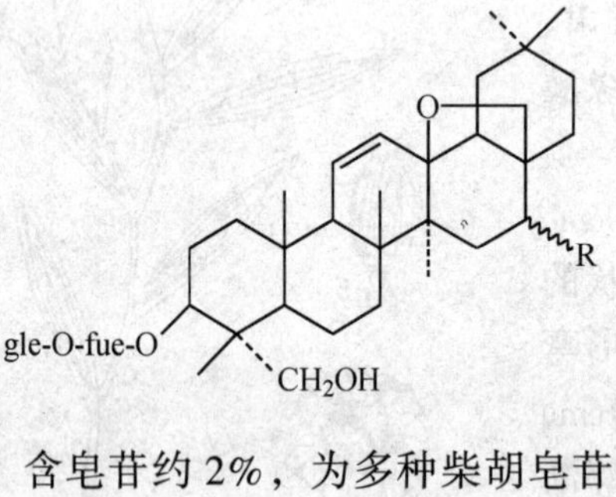

gle-O-fue-O　　CH_2OH　　R

	R
柴胡皂苷 a	β-OH
柴胡皂苷 d	α-OH

化学成分 含皂苷约2%，为多种柴胡皂苷（saikosides a、b、c、d、e、f 等），其母核可分六种类型；其次含黄酮、香豆精、挥发油、多糖及氨基酸等。植物甾醇类有 α－菠菜甾醇（α－spinasterol）、豆甾醇（stigmasterol）、Δ^{22}－豆甾醇、Δ^{7}－豆甾醇（Δ^{7}－stigmasterol）。尚含有柴胡醇（bupleurmol）、油酸（oleic acid）、亚麻酸（linoleic acid）、岩芹酸（petroselic acid）、棕榈酸、硬脂酸、二十四酸、侧金盏花醇（adonitol）、白芷素（angelicin）。

理化鉴别

1. 取本品粉末0.5g，加甲醇10ml，用力振摇，放置30分钟，滤过，于滤液0.5ml中

加二甲氨基苯甲醛的甲醇溶液（1:30）0.5ml 及磷酸 2ml，混匀，水浴加热，溶液显红色至淡红紫色。(柴胡皂苷)

2. 取本品粉末 1g，加 10ml 冰醋酸浸泡，滤过备用，取滤液 1ml，置试管中缓缓加入 0.5ml 浓硫酸，在两液交界面处显红棕色环，放置后显深棕色。

3. 用无水乙醇与等量浓硫酸（V/V）溶液，滴在柴胡根的横切片上，滴后数分钟，切片上开始是黄绿色～绿色；5～10 分钟后，由青绿、绿色变为青色；而青色可持续 1 小时至数小时之久，尔后变为污秽青色而消失。结果：南柴胡的木栓层、栓内层和约 1/3 的皮层显蓝绿色；而北柴胡的木栓层、栓内层及几乎整个皮层都显蓝绿色。本法是柴胡的特有反应。

药理作用

1. 对中枢神经作用　(1) 镇静及延长睡眠作用　柴胡皂苷可延长猫的睡眠时间，柴胡皂苷给小鼠口服能使自发活动减少，条件反射受到抑制。能延长环己巴比妥钠睡眠时间，拮抗咖啡因中枢兴奋作用。(2) 解热作用　柴胡挥发油对啤酒酵母致热大鼠有明显的解热作用；柴胡煎剂或浸膏对热刺激发热或由三联菌苗所致家兔、大鼠发热，有明显的解热作用；柴胡皂苷口服能使大鼠正常体温下降。(3) 镇痛作用　小鼠灌服或腹腔注射柴胡皂苷，能使痛阈明显提高，显示有显著的镇痛作用。(4) 镇咳作用　柴胡及柴胡皂苷对实验性豚鼠气管中纤毛受机械刺激所引起的咳嗽，有较强的镇咳作用。

2. 护肝利胆作用　(1) 护肝作用　柴胡对多种原因所致动物实验性肝损伤有治疗作用，使肝细胞变性、坏死减轻、肝功能损伤减轻、恢复加快。(2) 利胆作用　柴胡能使动物胆汁排出量增加，并使胆汁中的胆酸、胆色素和血中胆固醇浓度降低，其利胆有效成分是所含的黄酮类成分。

3. 抗炎、抗菌和抗病毒作用　柴胡皂苷口服或注射均有明显的抗炎效果；α－菠菜甾醇对多种炎症有抑制作用；柴胡挥发油亦有抗炎作用。体外试验证明柴胡对多种致病菌的生长有抑制作用，对流感病毒、肝炎病毒等均有抑制作用，并能抑制疟原虫的发育。

4. 降血脂作用　柴胡皂苷肌注能使实验性高脂症动物的胆固醇、甘油三酯和磷酯的水平降低，尤以甘油三酯的降低为显著；还能加速胆固醇及其代谢产物从粪便中排泄，从而使血脂下降。降血脂的主要成分是柴胡皂苷 a、b。

5. 对胃肠的作用　柴胡皂苷对实验性动物产生应激性胃溃疡和幽门结扎、醋酸、组织胺所致溃疡均有一定的防治作用；能促进小鼠肠道内物质的移动，能明显增强乙酰胆碱对豚鼠离体小肠的收缩作用。

6. 增强免疫功能的作用　柴胡能促进健康人淋巴细胞转化，降低家兔白细胞移动指数，促进羊红细胞免疫小鼠血清抗体增加，能使巨噬细胞活化，促进白细胞介素－1（IL－1）的产生，诱导 T 细胞产生 IL－2 及促进抗体产生。

功效　性微寒，味苦。能散风退热，舒肝，升阳。用于感冒发热，寒热往来，疟疾，肝郁气滞，胸胁胀痛，月经不调，子宫脱垂，脱肛等。用量 3～9g。

附注

1. 我国柴胡属植物 42 种，17 变种，7 变型，10 余种植物的根均含柴胡皂苷与挥发油，可供药用。

2. 大叶柴胡 *B. longiradiatum* Turcz. 的根表面密生环带，含有毒成分柴胡毒素和乙酰柴胡毒素，毒性大，不能入药。

小茴香 Fructus Foeniculi

本品为伞形科植物茴香 *Foeniculum vulgare* Mill. 的干燥成熟果实。8~10月果实初熟时采收全株，晒干，打下果实。主产于山西、内蒙古、黑龙江等地。以山西产量大，内蒙古的质量佳，销全国。

双悬果细圆柱形，两端较狭，有的稍弯曲，长0.3~0.8cm，直径0.15~0.3cm；表面黄绿色或灰棕色，顶端残留突起的花柱基，基部有的具细果柄。分果广椭圆形，背面有果棱5条，接合面平坦，有纵纹，有的可见白色线状心皮柄附着。气香，特异，味微甘、辛。

本品主含挥发油（茴香油）3%~8%和脂肪油12%~18%，挥发油中含40余种成分，主要有反式茴香脑（trans-anethole）50%~60%，*d*-小茴香酮（*d*-fenchone）18%~20%，甲基胡椒酚（methylchavicol）约10%等，茴香醛（anisaldehyde）；脂肪油中有十八烯-10-酸、十八碳二烯酸、花生酸，棕榈酸，肉豆蔻酸，硬脂酸等17种脂肪酸；另含黄酮、香豆素、氨基酸、谷甾醇、豆甾醇、洋芫荽子酸（petroselic acid）、茴香酸（anisic acid）等。

本品性温，味辛。能祛寒止痛，理气和胃。用于寒疝腹痛，睾丸偏坠，痛经，少腹冷痛，脘腹胀痛，食少吐泻，睾丸鞘膜积液。用量3~6g。

小茴香对活体家兔肠的蠕动有促进作用，对离体肠管有收缩作用。有抗溃疡作用，利胆作用。甲醇提取物600mg/kg腹腔注射，对X线照射损害有预防作用，可延长受照射小鼠的存活时间。小茴香油、茴香脑、茴香醛等有促渗作用。

附：1. 茴香的根、叶和全草也有入药，功效类同。

2. 同科植物莳萝 *Anethum graveolens* L. 的果实曾作小茴香入药，亦含挥发油，但油中主要为香芹酮，应注意区别。

白芷 Radix Angelicae Dahuricae

本品为伞形科植物白芷 *Angelica dahurica*（Fisch.ex Hoffm.）Benth.et Hook f. 或杭白芷 *A.dahurica*（Fisch ex Hoffm.）Benth.et Hook.f.var.*formosana*（Boiss.）Shan et Yuan 的干燥根。种植第二年夏、秋，叶黄时采挖，除去地上部分及细根，于日光下曝晒，如遇雨用微火烘干，干后撞去粗皮。杭州地区将处理干净的白芷，放入盛有石灰的缸内，拌匀，一周后，取出，晒干。白芷主产于河南长葛、禹县（禹白芷），河北安国（祁白芷）。此外陕西也产。主销北方。杭白芷主产浙江（杭白芷），四川（川白芷）。销全国并出口。

白芷　根类圆锥形，长7~24cm，直径1.5~2cm。表面灰白色，较光滑，有多数皮孔样横向突起散生，并有支根痕，顶端有凹陷的茎痕。质坚硬而重，断面类白色，粉性，皮部有多数棕色油点（油管），形成层环圆形。气香，味辛、微苦。

杭白芷　根圆锥形，长10~20cm，直径2~2.5cm。上部粗大，略具四棱，皮孔样突起较大，长0.5~1cm，于四棱处尤多，略排成四纵行。断面形成层环类方形。

白芷和杭白芷主含挥发油、多种香豆素类成分（主要为呋喃香豆素衍生物）。

白芷含香豆精0.2%～1.2%，有白芷素（byak－angelicin）约0.2%、白芷醚（byak－angelicol）约0.2%、氧化前胡素（oxypeucudanine）、欧前胡素乙（imperatorin）、异欧前胡素乙（isoimperatorin）等；另含珊瑚菜素（phellopterin）、花椒毒素（xanthotoxin）、白芷毒素（angelicotoxin）等。

杭白芷含多种香豆精类化合物：异欧前胡素、欧前胡素、别异欧前胡素、白芷素、佛手内酯等，另含硬脂酸、甾醇、珊瑚菜素、甲氧基欧芹酚（osthol）和白芷醛（angelical）。

白芷挥发油中主要为甲基环癸烷、1－十四碳烯等；杭白芷挥发油中主含樟脑、α－甲基芷香酮、1，7，7－三甲基双环［2，2，1］庚－2－醇乙酸酯和2－甲基巴豆醛等。

本品性温，味辛。能散风除湿，通窍止痛，消肿排脓。用于感冒头痛，眉棱骨痛，鼻塞，鼻渊，牙痛，白带，疮疡肿痛。用量3～9g。

药理作用表明白芷具解热、镇痛与抗炎作用；10%川白芷煎剂对大肠杆菌、痢疾杆菌、伤寒杆菌、霍乱杆菌、人型结核杆菌等有抑制作用；白芷浸膏对动物的出血时间、出血量、凝血时间及凝血酶原时间都有明显缩短或减少作用；并有抗雌激素活性作用；对动物离体子宫有抑制作用；川白芷制剂口服加黑暗条件能显著抑制淋巴细胞脱氧核糖核酸（DNA）的合成；白芷甲醇提取物对小鼠皮肤辐射损害有防护作用，也可降低皮肤对UVA的敏感性；白芷素有扩张冠状动脉血管的作用，而白芷的水溶性成分有血管收缩作用；白芷及其多种成分具解痉作用等。

独活 Radix Angelicae Pubescentis

本品为伞形科植物重齿毛当归 *Angelica pubescens* Maxim.f. *biserrata* Shan et Yuan 的干燥根。春季刚挖出苗时或秋季地上茎枯萎后采挖，除去须根及泥土，烘至半干，堆放2～3天，发软后再烘至全干，或切成0.2cm薄片，晒干。主产于四川、湖北、陕西。产量大，质量优，销全国并出口。

根头及主根粗短，略呈圆柱形，长1.5～4cm，直径1.5～3.5cm，下部参差地分出数条弯曲的支根，长12～30cm，直径0.5～1.5cm。表面灰棕色或黄棕色，有不规则纵皱及横裂纹，并有横向椭圆形皮孔及稍突起的细根痕；根头部有环纹，顶端平截，有多列环状叶柄痕，中央为凹陷的茎痕。质坚硬，横切面灰黄白色，形成层环棕色，皮部有数列棕色油点（油管），射线细密；根头横断面有髓部，亦有油点。香气浓浊，味苦带辣，麻舌。

本品含挥发油。油中主要有松油烯、α－蒎烯、辛烷等23种化合物。另含白芷内酯醛－6－甲酰－7－甲氧基香豆精、当归醇（Angelol）、香柠檬内酯（bergapten）、蛇床子素（osthol）、伞花内酯（umbelliferone）、二氢欧山芹素（columbianadin）、二氢欧山芹醇（columbianetin）、异当归醇（isoangelol）、毛当归醇（anpubesol）、佛手柑内酯（bergapten）、东莨菪素（scopoletin）及γ－氨基酸等。

本品性微温，味辛、苦。能祛风除湿，通痹止痛。用于风寒湿痹，腰膝疼痛，伤风头痛。用量3～9g。

独活具镇静、催眠、镇痛、解痉、抗炎、抗菌作用。独活煎剂对离体蛙心有抑制作用，大剂量可使心脏停止收缩。独活醇提取物能抑制大鼠血小板聚集，聚集抑制率随药物浓度的提高而增加，可抗血栓形成。

藁本 Rhizoma Ligustici

本品为伞形科植物藁本 *Ligusticum sinense* Oliv. 或辽藁本 *L. jeholense* Nakai et Kitag. 的干燥根茎及根。秋季茎叶枯萎或次春出苗时采挖根茎及根，去净茎叶和泥土，晒干或烘干。栽培者于栽种 2~3 年后采挖。藁本主产于湖北、湖南、四川；陕西、山东亦产。自产自销。辽藁本主产于河北、辽宁；吉林、内蒙古亦产。自产自销。

藁本（西藁本） 根茎呈不规则结节状圆柱形，长 3~10cm，直径约 1~2cm。表面黄棕色或暗棕色，具不规则纵沟及环节，根大部已除去而留有多数根痕；上侧有 1 至数个圆形中空的茎基，其基部常具膨大的圆柱状环节。质硬，断面淡黄色或黄白色，纤维状，皮部有较大裂隙。气香，味微苦而辛。

辽藁本（北藁本） 全体由根茎和根组成。根茎呈不规则团块状或略圆柱状，长 1.5~6cm，直径 0.5~2cm；表面灰棕色，上端有数个圆形中空的茎基，四周着生多数细根，略断折。根弯曲，长约 2.5cm，直径 0.2~0.6cm，灰棕色，具皱纹和疣状突起，栓皮易剥落；质轻，切断面皮部宽，有裂隙，木部较结实。有似芹菜样香气，味辛、微苦。

藁本含挥发油 0.3%~0.65%。油中主要有新蛇床内酯（neocnidilide）25.57%，苧烯 14.44%，蛇床内酯（cnidilide）10.78%，松油醇-4（terpinelo-4）8.0%，4-乙酸松油酯 3.59%，甲基丁香酚（methyleugenol）等，尚含棕榈酸 3.28%，阿魏酸（ferulic acid）、α-雪松烯（α-cedrene）和 β-芹子烯（β-selinene）；并从中分到的藁本酚（ligustiphenol）和 ligustilone。

辽藁本根茎含挥发油约 1.5%。主要有 β-水芹烯（β-phellandrene）33.32%，4-乙酸松油酯（4-terpinyl acetate）13.28%，肉豆蔻醚（myristicin）9.08%，藁本内酯（ligustilide）6.23%等。

本品性温，味辛。能祛风散寒，除湿止痛。用于风寒感冒，头顶疼痛，风湿肢节痹痛，疥癣。用量 3~9g，水煎服。

藁本所含的中性挥发油有镇静、镇痛、解热降温作用。藁本煎液对多种常见的致病性皮肤真菌有抑制作用。藁本醇提取物具抗血栓形成、利胆和抗溃疡作用。阿魏酸有抗血小板凝聚作用。藁本酚具较好的免疫活性。

北沙参 Radix Glehniae

本品为伞形科植物珊瑚菜 *Glehnia littoralis* Fr. Schmidt ex Miq. 的干燥根。一般栽培二年后于夏、秋季采收，野生的春秋季采收。挖取根后，除去地上部分及须根，洗净，用开水烫后剥去外皮，当日晒干或文火烘干；其后再除去粗糙部分，扎把。或洗净，直接晒干。主产于山东、江苏、河北及辽宁。以山东莱阳产品最佳；河北秦皇岛、辽宁旅大产量大、品质佳。销全国并出口。

根细长圆柱形，偶有分枝，长 10~45cm，直径 0.2~1.5cm。表面黄白色或淡黄棕色，略粗糙，偶有残留外皮，不去外皮的表面黄棕色，有不规则纵沟及裂隙，并有少数黄棕色横长皮孔痕及较多点状突起的细根痕；根头渐细，有残留茎基。质硬脆，角质，断面皮部厚，浅黄白色，形成层环深褐色，木部黄色，放射状，有时现空洞。气微香，味微甜。

根及根茎含香豆素类化合物：有珊瑚草素（phellopterin）、佛手柑内酯（bergapten）、补骨脂素（psoralen）、花椒毒素（xanthotoxin）、异欧前胡素（isoimperatorin）等；含生物碱、挥发油、三萜酸、豆甾醇、β－谷甾醇、多糖、氨基酸及磷脂等。并含法卡林二醇（falcalindiol）、（8E）十七碳－1，8－二烯4，6－二炔－3，10－二醇、蛇床克尼狄林（cnidilin）、水杨酸、香草酸及阿魏酸。

本品性微寒，味甘、微苦。能养阴清肺，益胃生津。用于肺热燥咳，劳嗽痰血，热病津伤口渴。用量4.5～9g。

北沙参乙醇提取物或挥发油能降低正常兔体温，对伤寒疫苗发热的兔有解热作用，并有一定的镇痛作用。能刺激支气管黏膜，故有一定的祛痰作用并有显著的镇咳作用；北沙参多糖对小鼠腹腔巨噬细胞吞噬功能有明显增强作用，对正常小鼠有免疫调节作用，并具抗癌活性。

附：南沙参　为桔梗科植物轮叶沙参 *Adenophora tetraphylla*（Thunb.）Fisch.或杏叶沙参 *A.stricta Miq*.的干燥根，含三萜皂苷、南沙参皂苷等。能清热养阴，润肺化痰。

思考题

1. 伞形科植物的主要形态学及化学特征。
2. 当归、川芎及柴胡的原植物（拉丁学名）及生药拉丁名。
3. 当归、川芎及柴胡的主要性状特征及主要活性成分。
4. 当归的横切面特征和粉末特征。
5. 柴胡的理化鉴定方法。

（浙江大学药学院　陈柳榕）

山茱萸科　Cornaceae

山茱萸　Fructus Corni

本品为山茱萸科植物山茱萸 *Cornus officinalis* Sieb.et Zuce.的干燥成熟果肉。秋末冬初果皮变红时采收果实，文火烘或置沸水中略烫后，及时去掉果核，干燥。主产于浙江，河南、安徽、陕西、山西、四川等省也产。

果肉呈不规则片状或囊状，长1～1.5cm，宽0.5～1cm。表面紫红色至紫黑色，皱缩，有光泽，顶端有的具圆形宿萼痕，基部有时有果梗痕。质地柔软不易碎。气微，味酸、涩、微苦。

以肉质肥厚、色泽鲜艳、油润柔软、酸味重者为佳。

山茱萸中含山茱萸苷（cornin，即马鞭草苷 verbenalin）、莫罗苷（morroniside）、7－O－甲基莫罗苷（7－O－methyl morroniside）、獐牙菜苷（sweroside）、番木鳖苷（loganin）、熊果酸、酒石酸、苹果酸、没食子酸、山茱萸鞣质 1、2、3（cornus－tannin1，2，3）、山茱萸多糖，且分离出一种水溶性多糖。

本品性微温，味酸涩。能补益肝肾，涩精固脱。用于眩晕耳鸣，腰膝酸痛，阳痿遗精，遗尿尿频，崩漏带下，大汗虚脱。内热消渴。用量 6～12g。药理实验表明山茱萸乙醇具降压、利尿、抗菌、升白及抗氧化作用。

木犀科　Oleaceae

*秦皮　Cortex Fuaxini

（英）Ash Bark

来源　本品为木犀科植物苦枥白蜡树（大叶梣）*Fraxinus rhynchophylla* Hance.、白蜡树 *Fraxinus chinensis* Roxb. 尖叶白蜡树 *Fraxinus szaboana* Lingelsh. 或宿柱白蜡树 *Fraxinus stylosa* Lingelsh. 的干燥枝皮或干皮。

植物形态　苦枥白蜡树　落叶乔木，高 8～10m，树皮灰棕色或灰褐色，光滑，老皮有浅裂，幼枝灰绿色，皮孔圆点状，灰白色或浅棕色，中心红棕色。叶轴上面具浅沟，小叶着生处具关节，叶对生，奇数羽状复叶，小叶片常 5 枚，革质，宽卵形或倒卵形，长 5～15cm，顶生小叶较大，最下部的一对小叶较小，边缘有不规则钝粗状锯齿，近波状，叶背中脉及小叶柄上有棕色柔毛。圆锥花序生于当年生枝端及叶腋，长 8～10cm，雌雄异株或混生有两性花，花小，无花瓣，花萼作不规则分裂，柱头二叉状。翅果，倒披针形。花期 5～6 月，果期 7～8 月（图 14－56）。

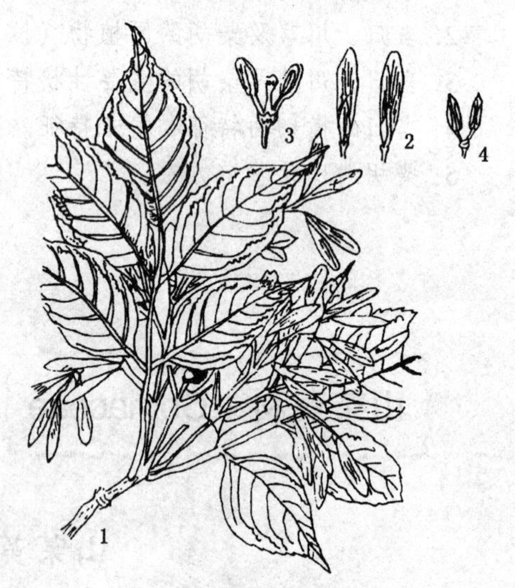

图 14－56　苦栎白蜡树

1. 果枝　2. 翅果　3. 花　4. 雄蕊

白蜡树　与上种主要区别为小枝、叶轴和小叶下面被毛，小叶 5～9 枚，以 7 枚为多，椭圆形或椭圆状卵形，各片近等大，长 3～10cm；圆锥花序长 8～15cm。

尖叶白蜡树　与苦枥白蜡树主要区别为小枝、叶轴和小叶下面被毛，小叶通常 3～5

枚，卵状披针形至披针形，常渐尖，有锐锯齿；花与叶同时开放。

宿柱白蜡树　主区别为小叶 3～5 枚，无柄或近无柄，叶片卵状披针形至阔披针形，腹背两面中脉上均具柔毛；花序长 5～8cm，具花冠、花萼、花瓣，均为 4 裂，先叶后花。

典型的北温带落叶阔叶树，野生于阔叶林及向阳的山坡、路旁或栽培。苦枥白蜡树分布于东北及山东、河北、河南等地。白蜡树集中分布于四川、贵州、江苏、浙江。尖叶白蜡树分布于河北、陕西、山西、湖南等地。宿柱白蜡树分布于陕西、甘肃及四川等地。

采制　春、秋二季剥取枝皮或干皮，晒干。或趁鲜切成横丝后晒干。枝皮较优，以 3～17年树花期采制为佳。

产地　苦枥白蜡树主产于东北、辽宁、吉林部分地区，销全国大部分地区，商品称“东北秦皮或辽宁秦皮”。白蜡树主产于四川、陕西，商品称“四川秦皮”。宿柱白蜡树主产于陕西，因皮孔灰白色，商品称“陕西白点秦皮”。

性状　四种来源秦皮性状相似。枝皮外观呈卷筒状或槽状长条形，长 10～60cm，厚 1.5～3mm。外表面灰白色、灰棕色或灰褐色，有灰白色地衣斑及圆点状突起的皮孔、细斜皱纹，有的有分枝痕迹。内表皮较光滑，黄白色或棕色。质坚而脆，断面黄白色，呈纤维性。气微、味苦。

干皮多呈长条状块片，厚 3～6mm，外表面较粗糙，灰棕色，有深纵裂纹及龟裂纹，具圆形或横长皮孔。质坚硬，断面纤维性较强，易成层状剥离。

显微特征　苦枥白蜡树皮横切面　木栓细胞 5～10 列，细胞内壁增厚明显，有纹孔。栓内层由 2～8 列厚角细胞组成。栓内层及较宽广的皮层中均有纤维及石细胞，单个或数个成群分布。中柱鞘 1～3 列细胞，由纤维及石细胞相间排列形成厚壁细胞环带，偶有间断。韧皮部射线宽 1～3 列细胞，多数切向延长的纤维束及少数石细胞与韧皮薄壁组织成层状排列，中间贯穿射线，形成“井”字形。薄壁细胞中常含有草酸钙砂晶及淀粉粒。

白蜡树皮　栓内层及皮层无纤维。

宿柱白蜡树皮　中柱鞘厚壁细胞环的细胞层数较苦枥白蜡树皮多。

苦枥白蜡树皮粉末　淡黄白色。(1) 纤维较多，平直或稍弯曲，边缘微波状或凸凹，直径 15～40μm，壁极厚，木化，有时可见不规则斜向或横向纹理，胞腔线型或狭缝型，孔沟不明显。(2) 石细胞形状各异，有类圆形，类方形或类长方形，有的呈类纺锤形并作规则短分枝，直径 24～90μm，壁厚，孔沟不明显。(3) 草酸钙砂晶存于薄壁细胞中，呈细梭状。(4) 木栓细胞壁稍厚，木化，纹孔较稀疏。此外，还有射线细胞、淀粉粒等。

化学成分

1. 香豆素及其苷类 总香豆素含量可达 6%。七叶树苷（马栗树皮苷、秦皮甲素 aesculin），七叶树素（马栗树皮素、秦皮乙素 aesculetin）为其主要活性成分。尚含秦皮素 (fraxetin)、秦皮苷（fraxin）、紫丁香苷（syringin）等。另尖叶白蜡树中含有东莨菪素 (scopoletin)，宿柱白蜡树中含有宿柱白蜡苷（stylosin）。最近从秦皮中分离出一种新化合物 6，7－二甲氧基－8－羟基香豆素。

2. 其他类　如甘露醇（mannitol）约 1%～3%，2，6－二甲氧基对苯醌（2，6－dimethoxy－P－benzoquinone），微量的 *N*－苯基－2－萘胺（*N*－phenyl－2－naphthylamine），树脂，鞣质。预试还有生物碱反应。

	R_1	R_2	R_3
七叶树苷	O-glc	OH	H
七叶树素	OH	OH	H
秦皮苷	OCH_3	OH	O-glc
秦皮素	OCH_3	OH	OH
莨菪亭	OCH_3	OH	H

秦皮有效成分秦皮甲素在树皮中的含量以春季花期较高，枝皮较干皮高，去粗皮的干皮比未去粗皮者高；有效成分的含量因生长年限而异，白蜡树生长3年后秦皮甲素含量可达2%，但17年以后逐渐下降。

理化鉴定

1. 取秦皮药材少许浸入热水中，浸出液在日光下呈碧蓝色荧光（秦皮甲素、秦皮乙素）。

2. 取粉末1g，加乙醇10ml，加热回流10分钟，滤过，取醇溶液2滴加于试管中，加水10ml稀释，在日光下呈天蓝色荧光（秦皮甲素反应）。另取醇溶液1ml于试管中，加1%三氯化铁试液2～3滴，呈暗绿色，再加氨试液3滴，以5倍水稀释，对光观察呈深红色（秦皮乙素反应）。

品质优良度

1. 以枝皮呈长筒状、外皮薄而光滑者为佳。

2. 本品含秦皮甲素（$C_{15}H_{16}O_9$）不得少于1.36%。

药理作用

1. 广谱抗菌作用　秦皮煎剂对金黄色葡萄球菌、大肠杆菌、痢疾杆菌、伤寒杆菌、肺炎双球菌、甲型溶血性链球菌等有抑菌作用。且对金黄色葡萄球菌和表皮葡萄球菌效果好，秦皮甲素、秦皮乙素对金黄色葡萄球菌、福氏、宋氏、志贺痢疾杆菌均有抑制作用。秦皮乙素临床治疗菌痢疗效好。此外，秦皮还有抗浅部真菌作用；对抗炭疽杆菌极敏感。

2. 抗炎镇痛作用　秦皮甲素、秦皮乙素、秦皮苷动物试验，均有抗炎作用，且能显著抑制组织胺引起的毛细血管通透性增加，而对缓激肽引起的则不起作用。

3. 镇咳、祛痰和平喘作用　秦皮甲素、秦皮乙素均有明显的镇咳、祛痰作用，且秦皮乙素有显著的平喘作用。

4. 对心血管系统作用　秦皮甲素可阻止血液凝固，促进血液循环；秦皮乙素，对过敏反应释放白三烯（LTS）引起的血管收缩有保护作用。

功效　性寒，味苦、涩。能清热，燥湿，收涩，明目，止咳平喘。用于热痢，泄泻，赤白带下，目赤肿痛，目生翳膜，慢性气管炎，关节酸痛。用量6～12g。秦皮直肠给药治疗慢性溃疡性结肠炎较口服给药效果好，秦皮气雾剂和浸膏片治疗慢性气管炎有一定效果，对近期控制喘息症状疗效显著。煎汤洗患处，可治牛皮癣。

附注

1. 胡桃科植物胡桃楸 *Juglans mandshurica* Maxim. 的树皮在部分地区作秦皮使用。其树皮较薄，厚1～2mm，多扭曲；具三角状猴脸形叶痕。质坚韧，不易折断，不成层状剥离。薄壁细胞中含草酸钙簇晶。其水浸液无蓝色荧光。不含香豆素成分，含黄酮类化合物。煎剂体外试验对痢疾杆菌也有抑制作用。

2. 木犀科梣属多种植物的枝皮或干皮中都含秦皮甲素和秦皮乙素，含量高达2%～7%，除药典规定的四种正品秦皮来源外，目前还有尾叶梣（*Fraxinus caudata* J.V.Wu.），华山梣（*Frayinus huashanensis* Wu et Xie Snu.），秦岭梣（*Fraxinus paxiana* Lingelsh.），尖萼梣（*Fraxinus logieuspis* S.et Z.）四种植物的树皮在某些地区作秦皮使用。尖萼梣树皮在河南地区，称“河南秦皮”；尾叶梣树皮在陕西地区称“陕西秦皮”，其余两种在陕西地区混同“陕西秦皮”收购使用。此外还有本属的一些其他种具有开发的潜能。

连翘 Fructus Forsythiae

本品为木犀科植物连翘 *Forsythia suspensa*（Thun.）Vahl. 的干燥果实。主产山西、河南、陕西。药材分“老翘”和“青翘”，秋季果实初熟尚带绿色时采收除去杂质，蒸熟，晒干者称“青翘”，熟透后采收，晒干，除去杂质者称“老翘”。

果实呈长卵形至卵形，稍扁。长1.5～2.5cm，直径0.5～1.3cm。表面具不规则的纵皱纹及多数凸起的小斑点，且两面各有1条明显的纵沟。顶端锐尖，稍弯曲，基部具小果梗或已脱落。“老翘”多顶端开裂或裂成两瓣，表面色红棕或黄棕，内表面色浅黄棕，平滑，具一纵隔。质脆，种子棕色，多脱落。“青翘”多不开裂，表面色绿褐，凸起的灰白色小斑点较少，质硬，种子多数，黄绿色，细长，一侧有翅。气微香，味苦。

“青翘”以色较绿、不开裂者为佳；“老翘”以色较黄、瓣大、壳厚者为佳。

本品含有木脂素类化合物：连翘苷（forsythin，phillyrin）、连翘苷元（phillygenin）、右旋松脂酚（pinoresinol）、右旋松脂醇葡萄糖苷（pinoresinol－β－D－glucoside）；苯乙烷类衍生物：连翘脂苷（forsythoside）A、C、D、E、连翘种苷（suspensaside）、毛柳苷（salidroside）；挥发油等。其中连翘脂苷、连翘苷为其抗微生物的活性成分。

本品性微寒，味苦。能清热解毒，消肿散结。用于痈疽，瘰疬，乳痈，丹毒，风热感冒，温病初起，温热入营，高热，烦渴，神昏发斑，热淋尿闭。用量6～15g。药理表明连翘对多种病原微生物有显著抑制作用，如金黄色葡萄球菌、溶血性链球菌、伤寒杆菌、肺炎双球菌等，连翘脂苷B有较强的抗真菌作用，挥发油有较强的抗病毒、抗细菌作用。

女贞子 Fructus Ligustri Lucidi

本品为木犀科植物女贞 *Ligustrum lucidum* Ait. 的干燥成熟果实。秋、冬两季采集成熟果实，除去枝叶，稍蒸或置沸水中略烫后，干燥或直接干燥。主产于江苏、浙江、湖南、福建等地。

果实呈卵形或椭圆形，长6～8.5mm，直径3.5～5.5mm。表面黑紫色或灰黑色，具不规则网状皱纹，基部常有果柄痕或具宿萼及短梗。外果皮薄，中果皮较松软，易剥离，内果皮木质，黄棕色，具纵棱。种子一枚，肾形，紫黑色，油性。气微，味甘、微涩。

本品含女贞子苷（nuezhenide）、洋橄榄苦苷（oleuropein）、4－羟基－β－苯乙基－β－D－葡萄糖苷、齐墩果酸（oleanolic acid）、乙酰齐墩果酸、甘露醇（mannitol）、β－谷甾醇（β－sitosterol）、桦木醇（betulin）、α－甘露醇、亚油酸及女贞子多糖。且含有多种无机元

素，其中铜、铁、锌、锰、酪、镍为人体所必需的微量元素。

本品性凉，味甘、苦。能滋补肝肾，明目乌发。用于眩晕耳鸣，腰膝酸软，须发早白，目暗不明。用量6~12g。药理实验表明女贞子有明显的抗炎作用，齐墩果酸为抗炎活性物质。有免疫增强和抑制变态反应的作用，齐墩果酸和女贞子多糖是女贞子调节机体免疫功能的活性成分。

思考题

1. 秦皮的性状鉴别特征。
2. 秦皮的主要有效成分及理化鉴别特征。
3. 秦皮的主要药理作用。
4. 秦皮、连翘、女贞子的功效。

马钱科 Loganiaceae

*马钱子(番木鳖) Semen Strychni

(英) Nux Vomica

来源 木品为马钱科植物马钱 *Strychnos nusvomica* L. 的干燥成熟种子。

植物形态 常绿乔木，高10~13m，叶对生，有柄，叶片广卵形，先端急尖或微凹，全缘，革质，有光泽，主脉5条，稀3条。聚伞花序顶生，小花白色筒状，近无梗，花冠5裂，花萼先端5裂，雄蕊5枚，着生于花冠筒喉部，花丝极短，近无，子房上位，花柱与花冠近等长，柱头微裂。浆果球形，直径6~13cm，成熟时橙色，表面光滑，内含种子3~5粒或更多，种子钮扣形或圆盘形，表面密被银色茸毛，种柄生于一面的中央。(图14-57)

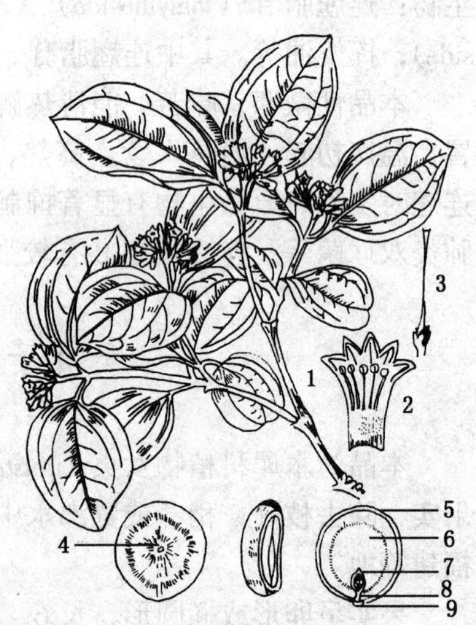

图14-57 马钱

1. 花枝 2. 花冠剖开，示雄蕊 3. 花萼与雌蕊 4. 种子 5. 种皮 6. 胚乳 7. 子叶 8. 胚根 9. 珠孔

马钱为热带植物，分布于印度东海岸森林地带，斯里兰卡、缅甸、越南、泰国等地皆生产。我国云南有引种。

采制 9~10月采收成熟果实，取出种子，洗净，晒干。

产地 主产于印度、越南、缅甸、泰国、斯里兰卡。多进口，销全国。

性状 种子呈扁圆钮扣状，一面微凹，另一面稍隆起，直径 1.2～3cm，厚 3～6mm；表面灰绿色或灰黄色，密生匐状的银灰色丝状茸毛，且从中央向四周射出；底面中央有一微突起的圆点状种脐，边缘有微尖突的珠孔，种脐和珠孔间隐约可见一条隆起的棱线（非种脊）。质坚硬，沿边缘剖开，可见淡黄白色的胚乳，肥厚、角质状，有非薄心形子叶 2 枚，长 5～6mm，具掌状脉 5～7 条。味极苦，无臭。大毒，口尝宜慎。

显微特征 种子横切面 种皮表皮的单细胞非腺毛长 500～1100μm，宽约 25μm 以上，由表皮细胞分化而成，向一侧斜伸，基部膨大，成石细胞状，直径约 75μm，壁极厚，强木化，有纵长扭曲的纹孔，毛体有约 10 条肋状木化增厚纵条纹，胞腔断面观类圆形，木化增厚部分可被盐酸－间苯三酚试液染成红色。种皮内层的颓废棕色薄壁细胞，细胞边界不清（色素层）。内胚乳细胞层，细胞壁较厚，约 25μm，隐约可见胞间连丝，以稀碘液处理后较明显，细胞内含脂肪油及糊粉粒（图 14－58）。

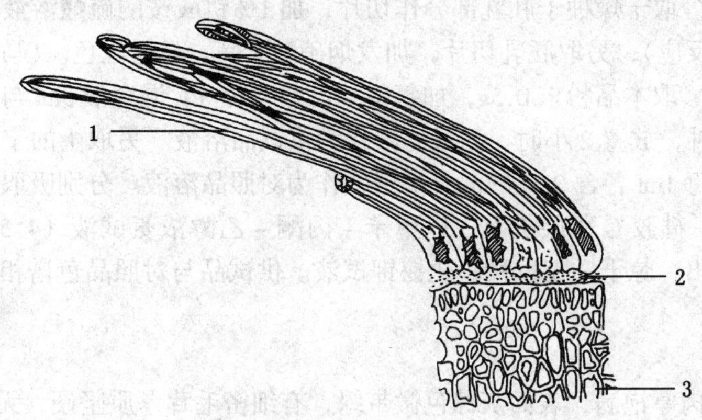

图 14－58 马钱子（种子）横切面

1. 表皮 2. 颓废的种子细胞 3. 胚乳

粉末 灰黄色。（1）单细胞非腺毛，大多破碎、断裂、完整者长可达 1100μm，直径 25～63μm，基部膨大成石细胞状，壁极厚，纹孔纵裂成缝状，毛体具 5～18 条纵向肋状增厚条纹，顶端钝圆，易纵裂。（2）胚乳细胞，多角形，壁较厚，隐约可见胞间连丝，内含脂肪油及糊粉粒。此外，还有种皮内层颓废的棕色色素层。

番木鳖碱 $R=R_1=H$

马钱子碱 $R=R_1=OCH_3$

番木鳖苷

化学成分 （1）吲哚类生物碱，总碱含量约 3%～5%，其中番木鳖碱（士的宁 strychnine）含量约 1.23%，为主要活性成分，马钱子碱（brucine）含量约 1.55%，且含多种微量生物碱，如 α－及 β－可鲁勃林，异番木鳖碱（isostrychnine），异番木鳖碱 *N*－氧化物（isostrychnine *N*－oxide），伪番木鳖碱（pseudostrychnine），番木鳖次碱（vomicine），伪马钱子碱（pseudobrucine），马钱子新碱（novacine），异马钱子碱（isobrucine），异马钱子碱 *N*－氧化物（isobrucine *N*－oxide），依卡精（icajine）。

（2）其他类　番木鳖苷（loganin），豆甾醇糖苷（stigmasta－5，22－dien－3－*O*－glucoside），5，6－羊齿烯醇（simiarenol），绿原酸，棕榈酸，脂肪油、蛋白质、多糖类等。

马钱子经加热炮制后，其中生物碱如番木鳖碱和马钱子碱的构型发生了改变，番木鳖碱转化成异番木鳖 *N*－氧化物、二羟基三甲基番木鳖碱；马钱子碱可转化成异马钱子碱、异马钱子碱 *N*－氧化物，从而使马钱子的毒性降低，同时增加了抗肿瘤细胞生长和抗氧化的生物效应。

理化鉴定

1. 显色反应　取干燥种子胚乳部分作切片，加 1% 钒酸铵的硫酸溶液 1 滴，胚乳即显紫色（番木鳖碱反应）；另取胚乳切片，加发烟硝酸 1 滴，显橙红色。（马钱子碱反应）。

2. 薄层鉴别　取本品粉末 0.5g，加氯仿－乙醇（10:1）混合液 5ml 与浓氨试液 0.5ml，密塞，振摇 5 分钟，放置 2 小时，滤过滤液作为供试品溶液。另取士的宁和马钱子碱对照品，加氯仿制成每 1ml 各含 2mg 的混合溶液，作为对照品溶液。分别吸取上述两种溶液各 10ul 分别点于同一硅胶 G 薄层板上，以甲苯－丙酮－乙醇浓氨试液（4:5:0.6:0.4）为展开剂，展开，取出，晾干，喷以稀碘化铋钾试液。供试品与对照品色谱相应的位置上，显相同颜色的斑点。

品质优良度

1. 以个大，肉厚饱满，表面灰棕色微带绿，有细密毛茸，质坚硬，无破碎者为佳。

2. 按干燥品计算，含士的宁（$C_{21}H_{22}N_2O_2$），应为 1.20%～2.20%。

药理作用

1. 对中枢神经系统作用　番木鳖碱对整个中枢神经系统都有兴奋作用，首先兴奋脊髓的反射机能，其次兴奋延髓的呼吸中枢和血管运动中枢，并能提高大脑皮质的感觉中枢机能。同时能刺激味觉感受器反射性增加胃液分泌，促进消化机能和食欲。

2. 镇咳、祛痰、止痛作用　马钱子碱对小鼠有明显的镇咳、祛痰作用，强度与氯化铵相似；也有显著的镇痛作用，其镇痛作用可能与 M 胆碱能系统有关。

3. 抑菌作用　马钱子碱能完全抑制流感嗜血杆菌、肺炎双球菌、甲型链球菌和卡他球菌的生长。

4. 抗肿瘤细胞的细胞毒性作用　炮制马钱子对肿瘤细胞 Hela、K_{562} 和 HEP－2 有细胞毒性作用，其中开环化合物的毒性作用更明显。

5. 番木鳖碱、马钱子碱和马钱子仁均具毒性，对小鼠灌胃的急性 LD_{50} 分别为 3.27、233 和 234.5mg/kg；小鼠 ip 的急性 LD_{50} 分别为 1.53mg、69mg 和 77.76mg/kg。马钱子碱给犬 iv 的 LD_{50} 为 8mg/kg。成人一次服 5～10mg 的番木鳖碱可致中毒，30mg 可致死亡，死亡原因是由于强直性惊厥反复发作造成衰竭与窒息所致。

功效　性温，味苦，有大毒。能通络止痛，散结消肿。用于风湿顽痹，麻木瘫痪，跌打损伤，痈疽肿痛，小儿麻痹后遗症，类风湿性关节痛。用量 0.3～0.6g，炮制后入丸散用。不宜生用，多服久服，孕妇禁用。

附注

1. 炮制　马钱子必须炮制后入药，炮制以热沙浴和油煎为好。炮制后可减少番木鳖碱和马钱子碱的含量，增加上述生物碱的异型生物碱及氮氧化合物的含量，以便减少毒性，增加使用范围。

2. 云南马钱子　为云南马钱 *S. pierriana* A.W.Hill 的种子。95 版药典收载。主产云南南部，与马钱子的主要区别为边缘薄而上翘，表面被灰黄色茸毛，较疏松粗糙。色素层中可见微细晶状物。总生物碱含量为 2.19%，其中含 1.34%的番木鳖碱。

3. 下列同属植物都含有番木鳖碱和马钱子碱，如分布于海南省的海南马钱 *S. hainanensis*. 与密花马钱 *S. confertiflora* Merr. et Chun. 种子含总生物碱分别为 2.9% 与 1.26%，番木鳖碱分别为 0.04%与 1.1%. 另还有吕宋豆 Semen Ignatii 为同属植物 *S. ignatii* Bergius. 的种子，主产于菲律宾、越南、泰国等地，我国也有分布，含总生物碱 2.5% ~ 3.0%，其中约有 46% ~ 62%的番木鳖碱。可作为提取番木鳖碱和马钱子碱的原料。

4. 马钱子有强烈毒性，安全范围小，成人一次服 5 ~ 10mg 士的宁可致中毒，30mg 致死，中毒时最初出现咀嚼肌肉及颈部抽筋感觉，并有吞咽困难，精神不安，随后伸肌和屈肌同时极度收缩而致强直性惊厥。严重时呼吸肌痉挛窒息死亡。

思考题

1. 马钱子的来源、性状及显微鉴别特征。
2. 马钱子的有效成分及主要功效。
3. 药典规定马钱子中士的宁（$C_{21}H_{22}O_2N_2$）的含量是多少？

（山西医科大学药学院　白云娥）

*龙胆科　Gentianaceae

草本，茎直立或攀援，稀灌木，常有苦味。单叶稀复叶，有时成鳞片状，对生、基生，少互生；叶片全缘，基部常合生或为一横线所连接；无托叶。花常两性，辐射对称，多成聚伞花序，稀单生，顶生或腋生；萼筒管状，常 4 ~ 5 裂；花冠漏斗状、辐状或管状，常 4 ~ 5 裂，多旋转状排列，有时有距；雄蕊与花冠裂片同数而互生，着生花冠管上，花药纵裂；子房上位，常 2 心皮合生成 1 室，侧膜胎座，胚珠多数，花柱单生，柱头全缘或 2 裂。蒴果 2 瓣裂。种子多数，有丰富胚乳和胚。

本科约 80 属，900 多种，广布于全世界，主产北温带。我国 19 属，360 多种，各地有分布，以西南山区种类较多。已知药用 15 属，109 种。主要的属有龙胆属（*Gentiana*）、獐牙菜属（*Swertia*）等。重要的生药有龙胆、秦艽、青叶胆、当药等。

本科植物多数无毛，有的具1~2个细胞的非腺毛，稀见腺毛。叶表皮及叶肉中常有黏液细胞。草酸钙结晶为细小的针晶、棱柱晶、砂晶或棱晶。维管束大多为双韧型。

本科植物的特征化学成分为裂环烯醚萜苷和呫酮类化合物。裂环烯醚萜苷（secoiridoids）类苦味成分，为龙胆科的活性成分之一，主要有龙胆苦苷、獐牙菜苦苷，龙胆苦苷具有促进胃液分泌、加强离体肠管的紧张度、利胆、抗炎、抗真菌、抑菌、杀灭疟原虫作用；獐牙菜苦苷具解痉、镇痛、镇静作用。呫酮类成分为龙胆属、獐牙菜属的特征成分，有龙胆呫酮、獐牙菜呫酮等。生物碱类成分是在提取过程中由龙胆苦苷等成分转化而来，有抗炎、镇静、驱肠道寄生虫等作用。并从龙胆属植物中已分离到多种黄酮类化合物，多属isoorientin、isovitexin系列衍生物，属碳糖苷；三萜类成分在龙胆属植物中普遍存在，主要为齐墩果酸和熊果酸及其衍生物；此外尚含挥发油、多糖等多种成分。

*龙胆 Radix Gentianae

（英）Chinese Gentian

来源　本品为龙胆科植物条叶龙胆（东北龙胆）*Gentiana manshurica* Kitag.、龙胆（粗糙龙胆）*G. scabra* Bge.、三花龙胆 *G. triflora* Pall. 或坚龙胆 *G. rigescens* Franch. 的干燥根及根茎。前3种习称“龙胆”，后1种习称“坚龙胆”。

植物形态　龙胆　多年生草本，高30~60cm。根茎短，簇生多数细长的根，棕黄色或黄白色，有细横纹，味苦。茎直立，略具四棱，粗糙，绿色稍带紫色。叶对生，下部叶小，鳞片状，中部和上部叶卵状披针形或狭披针形，长3~8cm，宽1~2cm，先端尖，全缘，边缘及脉粗糙，基部抱茎，有主脉3~5条，无柄。花冠蓝紫色，长钟形，5裂，裂片卵形，先端尖；雄蕊5，花丝基部有宽翅；柱头2裂。子房上位，柱头短，2裂。蒴果卵圆形，有短柄。种子条形，边缘有翅。花期9~10月，果期10月（图14-59）。

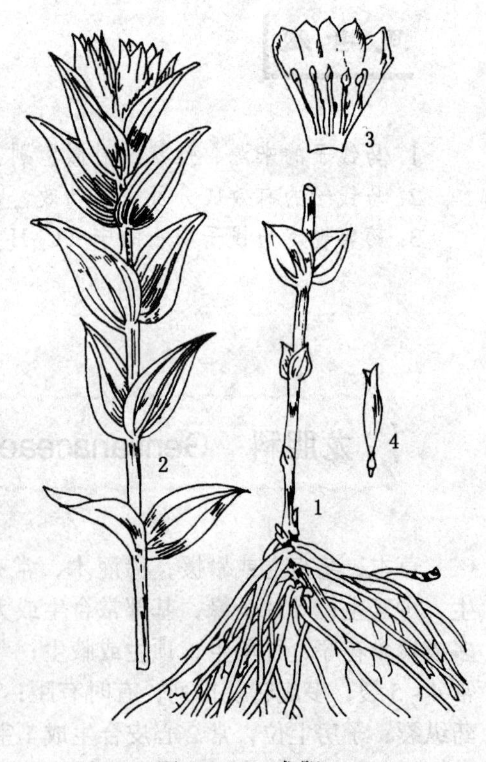

图14-59　龙胆

1. 根枝　2. 花枝

3. 花冠，示裂片、副裂片及雄蕊

分布于除西北及西藏外的全国各地区。生于山野阴坡林下及水沼湿地。

条叶龙胆　植株高20~30cm，全株绿色；叶披针形或线状披针形，边缘光滑，反卷，主脉1~3条不粗糙；花1~3朵顶生或生于上部叶腋，花冠裂片三角形，先端尖。

分布于东北及山东、山西、陕西、河南、湖南、湖北、江苏、安徽、浙江、广东、广西等地。生于山坡路旁、灌丛中。

三花龙胆　植株高 35～80cm，叶线状披针形，先端钝，边缘光滑不反卷，主脉不粗糙；花 3～5 朵生于茎端腋生花 1～3 朵，基部有叶状苞片 3～5，抱茎，较花长，花冠裂片卵圆形，先端钝或圆。

分布于东北及内蒙古。生于湿草甸和灌丛中。

坚龙胆　植株高 30～45cm，根近棕黄色；茎带紫棕色；叶革质，卵形或卵状长圆形，顶端钝尖，主脉 3 出；花顶生或腋生，紫红色，花冠裂片先端急尖。

分布于广西、湖南、四川、云南、贵州等地。生于向阳山坡。

采制　春、秋季挖根及根茎，洗净晒干。以秋季采挖的质量较好。

产地　主产于黑龙江、辽宁、内蒙古，习称“关龙胆”，原植物为龙胆、条叶龙胆、三花龙胆，产量大，品质佳，销全国，并有出口；主产于江苏、浙江、安徽的称“苏龙胆”，原植物为条叶龙胆，产量小，多自产自销；主产于四川的称“川龙胆”，原植物为坚龙胆，多自产自销，少量外销；主产云南、贵州称“滇龙胆”，原植物为坚龙胆，自产自销。

性状　龙胆　根茎多横生，长 0.5～3cm，直径 0.3～0.8cm，有多个茎痕，下面有 4～30 余条根，常多于 20 条。根细长圆柱形，略扭曲，直径 0.1～0.3cm；表面灰白色或棕黄色，上部横纹较明显，下部有纵皱纹及细根痕。质脆，易吸潮变软，断面黄棕色，木部呈黄白色点状，环列，中央髓明显。气微，味极苦。

条叶龙胆　根茎多直生，呈块状或长块状，长 0.5～1.5cm，直径 0.4～0.7cm，下面纵生 2～16 条粗细均匀的细根，常少于 10 条。根长约至 15cm，直径 0.2～0.4cm；表面黄棕色或灰棕色，有扭曲的纵皱纹，上部横纹细密明显，有少数突起的支根痕。

三花龙胆　根茎多直生，长 1～5.5cm，直径 0.7～1.5cm，下面有 4～30 余条根，常多于 15 条。根直径 0.1～0.6cm；表面黄白色，全体横纹均较明显。

坚龙胆　根茎结节状，有 1～10 余个残茎，下面有 4～30 余条根。根细长纺锤形，略弯曲，直径 0.1～0.4cm；表面淡棕色或棕褐色；横切面中央有白色木心。

本品以条粗长、质柔、色黄或黄棕、味极苦者为佳。

显微特征　龙胆根横切面　表皮细胞有时残存，外壁较厚。皮层窄；外皮层细胞 1 列，细胞切向延长，壁稍厚，微木栓化；有的细胞中有纵隔分成数个子细胞；皮层为 3～5 列细胞，排列疏松，有裂隙；内皮层细胞 1 列，细胞切向延长呈条状，有的细胞可见纵隔分成多个小细胞。韧皮部宽厚，外侧有不规则裂隙；筛管群细小，于形成层处较明显。形成层于木质部导管束外方明显。木质部射线宽狭不一，导管 3～10 个群束，有的呈两叉状分歧。髓部为薄壁细胞。本品薄壁细胞含微小草酸钙针晶或方晶（图 14－60）。

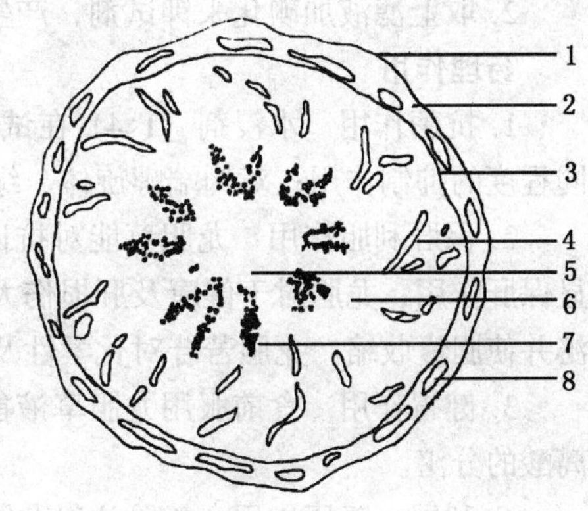

图 14－60　龙胆（根）横切面简图

1. 外皮层　2. 皮层　3. 内皮层　4. 韧皮部　5. 髓　6. 形成层　7. 木质部　8. 裂隙

坚龙胆　内皮层以外组织多已脱落。韧皮部宽广，筛管群稀疏散在，形成层不甚明显，木质部导管发达，密布于根的中央。无髓部。

龙胆粉末　淡黄棕色。(1) 外皮层细胞类纺锤形，长 100～457μm，直径 35～103μm，每个大细胞有 1～14 横隔壁，将细胞分隔成 2～15 个小细胞，有的小细胞又有纵隔壁将小细胞分隔为二。(2) 内皮层细胞类方形、长方形或扁方形，长 68～498μm，直径 68～432μm，平周壁横向纹理较粗。每个大细胞有 1～17 纵隔壁，将细胞分隔成 2～18 个栅状小细胞，小细胞又常有横隔壁分隔为 2～5，有的（较粗根）小细胞横隔壁多至 10 余个。此外草酸钙针晶长约至 10μm；梯纹及网纹导管直径 15～51μm。另有少数石细胞。

坚龙胆　无外皮层细胞，内皮层细胞方形或类长方形，平周壁的横向纹理较粗而密，有的粗达 3μm，每一细胞分隔成多数栅状小细胞，隔壁稍增厚或呈连珠状。含细小草酸钙菱晶或细梭晶。

化学成分

1. 含裂环烯醚萜苷类成分，龙胆苦苷（gentiopicrin）2.15%～6.34%、獐牙菜苦苷（swertiamarin）、当药苦苷（swertamarin）、当药苷（sweroside）等，为龙胆的苦味成分。

2. 生物碱类　尚分离得龙胆碱（gentianine），系在提取过程中龙胆苦苷与氨作用生成。

3. 其他类　另含龙胆糖（gentianose）、龙胆三糖、龙胆双糖（gentiobiose）和龙胆酸（gentisic acid）、2，4－二羟基苯甲酸、龙胆呫酮（gentisin）等。

H　O-glc　HO　OCH_3　OH　CH_2=CH　N

龙胆苦苷　　龙胆呫酮　　龙胆碱

理化鉴别

1. 取粉末 2g，加甲醇 10ml 提取，滤过，滤液浓缩至约 4ml 加酸酸化，加碘化铋钾试剂，呈橘红色沉淀（检查生物碱）。

2. 取上滤液加碘化汞钾试剂，产生白色沉淀（检查生物碱）。

药理作用

1. 抗菌作用　水浸剂（1:4）在试管内对石膏样毛癣菌、星形奴卡菌等皮肤真菌有不同程度的抑制作用；对钩端螺旋体、绿脓杆菌、变形杆菌、伤寒杆菌也有抑制作用。

2. 保肝利胆作用　龙胆草能对抗四氯化碳所致小鼠的急性肝损伤，复方龙胆也有明显保肝作用；龙胆对于健康及肝损伤大鼠或健康犬均有明显利胆作用，能明显增加胆汁分泌并使胆囊收缩。龙胆苦苷对化学性及免疫性肝损伤具有保护作用。

3. 健胃作用　食前服用龙胆草液能刺激胃液分泌，龙胆苦苷可促进胃瘘犬胃液及游离酸的分泌。

4. 利尿、降压作用　静脉注射龙胆草液能明显增加尿量，并使血压明显下降。

功效　性寒，味苦。能清热燥湿，泻肝胆火。用于湿热黄疸，阴肿阴痒，带下，湿疹瘙痒，目赤，耳聋，胁痛，口苦，惊风抽搐。用量 3～6g，煎汤。

附注

1. 同属多种植物的根或全草在部分产区亦作龙胆入药。如：头花龙胆

G. cephalantha Franch. 的全草，在四川西昌地区称龙胆草，地下部分含多量龙胆苦苷及少量当药苦苷。亚木龙胆 *G. suffrutescens* J.P.Luo et Z.C.Lou 的根、根茎及全草在西南地区作龙胆草使用，亦含龙胆苦苷。红花龙胆 *G. rhodantha* Franch. 在四川、贵州以根或全草入药，含痕量当药苦苷。此外，有五岭龙胆 *G. davidi* Franch. 在福建以全草入药，称歇地龙胆。高山龙胆 *G. algida* Pall.，在西藏以带根全草入药，藏药名为榜间噶尔布、棒坚朵鲁。

2. 同科植物湿生扁蕾 *Gentianopsis paludosa*（Munro）Ma. 在西藏以全草入药，称龙胆草。

秦艽 Radix Gentianae Macrophyllae

本品为龙胆科植物秦艽 *Gentiana macrophylla* Pall.、麻花秦艽 *G. straminea* Maxim.、粗茎秦艽 *G. crassicaulis* Duthie ex Burk. 或小秦艽 *G. dahurica* Fisch. 的干燥根。前三种按性状不同分别称“秦艽”和“麻花艽”，后一种习称“小秦艽”。春、秋季采挖根，除去泥沙；秦艽及麻花艽软，堆置“发汗”至表面呈红黄或灰黄色时，摊开晒干，或不经“发汗”直接晒干；小秦艽鲜时搓去黑皮，晒干。秦艽主产于陕西、甘肃，以甘肃产量大，质量佳，销全国并出口。麻花秦艽主产于四川、云南。粗茎秦艽主产于山西、内蒙古及河北等地。小秦艽主产于河北、内蒙古及陕西等地。

秦艽　根略呈圆锥形，上粗下细，扭曲不直，长 7～30cm，直径 1.5～4cm。表面灰黄色或棕黄色，有向左扭转的纵沟，下部为独根或有分枝；根头部膨大，由数个根茎合着，顶端残存茎基和黄色毛须（叶基维管束）。质脆，折断面不平坦，显油性，皮部黄白色或棕黄色，木部黄色。气特殊，味苦、涩。

麻花艽　根类圆锥形，多由数个小根纠集而膨大，直径约至 7cm。表面棕褐色，粗糙，有裂隙呈网状孔纹。质松脆，易折断，断面多呈枯朽状。

小秦艽　根呈类圆锥形或类圆形，长 8～15cm，直径 0.2～1cm。表面棕黄色。主根通常 1 个，残存的茎基有纤维状叶鞘，下部多分枝。断面黄白色。

本品主含生物碱、环烯醚萜及甾醇苷。生物碱有秦艽甲素（即龙胆碱 gentianine）、秦艽乙素（即龙胆次碱 gentianidine）、秦艽丙素（gentianol）等；环烯醚萜类主要有秦艽苷（qinjiaoside）、龙胆苦苷（gentiopicroside）、哈巴苷（harpagoside）；甾醇苷有胡萝卜苷、β-谷甾醇-3-O-龙胆糖苷（β-sitoterol-3-O-gentiobioside）、β-谷甾醇-β-D-葡萄糖苷，尚含甲基褐煤酸酯、γ-香树素（γ-amyrin）、β-谷甾醇、煤褐酸（montanc acid）；挥发油，糖类等。其中龙胆碱为主要活性成分。

本品性平，味辛、苦。能祛风湿，清湿热，止痹痛。用于风湿痹痛，筋脉拘挛，骨节酸痛，日晡潮热，小儿疳积发热。用量 3～9g。

秦艽水浸液和醇浸出物等有降低麻醉动物血压的作用，并使心跳频率减慢。秦艽醇浸液在体外对多种细菌及皮肤真菌有抑制作用。龙胆碱对小鼠的 LD_{50} 为灌胃 480mg/kg、腹腔注射为 350mg/kg。

思考题

1. 龙胆科植物的主要形态学及化学特征。

2. 龙胆和秦艽的原植物拉丁学名及生药拉丁名。

3. 龙胆的主要药理作用。

夹竹桃科 Apocynaceae

*萝芙木 Radix Rauvolfiae

来源 本品为夹竹桃科植物萝芙木 *Rauvolfia verticillata* (Lour.) Baill. 或蛇根木 *R. serpentina* (L.) Benth. ex Kurz. 的根。

植物形态 萝芙木 灌木或亚灌木，高 0.5~3m，具乳汁，全株无毛。树皮灰白色；幼枝绿色，圆柱形，有圆形皮孔。单叶 3~5 片轮生，稀对生，长椭圆状披针形或稀披针形，长 2.5~16cm，宽 0.3~3cm，侧脉 6~15 对，弧曲上升；叶柄长 0.5~1cm。花小，排成伞形状聚伞花序，顶生或腋生；总花梗纤细，长 1~3.5cm；花梗短；花萼 5 裂；花冠白色，高脚碟状，花冠筒细长，长 1~1.5cm，中部膨大，内面有柔毛；雄蕊 5，着生于花冠筒中部；子房上位，心皮 2，离生；花盘杯状。核果卵形或椭圆形，长约 1cm，径约 0.5cm，离生，初时绿色，熟时由红变紫黑色。种子具皱纹，胚小。花期 3~12 月，果期 5 月至翌春（图 14-61）。

分布于华南、西南地区及台湾等省。一般生于溪边、河畔、村边坡地或山腰以下疏林或灌丛中；四川、浙江有栽培。

蛇根木 小灌木，高 50~60cm、树皮白色，茎具条纹，有稀疏皮孔。叶 3~4 片轮生或对生，稀互生，常集生于枝的上部，椭圆状披针形或倒卵形，长 7~17cm，宽 2~25cm，侧脉 10~12 对；聚伞花序伞房状；花冠筒红色，心皮 2，合生至中部。核果近球形，红色。

分布于印度、斯里兰卡、缅甸、泰国。我国云南亦产。生于山地林中；广东、广西有栽培。

采制 秋、冬季挖根，除去地上部分，切片，及时晒干。栽培的于定植后 2~3 年采挖。切片干后即送工厂加工提取总碱或利血平。

产地 萝芙木主产于广西、广东；云南亦产，供全国。蛇根木产于云南。

性状 根圆柱形，略弯曲，长短不一，直径约至 3cm。表面灰棕色至灰棕黄色，有不规则纵沟和棱线，栓皮松软，极易脱落露出暗棕色皮部，有时皮部亦脱落而露出黄色木部。质坚硬，切断面黄白色，年轮明显，木射线细密而清晰。气微，味木部微苦、皮部极苦（图 14－62）。

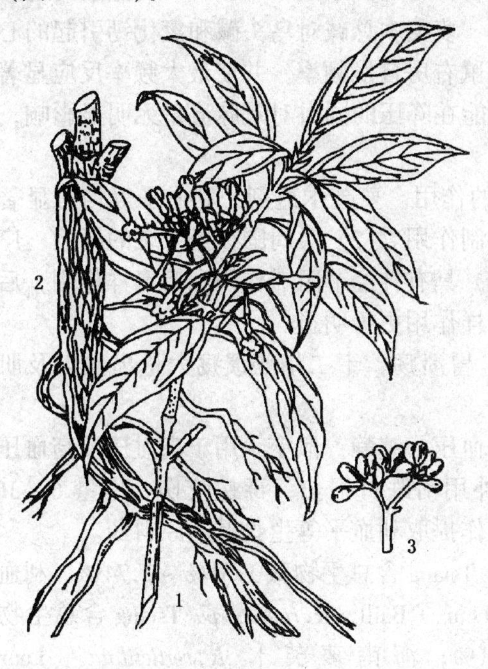

图 14－61　萝芙木

1. 花枝　2. 根　3. 花

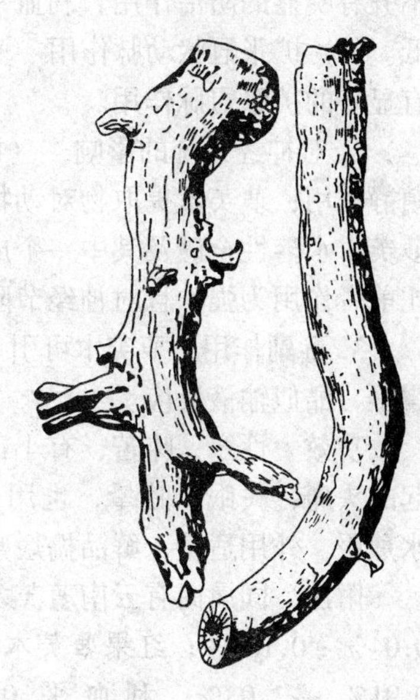

图 14－62　萝芙木（根）的外形

显微特征　根横切面　木栓层由多条宽窄相间的木栓细胞带组成，细胞壁木化。皮层为 10 余列薄壁细胞；老根或近根茎部位的皮层有石细胞，类圆形、长圆形或不规则形，长 129～491μm，直径 47～55μm；并有乳汁细胞。韧皮部散有乳汁细胞。形成层明显。木质部占根的大部分，年轮明显；木射线宽 1～4 列细胞；导管单个散在或 2～3 个径向排列；木纤维多角形，壁厚，层纹明显。本品薄壁细胞含淀粉粒，有的含草酸钙方晶。

化学成分　含多种生物碱，总生物碱含量 1%～2%，有利血平（reserpine）0.032%～0.34%，育亨宾碱（yohimbine，quebrachine）、毛萝芙木碱（raunescine）、四氢蛇根碱（ajmalicine，δ－yohimbine）、蛇根次碱（serpentinine）、萝芙木碱（rauwolfia A）、山马蹄碱（samatine）等。另从蛇根木中分离到五种吲哚类生物碱。

H₃O　N　H　N　CH₃OOC　OCH₃　O—R　OCH₃　OCH₃　OCH₃

	R
利血平	—CO
利血胺	—COCH=CH

理化鉴定　取本品粉末 1g，用氨水湿润，加氯仿 30ml 浸泡过夜，滤过，滤液蒸干后加 1%盐酸溶液 10ml 溶解并过滤，滤液分置二个试管中，分别滴加改良碘化铋钾试液、碘化汞钾试液，产生红棕色沉淀与黄白色沉淀。（示生物碱）

药理作用

1. 对心血管的作用　（1）抗高血压作用　萝芙木根、叶的煎剂，以及提取的总碱，采用静脉注射、肌肉注射、灌胃等给药途径，对各种麻醉动物、“原发”或肾性高血压动物，均有明显降压作用。(2) 抗心律失常作用　萝芙木总碱对乌头碱和氯化钙引起的心律不齐有明显的防治作用，利血平能显著抑制豚鼠右房自发频率，并使最大频率反应显著降低。(3) 扩张冠状动脉作用　萝芙木有效成分能在降压的同时对冠脉流量无明显影响，即有显著的扩张冠脉作用。

2. 对神经系统的影响　(1) 对中枢神经的作用　萝芙木煎剂、利血平等均有显著的镇静作用；萝芙木提取物对动物条件反射有抑制作用。(2) 对周围神经系统的影响　广西萝芙木水溶性全碱及其中一个成分（山马蹄碱）具有神经节阻滞作用和箭毒样作用，后者比前者作用为强，且对神经节阻滞作用较箭毒样作用更为明显。

3. 毒副作用　萝芙木可引起精神抑郁症、胃溃疡、十二指肠溃疡大量出血以及肌肉震颤，酷似输液反应。

功效　性寒，味苦，有小毒。泻肝火，降血压，镇静，散瘀。用于高血压及高血压引起的头痛，失眠，眩晕，也用于治疗癫痫。外用治跌打损伤，毒蛇咬伤。用量 6～10g，水煎服。外用适量，鲜品捣烂敷患处。主要用作提取利血平等生物碱的原料药。

附注　同属尚有云南萝芙木 *R. yunnanensis* Tsiang 含总生物碱 1.31%～2.74%，利血平 0.04%～0.107%；红果萝芙木 *R. verticillata* (Lour.) Baill. var. *rubrocarpa* Tsiang 含总生物碱 0.91%～1.93%，利血平 0.032%～0.051%；海南萝芙木 *R. verticillata* (Lour.) Baill. var. *hainanensis* Tsiang 含总生物碱 1.73%，利血平 0.037%；倒披针叶萝芙木 *R. verticillata* (Lour.) Baill. var. *oblanceolata* Tsiang 含总生物碱 0.89%，利血平 0.022%；风湿木 *R. latifrons* Tsiang 含总生物碱 1.77%，利血平 0.094%；吊罗山萝芙木 *R. tiaolushanensis* Tsiang 含总生物碱 1.12%，利血平 0.122%。

罗布麻叶　Folium Apocyni Veneti

本品为夹竹桃科植物罗布麻 *Apocynum venetum* L. 的干燥叶。夏季采收，除去杂质，阴干。主产于辽宁、吉林、内蒙古、安徽、陕西等地。

叶多皱缩卷曲，有的破碎，完整叶片展开呈椭圆状披针形或卵状披针形，长 2～5cm，宽 0.5～2cm，淡绿色或灰绿色，先端尖，有小芒尖，基部钝圆或楔形，边缘具细齿，常反卷，两面无毛，下面叶脉突起；叶柄细，长约 0.4cm。质脆。气微，味淡、涩。

本品主要含黄酮苷，含量达 2%。其中含罗布麻甲素（异槲皮苷，isoquercitrin）、罗布麻乙素（槲皮素，quercetin）、芸香苷（rutin）、新异芸香苷（neoisorutin）、金丝桃苷（hyperin）；另含 *D*－（－）－婆罗醇（*D*－（－）－bornesitol）、β－谷甾醇、羽扇豆醇、β－香树精（β－amyrin）、中肌醇（mesoinositol）；棕榈酸峰花醇酯（luppnyl palmitate）、棕榈酸十六醇酯、羽扇醇棕榈酸酯、莨菪亭（scopletin）、异秦皮定（isofraxdin）；尚含鞣质 4.7%～5.1%、蒽醌、有机酸、氨基酸、多糖苷、甾体皂苷和三萜类物质等。

从炙罗布麻叶中分离出 2 种新的紫罗兰苷：乙酰香草苷Ⅰ和Ⅱ。

本品性凉，味甘、苦。能平肝安神，清热利水。用于肝阳眩晕，心悸失眠，浮肿尿少，高血压病，神经衰弱，肾炎浮肿。用量 6～12g，开水浸泡后服用。

罗布麻叶煎剂具降血压、降血脂、改善心脏功能，抑制血小板聚集及延缓衰老等作用，浸膏有一定镇静、镇痛作用，水提液对多种致病菌有抗菌作用。

毒毛旋花子 Semen Strophanthi

本品为夹竹桃科植物毒毛旋花 *Strophanthus kombe* Oliv. 的干燥成熟种子。果实成熟后采收种子，晒干。产非洲。

种子呈扁平长披针形，长 1~2cm，黄绿色，伏生丝状毛茸，种脊伸至种子下半部。

本品含强心苷 8%~10%，其中主要为毒毛旋花子苷元衍生物 K-毒毛旋花子次苷-β（K-strophanthin-β）、K-毒毛旋花子苷（K-strophanthoside）和加拿大麻苷（cymarin，K-毒毛旋花子次苷-α）等。

本品用为强心剂及利尿剂，效用与洋地黄相似，作用与排泄均较迅速，无积蓄作用。

药理作用表明低浓度毒毛旋花子苷元能加强心肌收缩力，K-毒毛旋花子苷间竭疗法对窦性心律的冠心病心力衰竭有效，对老年人急性心肌梗死有一定的改善作用。

长春花 Herba Catharanthi Rosei

本品为夹竹桃科植物长春花 *Catharanthus roseus*（L.）G. Don 的干燥全草。全年可采，晒干或鲜用。原产非洲，我国长江以南地区有栽培。主产于广东；四川等地亦产。

叶倒卵状矩圆形，长 3~4cm，宽 1.5~2.5cm，全缘或微波状，先端浑圆而具短尖头，基部渐狭而成叶柄；聚伞花序有花 2~3 朵；萼小，5 裂；花冠粉红色或紫红色，高脚碟状，裂片 5，雄蕊 5，着生于花冠筒中部以上。

从长春花中已分离出 70 余种生物碱，其中二聚吲哚类化合物约 24 种，如长春碱（vinblastine，vencaleukoblastine，VLB）、长春新碱（leurocristine，LCR，vincristine，VCR）、异长春碱（leurosidine，vinrosidine，VRD）、环氧长春碱（leurosine，vinleurosine）、长春文碱（leurosivine）、罗维定碱（rovidine）、卡罗新碱（carosine）等。此外有三分之一为单分子吲哚生物碱，其中有派利文碱（perivine）、派利维定碱（perividine）、长春刀林宁碱（vindolinine）等。另含黄酮苷类化合物。

本品性凉，味微苦。能凉血降压，镇静安神。用于高血压。外用可治火烫伤。本品作为提取抗癌药长春碱、长春新碱的原料。

长春碱及长春新碱均有抗癌作用，长春新碱对动物的抗癌谱更广；异长春碱在肺内呈现持续高浓度，用于肺癌化疗较其他肿瘤更为有效；总碱静脉注射，对麻醉猫、兔均有降压作用，血压下降速度快，且在降压同时伴有呼吸加深，幅度变大；长春刀宁碱、环氧长春碱等均有不同程度的降血糖作用，作用缓慢但较持久。毒副反应主要表现为骨髓抑制和注射局部静脉炎。

附：长春花含总生物碱：叶 0.37%~1.16%，茎 0.7%~2.4%，侧根 0.9%~3.7%，花 0.14%~0.84%，果皮约 1.14%，种子约 0.18%。而长春新碱含量更低，在叶中仅为 0.0003%~0.0015%。目前人们正在探讨用生物工程技术来获得这类具有抗肿瘤活性成分的生物碱。

黄花夹竹桃 Semen Thevetiae

本品为夹竹桃科植物黄花夹竹桃 *Thevetia peruviana*（Pers .）K.Schum. 的干燥种子。当果实由绿变淡黄色时采收，剥取种子，晒干。原产美洲热带，我国南方各省有栽培，主产于广东、广西、福建、台湾等地。

核果扁三角状球形，干后黑色。种子两面凸起，坚硬。

本品含多种强心苷，其中黄夹苷 A（thevetin A）约 1.26%，黄夹苷 B（thevetin B）约 2.04%，另含黄夹次苷 A（peruvoside）、异黄夹次苷 A（isoperuvoside）、黄夹次苷 B（neriifolin）、异黄夹次苷 B（isoneriifolin）、黄夹次苷 C（ruvoside，thevenriin）、黄夹次苷 D（perusitin）、黄夹次苷 E（thevefolin）、异黄夹次苷 E（isothevefolin）、异黄夹次苷 F（isotheveneriin）和单乙酰黄夹次苷 B（cerberin）。

本品味辛，有大毒。有强心，利尿，消肿作用。适用于多种心脏病引起的心力衰竭，阵发性室上性心动过速和阵发性心房纤颤。本品作为提制强心药原料。

黄花夹竹桃粗提物或其强心苷有洋地黄样强心作用，能增加心肌收缩力，增加心输出量，减慢心率，黄夹次苷 B 具扩冠作用而增加心肌血流量；黄夹次苷 A、B 及乙酰黄夹次苷乙的混合物能对抗咖啡因所致的小鼠兴奋，延长环己烯巴比妥钠的睡眠时间。

中毒时出现心率失常，最后停止于收缩状态。黄夹苷静脉注射对猫的最小致死量为 0.975mg/kg。黄夹次苷经鸽法测定的最小致死量为 0.217mg/kg。二乙酰黄夹次苷则为 0.649mg/kg。

思考题

1. 萝芙木的原植物拉丁学名。
2. 萝芙木的主要活性成分及主要药理作用。
3. 罗布麻叶、毒毛旋花子、长春花、黄花夹竹桃的生药拉丁名。
4. 长春花的主要活性成分和主要药理作用。

*萝藦科 Asclepiadaceae

多年生草本、藤本或灌木，具乳汁，常有块根。单叶对生，少轮生；叶全缘，羽状脉，常无托叶；叶柄顶端常具丛生的腺体。花两性，辐射对称，五基数；聚伞花成伞状、伞房状或总状排列；花萼筒短，先端 5 裂，内面基部常有腺体；花冠辐状或坛状，稀高脚碟状，顶端 5 裂，裂片旋转状排列，常具副花冠，为 5 枚裂片或鳞片组成，着生于合蕊冠或花冠管上；雄蕊 5 枚，与雌蕊合生成合蕊柱；花药粘生成一环而紧帖于柱头基部的膨大处，花丝合生成具蜜腺的筒，而将雌蕊包围的合蕊冠，或花丝互相分离；花粉粒常聚合成花粉块，每花药有花粉块2个或4个，承载于花药内的匙形载粉器上，载粉器下面又各有1载粉器柄，基部又各有1黏盘，粘于柱头上，并与花药相互生；子房上位，2心皮，离生；花柱2，顶部合生，柱头膨大，常与花药合生。蓇葖果双生，或因一个不育而单生。种子多数，顶端具白色丝状毛。

本科共180属，2200余种，分布于全世界，主产热带、亚热带地区。我国44属，245种，全国分布，以西南、华南种类较多。已知药用32属112种。主要的属有马利筋属（*Asclepias*）、牛角瓜属（*Calotropis*）、鹅绒藤属（*Cynanchum*）、南山藤属（*Dregea*）、牛奶菜属（*Marsdenia*）、萝藦属（*Metaplexis*）、杠柳属（*Periploca*）、黑鳗藤属（*Stephanotis*）、娃儿藤属（*Tylophora*）等。重要的生药有香加皮、白薇、白前、徐长卿、白首乌、萝藦等。

本科植物的全体均含有乳管，气孔常为平轴式，有非腺毛与腺毛，维管束常为双韧型，薄壁细胞中含草酸钙单晶或簇晶。

本科植物所含化学成分以生物碱、强心苷及C_{21}甾为主，并含有甾体脂苷、皂苷、甾醇类、黄酮类、鞣质、环醇等。生物碱类为吲哚类、吡啶类或菲骈吲哚里西啶类，后一类生物碱主要分布于娃儿藤属植物，在鹅绒藤属一些植物中亦有存在，如娃儿藤碱（tylophorine），这些生物碱都有显著的抗肿瘤与抗白血病活性，但对中枢神经系统有不可逆的毒性，生物碱类成分在白叶藤属（*Cryptolepis*）、马利筋属等属植物中亦有分布。强心苷类成分苷元为异强心甾衍生物，多数属的植物中均含有，杠柳属多种植物所含的杠柳苷（periplocin）的作用和毒性类似洋地黄，临床用于Ⅱ度心力衰竭，马利筋属的马利筋苷（curassavicin）的强心作用与毒毛旋花子相似。C_{21}甾苷主要存在于鹅绒藤属植物中，在萝藦属、杠柳属等植物中亦有分布，这类苷以孕甾烷（pregnane）或其异构体为基本骨架，与α-羟基糖或α-去氧糖结合成苷，C_{21}甾显示多种生物活性。苦味甾体脂苷水解后的苷元为萝藦苷元、肉珊瑚苷元。

*香加皮　Cortex Periplocae

（英）Chinese Silkvine Root-bark

来源　本品为萝藦科植物杠柳 *Periploca sepium* Bge. 的干燥根皮。

植物形态　落叶蔓生灌木，长可达1.5m，有乳汁。主根圆柱形，外皮灰棕色，内皮淡黄色，有香气。茎皮灰褐色，小枝圆柱形；叶对生，膜质，卵状长圆形或长圆状披针形，长5~10cm，宽1~2.5cm，先端渐尖，基部近圆形，侧脉多数。聚伞花序腋生，有花1~5朵；花萼5深裂，内侧基部各有2小腺体；花冠紫红色，裂片5，副花冠环状，10裂，其中5裂延伸成丝状，被短柔毛，顶端向内弯；雄蕊5，着生在副花冠内面，并与其合生；花药粘连，花粉颗粒状，四合花粉藏在载粉器内，粘盘粘连在柱头上；子房上位，心皮2，离生。蓇葖果双生，纺锤状圆柱形；种子黑褐色，顶端具白色绢质种毛。花期5~6月，果期7~9月（图14-63）。

分布于长江以北地区及西南各省。生于山野、沟坡、河边、砂质地或砾石坡地。

采制　春、秋季挖根，趁鲜敲打除去木心，剥取根皮晒干。

产地　主产于山西、河南、山东；四川、甘肃、湖南、辽宁、吉林、江苏亦产。以山

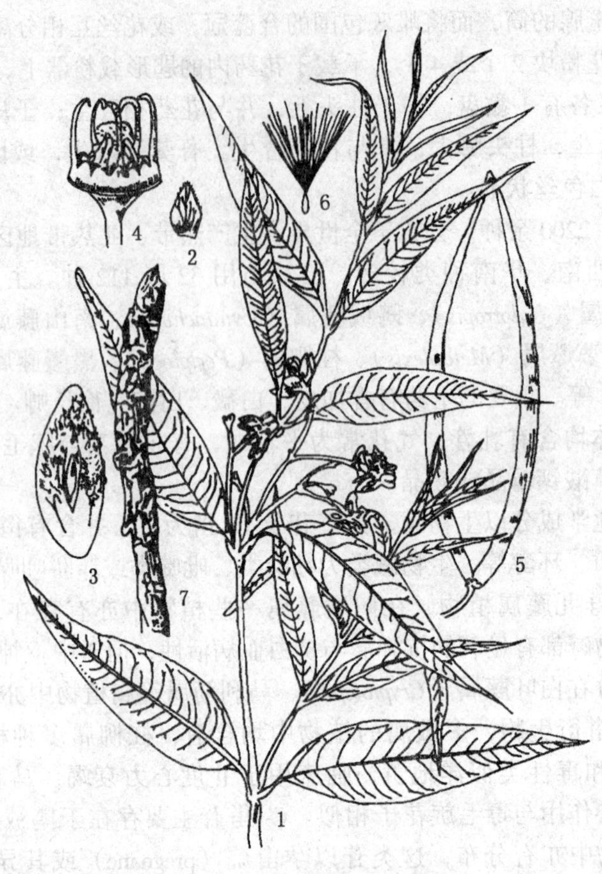

图 14-63　杠柳

1. 花枝　2. 花萼裂片内面，示基部两侧腺体

3. 花冠裂片内面　4. 副花冠及雄蕊的侧面观

5. 果实　6. 种子　7. 根皮

西、河南产量大。销全国并出口。

性状　根皮呈卷筒状、槽状或不规则块状，筒径 0.4～2.5cm，厚 0.2～0.4cm。外表面灰棕色或黄棕色，微有光泽，栓皮松软有不规则裂纹，易呈鳞片状剥落而露出黄白色内皮；内表面淡黄色或红棕色，有细纵纹。质轻脆，易折断，折断面较平整，淡黄色。有浓厚特异香气，味苦，稍有麻舌感。

本品以根皮厚、香气浓者为佳。

显微特征　根皮横切面　木栓层为 10～30 余列木栓细胞。皮层较宽，细胞多切向延长，有石细胞；并有少数乳汁管。韧皮射线宽 1～5 列细胞；乳汁管较多，椭圆形，切向至 80μm，径向至 35μm。本品薄壁细胞含细小淀粉粒，有的含草酸钙方晶；另有大的分泌细胞。

粉末　淡黄棕色。（1）石细胞淡黄色或棕色。呈长方形、类多角形或长条形，直径 24～70μm，壁厚，孔沟或不明显。（2）乳汁管于薄壁组织碎片中可察见，直径 30～70μm，内含无色油滴状物。（3）草酸钙方晶多存在于薄壁细胞中。呈多面形、斧形或锥形，直径 5～20μm。（4）大分泌细胞椭圆形，直径 64～130μm，长至 306μm，壁非木化，胞腔内偶见油状分泌物。(5) 木栓细胞垂周壁薄，平直或微波状弯曲，黄棕色。(6) 淀粉粒直径 3~11μm，脐点点状；复粒由 2~7 分粒组成。(7) 长梭形韧皮薄壁细胞，有的端壁连珠状增厚，部分表面可见微细网状纹理（图 14-64）。

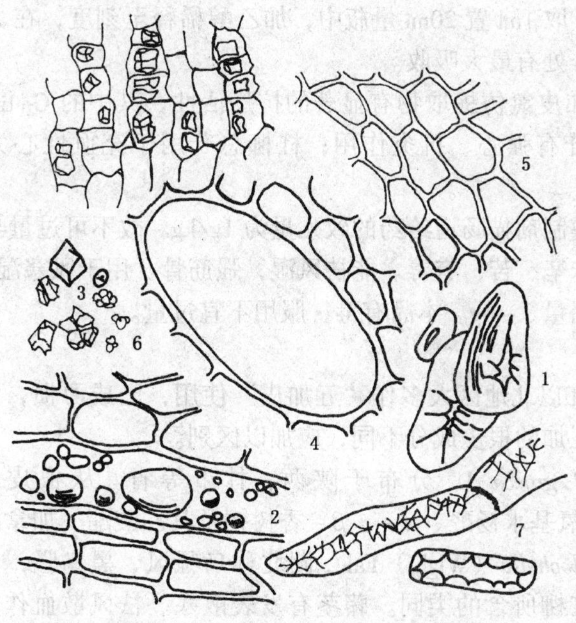

图 14-64 香加皮粉末

1. 石细胞 2. 乳汁管 3. 草酸钙方晶 4. 分泌细胞 5. 木栓细胞 6. 淀粉粒 7. 长梭形韧皮薄壁细胞

杠柳毒苷G

杠柳皂苷K

化学成分 含香加皮苷 A、B、C、D、E、F、G、H、K，其中香加皮苷为强心苷，名杠柳毒苷（periplocin，即 glycoside G），含量 0.02%；香加皮苷 H、K、E 为 C_{21} 甾苷，即杠

柳皂苷 H、K、E（glycoside H、K、E)，是孕甾烯醇酮的还原衍生物；另含有香气成分 4－甲氧基水杨醛、α－，β－香树精及其乙酸酯；并含 β－谷甾醇及其葡萄糖苷等。

理化鉴别 取本品粉末 1g，加乙醇 10ml，加热回流 1 小时，滤过，置 25ml 量瓶中，加乙醇稀释至刻度。取 1ml 置 20ml 量瓶中，加乙醇稀释至刻度，在 200～400nm 范围内测定吸收度，在 278nm 处有最大吸收。

药理作用 香加皮氯仿提取物有显著的抗癌活性，其中的 C_{21}甾对小鼠 180A 腹水癌有显著活性；杠柳苷有强心、抗炎作用；杠柳总苷用于充血性心力衰竭、心脏性浮肿等。

本品有毒，乙醇制剂猫肠道给药的致死量为 1g/kg。故不可过量与久服。

功效 性温，味辛、苦，有毒。能祛风湿，强筋骨。用于风寒湿痹，腰膝酸软，心悸气短，下肢浮肿。用量 3～6g。本品有毒，服用不宜过量。

附注

1. 杠柳皮在长江以北地区大多作“五加皮”使用，已成习惯，江苏亦沿用已久，但与五加科植物细柱五加的根皮成分不同，应加以区别。

2. 长果杠柳 *P. graeca* L. 分布于陕西、甘肃等省。从根皮中分离得杠柳苷元（periploginin)、对甲氧基水杨醛、α－，β－香树精及其乙酸酯、加拿大麻糖等。

3. 青蛇藤 *P. calophylla*（Wight）Falc. 湖北称乌骚风、黑乌骚，四川称乌骨鸡、黑乌骨。其成分与长果杠柳所含的类同。藤茎有发表散寒、祛风散血作用，治腰痛、风湿麻木、跌打损伤及蛇咬伤等。

4. 杠柳茎皮 杠柳茎皮中总苷含量较根皮高。尤以花期（5 月份）含量最高。本品有强心作用，可用于充血性心力衰竭、心脏性浮肿等症，一次量 25～50mg，一日 2～3 次，制成酊剂内服。

思考题

1. 萝藦科植物的主要形态学特征和化学特征。
2. C_{21}甾在萝藦科植物中的分布。
3. 香加皮的原植物（拉丁学名）及生药拉丁名。
4. 香加皮与五加皮的不同。

紫草科 Boraginaceae

紫草 Radix Arnebiae Radix Lithospermi

本品为紫草科植物新疆紫草 *Arnebia euchroma*（Royli）Johnst.、紫草 *Lithospermum ery-*

throrhizon Sieb.et Zucc . 或内蒙紫草 *Arnebia guttata* Bunge 的干燥根。春、秋季挖根，除去泥土、残茎，晒干。忌用水洗。新疆紫草主产于新疆，产量大，销全国大部分地区。紫草主产于东北、华北。此外，长江流域中下游也产，销部分地区。

新疆紫草（软紫草）　根呈不规则长圆柱形，多扭曲，长 7～20cm，直径 0.8～2.5cm。表面紫红色或紫褐色，有光泽，皮部极疏松，呈条形片状，常 10 余层重叠，易剥落成鳞片状薄片。根茎部约占全体的一半，单个或 2～6 分枝，顶端殊存茎痕或茎基，每分枝常又分成数束（组织内产生数个木栓环，将根茎分裂）而扭结。体轻，质轻软，易折断，断面不整齐，将皮部薄片层层剥去，露出结实的木部，直径约至 1cm，断面黄白色，中心常显紫色。气特异，味微苦、稍酸涩。

紫草（硬紫草）　根纺锤形或圆锥形，稍扭曲，或有分枝，长 7～15cm，直径 1～2cm。表面紫红色或暗紫色，具扭曲或纵直的沟纹及多数细小支根痕，外皮有时呈鳞片状剥裂；根头残存 3～7 中空的茎基，其外被粗硬毛。质硬脆，易折断，断面皮部紫红色，木部较大，灰黄色，射线色深，含红色物质，老根木部有时朽蚀。气特异，味微甜酸。

内蒙紫草　根呈圆锥形或圆柱形，扭曲，长 6～20cm，直径 0.5～4cm。根头部略粗大，顶端有残茎 1 或多个，被短硬毛。表面紫红色，皮部略薄，常数层相叠，易剥离。质硬而脆，易折断，断面较整齐，皮部紫红色，木部较小，黄白色。气特异，味涩。

本品含多种萘醌类色素，主要为紫草素（shikonin，d－alkannin）、乙酰紫草素（acetylshikonin）、β－羟基异戊酰紫草素（β－hydroxyisovalerylshikonin）、2，3－二甲基戊烯酰紫草素（teracrylshikenin）、β，β'－二甲基丙烯酰紫草素（β，β'－dimethyl－acryloylshikonin）、异丁酰紫草素（isobutyrylshikonin）、去氧紫草素（deoxyshikonin）及紫草呋喃 A～E 等成分。

本品性寒，味甘、咸。能解毒透疹，凉血活血。用于血热毒盛，斑疹紫黑，麻疹不透，疮疡，湿疹，水火烫伤。用量 5～9g，水煎服；外用适量，熬膏或用植物油浸泡涂擦。

药理作用表明紫草具抗炎、抗生育、抗肿瘤、抗甲状腺、抗免疫缺陷和抗凝血作用，对肝损伤有保护作用，并具抗前列腺素生物合成作用及抗艾滋病活性；紫草水、醇、油提物对多种病原菌有明显的抑制作用。

*唇形科　Labiatae

多为草本，稀灌木，多含挥发油而有香气；具单毛、有节毛、腺毛，稀具星状毛，并散布有腺点。茎呈四棱形。叶对生，单叶，稀复叶；具叶柄，无托叶。花两性，两侧对称，在节上形成轮伞花序，有的再集成穗状、总状、圆锥状或头状的复合花序；苞片下部叶状，向上渐小而变成苞片状，每花下常有 1 对小苞片；花萼合生，通常 5 裂，宿存；花冠唇形，通常上唇 2 裂，下唇 3 裂，少为假单唇形（上唇很短 2 裂、下唇 3 裂）或单唇形（即无上唇或上面 2 枚不育），花药 2 室，纵裂，有时药隔伸长成臂；雌蕊子房上位，2 心皮组成，4 深裂成假 4 室，每室含胚珠 1 枚；花柱着生于 4 裂子房隙中央的基部，柱头 2 浅裂。果实由 4 枚小坚果组成。

本科约 220 属，3500 多种，广布于全世界，在地中海地区为主。我国 99 属，808

种，全国各地均有分布。已有药用记载 75 属，436 种。主要的属有藿香属（*Agastache*）、筋骨草属（*Ajuga*）、风轮菜属（*Clinopodium*）、香薷属（*Elsholtzia*）、夏至草属（*Lagopsis*）、熏衣草属（*Lavandula*）、益母草属（*Leonurus*）、薄荷属（*Mentha*）、荆芥属（*Nepeta*）、紫苏属（*Perilla*）、夏枯草属（*Prunella*）、香茶菜属（*Rabdosia*）、鼠尾草属（*Salvia*）、黄芩属（*Scutellaria*）、水苏属（*Stachys*）等。重要的生药有黄芩、丹参、薄荷、益母草、藿香、紫苏叶、荆芥、夏枯草、香薷、连钱草、泽兰、筋骨草、半枝莲、香茶菜、冬凌草。

本科植物气孔为直轴式，具有腺毛、腺鳞，偶有间隙腺毛等组织特征。

本科富含挥发油，油中有单萜、倍半萜、苯丙烷类及其含氧衍生物，为本科的主要化学特征，其中很多挥发油成分具生物活性可供药用，如薄荷油、荆芥油、广藿香油、紫苏油等有抗菌、消炎及抗病毒作用。二萜类成分存在于丹参属、香茶菜属、夏至草属，香茶菜属植物中所含的有些二萜类化合物具抗癌活性，如冬凌草素（oridonin）等；丹参属的二萜醌类成分如丹参酮、隐丹参酮、异丹参酮等，具有降血压、活血化瘀、促进伤口愈合及抗菌消炎等作用，为治疗冠心病的重要资源。三萜类成分分布于益母草属、丹参属、夏枯草属等。黄酮类成分多见于黄芩属，如黄芩苷、黄芩素等均有抗菌消炎作用。环烯醚萜苷存在于筋骨草属、水苏属等。益母草属、水苏属中部分植物含有生物碱。原儿茶醛等酚性成分见于丹参属。昆虫变态激素存在筋骨草属，能促进蛋白质合成，排除体内胆固醇的集聚，降血脂，降血糖。少数植物中含皂苷、香豆精类等成分。

*黄芩 Radix Scutellariae

（英）Scutellaria Root

来源　本品为唇形科植物黄芩 *Scutellaria baicalensis* Georgi 的干燥根。

植物形态　多年生草本，高 30 ~ 120cm。主根粗大，圆锥形，外皮暗褐色，折断面鲜黄色，渐变黄绿色，老根中心腐朽，中空，味苦。茎丛生，方形，多分枝，近无毛或被上曲至开展的微柔毛。叶对生，披针形至条状披针形，长 2 ~ 4cm，宽 0.3 ~ 1.2cm，全缘，下面有腺点，无柄或具短柄。总状花序顶生，长 7 ~ 15cm，花偏生于花序一侧；花萼 2，唇形，上唇背部盾片高约 0.15cm，果时增大；花冠蓝色或紫红色，长 2.3 ~ 3cm，花冠筒近基部膝曲，下唇中裂片三角状卵圆形；雄蕊 4，二强；子房 4 裂。小坚果卵球形，黑褐色，具瘤，腹部近基部具果脐。花期 7 ~ 9 月，果期 8 ~ 10 月（图 14 - 65）。

分布于长江以北大部分地区及西北、西南地区。生于山坡、草地。有栽培。

采制　春、秋季挖根，以春季采挖较好，除去地上部分及泥土，晒至半干后撞去栓皮，再晒干。

产地　主产东北及河北、山西；河南、陕西、内蒙古、甘肃等地亦产，以山西产量最多，河北承德质量好，销全国各地。

性状　根呈圆锥形，长 5 ~ 30cm，直径 1 ~ 4cm，根头粗大，有茎痕或残存茎基。表面棕黄色或深黄色，有扭曲的纵皱或不规则网纹，并有疣状支根痕；质硬脆，折断面刺片状，皮部绿黄色，木部黄棕色，中心棕红色，老根中心暗棕色或棕黑色，呈腐朽状或中空。

以条粗长、质坚实、色黄、除尽外皮者为佳。

显微特征 根横切面 木栓层为数至20余列木栓细胞，外缘多破裂。皮层狭窄，细胞多切向排列；有纤维及石细胞。韧皮部较宽广；纤维及石细胞较多，单个散在或数个成群。形成层环明显。木质部束呈层状排列；导管单个散在或数个成群，周围有木纤维束；木射线较宽；老根中央常有1至多个同心状的木栓组织环。

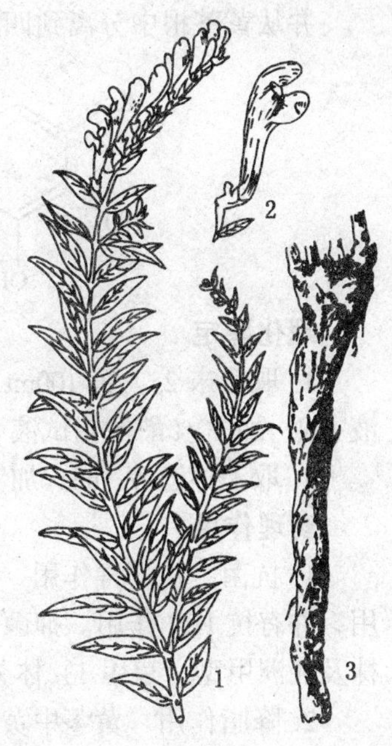

图14-65 黄芩

1. 花枝 2. 花冠的侧面观 3. 根

粉末深黄色。(1) 韧皮纤维微黄色，梭形，两端尖或钝圆，长51~271μm，直径9~33μm，壁甚厚，木化，孔沟明显。(2) 石细胞类方形、类圆形、类三角形、纺锤形或不规则形，直径24~48μm，长约85~160μm，壁厚24μm；偶见黄棕色石细胞，类圆形，直径约66μm。(3) 纺锤形木薄壁细胞常伴于导管旁，壁稍厚，非木化，细胞中部有菲薄横隔。(4) 韧皮薄壁细胞纺锤形或长圆形，壁有时呈连珠状增厚。(5) 网纹、具缘纹孔导管直径约至72μm，导管分子较短，端壁倾斜，常延长成尾状；有时呈扭曲状。(6) 木纤维细长，壁稍厚，具斜纹孔或具缘纹孔。另有淀粉粒，木栓细胞（图14-66）。

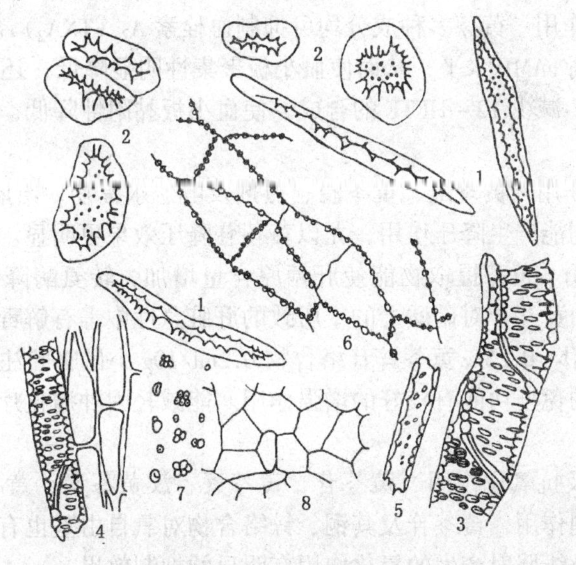

图14-66 黄芩粉末

1. 韧皮纤维 2. 石细胞 3. 导管 4. 木薄壁细胞
5. 木纤维 6. 韧皮薄壁细胞 7. 淀粉粒 8. 木栓细胞

化学成分 已分离到40多种黄酮类化合物，主要为黄芩苷（baicalin）3.6%~6.2%、黄芩苷元（黄芩素 baicalein）、汉黄芩苷（wogonoside）、汉黄芩素（wogonin）、黄芩新素Ⅰ、Ⅱ（neobaicalein，Ⅰ、Ⅱ）、千层纸素A（oroxylin A）、千层纸素苷及白杨素（chrysin）等。另含有氨基酸、挥发油、糖类、β-谷甾醇、苯甲酸、鞣质及树脂等。

并从黄芩根中分离到四种新的葡糖苷以及三种苯乙醇苷。

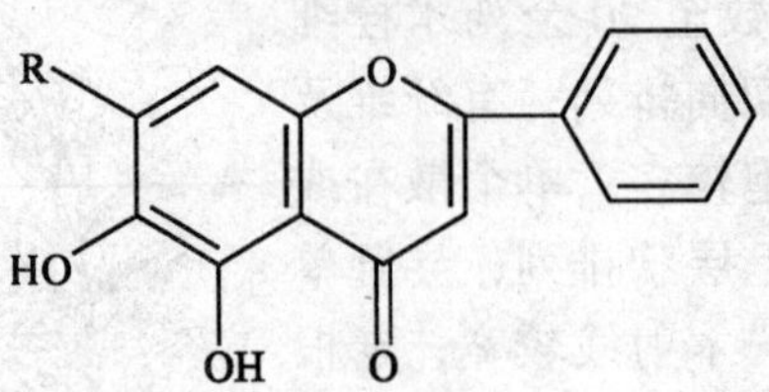

	R
黄芩素	OH
黄芩苷	O-glcA

理化鉴定

1. 取粉末 2g，置 100ml 锥形瓶中，加乙醇 20ml，置水浴上回流 15 分钟，滤过。取滤液 1ml，加 10%醋酸铅试液 2～3 滴，即发生橘黄色沉淀；

2. 取上述滤液 1ml，加镁粉少量与盐酸 3～4 滴，显红色。

药理作用

1. 抗菌、抗病毒作用　黄芩有广谱抗菌作用，对多种致病性真菌也有一定的抑制作用，并有抗 HIV 作用。抑菌的有效成分为黄芩苷。黄芩煎剂、水浸液对甲型流感病毒 PR6 株及亚洲甲型（京甲 1）体外有抑制作用，对体内感染病毒的小鼠有治疗效果。

2. 降脂作用　黄芩中黄酮类成分有显著的降脂作用，黄芩苷、黄芩素能降低实验性高脂血症大鼠血清游离脂肪酸、甘油三酯和肝脏总胆固醇、游离胆固醇、甘油三酯的水平；汉黄芩素可降低血清和肝脏甘油三酯水平；黄芩新素Ⅱ可降低血清总胆固醇和肝脏甘油三酯浓度；黄芩素、汉黄芩素等还可升高血清高密度脂蛋白（HDL）- 胆固醇水平。

3. 抗血栓形成作用　黄芩多种成分均可抑制血栓素 A_2（TXA_2）合成酶，使 TXA_2 生成减少，同时又能升高 cAMP 水平，从而使血小板聚集性明显降低，还可特异性地抑制血小板 12 - 脂氧酶活性，减少 12 - HETE 的合成，使血小板黏附性降低，其抑制血小板聚集作用比阿司匹林强。

4. 降压、利尿作用　黄芩酊、黄芩浸、煎剂及醇、水提物，给麻醉兔、猫、犬口服、静脉、肌肉注射，均能产生降压作用，尤以黄芩苷降压效果更明显。

5. 护肝利胆作用　黄芩提取物能使肝糖原含量增加，转氨酶降低，对动物的肝损伤有明显的防治作用；黄芩苷对硝酸士的宁所致的肝脏急性中毒有解毒作用。

6. 免疫增强作用　0.25%黄芩锌苷络合物 0.2ml/10g 小鼠腹腔注射，对小鼠非特异性免疫和红细胞系统的免疫功能有较好的增强作用。能减轻因肿瘤化疗造成的免疫功能抑制和骨髓抑制。

7. 清除自由其及抗氧化作用　黄芩苷、黄芩素、汉黄芩素、黄芩新素Ⅱ对肝组织过氧化脂质有显著抑制作用；黄芩苷及其铜、锌络合物对氧自由基也有明显的清除作用，并呈量效关系。对紫外线照射产生的氧化作用有明显的抑制效果。

8. 抗肿瘤作用　黄芩提取物有明显的抗突变、抗肿瘤活性，尤其是抗肿瘤转移作用，并认为此作用与黄芩抑制血小板聚集作用有关；黄芩新素Ⅱ在体外对 L_{1210}细胞有细胞毒作用，白杨素对人体鼻咽癌（KB）细胞有细胞毒活性。

9. 其他作用　黄芩注射液能明显减轻庆大霉素对肾脏的毒性及损害；黄芩素、汉黄芩素、黄芩苷对白内障有防治作用。

功效　性寒，味苦。能清热燥湿，泻火解毒，止血安胎。用于湿温、暑温胸闷呕恶，湿热痞满，泻痢，黄疸，肺热咳嗽，高热烦渴，血热吐衄，痈肿疮毒，胎动不安。用量 3～9g。

附注

1. 尚有下述同属植物的根在某些地区也作黄芩药用：粘毛黄芩 *S. vicidula* Bge. 滇黄芩 *S. amoena* C.H.Wright、甘肃黄芩 *S. rehderiana* Diels、川黄芩 *S. hypericifolia* Levl.、丽江黄芩 *S. likiangensis* Diels、韧黄芩 *S. tenax* W.W.Smith，均含黄芩苷、黄芩素、汉黄芩苷、汉黄芩素等，功效与黄芩类同。

2. 黄芩茎、叶在山西民间代茶，习称黄芩茶，含野黄芩苷（scutellarin）8.4% ~ 10.3%，鞣质约 2.5% 及树脂。黄芩叶另含红花素（carthamidin）、异红花素（iso-carthamidin）。

*丹参 Radix Salviae Miltiorrhizae
（英）Danshen Root

来源 本品为唇形科植物丹参 *Salvia miltiorrhiza* Bge. 的干燥根及根茎。

植物形态 多年生草本，全株密被淡黄色柔毛及腺毛。根圆柱形，外皮砖红色。茎具四棱，上部分枝。羽状复叶对生，小叶3~7，卵形至椭圆状卵形，长 1.5 ~ 8cm，宽 1 ~ 4cm，边缘有锯齿，两面被白色柔毛。轮伞花序 6 至多花，组成顶生或腋生的假总状花序；花萼钟状，紫色；花冠蓝紫色，长 2 ~ 2.7cm，二唇形，上唇直立，略呈镰状，先端微裂，下唇较短，先端 3 裂，中央裂片较长大，并作 2 浅裂；雄蕊 2，花丝长 0.3 ~ 0.4cm，约隔长 1.7 ~ 2cm，下臂短而相连；子房 4 深裂，花柱着子房底。小坚果椭圆状倒卵形。花期 4 ~ 8 月，果期 7 ~ 9 月（图 14 – 67）。

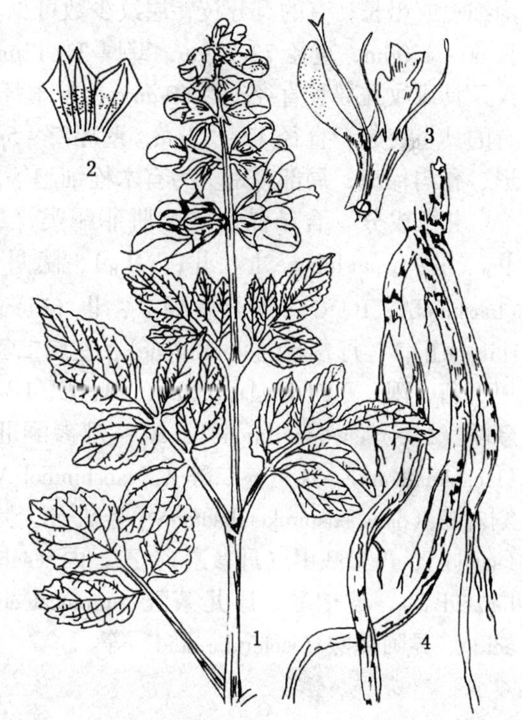

图 14 – 67　丹参

1. 花枝　2. 剖开的花冠

3. 花冠剖开，示雄蕊和雌蕊　4. 根

分布全国大部分地区：华东、华北及湖北、江西、贵州、广东、辽宁、陕西、甘肃。生于山坡、沟旁向阳草地。

采制 春、秋季采挖，以秋季采挖质量较好。栽培品于种植第二、三年秋季采挖，除去地上部分及须根，将根摊开曝晒，晒至五、六成干时，集中堆放 2 ~ 3 天，经发热出汗、内变紫红色后再摊晒干透为止。

产地 四川、安徽、江苏、山西、河北等地；湖北、辽宁、陕西、甘肃、山东、浙江、河南、江西也产。野生品优于栽培品；以河南、山东产者质优；并以秋冬采收为宜。销全国。

性状 根 1 至数条，圆柱形或圆锥形，常稍弯曲，并有分枝，长 10 ~ 20cm，直径 0.2 ~ 1cm。表面砖红色、棕红色或紫棕色，粗糙有不规则纵沟或纵皱纹及须根痕；老根栓皮灰褐色或棕褐色，多呈鳞片状剥落，露出棕红色新栓皮，有时皮部开裂，露出白色木部；根头部粗大，有时残留茎基。质硬脆，易折断，折断面角质样或纤维性，皮部暗红棕色，木部导管束黄白色，放射状排列。气微香，味淡、微苦涩。

本品以条壮、色红、无芦头、无须根者为佳。

显微特征 根横切面 木栓层为数列木栓细胞，大多含橙色或淡紫棕色物；有时可见落皮层。皮层窄。韧皮部宽广，筛管群明显，颓废筛管群呈横条状。形成层成环。木质部射线甚宽；导管束作 2~3 歧状径向排列，近中心导管较少，向外渐多，常单个或 2~12 个径向或切向相接，后者与木薄壁组织间隔排成层状；木纤维发达，多分布于导管周围。

少数根的皮层及韧皮部有厚壁组织（纤维或石细胞）；栽培品（四川）皮层和韧皮部一般无纤维或石细胞，导管束多，导管稀疏，木纤维少。

粉末 红棕色。(1) 石细胞类圆形、类三角形、类梭形、类长方形或不规则形，也有延长呈纤维状，边缘不平整，直径 14~70μm，长至 257μm，壁厚 5~20μm，纹孔稀疏，孔沟细短或粗长，有的具分枝，层纹少数可见，有的胞腔内含黄色物。(2) 韧皮纤维梭形，长 60~170μm，直径 7~27μm，壁厚 3~12μm，孔沟明显，有的可见层纹及纹孔。(3) 网纹及具缘纹孔导管直径 11~60μm。(4) 木纤维主为纤维管胞，长梭形，末端斜尖或钝圆，有的具小突起，直径 12~27μm，壁厚 2~5μm，具缘纹孔点状，纹孔口斜裂缝状或十字形，孔沟稀疏，局部较密。另有木栓细胞等。

化学成分 含结晶性呋喃骈菲醌类（二萜醌类）色素，约 1.1%，主为丹参酮Ⅰ、$Ⅱ_A$、$Ⅱ_B$（tanshinone Ⅰ、$Ⅱ_A$、$Ⅱ_B$）、隐丹参酮（cryptotanshinone）、丹参醇Ⅰ、Ⅱ、Ⅲ（tanshinolA、B、C）、异丹参酮Ⅰ、Ⅱ（isotanshinone Ⅰ、Ⅱ）、羟基丹参酮ⅡA（hydroxytanshinone $Ⅱ_A$）、丹参新酮（miltirone）、左旋二氢丹参酮Ⅰ（*l*-dihydrotanshinone I）、丹参新醌甲、乙、丙、丁（danshexinkunA、B、C、D）、丹参酸甲酯（methyl tanshinonate）、Δ′-丹参新酮（Δ′-dehydromiltirone）、Δ′-丹参酮$Ⅱ_A$、（Δ′-dehyclrotanshinone $Ⅱ_A$）、丹参内酯（tanshinlactone）、及丹参二醇 A（tanshindiol A）及丹参醛（tanshialdehyde）、尚丹参螺旋缩酮内酯（danshenspiroketallactone）等成分。除二萜醌类成分外，还含酚酸类成分丹参酚（salviol）、丹参酸甲（丹参素）、乙、丙（salvianic acid A、B、C）[2]、丹参酚酸 A（salvianolic acid A）、琥珀酸、原儿茶醛（protocatechuic dldehyde）、原儿茶酸以及熊果酸（ursolic acid）、异阿魏酸（isoferulic acid）等。

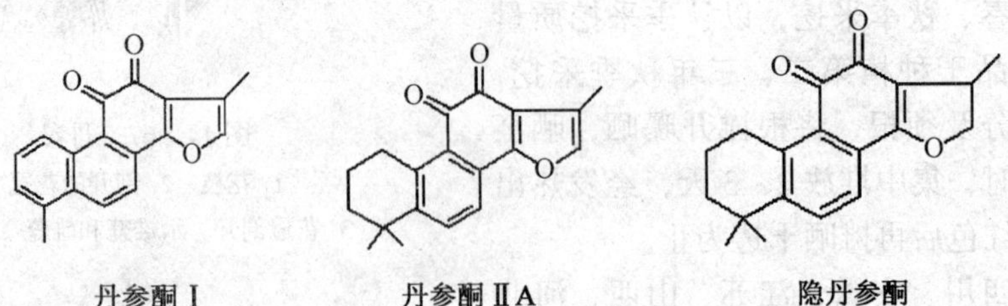

丹参酮Ⅰ　　丹参酮ⅡA　　隐丹参酮

理化鉴别

1. 取本品粉末 5g，加水 50ml，煎煮 15~20 分钟，放冷，滤过。滤液置水浴上浓缩至粘稠状，放冷后，加乙醇 3~5ml 使溶解，滤过。取滤液数滴，点于滤纸条上，干燥后，置紫外光灯（365nm）下观察，显亮蓝灰色荧光。将此纸条悬挂氨水瓶中（不接触液面），

20分钟后取出，置紫外光灯（365nm）下观察，显淡亮蓝绿色荧光。

2. 取1项下的滤液0.5ml，加三氯化铁试液1～2滴，显污绿色。

药理作用

1. 对心血管系统的作用　(1) 对冠脉循环的作用　麻醉犬或猫静滴丹参注射液，冠脉血流量明显增加，冠脉阻力明显下降，使心肌耗氧量降低。丹参素也有增加冠脉血流量作用。(2) 对心肌缺血和梗死作用　丹参煎剂、复方丹参注射液能改善或对抗垂体后叶素引起的家兔或大鼠急性心肌缺血之心电异常。复方丹参注射液还有促进梗死区心肌细胞再生的作用，并使家兔缺血心肌的损伤减轻；丹参素具有缩小心肌梗死范围和减轻病程的作用。(3) 对血压与外周血管的作用　丹参煎剂、丹参注射液及复方制剂静注于麻醉犬或兔，均显示不同程度的降压作用。丹参酮$Ⅱ_A$磺酸钠则出现血压轻度升高。丹参煎剂有扩张血管的作用。

2. 对血液系统的作用　(1) 对微循环和血液流变学的影响　丹参注射液可使眼球结膜循环血流速度明显增加，毛细血管交点也显著增加，红细胞聚集程度减轻。丹参及其有效成分可影响多种凝血因子，改善血液流变性，对冠心病患者可降低血浆粘度，调节细胞电泳率及红细胞压积，改善微循环。(2) 对凝血、纤溶、血小板聚集及血栓形成的作用　丹参乙醇提取物在体外能抑制二磷酸腺苷或胶原引起的家兔血小板的聚集。对急性脑血管病患者血小板聚集性有明显降低作用。丹参还有促进血栓溶解的作用。

3. 提高耐缺氧能力的作用　复方丹参注射液可显著延长或提高小鼠或大鼠在常压缺氧和低压缺氧下的存活时间和存活率；丹参、丹参酮等均能提高小鼠低压缺氧下的存活时间和存活率。

4. 降血脂及抗动脉粥样硬化作用　丹参素具有降低细胞内胆固醇合成及抗脂蛋白氧化作用，并保护血管屏障，防止脂质沉积，抑制动脉粥样硬化斑块形成。

5. 对免疫功能的影响　给小鼠腹腔注射丹参、复方丹参注射液可明显增加外周血淋巴细胞转化率，促进小鼠SRBC抗体的形成，增加小鼠单核巨噬细胞的吞噬指数，增强单核巨噬细胞的吞噬功能。

6. 抗氧化作用　丹参有显著的抗氧化作用。从丹参水溶性部分分离出的7种酚类化合物对生物膜过氧化损伤均具有很强的保护作用，其中尤以丹参酚酸A抗氧化活性最显著；丹参素为超氧阴离子（$O_2^{\bar{}}$）清除剂，其清除作用优于SOD。

功效　性微寒，味苦。能活血通经，祛瘀止痛，清心除烦。用于月经不调，经闭痛经，产后瘀滞腹痛，神经衰弱，心烦不眠，冠心病心绞痛，肝脾肿大，痈肿丹毒等。用量4.5～9g，水煎服。

附注　同属植物我国84种，有53种在全国各地作药用，均含有丹参酮类成分。

*薄荷　Herba Menthae

（英）Mentha Herb

来源　本品为唇形科植物薄荷 *Mentha haplocalyx* Briq. 的干燥地上部分。

植物形态　多年生草本，高10～100cm，全株有香气。根状茎匍匐。茎直立，方形，有倒向微柔毛和腺点。叶对生，披针形，有时卵形或长圆形，长 3～7cm，宽 0.8～3cm，先端尖，基部楔形，边缘具细锯齿，两面有疏柔毛及黄色腺点。轮伞花序腋生；萼钟形，外被白色柔毛及腺点，10 脉，5 齿；花冠淡紫色，4 裂，上裂片先端 2 裂，较大；雄蕊 4；子房上位，4 裂；花柱着子房底。小坚果卵球形。花期 8～10 月，果期 9～11 月（图 14－68）。

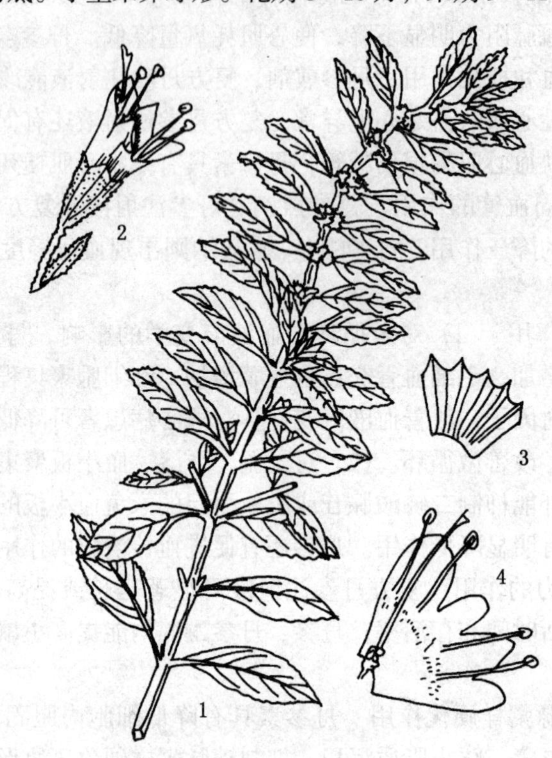

图 14－68　薄荷

1. 植株上部　2. 花　3. 花萼剖开
4. 花冠剖开（示雄蕊和雌蕊）

分布于全国各地，以栽培为主。

采制　通常一年收割 2 次，第一次收割（头刀）在 7 月中下旬（小暑后大暑前），主要供提取薄荷油用；第二次收割（二刀）在 10 月中下旬（霜降前），主要供药用。具体收割时尚须注意天气及气温。宜选 3～5 个晴天后，气温高而风小时进行（此时含油量高，质量好），割后晒干或阴干，捆成小把。

产地　主要栽培于江苏、安徽及江西。江苏、安徽所产者为“苏薄荷”，主销上海、北京、天津等地。其余各地栽培的多自产自销。

性状　全体长约至 90cm。茎方柱形，直径 0.2～0.8cm；表面紫棕色或淡绿色，有节，节间长 2～5cm，棱角处有茸毛；质脆，断面髓部白色，常中空。叶对生，卷曲皱缩，两面均有茸毛及腺点（放大镜下观察呈凹点状）。茎上部腋生轮伞花序，花冠多数存在。叶揉搓有特异清凉香气，味辛凉。

显微特征　叶横切面　上表皮细胞长方形，下表皮细胞细小扁平，有气孔；上、下表皮凹陷处有腺鳞。栅栏组织为 1 列细胞，偶有 2 列；海绵组织为 4～7 列细胞，叶肉细胞含有针簇状橙皮苷结晶，以栅栏组织中多见。主脉维管束外韧型，木质部导管 2～4 个排列成行，韧皮部细胞小，主脉上下表皮内方有厚角细胞，薄壁细胞及导管中有时亦含有橙皮苷结晶（图 14－69）。

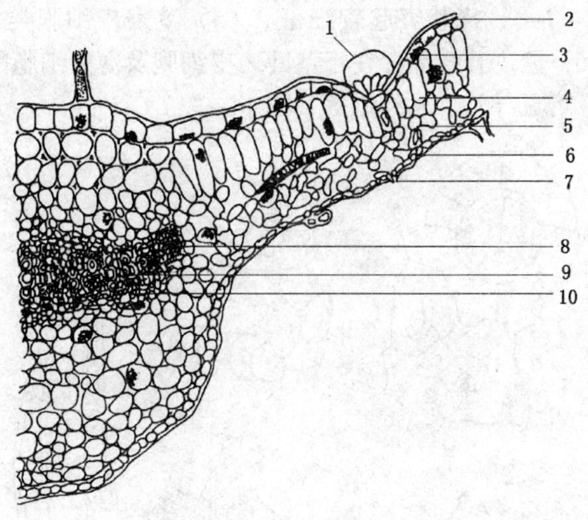

图 14－69　薄荷（叶）横切面

1. 腺鳞　2. 上表皮　3. 橙皮苷结晶　4. 栅栏组织　5. 海绵组织
6. 下表皮　7. 气孔　8. 厚角组织　9. 木质部　10. 韧皮部

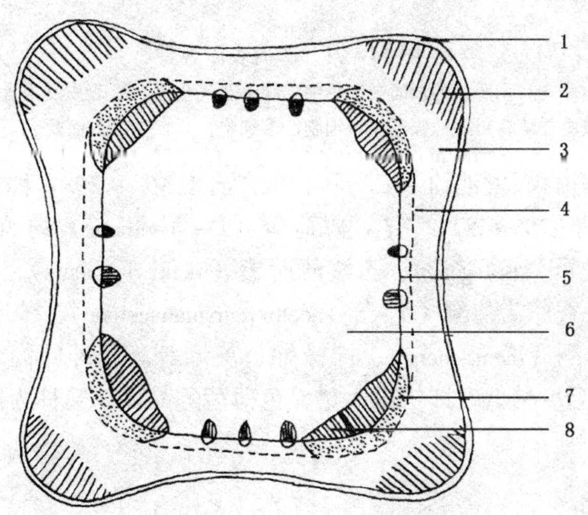

图 14－70　薄荷（茎）的横切面

1. 表皮　2. 厚角组织　3. 皮层　4. 内皮层
5. 形成层　6. 髓　7. 韧皮部　8. 木质部

茎横切面　呈四方形。表皮为一层长方形细胞，外被角质层，有腺鳞、小腺毛及非腺毛。皮层薄壁细胞数列，排列疏松，四棱角处由厚角细胞组成。内皮层明显。韧皮部狭；形成层成环；木质部在四棱处发达，导管类多角形，木纤维多角形，射线宽窄不一。髓薄壁细胞大，中心常呈空洞（图 14－70）。

粉末　淡黄绿色。(1) 叶表皮细胞垂周壁弯曲；下表皮有直轴式气孔。(2) 腺鳞头部类圆形，8 细胞，直径 61～99μm；柄极短。(3) 小腺毛头部单细胞，椭圆形，直径 15～26μm，柄 1～2 细胞。(4) 非腺毛 1～8 细胞，稍弯曲，有的略呈折节状，直径 10～43μm，长约至 792μm，壁厚 2～7μm，疣状突起较细密。(5) 茎表皮细胞类长方形或类多角形，有纵向的角质纹理。(6) 橙皮苷结晶存在于茎叶表皮细胞及薄壁细胞中，淡黄色，略呈扇形或不规则形。此外，可见导管、木纤维等（图 14－71）。

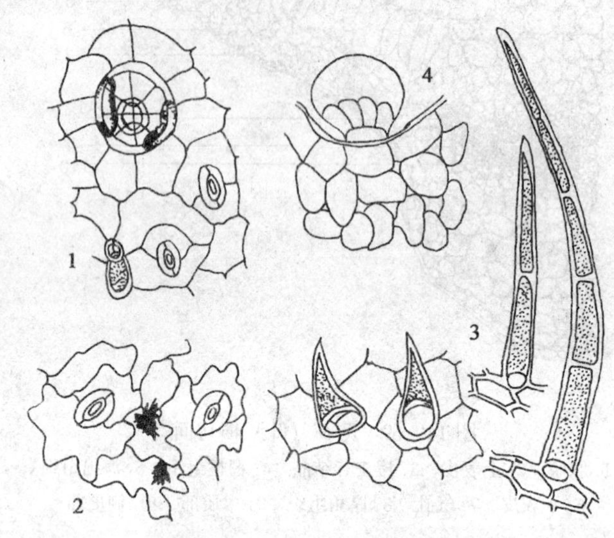

图 14－71　薄荷表面观

1. 表皮（示腺鳞的顶面观，单细胞腺毛及气孔）　2. 表皮（内含橙皮苷结晶）3. 非腺毛（单细胞、多细胞）　4. 腺鳞侧面观

化学成分　鲜茎叶含挥发油约 1%，干茎叶含油 1.3%～2%，称薄荷油。油中 *l*－薄荷醇（*l*－menthol）约 77%～87%，*l*－薄荷酮（*l*－menthone）约 10%。另含异薄荷酮（isomenthone）、胡薄荷酮（pulegone）、乙酸薄荷酯（menthyl acetate）、乙酸葵酯（decyl acetate）、*d*－8－乙酰氧香芹艾菊酮（*d*－8－acetoxycarvotanacetone）、苯甲酸薄荷酯、甘菊环烃（azulene）、薄荷烯酮（menthenone）、柠檬烯、莰烯等。此外叶尚含多种游离氨基酸、树脂及少量鞣质等。温度稍低时即析出大量无色薄荷醇晶体，又称为薄荷脑。

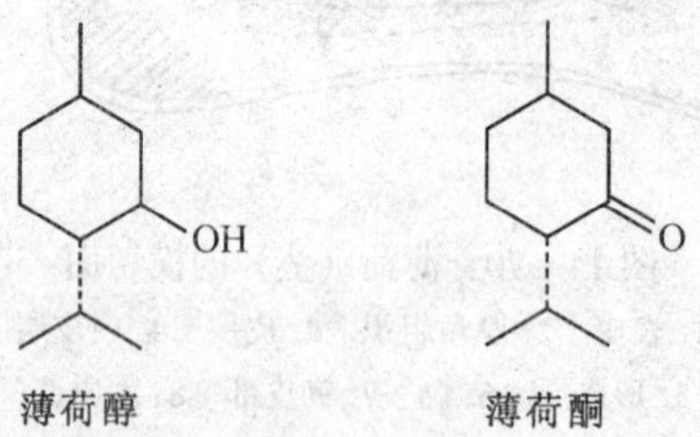

薄荷醇　　**薄荷酮**

理化鉴别

1. 取本品叶的粉末少量，经微量升华得油状物，加硫酸 2 滴及香草醛结晶少量，初显黄色至橙黄色，再加水 1 滴，即变紫红色。(示薄荷醇)

2. 取本品 0.5g，加石油醚（60～90℃），密塞，振摇，放置 30min，滤过，滤液点于

硅胶G板上，以苯－醋酸乙酯（19:1）展开，取出晾干后，喷香草醛－硫酸－乙醇（1:1:18）试液，100℃烘干2～5min，显玫瑰红色至蓝紫色斑点。

药理作用

1. 局部刺激作用　薄荷脑可刺激皮肤末梢感受器，首先产生冷感，继则有轻微灼热感，并可慢慢地渗入皮肤内，引起长时间充血，同时也反射性地引起深部组织的血管变化，调整血管功能。

2. 发汗解热作用　内服薄荷少量，可通过兴奋中枢神经系统，使皮肤毛细血管扩张，促进汗腺分泌，使机体散热增加，从而达到发汗解热作用。

3. 抗病毒、抗菌作用　薄荷水煎剂对多种细菌有抑制作用，对单纯疱疹病毒有明显的抑制作用，对$ECHO_{11}$病毒亦有抑制作用。

4. 对平滑肌的作用　对离体平滑肌的张力、强度、张力－强度有明显抑制作用。

5. 消化系统的作用　薄荷油、薄荷脑、薄荷酮对小鼠或兔离体肠管有抑制作用；对小鼠离体小肠，薄荷油有解痉（抗乙酰胆碱）作用；薄荷油有健胃，大鼠口服薄荷脑有利胆作用。

功效　性凉，味辛。能宣散风热，清头目，利咽透疹。用于风热感冒，风温初起，头痛，目赤，喉痹，口疮，风疹，麻疹，胸胁胀闷。用量3～6g，入煎剂宜后下。

附注

1. 薄荷油　为新鲜叶、茎经水蒸气蒸馏，再冷冻，部分脱脑加工得到的挥发油（又称薄荷白油）。为无色或淡黄色的澄清液体。有特异清凉香气，味初辛，后凉。长时间存放，则色渐变深。能与乙醇、氯仿、乙醚任意比例混合。本品为芳香药、调味药、驱风药。口服一次剂量为0.02～0.2ml，外用适量。

2. 薄荷脑　为薄荷油中的一种饱和环状醇。为无色针状或棱柱状结晶或白色结晶粉末，有薄荷的特殊香气，味初灼热后清凉，在乙醇、液体石蜡中极易溶解，水中微溶。功效同薄荷油。用量0.02～0.1g。

3. 绿薄荷　*Mentha spicata* L.（*M. viridis* L.），又名留兰香，原产欧洲，现我国大量栽培，所含挥发油的主要成分为藏茴香酮（carvone），不含薄荷醇，油香气悦人，多用于牙膏生产与食品工业。

益母草　Herba Leonuri

本品为唇形科植物益母草 *Leonurus japonicus* Houtt. 的新鲜或干燥地上部分。鲜品春季幼苗期至初夏花前期采割；干品夏季茎叶茂盛、花未开或初开时采割，晒干，或切段晒干。全国大部地区均产，多自产自销。3～4月采收未抽茎的幼苗，称童子益母草；夏季植株生长茂盛、花未全开时采割地上部分，晒干。

体长30～60cm。茎方柱形，上部多分枝，具纵向棱槽，直径0.5～1.5cm；表面灰绿色、黄绿色或黄白色，密被倒生糙伏毛；体轻，质韧，断面中部有白色髓。叶对生，常脱落或残存，皱缩或破碎，完整者下部叶掌状3裂，上部叶羽状深裂成3片，裂片全缘或具少数锯齿。轮伞花序腋生；花萼宿存，钟状，先端5裂，黄绿色或黄白色；花冠唇形，红紫色或淡红色，多脱落；内有小坚果4枚。气微，味微苦。

含生物碱如益母草碱（leonurine）0.02%～0.12%、水苏碱（stachgdrine）0.59%～1.72%、益母草定（leonuridine）等；黄酮类如洋芹素（aprgenin）、芫花素及苷、槲皮素（quercetin）、山柰素（kaempferol）及苷等；并已分离到二萜类成分10余种，如新近分离的前益母草素（prehispanolone）、益母草素（hispanolone）、前益母草乙素（preleoheterin）、益母草乙素（leoheterin）等。另全草和种子含延胡索酸（fumaric acid）、月桂酸、棕榈酸、油酸、亚麻酸、花生酸、硬脂酸、软脂酸等。其中种子含油量为37.5%，其中亚麻酸11.6%，亚油酸39.8%。尚含挥发油0.05%～0.1%、胡萝卜苷、益母草酰胺（leonuruamide）等。

本品性微寒，味辛、苦。能活血调经，利水消肿。用于月经不调，痛经，经闭，恶露不尽，水肿尿少，急性肾炎水肿。用量9～30g。鲜品12～40g。孕妇禁用。

本品能对抗血小板聚集性和降低血小板含量，阻止血液凝固，促进纤溶作用和抗动脉粥样硬化作用，并抑制血栓形成，益母草乙醇提取物对在体兔心有轻度的兴奋作用，可明显增加冠脉和心肌血流量，直接扩张外周血管，减慢心率，减少心输出量及左室作功，有效成分为水苏碱。可使子宫活动力明显增加，对子宫有兴奋和收缩作用。

附注

1. 茺蔚子　为益母草的小坚果，含大量脂肪油，17种氨基酸、24种矿物元素、益母草次碱等；性微寒，味辛、甘；能活血通经、清肝明目。

2. 同属植物我国产12种，1变种，2变型，几乎均作药用，多自产自销。

藿香　Herba Agastaches

本品为唇形科植物藿香 *Agastache rugosus*（Fisch. et Mey.）O. Ktze. 的地上部分。6～9月枝叶茂盛或初开花时割取地上部分，阴干或鲜用。我国南北各地有分布，多栽培。主产于四川、江苏、浙江、湖南、辽宁、云南等地。销全国。

有香气。茎方柱形，略带红色，上部微被柔毛。叶心状卵形至矩圆状披针形，长4.5～11cm，宽3～6.5cm，边缘有锯齿，下面有短柔毛和腺点，具长柄。轮伞花序集成穗，顶生；花萼筒状，具脉15条，5齿裂，齿有缘毛，并有腺点；花冠蓝紫色，上唇微凹，下唇中裂片先端微凹；花柱着子房底，先端等2裂。小坚果倒卵形，黑色，腹面具棱，顶端有短硬毛。

含挥发油0.2%～0.5%，油中含甲基胡椒酚（methyl chavicol）94.8%，苧烯（limonene）、γ－，β－蒎烯（pinene）等，另含金合欢素（acacetin）、椴宁（tilianin）、藿香苷（agastachoside）和蒙花苷（linarin）等。

本品性微温，味辛。能解暑，化湿，止呕，开胃。用于湿滞胸闷腹胀，暑湿头昏，呕吐，鼻炎，慢性副鼻窦炎，胃气痛等。用量4.5～9g，水煎服。不宜久煎。

药理作用表明有抑制多种皮肤真菌、抗病毒、促消化作用等。

广藿香　Herba Pogostemonis

本品为唇形科植物广藿香 *Pogostemon cablin*（Blanco）Benth. 的干燥地上部分。枝叶茂盛时采割，日晒夜闷，反复至干。主产广州及海南省。商品按产地分为海南广藿香及石牌广藿香，以海南为大宗，销全国；传统认为石牌广藿香质优，但产量少，主销广州地区。

本品茎略呈方柱形，多分枝，枝条稍曲折，长30~60cm，直径0.2~0.7cm；表面被柔毛；质脆，易折断，断面中部有髓；老茎类圆柱形，直径1~1.2cm，被灰褐色栓皮。叶对生，皱缩成团，展平后叶片呈卵形或椭圆形，长4~9cm，宽3~7cm；两面均被灰白色茸毛；先端短尖或钝圆，基部楔形或钝圆，边缘具大小不规则的钝齿；叶柄细，长2~5cm，被柔毛。气香特异，味微苦。

本品含挥发油2%~2.88%，油中主成分为广藿香醇（patchouli alcohol），约52%~57%，并含广藿香奥香醇（pogostol）、广藿香吡啶（patchalipyridine）、广藿香酮（pogostome）、丁香油酚、桂皮醛、苯甲醛等；此外尚含多种黄酮类化合物：槲皮素3，3，7-三甲醚（pochypodol）、商陆素（ombuine）、芹菜素（apigenin）、鼠李素（rhmnetin）、3′-芹菜素-7-葡萄糖苷（apigetuin）及新黄酮芹菜素7-*O*-*β*-*D*-（6′-P-香豆基）葡萄苷；另含生物碱等。

本品性微温，味辛。能芳香化浊，开胃止呕，发表解暑。用于中暑发热，头痛胸闷，食欲不振，恶心，呕吐，泄泻等。湿浊中阻，脘痞呕吐，暑湿倦怠，胸闷不舒，寒湿闭暑，腹痛吐泻，鼻渊头痛。用量3~9g。

体外试验表明对多种致病菌有抑制作用，对钩端螺旋体、鼻病毒等也有一定抑制作用。本品水溶性成分及挥发油能提高胃蛋白酶和血清淀粉酶活性，消除胃肠道的消化和吸收障碍，刺激胃黏膜，促进胃液分泌，增强消化能力；水溶性成分能抑制胃肠运动机能，对胃肠有解痉作用；并有抗腹泻和镇痛作用。

紫苏叶　Folium Perillae

本品为唇形科植物紫苏 *Perilla frutescens*（L.）Britt. 的干燥叶（或带嫩枝）。夏、秋季枝叶茂盛时，采收叶或带叶小枝；或割取全草后，剪取其带叶的嫩枝，晒干，称苏叶。取割下的主茎，晒干，称嫩苏梗。主产于湖北、河南、四川、江苏、广西、广东等地，以湖北、河南、四川等地产量大，广西、广东等地品质佳，销全国并出口。

叶片多皱缩破碎，完整者呈长卵形或卵形，长4~11cm，宽2.5~9cm。先端长尖，基部圆形或宽楔形，边缘具圆锯齿；两面紫色或上表面绿色，下表面紫色，被有灰白色稀毛，以下面叶脉处为多，于放大镜下可见多数凹下小点（腺鳞）；叶柄长2~7cm，紫色至紫绿色。质脆。带嫩茎者，细茎四方形，直径0.2~0.5cm，紫绿色，断面有白色疏松的髓。气清香，味微辛。

本品以色绿紫、香气浓、碎屑少者为佳。

含挥发油（紫苏油）约0.5%，油中含紫苏醛（*l*-perillaldehyde）16.8%~22.6%、紫苏醇（*l*-perillalcohol）19.7%~23.1%、二氢紫苏醇（dihydroperilla alcohol）7.4%~8.5%、薄荷脑4.2%~20%、迷迭香酸（rosmarinic acid）、香薷酮（elsholtziaketone）、紫苏酮（perillaketone）等，另含紫苏苷（shisonin）、黄芩素、无机元素及约1.82%的鞣质。叶中含紫红色色素（即花青苷及酯类）。其中紫苏醛为紫苏油所具有的香气成分。

本品性温，味辛。能解表散寒，行气和胃。用于风寒感冒，咳嗽呕吐，妊娠呕吐，鱼蟹中毒。用量4.5~9g。

紫苏具镇痛和局部麻醉作用（紫苏醛无明显的镇痛作用，但与其另一成分豆甾醇混合，则产生显著的镇痛作用）；抗菌、抗真菌、抗病毒作用，紫苏水煎剂对病毒ECHO株有抑制作用；紫苏叶挥发油有镇咳作用，镇咳强度约为可待因的1/5，对组织胺所致豚鼠离体气管收缩有一定拮抗作用。

附注 叶（苏叶）、茎（苏梗）、果（苏子）均药用。

荆芥 Herba Schizonepetae

本品为唇形科植物荆芥 *Schizonepeta tenuifolia* Briq. 的干燥地上部分。夏、秋二季花开到顶、穗绿时采割，除去杂质，晒干。7~8月花穗尚绿时割取地上部分，晒至半干捆成小把，再晒干，为全荆芥。全国大部分地区均产。主产于河北、江苏、江西、湖北、湖南等地。销全国并出口。

全体长50~80cm。茎上部有分枝，方柱形，直径0.2~0.4cm；表面淡黄绿色或淡紫红色，被短柔毛；体轻，质脆，断面类白色。叶多已脱落，完整者展平后呈3~5羽状深裂，裂片条形或披针形，两面被柔毛。假穗状轮伞花序顶生，长2~9cm；宿萼钟状，先端5齿裂，淡棕色或黄绿色，被短柔毛；花冠多脱落。小坚果棕黑色。气芳香，味微涩而辛凉。

全草含挥发油1%~2%，穗含挥发油2%~4%。油中主成分为 *d*－薄荷酮（*d*－menthone）42.9%、异薄荷酮（isomenthone）4.88%、*l*－胡薄荷酮（*l*－pulegone）43.27%、异胡薄荷酮（isopulegone）2.09%及 *d*－柠檬烯（*d*－limonene）3.43%等，穗中尚含荆芥苷A，B，C（schizonepetoside A，B，C）、芹菜素－7－*O*－葡萄糖苷（apigenin－7－*O*－glucoside）、木犀草素－7－*O*－葡萄糖苷（luteolin－7－*O*－glucoside）和橙皮苷（hesperidin）。尚含十二烷酸、β－谷甾醇、齐墩果酸、熊果酸、胡萝卜苷等。

本品性微温，味辛。能解表散风，透疹。用于感冒，头痛，麻疹，风疹，疮疡初起。炒炭治便血，崩漏，产后血晕。用量4.5~9g。荆芥穗发汗力大于荆芥，止血用荆芥炭。

荆芥煎剂、乙醇浸剂或荆芥挥发油，能使汗腺分泌旺盛，皮肤血管循环增强，有解热、降温作用；荆芥煎剂体外试验有较强的抗菌作用；荆芥炭散剂口服有较好的止血作用。

附：花（果）序称荆芥穗，也可入药。

夏枯草 Spica Prunellae

本品为唇形科植物夏枯草 *Prunella vulgaris* L. 的干燥果穗。立夏后采收成熟的果穗，剪去果穗柄，晒干。主产于江苏、安徽、浙江。以江苏、安徽产量大，江苏南京地区质量佳。

果穗棒状，略扁压，长1.5~8cm，直径0.8~1.5cm，棕色或淡棕色。全穗由数至十数轮宿萼与苞片组成，轮距0.5~0.7cm，每轮有6个宿萼，长约1cm，下方对生苞片2枚，扇形，长约0.8cm，宽约1.2cm，先端尖尾状，脉纹明显，背面有白色粗毛；花冠通常已脱落。宿萼二唇形，内藏棕色小坚果4粒，卵形，顶端尖突。质轻。气清香，味淡。

花穗含夏枯草苷（prunellin），为一种皂苷，其苷元为齐墩果酸（oleanolic acid），并含游离的乌苏酸（熊果酸 ursolic acid）和齐墩果酸及花色苷（水解得飞燕草素 delphinidin）和矢车菊素（cyanidin）。种子含脂肪油及解脂酶。另含胡萝卜苷（daucosterol）、四种同系高级饱和脂肪酸酯。此外尚有一种抗 HIV 的含硫多糖夏枯草素（prunellin），另含咖啡酸、没食子酸、咖啡酸，挥发油中含 *d*－樟脑（*d*－camphor）、*d*－小茴香酮（*d*－fenchone）。

本品性寒，味辛、甘。能清火，明目，散结，消肿。用于目赤肿痛，目珠胀痛，头痛眩晕，瘰疬，瘿瘤，乳痈肿痛；甲状腺肿大，淋巴结结核，乳腺增生，高血压症。用量 9～15g。

茎、叶、果穗及全草均有降压、抗菌、抗病毒、对早期炎症反应有显著的抑制作用。夏枯草中的有效成分能明显抑制四氧嘧啶引起的小鼠血糖升高降血糖等作用。用 100% 的夏枯草煎剂或乙醇提取物，对子宫颈癌 U－14、人体食道癌 109 及艾氏腹水癌有抑制生长作用。

思考题

1. 唇形科植物的形态学特征、显微特征及化学特征。
2. 唇形科植物的常用生药。
3. 黄芩、丹参和薄荷的来源及主要性状特征。
4. 黄芩、丹参和薄荷的主要活性成分及主要药理作用。

茄科 Solanaceae

草本或灌木，稀小乔木或藤本。单叶、裂叶或复叶，常互生，有时呈大小叶对生状，叶片全缘，无托叶。花两性，辐射对称；单生、簇生或成各式的聚伞花序；萼常 5 裂或平截，宿存，常果时增大；花冠 5 裂，呈辐状、钟状、漏斗状或高脚碟状，通常 5 裂；雄蕊常 5 枚，着生花冠上，与花冠裂片互生，花药分离或粘合，纵裂或孔裂；子房上位，由偏斜 2 心皮组成，2 室，有时因假隔膜而成不完全 4 室，中轴胎座，胚珠多数；花柱线形，柱头头状或 2 浅裂。蒴果或浆果。种子多数，盘形或肾形，胚直立或环状弯曲，有丰富肉质胚乳。

本科约 80 属，3000 种，广布于温带及热带地区。我国 26 属，107 种，35 变种，广布于全国。已知药用 25 属，84 种。主要的属有山莨菪属（*Anisodus*）、颠茄属（*Atropa*）、辣椒属（*Capsicum*）、曼陀罗属（*Datura*）、莨菪属（*Hyoscyamus*）、枸杞属（*Lycium*）、烟草属（*Nicotiana*）、酸浆属（*Physalis*）、泡囊草属（*physochlaina*）、, 赛莨菪属（*Scopolia*）、茄属（*Solanum*）等。重要的生药有颠茄草、洋金花、枸杞子、地骨皮、天仙子、山莨菪、酸浆、华山参、龙葵、白英。

本科植物多具双韧型维管束及内函韧皮部。叶具不等式气孔，并具非腺毛与腺毛，腺毛的柄部与头部的组成多样。常含草酸钙砂晶，形成砂晶细胞（砂晶囊），有时尚含簇晶、方晶或砂晶内夹杂有小簇晶。

本科植物含多种生物碱，主要有莨菪烷衍生物类和甾体类。莨菪烷衍生物类生物碱为颠茄属、莨菪属、赛莨菪属、矮莨菪属（*Przewalskia*）、天仙子属、泡囊草属、曼陀罗属、茄参属（*Mandnagora*）等的特征成分，其中以 *l* - 莨菪碱（*l* - hyoscyamine）与东莨菪碱（hyoscine，scopolamine）为主要代表，阿托品（atropine）为莨菪碱的消旋体，具有抗胆碱作用，主要用于胃、肠绞痛；东莨菪碱对中枢具显著的镇静作用，常用为镇痛催眠药，为中药麻醉的有效成分，并有治疗脑血栓形成的作用。甾体类生物碱大多成苷存在，分布于茄属、酸浆属、辣椒属，具有抗霉菌和抗癌作用，也可作为合成激素的原料。茄科植物另含香豆精类成分，如颠茄等植物中的东莨菪内酯（scopoletin），此成分对风湿性关节炎、类风湿性关节炎、坐骨神经炎有效。酸浆属、辣椒属、枸杞属等植物含多种色素、维生素、聚胺等成分。

*颠茄草 Herba Belladonnae

（英）Belladonna Herb，Belladonna，
Deadly Nightshade

来源 本品为茄科植物颠茄 *Atropa belladonna* L. 的干燥全草。

植物形态 多年生草本，常作一年生栽培，高达 2m。主根粗大，圆柱形。茎直立，中空，下部淡紫色，平滑，上部叉状分枝，微有毛。茎下部叶互生，上部叶一大一小成双生，叶草质，卵形、椭圆状卵形或宽卵形、长 5～22cm，宽 3.5～11cm，全缘，两面沿叶脉均有白色柔毛；叶柄长 0.5～2cm。花大，下垂，单生于叶腋，花梗长 2～3cm，密生白色腺毛；花萼钟形，淡紫色，长约为花冠的一半，5 深裂，裂片有长尖头，果时稍增大成星芒状而向外展开；花冠管状钟形，上部淡褐色，中下部淡黄绿色，长 2.5～3.5cm，径 1～2cm，5 浅裂；雄蕊 5，较花冠略短，着生于花冠筒基部，花药纵裂；花柱长约 2cm，柱头 2 浅裂；花盘明显，生于子房基部，子房上位，2 室。浆果球形，直径 1～1.5cm，熟时紫黑色，有光泽。种子多数，细小，黄褐色，扁平肾形，长约 0.2cm，表面具细网纹。花期 5～7 月，果期 6～8 月（图 14－72）。

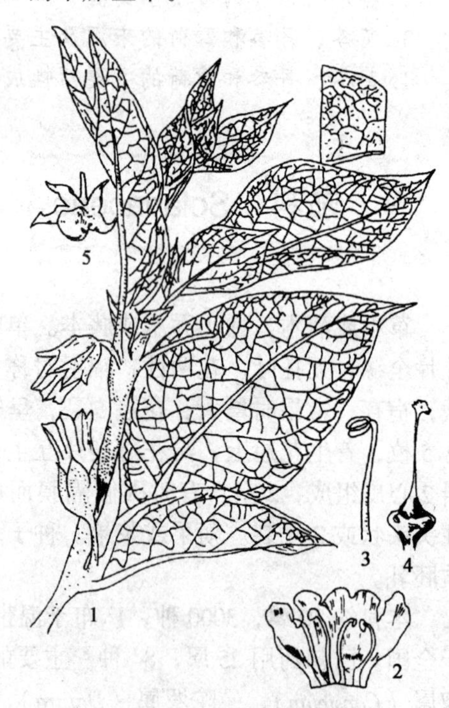

图 14－72 颠茄
1. 花枝 2. 花冠剖开，示雄蕊
3. 雄蕊 4. 雌蕊 5. 果实

均系栽培。喜温暖潮湿气候，阳光充足，排水良好、含腐植质的砂质土壤。

采制 初花期至结果期采挖，除去粗茎及泥沙，切段，晒干或40～60℃烘干。

产地 原产欧洲，产于上海、浙江、北京、山东。主要作为原料药。

性状 根圆柱形中，稍弯曲，常截断，长不过10cm，直径0.5～1.5cm；表面淡灰棕色，有纵长细皱纹；老根木质，细根易折断，折断面平坦，皮部窄，灰白色；木部宽广，棕黄色；形成层环明显；髓部白色。茎略扁，中空，直径0.3～0.6cm，表面黄绿色，有细纵皱纹及稀疏的点状皮孔，幼茎有毛。叶多皱缩，破碎，完整者展平后呈椭圆状卵形，叶端尖锐，全缘，叶基渐狭下延，黄绿色或深棕色，两面均有少数毛茸；叶柄扁平，微有白色毛茸。叶腋常有花或幼果。花萼先端5裂，宿存；花冠钟状。浆果类球形，直径0.5～0.8cm，具长柄，内有多数种子。气微，味微苦、辛。

以根粗壮、嫩枝、叶多、色深绿为佳。

显微特征 叶横切面 上表皮细胞扁长，有气孔；下表皮细胞较小，气孔较多；毛茸常已脱落。栅栏组织为1～2列细胞，海绵组织为4～5列细胞，在栅栏组织下散有大的砂晶细胞，其中伴有小簇晶。主脉维管束双韧型，木质部作新月形，由导管、微木化的纤维及薄壁细胞组成；韧皮部细胞较小，位于木质部的上下两侧。主脉薄壁细胞中亦有草酸钙砂晶（图14－73）。

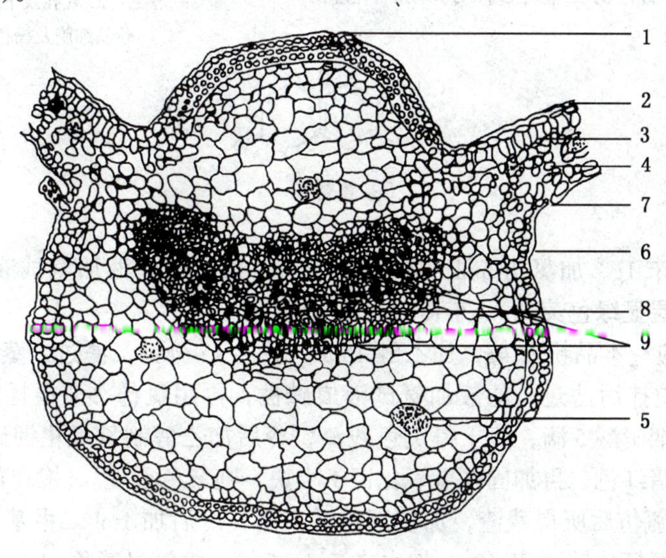

图14－73 颠茄（叶）横切面

1. 厚角组织 2. 上表皮 3. 栅栏组织 4. 海绵组织
5. 砂晶细胞 6. 下表皮 7. 气孔 8. 木质部 9. 韧皮部

粉末 浅棕绿色。(1) 下表皮细胞垂周壁呈波状，可见角质纹理；气孔不等式，副卫细胞3～4个。(2) 腺毛头部多细胞（以6细胞为多见），长椭圆形或梨形，柄单细胞；另有头部单细胞，柄2～4细胞的腺毛。(3) 叶肉组织中散有砂晶细胞，其中常伴有小簇晶。此外，稀有非腺毛，2～5细胞；有环纹、螺纹、网纹和具缘纹孔导管（图14－74）。

化学成分 叶含总生物碱0.09%～1.32%，主要有*l*－莨菪碱（*l*－hyoscyamine）及其消旋体阿托品（atropine，*dl*－hyoscyamine），两者共占74%～89%。另含东莨菪碱（scopolamine）、去水阿托品（apoatropine）、去甲基阿托品（noratropine）、去甲基莨菪碱

(norhyoscyamine)、颠茄碱（belladonnine）。此外，还含有东莨菪素（scopoletin）、东莨菪苷（scopolin）、甲基七叶树苷（methylaesculin）、芸香苷（rutin）、山柰素 - 3 - 鼠李糖半乳糖苷（kaempferol - 3 - rhamnogalactoside）、槲皮黄苷（quercimeritrin）和桐棉苷（populnin），以及胆碱、*N* - 甲基四氢吡咯（*N* - methylpyrrolidine）、吡啶（pyridine）、四甲基丁二胺（teramethyl-diaminobutane）、腐胺（putrescine）等。

根含总生物碱 0.45% ~ 0.85%，其中莨菪碱 77% ~ 78%，东莨菪碱约 1%，去水阿托品 5%；另含阿托品、颠茄碱、古柯叶碱（cuscohygrine，bellaradine）。此外尚含莨菪醇（托品 tropine）、东莨菪素及植物甾醇。

人们正在探讨生物工程技术对颠茄中生物碱含量等的影响。

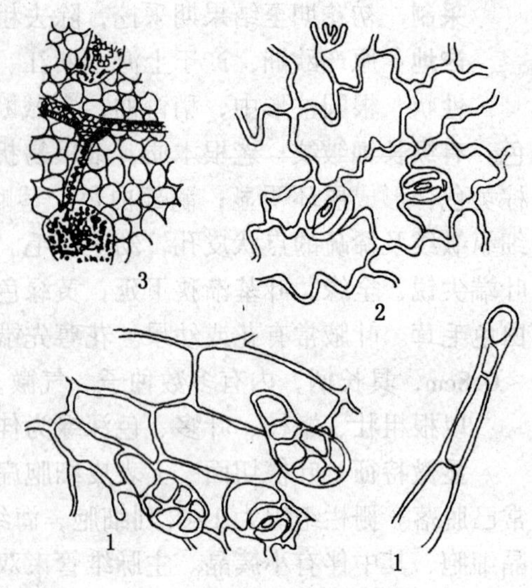

图 14 - 74　颠茄（叶）粉末
1. 腺毛　2. 气孔及下表皮细胞
3. 砂晶细胞及栅栏组织

CH_3O … HO … O … O

东莨菪素

理化鉴别

1. 取本品粉末 1g，加氯仿 5ml，振摇 15 分钟，滤过，滤液加氨试液 1 ~ 2ml，振摇，放置，可见氨液层显绿色荧光。（东莨菪素）

2. Vitali 反应　本品粉末 4g，加乙醇 15ml，振摇 15 分钟，滤过，蒸干滤液，加稀硫酸（1%）2ml，搅拌后滤过，滤液加氨试液成碱性，再用氯仿 2ml 振摇提取，分取氯仿液，蒸干，加发烟硝酸 5 滴，蒸干得黄色残渣，冷后加乙醇制氢氧化钾试液 2 ~ 3 滴，显深紫色，渐变为暗红色，再加固体氢氧化钾 1 小块，则紫色重现。（检查莨菪烷类生物碱）

3. 上法蒸去氯仿后所得残渣，加发烟硝酸 5 滴，冷后加 1ml 二甲基甲酰胺使残渣溶解，再加四乙基氢氧化铵试液（2g，加水成 5ml）5 滴，溶液显紫色。

药理作用　*l* - 莨菪碱的药理作用与阿托品相似，主要为阻断乙酰胆碱对 M - 胆碱受体的作用产生的一系列效应：抑制汗腺与唾液的分泌，可致口干与皮肤干燥；对肠胃、胆道、输尿管及支气管痉挛均有解痉作用；使眼虹膜括约肌及睫状肌麻痹，产生瞳孔扩大；小剂量兴奋迷走中枢致短暂的心率减慢，稍大剂量则阻断迷走神经对心脏的控制而使心率加快，大剂量可扩张血管，改善血液循环；兴奋延髓及大脑；东莨菪碱对虹膜、睫状肌和汗腺、唾液腺的作用较阿托品强，对心脏、胃肠、支气管平滑肌的作用则较弱而持久；具抑制脑中枢作用。治疗剂量时可引起困倦、疲劳直至进入睡眠状态，中毒剂量时呈明显的中枢兴奋、激动、幻觉及谵语，再加大剂量则先兴奋后抑制最终延髓麻痹而死亡。

功效　本品为抗胆碱药，能镇痛，解除平滑肌痉挛，抑制腺体分泌，扩大瞳孔。供制备颠茄流浸膏、颠茄浸膏、颠茄酊等的原料。青光眼患者忌服。

*洋金花　Fols Daturae

（英）Datura Flower

Datura Flower

来源　本品为茄科植物白曼陀罗 *Datura metel* L. 或毛曼陀罗 *D. innoxia* Mill. 的干燥花。以前者为主，习称“南洋金花”；后者少用，习称“北洋金花”。

植物形态　白花曼陀罗　一年生粗壮草本，有时呈半灌木状，全株近无毛。茎高 50～200cm，基部稍木化。叶互生，叶片卵形，长 10～25cm，宽 4～15cm，基部不对称楔形，全缘或微波状；叶柄长 2～11cm。花单生，花萼管状，稍有棱纹，长 4～6cm，先端 5 裂；花冠白色或淡黄色，漏斗状或喇叭状，在蕾中对折而旋转，长 14～17cm，径 6～8cm，冠筒中部以下较小，淡绿色，有 5 棱，先端 5 裂，各棱达裂片尖端，两侧各有一纵脉，平行直达裂片边缘；雄蕊 5，花药长约 1cm；子房球形，不完全 4 室。蒴果斜生或横向生，扁球形，直径约 3cm，表面疏生短刺，熟时瓣裂，宿存萼筒基部呈浅盘状。种子多数，淡褐色。花期 7～11 月，果期 9～11 月（图 14－75）。

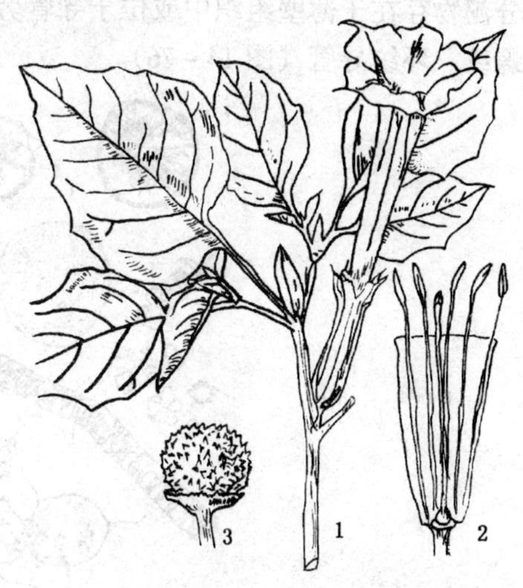

图 14－75　白曼陀罗
1. 花枝　2. 部分花冠，示雄蕊和雌蕊　3. 果实

分布于江苏、浙江、福建、广东、海南、广西；多栽培。全株有毒，种子最毒。

毛曼陀罗　全株密被腺毛或短柔毛；叶广卵形，长 10～14cm，宽 4～11cm；花白色或淡紫色，萼筒长约为花冠的一半；花冠裂片间有三角状突起。蒴果生于下垂的果柄上，密生针刺和柔毛，宿存萼基呈五角形，向外反折。花果期 7～10 月。

分布于河北、辽宁、江苏等地；多栽培。全株有毒。

采制　7～9 月于清晨露水干后，分批采摘初开放的花朵，晒干或微火烘干。

产地　南洋金花，主产于江苏、广东、海南。以江苏产质佳。北洋金花，主产于河北。销全国。

性状　南洋金花（白花曼陀罗）花冠及附着的雄蕊（花萼已除去）干缩成卷条状，长 10～16cm，黄棕色。以水湿润展平后，花冠上部呈喇叭状，顶端 5 浅裂，裂片先端短尖，短尖下有 3 条纵脉，两裂片间微凹陷；花药长 1～1.5cm。质脆易碎。微有烟焦气，味辛、苦。

北洋金花（毛曼陀罗）　带有花萼。萼筒长 6～7cm，顶端 5 裂，裂片长约 2.5cm，外表面淡绿黄色，密生毛茸；花冠长 10～18cm，顶端 5 浅裂，两裂片间有三角状突起；花药长约 1cm。

本品以身干、朵大、黄棕色、无破碎者为佳。

显微特征　白花曼陀罗粉末　灰棕色。（1）花粉类球形或扁球形，直径 45～68μm，3

孔沟不甚明显，表面有子午向排列的细条状雕纹。(2) 腺毛有两种，短腺毛头部 2~6 细胞，柄 1~3 细胞；长腺毛头部单细胞，柄 2~6 细胞，有的弯曲，有的基部细胞膨大。(3) 非腺毛 1~5 个细胞，稀有 10 个细胞以上，长 64~206μm，基部细胞膨大，直径 20~112μm，壁具疣状突起，有的非腺毛中间细胞皱缩。(4) 草酸钙砂晶、方晶及簇晶，多存在于花冠薄壁细胞及花冠基部薄壁细胞中，簇晶直径 5~20μm，有的含砂晶细胞中央可见簇晶。(5) 花冠上表皮细胞表面观类多角形，垂周壁薄，较平直，外壁呈乳状突起；下表皮细胞类长方形，垂周壁波状弯曲，气孔不定式，副卫细胞 3~8 个。(6) 黄棕色条块状分泌物存在于薄壁组织中或位于导管旁，有的条块脱出散在。此外，有花粉囊内壁细胞及螺纹、环纹导管（图 14-76）。

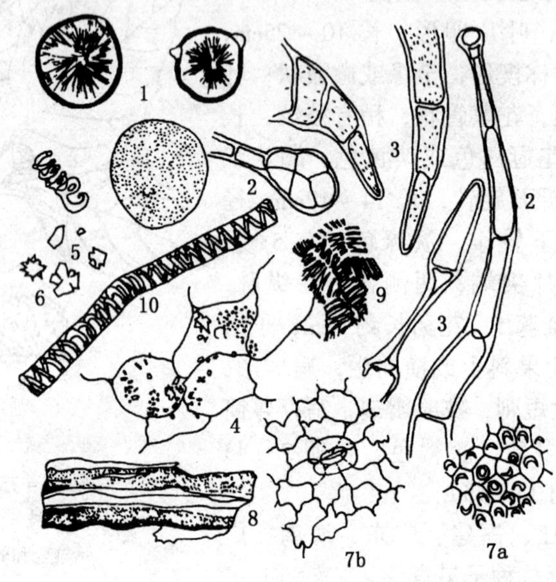

图 14-76　洋金花粉末

1. 花粉粒　2. 腺毛　3. 非腺毛　4. 草酸钙砂晶　5. 草酸钙方晶　6. 草酸钙簇晶　7. 花冠表皮（a. 上表皮，b. 下表皮）　8. 黄棕色团块　9. 花粉囊内细胞　10. 导管

毛曼陀罗　非腺毛壁光滑或微具疣点；花粉粒外壁有条状雕纹，两极为网纹。

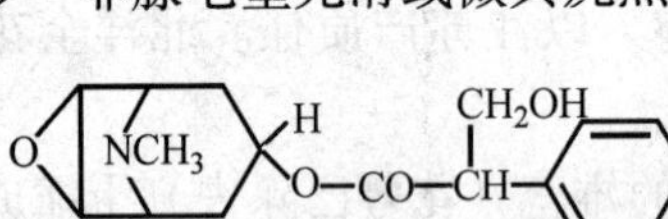

东莨菪碱 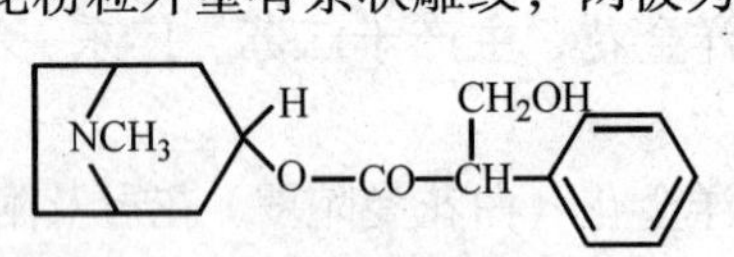　　　　莨菪碱

化学成分　白花曼陀罗花含生物碱 0.47%（盛开期）~0.75%（凋谢期），毛曼陀罗花含生物碱 0.87%（盛开期）~0.65%（凋谢期）。其中东莨菪碱（scopolamme）约占 85%，莨菪碱（hyoscyamine）和阿托品（atropine）共占 15%，还含对甲氧基苯甲酸（*p*-methoxybenzoic）与莨菪醇组合的化合物（datumetine）；另含六环醉茄甾内酯类化合物及五环醉茄甾内酯类化合物。毛曼陀罗另含去甲基莨菪碱。

理化鉴别

1. 取本品粉末 5g，加无水碳酸钠 2g，混匀，加水湿润，用乙醚提取 3 次，每次 10ml，合并醚提取液，水浴蒸干，加稀盐酸 5ml 溶解残渣，分取滤液，以碳酸钠碱化至 pH8，再以乙醚提取 3 次，每次 5ml，合并醚液，水浴浓缩至 2～3ml。取浓缩液 5 滴，水浴蒸干，加发烟硝酸 4 滴，继续蒸干，残渣加无水乙醇 1ml 与氢氧化钠 1 小粒，显紫色。

2. Vitali 反应呈阳性。

药理作用

1. 麻醉及中枢抑制作用　东莨菪碱有中枢抑制作用，对大脑皮层和皮层下某些部位呈抑制作用，可使意识消失，产生麻醉，给家兔脑室内注射东莨菪碱动物翻正反射及听觉消失，疼痛反应迟钝，呈现浅麻醉状态。东莨菪碱为中药麻醉的主要成分。

2. 镇痛作用　东莨菪碱能使大鼠的痛阈提高 42%～80%，其通过抗肾上腺素能作用，产生镇痛和加强杜冷丁的镇痛作用；能解除血管痉挛，改善微循环而发挥镇痛作用。

3. 对呼吸系统的作用　东莨菪碱和阿托品能兴奋呼吸中枢，使呼吸加快，换气量增加；如过量则发生呼吸抑制，死于呼吸中枢麻痹。

4. 对循环系统的作用　东莨菪碱能解除迷走神经对心脏的抑制，加快心率。阿托品的作用更强。

5. 增强或调整机体抗病能力　洋金花能提高机体非特异性免疫力和调整机体的应激机能，从而加强机体抗病能力。

6. 抗休克作用　洋金花能改善微循环，纠正组织细胞缺氧所发生的一系列代谢障碍，对休克状态下的机体能呈现血压回升、脉压增大、尿量增多等抗休克效应。

7. 其他作用　洋金花有散瞳作用，青光眼病人禁用；能抑制多种腺体分泌，抑制唾液腺则口干；抑制汗腺则散热困难致体温升高。还能松弛多种平滑肌，降低胃肠道的蠕动和张力；使膀胱逼尿肌松弛，尿道括约肌收缩而引起尿潴溜。

洋金花最小致死量为大于 75mg/kg，而小于 80mg/kg，是其麻醉有效量 2mg/kg 的 37.5～40 倍。

功效　性温，味辛，有毒。平喘止咳，镇痛，解痉。用于哮喘咳嗽，脘腹冷痛，风湿痹痛，小儿慢惊及外科麻醉。用量 0.3～0.6g。宜入丸散，亦作卷烟分次燃吸（一日量不超过 1.5g）。外用适量。本品有剧毒，内服须慎重。外感及痰热咳喘、青光眼、高血压及心动过速患者禁用。

附注

1. 白花曼陀罗叶含总生物碱 0.24%～0.35%；根含 0.1%～0.2%；种子含 0.2%～0.5%。本品性温、味辛，有大毒，治胃痛，哮喘。0.6～0.9g 水煎服。种子（风茄子）功效与花相似。

2. 毛曼陀罗叶含总生物碱 0.16%～0.35%；根含 0.21%～0.46%，果含 0.76%～0.83%；种子含 0.83%。

3. 曼陀罗 *D. stramonium* L. 及紫花曼陀罗 *D. tatula* L. 的花也有作洋金花入药。其叶、花、种子含莨菪碱、东莨菪碱；根亦含多种生物碱。

枸杞子 Fructus Lycii

本品为茄科植物宁夏枸杞 *Lycium barbarum* L. 的干燥成熟果实。7～9月清晨或傍晚采收成熟果实，置席上摊晾至果皮起皱，再移至日光下暴晒至外皮干燥而果肉柔软。晾晒时不宜翻动，防止弄破果皮，以免变黑影响质量；夏季多雨时可烤干。晒干或烤干的果实，应除去果柄。主产宁夏、甘肃、青海、内蒙、新疆，河北亦产，多系栽培。销全国并出口。

果实长卵形或椭圆形，长0.6～1.8cm，径0.3～0.8cm。表面鲜红色或暗红色，略有光泽，有不规则皱纹，顶端有微突起的花柱痕，基部有白色果柄痕。果肉厚，柔软滋润，内含种子25～50粒。种子扁肾形，长至0.25cm，宽至0.2cm。气微，味甜、微酸。

以粒大、果肉厚、子少、色红、质柔润者为佳。

含甜菜碱（betaine）约0.1%、酸浆果红素（phsalien）、胡萝卜素（carotene）3.39%、硫胺素（thiumine）0.23%、核黄素（riboflavine）0.33%、烟酸（nicotinicacid）1.7%、抗坏血酸（ascorbic acid）3%、β－谷甾醇（β－sitosterol）、亚油酸（linoleic acid）、玉蜀黍黄素（zeaxanthin）、阴黄质（cryptoxanthin）；另含生物碱：有阿托品（atropine）、天仙子胺（hyoscyamine）；另有香豆素类成分有莨菪亭（socopoletin），尚含色素、维生素、微量元素及枸杞多糖。

本品性平，味甘。能滋补肝肾，益精明目。用于虚劳精亏，腰膝酸痛，眩晕耳鸣，内热消渴，血虚萎黄，目昏不明。用量6～12g。

枸杞多糖能有效地对抗自由基过氧化，枸杞提取液有抗氧化、延缓衰老的作用；枸杞多糖对巨噬细胞在非特异性抗肿瘤或特异性抗肿瘤过程中有激活作用而具有抗肿瘤活性；枸杞提取液有显著增加白细胞或促进白细胞回升，具抗辐射作用；枸杞多糖既是免疫增强剂，又是免疫调节剂；枸杞多糖对体外遗传损伤具有保护作用，对某些遗传毒物所诱发的遗传损伤具有明显的保护作用；枸杞多糖对 CCl_4 所致肝损伤有修复作用，对 CCl_4 所致的GPT活性升高有明显保护作用；并具降血脂和提高学习记忆等作用。

附注

1. 枸杞 *Lycium chinense* Mill. 的果实亦作枸杞子用，习称土枸杞或津枸杞，花冠管短于裂片或等于裂片，全国大部分地区有分布，果实长0.8～1.5cm，径0.3～0.5cm，表面无光泽，种子10～30粒，长至0.2cm，宽至0.15cm。功效与宁夏枸杞果实类同，一般认为质次。

2. 土库曼枸杞 *L. turcomanicum* Turcz.、西北枸杞 *L. potaninii* Pojank、毛蕊枸杞 *L. dasystemum* Pojank 的果实在少数地区亦有使用，但不宜作枸杞子入药。

3. 地骨皮 Cortex Lycii 为枸杞 *Lycium chinense* Mill. 或宁夏枸杞的根皮。含甜菜碱等。性寒，味甘、淡。能清虚热、凉血、生津。

思考题

1. 茄科植物的形态学特征和化学特征。

2. 颠茄草和洋金花的主要成分及主要药理作用。

3. 颠茄草的粉末显微特征及理化鉴定方法。

4. 颠茄草、洋金花和枸杞子的来源。

（浙江大学药学院　陈柳榕）

*玄参科　Scrophulariaceae

草本，少灌木或乔木。叶多对生，少互生或轮生。花两性，常两侧对称，排成总状或聚伞花序；花萼4~5裂，宿存；花冠4~5裂，多少呈二唇形；雄蕊多为4枚，2强，少为2枚或5枚，着生花冠上；花盘环状或一侧退化；子房上位，2心皮2室，中轴胎座，每室胚珠多数；花柱顶生。蒴果。种子多数，细小。

此科约200属，3000种以上，广布于全世界。我国60属，634种，全国分布，主产于西南。已知药用231种。重要的生药有洋地黄叶、胡黄连、地黄、玄参等。

本科植物常有毛茸和腺体。

本科的化学成分主要有环烯醚萜苷类：如桃叶珊瑚苷（aucubin）、哈巴苷（harpagoside）、胡黄连苷（kurroside）。强心苷类：如洋地黄毒苷（digitoxin）、地高辛（digoxin）、毛花洋地黄苷C（lanatoside C）等，为临床常用的强心药。黄酮类：如柳穿鱼苷（pectolinarin）、蒙花苷（linarin）。蒽醌类：如洋地黄蒽醌（digitoquinone）。生物碱类：如槐定碱（sophoridine）、骆驼蓬碱（peganine）。

*洋地黄叶　Folium Digitalis
（英）Foxglove Leaf

来源　本品为玄参科植物紫花洋地黄 *Digitalis purpurea* L. 的干燥叶。

植物形态　二年生或多年生草本，高达1.5m。茎直立，不分枝，密生短柔毛。基生叶丛生，叶片匙形，具长柄，有翼，茎生叶具短柄，叶缘有圆钝锯齿，网状叶脉向下表面明显突出。总状花序顶生，花密集，偏向一侧，下垂，花冠钟状稍扁，长4~5cm，二唇形，上唇浅红色，内部白色，有多数深红色斑点。蒴果圆锥形，种子细小。花期5~6月，果期6~7月（图14-77）。

采制　栽培后第二年花未开放时开始采叶，以8月份叶中有效成分含量最高，随着植株逐年生长，有效成分渐减。故三、四年生者可全部采收。宜在晴天中午分批采收植株底层的成熟叶，于20~40℃缓缓晾干为宜，低温贮藏于密闭容器中。

产地　长江以南各省有栽培，主产于浙江杭州一带。现江苏、山东等地也有栽培。

性状　本品多皱缩、破碎。完整叶片展平后长卵形至卵状椭圆形，长10~30cm，宽4~10cm；基生叶具翅状叶柄，长达17cm，茎生叶有短柄或无柄；叶端稍钝圆，基部狭缩而形成翅状叶柄，边缘具不规则圆钝锯齿；上表面暗绿色，微有毛，具羽状网脉，叶脉下凹；下表面浅灰绿色，密被毛，叶脉显著突出，细脉末端伸入叶缘每一锯齿；质脆。气微，味苦。

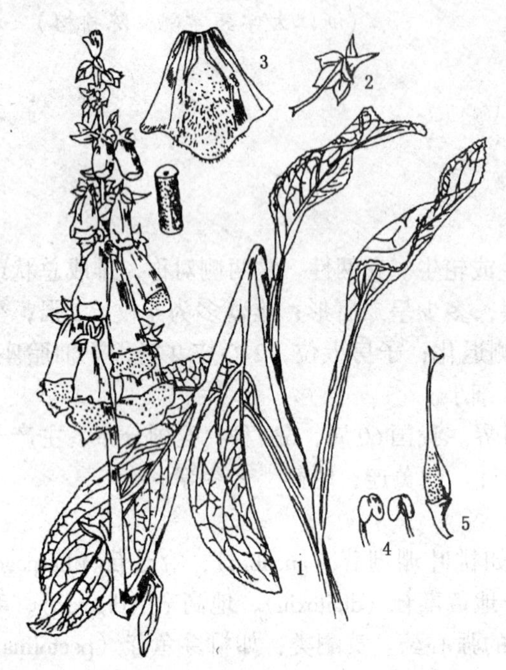

图 14－77 紫花洋地黄

1. 着花植株 2. 花萼和雄蕊 3. 花冠剖开，示雄蕊 4. 未成熟的花药 5. 雌蕊

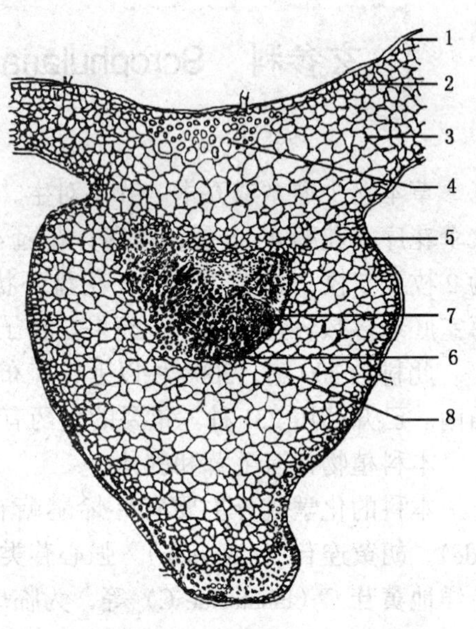

图 14－78 洋地黄（叶）横切面

1. 上表皮 2. 栅栏组织 3. 海绵组织 4. 厚角组织 5. 下表皮 6. 厚角组织 7. 木质部 8. 韧皮部

显微特征 叶横切面 上表皮细胞长方形，大小不一，外被角质层；下表皮细胞扁小，上下表皮有非腺毛和腺毛。栅栏细胞 1 列，略为短柱形细胞；海绵细胞 5～6 列。维管束外韧型，木质部呈新月形，导管排列成行，韧皮部较窄，细胞细小，维管束周围有厚角组织包围。主脉上、下表皮内侧有 1～2 列厚角细胞（图 14－78）。

叶粉末 （1）上表皮细胞垂周壁略弯曲，下表皮细胞垂周壁波状弯曲，气孔为不定式，副卫细胞 3～4 个。（2）腺毛：腺头 2 细胞，腺柄单细胞，另一种头部为单细胞，柄 1～4 细胞，腺头直径约 25μm。（3）非腺毛为 2～7 细胞，中部常有 1～2 个细胞皱缩，微有疣状突起（图 14－79）。

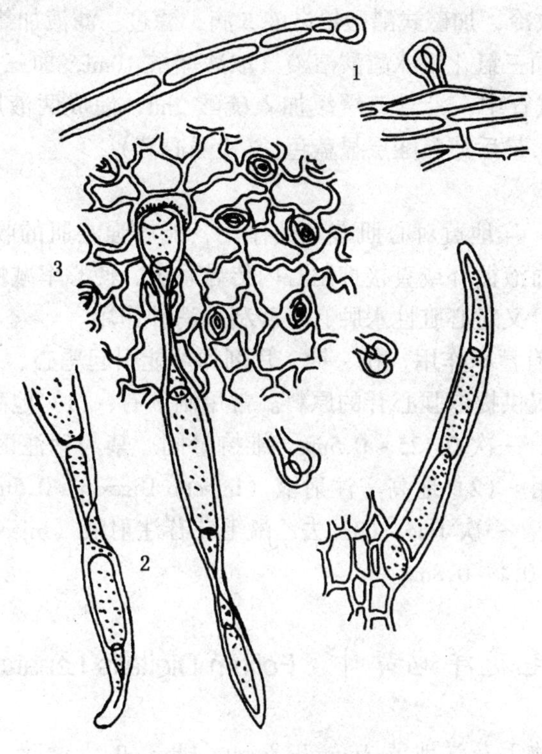

图 14－79　洋地黄（叶）粉末

1. 腺毛　2. 非腺毛　3. 表皮细胞及气孔

化学成分　主含苷类成分，现已分离出 20 余种强心苷，由三种不同的苷元即洋地黄毒苷元（digitoxigenin），羟基洋地黄毒苷元（gitoxigenin）及吉他洛苷元（gitaloxigenin）与不同的糖缩合而成。还含多种甾体皂苷，如洋地黄皂苷（digitonin）、吉托皂苷（ditonin）与提果皂苷（tigonin）。尚含蒽醌类，内酯类，黄酮类等。

洋地黄毒苷元　$R = R_1 = H$

羟基洋地黄毒苷元　$R = OH, R_1 = H$

吉他洛苷元　$R = -COOH, R_1 = H$

在干燥与贮藏过程中，一级苷受酶作用可形成一系列次级苷，如洋地黄毒苷可由洋地黄毒苷元与二个洋地黄毒糖和葡萄糖缩合而成，羟基洋地黄毒苷由羟基洋地黄毒苷元与 3－洋地黄毒糖缩合而成。具报道从叶中又分得三种新的强心苷：异羟基洋地黄毒苷元－3－*O*－*β*－*D*－洋地黄毒糖－*β*－*D*－洋地黄毒糖－*β*－*D*－甲基葡萄糖苷（digoxigenin－3－*O*－*β*－*D*－digitoxoside－*β*－*D*－digitoxoside－*β*－*D*－glucomethyloside），异羟基洋地黄毒苷元－3－*O*－*β*－*D*－洋地黄毒糖－*β*－*D*－甲基葡萄糖苷（glucomethyloside），异羟基洋地黄毒苷元－3－*O*－*β*－洋地黄毒糖苷（digitaloside）。

理化鉴别　三氯化铁冰醋酸反应（Keller－Killiani 反应）取粉末约 0.5g，加稀乙醇

30ml，煮沸2分钟，放冷，加碱式醋酸铅试液5滴，滤过。滤液加氯仿10ml，振摇，分取氯仿层，蒸干。残渣加三氯化铁冰醋酸溶液（取冰醋酸10ml，加三氯化铁试液1滴制成）2ml溶解后，移置小试管中，沿管壁缓缓加入硫酸2ml，使成两液层，接界处即显棕色，渐变为浅绿色、蓝色，最后冰醋酸层显蓝色。（检强心苷）

药理作用

1. 对心血管作用　洋地黄对心肌有直接作用，能增强心肌的收缩力，对衰竭的心肌更为明显，并有改善血液循环或直接抑制心内传导系统，使心率减慢。故用于治疗充血性心力衰竭及心房颤动。又对心脏性水肿有显著利尿消肿作用。

2. 毒性　洋地黄有蓄积作用，粉、针、片剂均可能引起恶心、二联脉等中毒现象。

功效　强心药，仅供提取强心苷的原料。常用制剂有：（1）地高辛片（Tabellae Digoxin）0.25mg/片，口服，一次0.125～0.5mg，维持量同。禁与钙注射剂合用。严重心肌损害及肾功能不全者慎用。（2）地高辛注射液（Injectio Digoxin）0.5mg/2ml，静脉注射，一次0.25～0.5mg；极量。一次1mg。（3）去乙酰毛花苷注射液（Injectio Deslanoside）0.4mg/2ml，静脉注射，一次0.4～0.8mg。

毛花洋地黄叶　Folium Digitalis Lanatae

本品为玄参科植物毛花洋地黄 *Digitalis lanata* Ehrh. 的干燥叶。采制与产地同洋地黄叶。

本品多皱缩、破碎。完整叶片展平后呈长披针形或倒披针形，长5～30cm，宽2～5cm；全缘，叶缘下半部有时有毛，上表面暗绿色，微有毛，下表面灰绿色，叶脉显著下突，无柄。基生叶的叶缘略呈波状弯曲，基部渐呈翼状，无柄。气微香，味微苦。

本品含有40余种强心苷，其中主要由5种苷元：洋地黄毒苷元（digitoxigenin）、羟基洋地黄毒苷元（gitoxigenin）、异羟基洋地黄毒苷元（digoxigenin）、双羟基洋地黄毒苷元（diginatigenin）、吉他洛苷元（gitaloxigenin）与不同的糖缩合而成。

本品为强心药。仅供提取强心苷的原料。药理作用同洋地黄叶。

*地黄　Radix Rehmanniae

（英）Rehmannia Root

来源　为玄参科植物地黄 *Rehmannia glutinosa* Libosch. 的新鲜或干燥块根。

植物形态　多年生草本，高20～40cm，全株密被长柔毛及腺毛。块根肉质肥大，呈圆柱形或纺锤形，表面红黄色。基生叶丛生，倒卵形至长椭圆形，长3～10cm，宽1.5～4cm，先端钝圆，基部渐狭下延成柄，边缘有不整齐钝齿，叶面多皱缩；茎生叶较小。总状花序顶生；花萼钟状，5裂；花冠筒状稍弯曲，先端5裂，略呈二唇形，紫红色，内面常有黄色带紫的条纹；雄蕊4，二强；子房上位，2室。蒴果卵圆形。种子多数。花期4～5月，果期5～6月（图14－80）。

采制　秋季采挖，除去芦头、须根，沙藏或窖藏备用，称鲜地黄；将块根缓缓烘焙至八成干，捏成圆球形，再进行传焙至不再变形，取出即为“生地黄”，将生地黄照蒸法或酒炖法（药典附录ⅡD），蒸或炖至内外全黑润，取出晒至八成干时，切厚片或块，干燥即得“熟地黄”。

产地 主产于河南、山东、山西、陕西、河北。野生家种兼有，主要为栽培。以河南产者最为著名，奉为道地药材，习称“怀地黄”。

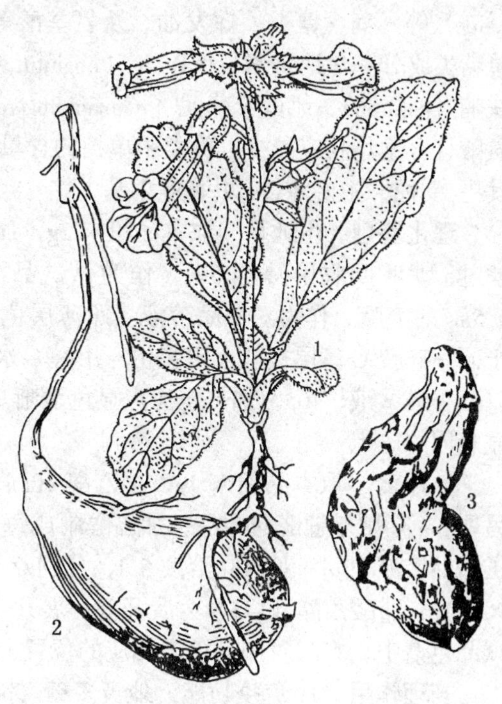

图 14－80 地黄

1. 植株 2. 根 3. 块根

性状 鲜地黄 呈纺锤形或条状，长 8～24cm，直径 2～9cm。外皮薄，表面浅红黄色，具弯曲的纵皱纹、芽痕、横长皮孔及不规则疤痕。肉质，易断，断面皮部淡黄白色，可见橘红色油点，木部黄白色，导管呈放射状排列。气微，味微甜、微苦。

生地黄 多呈不规则的团块状或长圆形，中间膨大，两端稍细，长 6～12cm，直径 3～6cm，有的细小，长条状，稍扁而扭曲。表面棕黑色或棕灰色，极皱缩，具不规则的横曲纹。体重，质较软而韧，不易折断，断面棕黑色或乌黑色，有光泽，具黏性。无臭，味微甜。

熟地黄 呈不规则的块片，碎块，大小、厚薄不一。表面乌黑色，有光泽，黏性大。质柔软而带韧性，不易折断，断面乌黑色，有光泽。无臭，味甜。

显微特征 鲜地黄 横切面：木栓层为数列细胞。皮层薄壁细胞排列疏松；散有较多分泌细胞，含橘黄色油滴；偶有石细胞。韧皮部较宽，分泌细胞较少。形成层成环。木质部射线宽广；导管稀疏，排列成放射状。

生地黄 粉末深棕色，木栓细胞淡棕色，断面观类长方形，排列整齐。薄壁细胞类圆形，内含类圆形细胞核。分泌细胞形状与一般薄壁细胞相似，内含橙黄色或橙红色油滴状物。具缘纹孔及网纹导管直径约至 92μm。

[结构式：OH；O；O；CH_2OH；O－glc]

梓醇

化学成分 块根主含苷类成分，其中以环烯醚萜苷类为主。已从鲜地黄和生地黄中分离鉴定了 23 种苷类，主要有：梓醇（catalpol），二氢梓醇（dihydrocatalpol），益母草苷（leonuride），桃叶珊瑚苷（aucubin），地黄苷 A、B、C、D（rehmannioside A、B、C、D），黄陵香苷（melittoside），都桷子苷（geniposide），筋骨草苷（ajugoside），焦地黄苷（jioglutoside）等。尚含糖类、挥发油、及氨基酸等。熟地黄含较少量的环烯醚萜类成分；又含单萜类成分：焦地黄素 A、B、C（jioglutin A、B、C），焦地黄内酯（jioglutolide），焦地黄呋喃（jiofuran），地黄苦苷元（rehmapicrogenin）等；所含的氨基酸与生地黄相比，不含赖氨酸且含量均相应减少。糖类中单糖的含量比鲜地黄多 2 倍以上。挥发油已分离和鉴定了其中 29 种，主要为 2－甲基亚丁基戊烷。

理化鉴别 生地黄 取本品粉末 2g，加甲醇 20ml，置水浴上加热回流 1 小时，放冷，滤过，滤液回收甲醇至 5ml，作为供试品溶液。另取梓醇对照品加甲醇制成每 1ml 含 0.5mg 的溶液，作为对照品溶液。照薄层色谱法试验，吸取上述两种溶液各 5μl，分别点于同一硅胶 G 薄层板上，以氯仿－甲醇－水（14:6:1）为展开剂，展开，取出，晾干，喷以茴香醛试液，105℃加热至斑点显色清晰。供试品色谱中，在与对照品色谱相应位置上，显相同的斑点。

熟地黄 取本品粉末 1g，加乙醇 10ml，浸泡 24 小时，滤过，滤液作为供试品溶液。另取 5－羟甲基糠醛对照品，加乙醇制成每 1ml 含 0.5mg 的溶液，作为对照品溶液。吸取供试品溶液 10μl、对照品溶液 5μl，分别点于同一硅胶 GF254 薄层板上，以石油醚（60～90℃）－醋酸乙酯（1:1）为展开剂，展开，取出，晾干，置紫外灯（254nm）下检视。供试品色谱中，在与对照品色谱相应的位置上，显相同颜色的斑点。

药理作用 1. 免疫功能 地黄多糖（polysaccharide）可增强小鼠的细胞免疫功能，而且在机体免疫功能低下时其增强作用更为明显。地黄不同炮制品及不同的分离提取物有着不同的药理作用。鲜地黄汁、鲜地黄水煎液能增强机体非特异性免疫功能，明显提高类阴虚小鼠的脾脏 B 淋巴细胞功能，还可增强淋巴细胞转化功能。生地黄水煎液其作用弱于鲜地黄汁。

2. 骨髓造血功能 地黄多糖可促进正常小鼠骨髓造血干细胞的增殖，刺激其造血功能。并对放射损伤有一定的保护和促进恢复作用。地黄低聚糖也能增强小鼠的造血功能。

3. 抗肿瘤 地黄多糖 b（polysaccharide b）有明显的免疫调节活性。能使 Lewis 肺癌细胞内 P53 基因的表达明显增加，从而对地黄多糖的抗肿瘤机理从基因水平上找到了依据。

4. 心血管系统 鲜地黄汁，鲜地黄及干地黄水煎液均有拮抗阿司匹林诱导的小鼠凝血时间延长，其中鲜地黄汁的作用明显强于干地黄。地黄水提取液有明显降压作用，对寒冷情况下的血压则有稳定作用，从而显示地黄对血压具有双向调节作用。

5. 激素调节 生、熟地黄均能调节甲亢型阴虚大鼠模型的甲状腺功能，并能调节异常的甲状腺激素状态。

6. 其他作用 地黄低聚糖不仅可以调节实验性糖尿病的糖代谢紊乱，亦可调节生理性高血糖状态。地黄水提液还可抑制胃酸分泌和抗溃疡，有镇静作用等。

功效 鲜地黄 性寒，味甘、苦。清热生津，凉血，止血。用于热病伤阴，舌绛烦渴，发斑发疹，吐血，衄血，咽喉肿痛。

生地黄 性寒，味甘。能清热凉血，养阴，生津。用于热病舌绛烦渴，阴虚内热，骨蒸劳热，内热消渴，吐血，衄血，发斑发疹。

熟地黄 性微温，微甘。能滋阴补血，益精填髓。用于肝肾阴虚，腰膝酸软，骨蒸潮热，盗汗遗精，内热消渴，血虚萎黄，心悸怔忡，月经不调，崩漏下血，眩晕，耳鸣，须发早白。

玄参 Radix Scrophulariae

本品为玄参科植物玄参 *Scrophularia ningpoensis* Hemsl. 的干燥根。冬季茎叶枯萎时采挖。除去根茎、幼芽、须根及泥沙，晒或烘至半干，堆放 3~6 天，反复数次至干燥。主产于浙江东阳、杭州、临安、临海、义乌等地。

根呈类圆柱形，中间略粗或上粗下细，有的微弯曲，长 6~20cm，直径 1~3cm。表面灰黄色或灰褐色，有不规则纵沟、横向皮孔及稀疏的横裂纹和凹点状须根痕。质坚实，不易折断，断面黑色，微有光泽。气特异似焦糖，味甘，微苦。

本品含环烯醚萜苷类成分：哈帕苷（harpagide），反-肉桂酰-哈帕苷（trans-cinnamoyl-harpagide，harpagoside），8-（*O*-甲基-*P*-香豆酰）-哈帕苷［8-（*O*-methyl-*P*-coumaroyl）-harpagide］，均为使玄参变黑的成分，因为环烯醚萜苷的一个重要特征是在酸性条件下苷键易水解并进一步氧化。另含天冬酰胺（asparagine）、葡萄糖、果糖、氨基酸、植物甾醇等。最近对玄参乙醚可溶性部位分离、鉴定出 3-*O*-乙酰基-2-*O*-阿魏酰基-*α*-*L*-鼠李糖、3-*O*-乙酰基-2-*O*-对羟基肉桂酰基-*α*-*L*-鼠李糖、肉桂酸，4-羟基-3-甲氧基苯甲酸、对甲氧基肉桂酸、4-羟基-3-甲氧基肉桂酸、5-羟甲基糠醛、熊果酸、*β*-谷甾醇、*β*-谷甾醇葡萄糖苷等 10 个化合物。

本品性微寒，味甘、苦、咸。能凉血滋阴，泻火解毒。用于热病伤阴，舌降烦渴，温毒发斑，津伤便秘，骨蒸劳嗽，目赤，咽痛等。用量 9~15g。药理试验有降低血糖、解热、利尿、保肝、强心、降压等作用，玄参叶具有较强的抑菌作用，其中对金黄色葡萄球菌的作用最强，而且叶的抑菌活性比根强，但弱于黄连。

思考题

1. 玄参科植物主要的形态学特征和成分。
2. 洋地黄叶和地黄的来源和主产地。
3. 洋地黄叶和地黄的主要性状特征和显微特征。
4. 洋地黄叶和地黄的主要成分和药理作用。

*茜草科 Rubiaceae

木本或草本，有时攀援状。单叶对生或轮生，常全缘；有托叶，有时呈叶状，稀连合成鞘或退化成托叶痕迹。花常两性，辐射对称；聚伞花序排成圆锥状或头状，有时单生；花萼 4~5 裂，或先端平截，有时个别裂片扩大成花瓣状；花冠 4~6 裂，稀多裂；雄蕊与花冠裂片同数而互生，贴生于花冠筒内；具各式花盘；子房下位，通常 2 心皮 2 室，每室

1至多数胚珠。蒴果、浆果或核果。

本科约500属，6000多种，广布于热带和亚热带，少数产温带地区。我国有75属，477种，主产西南及东南部。已知药用50属，219种。

本科植物多有分泌组织，细胞内含多种草酸钙结晶，如砂晶、针晶、簇晶等。

本科活性成分主要是生物碱、环烯醚萜苷及蒽醌类。生物碱有多种类型：喹啉类，如奎宁（quinine）、奎尼丁（quinidine），具抗虐活性；吲哚类，如钩藤碱（rhynchophylline）、异钩藤碱（isorhynchophylline）具镇静、降血压作用；嘌呤类，如咖啡碱（coffeine）能强心、利尿。环烯醚萜苷：如栀子苷（geniposide）、车叶草苷（asperuloside）等，多有促进胆汁分泌作用。蒽醌类：如茜草酸（munjistin）、紫茜素（purpurin）等。

栀子 Fructus Gardeniae

本品为茜草科植物栀子 *Gardenia jasminoides* Ellis 的干燥果实。9～11月果实成熟显红黄色时采收，除去果梗及杂质，稍蒸片刻或沸水中略烫后干燥。主产于湖南、湖北、江西、浙江等地，以湖南产量大，浙江质量佳。

本品呈椭圆形或长卵圆形，长1.5～3.5cm，直径1～1.5cm。表面红黄色或棕红色，具翅状纵棱6条，两棱间有明显的纵脉1条，并有分枝。顶端有宿萼，具5～8片长形裂片，基部稍尖，有果柄痕。果皮薄而脆，内表面具凸起的假隔膜2～3条，种子多数，扁卵圆形，聚集成团，深红色或红黄色，表面密具细小疣状突起。气微，味微酸而苦。

果实含多种环烯醚萜苷类成分，主要为栀子苷（gardenoside）、去羟栀子苷（geniposide）、栀子酮苷（gardoside）、京尼平龙胆双糖苷（genipingentiobioside）、鸡矢藤次苷甲酯（scandoside methyl ester）、山栀子苷（shanzhiside）、去乙酰车叶草苷酸甲酯等；另含番红花苷、番红花酸、熊果酸等。

本品性寒，味苦。能泻火除烦，清热利湿，凉血散瘀。用于热病心烦，急性黄疸型肝炎，膀胱炎及皮肤、黏膜等的感染，目赤肿痛，上消化道出血及局部出血。外治扭挫伤痛。栀子对于黄疸型肝炎及各种化学物质造成的肝损害均有较好的治疗作用；栀子苷、番红花苷及番红花酸均能使大鼠和兔的胆汁分泌量增加；山栀子水煎液对多种病原微生物有抑制及杀灭的作用，对中枢神经系统表现为镇静催眠、降温和镇痛作用。栀子提取物对大鼠脑、肾、心脏、肠系膜组织、离体小动脉均有松弛作用。

钩藤 Ramulus Uncariae cum Uncis

本品为茜草科植物钩藤 *Uncaria rhynchophylla*（Miq.）Jacks.、大叶钩藤 *U. macrophylla* Wall.、毛钩藤 *U. hirsuta* Havil.、华钩藤 *U. sinensis*（Oliv.）Havil. 或无柄果钩藤 *U. sessilifructus* Roxb. 的干燥带钩茎枝。秋冬二季采收有钩枝条，切段，干燥。主产广西、江西、湖南、浙江、福建等省。以广西产量大。

茎枝类圆柱形或类方柱形。表面红棕色至紫棕色，具细纵纹及白色点状皮孔，被黄褐色柔毛。枝节上具两个或一个弯曲的钩，钩略扁，长1～2cm，基部较阔，先端尖，有微细纵纹；节上还可见叶柄和环状托叶脱落痕迹。质坚韧，断面黄棕色，皮部纤维性，髓部黄白色，疏松或中空。气微，味淡。

本品主要含生物碱类：钩藤碱（rhynchophylline）、异钩藤碱（isorhynchophylline）、赛鸡纳碱（corynoxeine）、异赛鸡纳碱（isocorynoxeine）、毛帽柱木碱（hirsutine）、去氢毛帽柱木碱（hirsuteine）、兜花木碱（corynantheine）、二氢兜花木碱（dihydrocorynantheine）；黄酮类：金丝桃苷（hyperin）、三叶豆苷（tripolin）、*l*－表儿茶精（*l*－epicahechin）等。

本品性凉，味甘、苦。能清热平肝，息风定惊，降压。用于头痛眩晕，感冒夹惊，惊痫抽搐，妊娠子痫，高血压病。用量3～12g。钩藤、钩藤总碱及钩藤碱具有降血压作用，降压的同时还能镇静、对小鼠有明显的镇静作用而无催眠作用。钩藤碱具有显著抑制血小板聚集和抗血栓形成作用，具有明显改善红细胞变形能力的作用。

金鸡纳皮　Cortex Cinchonae

本品为茜草科植物红金鸡纳树 *Cinchona succirubra* Pavon、李氏金鸡纳树 *C. ledgeriana* Moens及同属多种植物的干燥树皮与根皮。产于南美洲及印度、印度尼西亚等热带地区，我国广东、云南、台湾有引种。

红金鸡纳树皮　呈扁平块状，外表面铁锈红色，有纵脊状隆起及疣状突起，内表面棕红色；质硬；断面纤维性，味苦微涩。

李氏金鸡纳树皮　外表面暗灰色或暗棕色，横裂纹较多，可见红色疣状突起。

本品含多种喹啉类生物碱，主要为奎宁（quinine）、奎尼丁（quinidine）、金鸡宁（cinchonine）、金鸡尼丁（cinchonidine），另有表－奎宁（epi－quinine）、表－奎尼丁（epi－quinidine）、奎胺（quinamine）等。

本品能抗疟，主要用作提制抗疟药奎宁的原料。

*忍冬科　Caprifoliaceae

灌木或乔木，稀藤本和草本。单叶对生，少为羽状复叶，通常无托叶。花两性，辐射对称或两侧对称，通常为聚伞花序，稀数朵簇生或单生；萼4～5裂；花冠管状，多5裂，有时二唇形；雄蕊与花冠裂片同数而互生，贴生花冠上；子房下位，2～5心皮合生成1～5室，常3室，每室常1胚珠。浆果、核果或蒴果。

本科有15属，450种左右，分布于温带地区。我国有12属，约207种，全国均有分布。已知药用9属，106种。重要的生药有金银花、忍冬藤、接骨木、接骨草等。

本科植物以含酚性成分和黄酮类为特征。如绿原酸（chlorogenic acid）、异绿原酸（isochlorogenic acid）、忍冬苷（lonicerin）、忍冬素（loniceraflavone）等。此二类成分均有抗菌消炎作用。此外还含三萜类成分（如熊果酸）、皂苷和氰苷等。

*金银花　Flos Lonicerae

（英）Honeysuckle Flower

来源　本品为忍冬科植物忍冬 *Lonicera japonica* Thunb.、红腺忍冬 *L. hypoglauca* Miq.、山银花 *L. confusa* DC 或毛花柱忍冬 *L. dasystyla* Rehd. 的干燥花蕾或初开放的花。

植物形态　忍冬　多年生半常绿木质藤本。茎中空，老枝棕褐色，幼枝绿色，密被柔毛。叶对生，卵形至长卵形，长 3~8cm，宽 1.5~4cm。初时两面有毛，后则上面无毛。花成对腋生，花梗及花均有短柔毛；苞片叶状，卵形；花萼 5 齿裂；花冠外被柔毛和腺毛；花冠筒细长，上部二唇形，上唇 4 浅裂，下唇狭而不裂；雄蕊 5。花冠初开时白色，后变黄色。浆果球形，熟时黑色。花期 4~6 月，果期 8~10 月。全国大部分地区有分布（图 14-81）。

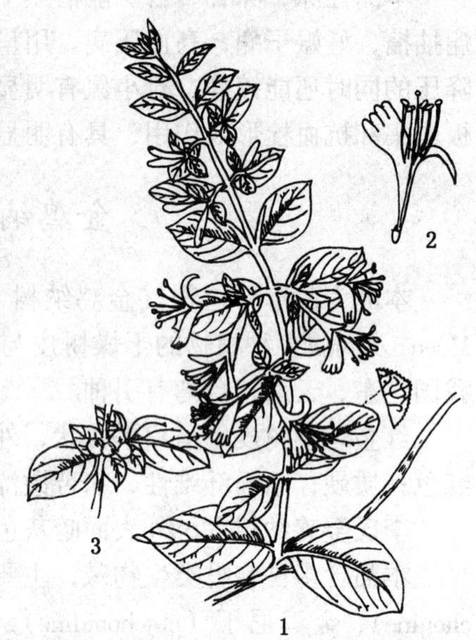

图 14-81　忍冬

1. 花枝　2. 剖开的花，示雄蕊和雌蕊　3. 带果实的枝

红腺忍冬　落叶藤本。叶卵形至卵状短圆形，长 3~10cm，下面密生微毛并杂有桔红色或桔黄色腺毛。包片条状披针形，与萼筒几等长；萼齿具睫毛；花蕾无毛或疏被毛，开放者花冠下唇反转。花期 4~6 月。

分布于台湾、福建、江西、浙江、安徽、江苏、湖南、湖北、广东、广西、贵州、云南等地，生灌丛或疏林中。

山银花　半常绿藤本。幼枝、叶柄、总花梗、苞片、小苞片和萼筒均密被灰黄色卷曲短柔毛，并疏生腺毛，叶卵形，长 3~6cm，幼时两面有短糙毛，老时上面无毛。苞片极小，披针形，长 1~2cm。花期 4~5 月，有时 9~10 月开第二次花。

分布于广东、海南、广西。生于丘陵地的山坡，杂木林和灌丛中及平原、旷野、路旁或河边。

毛花柱忍冬　幼枝、叶柄、总花梗均密被灰白色柔毛。花蕾无毛。花冠上唇常不整齐，花柱下部密被长柔毛。

主要分布于广东。

采制　5~6 月间在晴天早晨露水刚干时，采摘花蕾，薄摊在席上晾晒，忌在烈日下曝晒，在晾晒过程中忌直接用手翻动，否则容易变黑；阴天晾干或微火烘干，但烘者色较暗。

产地　忍冬主产于河南、山东，多为栽培，销全国。红腺忍冬主产于广西，有栽培，销华南、西南。山银花主产于广东、广西，有栽培，销华南。毛花柱忍冬主产于广西。

性状　忍冬　花蕾细棒槌状，略弯曲，长 1.3~5.5cm，上部较粗，直径 2~3mm，下部直径约 1.5mm。表面黄白色或绿白色，久贮色较深，密被短毛茸。花萼细小，绿色，萼筒类球形，长约 2mm，无毛，先端 5 裂，萼齿卵状三角形，被毛；花冠筒状，先端稍开裂，有时可见开放的花，上部开裂呈二唇形；雄蕊 5 枚，附于筒壁；雌蕊 1 枚，有 1 细长花柱，子房无毛。气清香，味淡、微苦。

红腺忍冬　花蕾长 2.5～4.5cm，直径 0.8～2mm，黄白色或黄棕色；萼筒无毛，萼齿长三角形，具睫毛；花冠外近无毛或冠筒被疏毛及短柄腺毛，开放者下唇反转，花柱无毛。

山银花　花蕾长 1.3～5cm，直径 0.5～2mm，红棕色或灰棕色，被倒生短糙毛，腺毛较多；萼齿通常长三角形，长超过宽，与萼筒均密被灰白色或淡黄色小硬毛。子房有毛。

毛花柱忍冬　花蕾长 2.5～4cm，直径 1～2.5mm，淡黄色微带紫色，无毛；萼齿短三角形。开放者花冠上唇常不整齐，花柱下部多密被长柔毛。

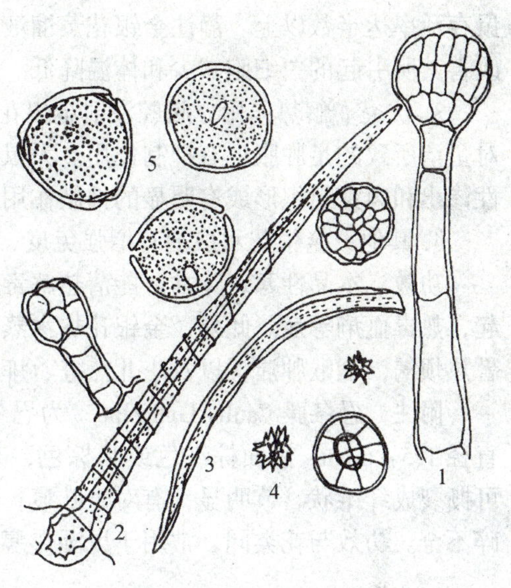

图 14－82　金银花粉末

1. 腺毛　2. 厚壁非腺毛　3. 薄壁非腺毛　4. 草酸钙簇晶　5. 花粉粒

显微特征　忍冬　花蕾粉末　①腺毛有两种，一种头部倒圆锥形，顶部平坦，侧面观约 10～33 细胞，排成 2～4 层，直径 48～108μm，柄 1～5 细胞，长 70～700μm；另一种头部呈类圆形或扁圆形，约 6～20 细胞，直径 30～64μm，柄 2～4 细胞，长 24～80μm。②厚壁非腺毛单细胞，长 45～900μm，直径 14～37μm，壁厚 5～10μm，表面有微细疣状突起，有的具角质螺纹。③薄壁非腺毛单细胞，甚长，表面有微细疣状突起。④花粉粒类球形，具 3 孔沟，表面有细密短刺及细颗粒状雕纹。另外，还有棱角细尖的草酸钙簇晶（图 14－82）。

化学成分　本品含绿原酸类、苷类、黄酮类、挥发油类成分。绿原酸类分离出绿原酸（chlorogenic acid）和异绿原酸（isochlorogenic acid）；苷类成分包括皂苷、环烯醚萜苷等，如以长春藤苷元为配基的三萜皂苷、以石竹素为苷元的三萜皂苷；黄酮类化合物有 5－羟基－3′，4，7－三甲氧基黄酮、木犀草素－7－O－α－D－葡萄糖苷、木犀草素－7－O－β－D－半乳糖苷、槲皮素－3－O－β－D－葡萄糖苷、金丝桃苷等；挥发油中含 30 种以上成分，主成分为双花醇和芳樟醇（linalool）。

理化鉴定　薄层层析　称取粉末各 0.1g，用甲醇 2ml 冷浸 12 小时，滤过，滤液供试。取绿原酸加甲醇配成 1mg/ml 溶液作为对照品溶液。取硅胶 G 预制板，以醋酸丁酯－甲酸－水（7:2.5:2.5）上行展开 8cm，在紫外灯 365nm 下检视，供试品在与对照品相应的位置上显相同的斑点。

药理作用　1. 抗菌抗病毒作用　体外实验表明，金银花煎剂及醇浸液对金黄色葡萄球菌、白色葡萄球菌、溶血性链球菌、肺炎杆菌、脑膜炎双球菌、伤寒杆菌、副伤寒杆菌、大肠杆菌、痢疾杆菌、变形杆菌、百日咳杆菌、绿脓杆菌、结核杆菌、霍乱弧菌等多种革兰阳性和阴性菌均有一定的抑制作用，其中绿原酸和异绿原酸是金银花主要的抗菌成分。金银花水煎剂（1:20）在人胚肾原代单层上皮细胞组织培养上，对流感病毒、埃可病毒、疱疹病毒均有抑制作用。金银花煎剂对钩端螺旋体有抑制作用。

2. 抗毒作用　腹腔注射金银花注射液能使接受 LD_{50} 绿脓杆菌内毒素或绿脓杆菌的小鼠存活率达半数以上。静注金银花蒸馏液，对绿脓杆菌内毒素中毒的家兔有治疗作用，能改善其所引起的白细胞减少和体温降低。

3. 抗炎、解热作用　腹腔注射金银花提取液，能抑制角叉菜胶所致的大鼠足蹠肿胀，对蛋清所致的足肿胀也有抑制作用。大鼠腹腔注射金银花提取液，对巴豆油肉芽囊肿的炎性渗出和肉芽组织形成有明显的抑制作用。金银花有明显的退热作用。

4. 其他　金银花水煎剂有增强免疫、降血脂、中枢兴奋、抗生育等作用。

功效　本品性寒，味甘。能清热解毒，疏散风热。用于痈肿疔疮，外感风热，瘟病初起，热毒血痢等症。此外，金银花加水蒸馏可制成金银花露，有清热解暑的作用，可用于暑热烦渴，咽喉肿痛，以及小儿热疮、痱子等证。

附注　忍冬藤 Caulis Lonicerae　为忍冬的茎枝，呈细长圆柱形，常盘曲扭卷成束状，直径 1.5～6mm，表面棕红色或暗棕色，有细纵纹，幼枝被淡黄色细柔毛，外皮易剥落，可撕裂成纤维状，节明显，有对生叶痕；质坚韧，折断面纤维性，黄白色，中空；叶多破碎不全。功效与花类同，常用于风湿热痹、关节红肿热痛等症。

思考题

1. 金银花的来源和主产地。
2. 金银花的主要性状特征和显微特征。
3. 金银花的主要成分和药理作用。

败酱科　Valerianaceae

缬草　Rhizoma et Radix Valerianae

本品为败酱科植物缬草 *Valeriana officinalis* L. 及同属近缘植物的干燥根茎和根。主产于东北、华北。

根茎略呈圆柱形，长 1.5～3cm，直径约 1.2cm，较大者常切成 2～4 块，顶端具幼芽或残茎，侧面常有匍匐枝及鳞叶，四周密生多数细长的根，根多弯曲，表面黄色至棕色，有细纵皱纹；根茎质坚实，断面黄白色，角质，纵切面可见髓部有多数横隔膜；有强烈特异臭气，味微苦辛。

本品含挥发油，油中主为异戊酸龙脑酯（bornyl isovalerate）、乙酸龙脑酯、β－紫罗兰酮（β－ionone）、广藿香醇（patchoulic alcohol）、缬草碱（valerianine）等生物碱，以及缬草

烯酸（valerienic acid）、异阿魏酸、缬草素（valepotrium）、缬草苷（valerosidatum）等。

本品性温，味辛、甘。能镇静安神，理气止痛。用于治疗神经衰弱，失眠，癔病，癫痫，胃腹胀痛，腰腿痛，跌打损伤等病。药理实验对家兔、小白鼠及青蛙均有镇静作用；缬草醇能延长巴比妥小鼠的睡眠时间，并有降压作用。

葫芦科 Cucurbitaceae

天花粉 Radix Trichosanthis

为葫芦科植物栝楼 *Trichosanthes kirilowii* Maxim. 或双边栝楼 *T. rosthornii* Harms 的干燥根。秋冬二季采挖，洗去泥土，刮去粗皮，切成段、块片或纵剖成瓣，晒干或烘干。主产于河南、山东、江苏、安徽等省。双边栝楼主产于四川省。

本品呈不规则圆柱形，纺锤形或瓣块状，长 8 ~ 16cm，直径 1.5 ~ 5.5cm。表面黄白色或淡棕黄色，有纵皱纹、细根痕及略凹陷的横长皮孔，有的有黄棕色外皮残留。质坚实，断面白色或淡黄色，富粉性，横切面可见黄色木质部，略呈放射状排列，纵切面可见黄色条纹状木质部。无臭，味微苦。

栝楼根含皂苷，天花粉蛋白（trichosanthin），及瓜氨酸、精氨酸、谷氨酸、丙氨酸、γ - 氨基丁酸等 10 多种氨基酸，栝楼酸（trichosantic acid），胆碱以及 β - 谷甾醇、α - 菠甾醇、豆甾醇、Δ^7 - 豆甾烯醇等甾类成分。

本品性微寒，味甘、微苦。能生津止渴，排脓消肿。用于热病热邪伤津，口干舌燥，烦渴，肺热咳嗽，燥咳痰稠，痈肿疮疡等病症。药理实验证明，天花粉蛋白有抗艾滋病病毒、抗菌、抗肿瘤、致流产和抗早孕作用。新鲜天花粉根中的蛋白质制成针剂，用于中期妊娠引产，对于恶性葡萄胎有很高的疗效，而对恶性程度较高的绒癌细胞疗效较差。毒副作用：对小鼠、豚鼠能引起过敏反应，对狗可引起精神萎靡，食欲减退。

瓜蒌 Fructus Trichosanthis

本品葫芦科植物栝楼 *Trichosanthes kirilowii* Maxim. 或双边栝楼 *Trichosanthes rosthornii* Harms 的干燥成熟果实。秋季当果实成熟仍呈绿色时，连果柄剪下，编成长辫，挂于通风避雨处阴干。商品药材分为仁瓜蒌和糖瓜蒌两种，以仁瓜蒌质优。栝楼主产于山东长清、肥城等地；双边栝楼主产于江西、湖北、湖南等省。

瓜蒌呈类球形或宽椭圆形，长 7 ~ 15cm，直径 6 ~ 10cm。表面橙红色或橙黄色（仁瓜蒌：果实较小，表面橙红色；糖瓜蒌：果实较大，表面橙黄色），顶端有圆形花柱残基，基部略尖，具残存的果梗。内表面有红黄色丝络，橙黄色的果瓤与种子黏结成团，具焦糖气。

栝楼果实含三萜皂苷、有机酸及其盐类、树脂、糖类及色素等；果肉含丝氨酸蛋白酶

A、B及天门冬氨酸、苏氨酸等17种氨基酸和钾、钙、镁、铁等；种子含脂肪油，油中油酸、亚油酸以及多种甾醇类化合物。

本品性寒，味甘、微苦。能清热涤痰，宽胸散结，润燥滑肠。用于肺热咳嗽，痰浊黄稠，胸痹心痛，乳痈，肺痈，肠痈等症。

附：瓜蒌皮　Pericarpium Trichosanthis　本品为葫芦科植物栝楼或双边栝楼的干燥成熟果皮。秋季采摘成熟果实，剖成2至数瓣，除去果瓤及种子，阴干。果皮边缘内卷，长6~12cm，较厚。外表面橙红色或橙黄色，皱缩，两端残留果梗或柱基；内表面黄白色。质较脆，易折断。具焦糖气，味淡、微酸。双边栝楼果皮较薄，浅棕色，稍皱缩或较光。本品性寒，味甘。清化热痰，利气宽胸。

瓜蒌子　Semen Trichosanthis　本品为葫芦科植物栝楼及双边栝楼的干燥成熟种子。药材呈扁平椭圆形，长1.2~1.5cm，宽0.6~1cm，厚约3.5mm。表面浅棕色至棕褐色，平滑，沿边缘有1圈沟纹。顶端较尖，有种脐，基部钝圆或较狭。种皮坚硬；内种皮膜质，灰绿，子叶2，黄白色，富油性。气微，味淡。双边栝楼种子较大而扁，长1.5~1.9cm，宽0.8~1cm，厚约2.5mm。表面棕褐色，边缘沟纹明显，环边较宽，顶端平截。本品性寒，味甘、苦。能润肺化痰，滑肠通便。

绞股蓝　Herba Gynostemmae

为葫芦科植物绞股蓝 *Gynostemma pentaphyllum*（Thunb.）Mak. 的根状茎或全草。9~10月采。生于山间阴湿处。分布我国南部。

茎细长，有棱，有卷须。鸟趾状复叶互生；叶柄长2~4cm，被柔毛；小叶5~7枚，膜质，展平后披针形或卵状长圆形，先端急尖或短渐尖，基部楔形，边缘具浅波状小齿，中间小叶较大，长4~10cm，宽1.5~3cm，两侧小叶渐小。花单性，雌雄异株，雄花组成腋生、披散的圆锥花序，长10~16cm；花萼短小，5裂；花冠黄绿色，5裂，裂片线状披针形，长2.5~3mm；雄蕊5，花丝下部合生。雌花序较短；花柱3，子房球形。浆果球形，直径5~9mm，成熟时黑色。

本品含绞股蓝皂苷，已分离出80余种，其中4种分别与人参皂苷结构一致，为四环三萜达玛烷型。另还含甾醇、糖类、黄酮、磷脂、氨基酸、维生素C及微量元素。从干燥叶子中分离出一种甜味成分叫叶甜素。

本品性寒，味甘、微苦。能补气养阴，清肺化痰，养心安神，消炎解毒，治慢性气管炎。内服：用量5~15g，每次2~3g，研末冲服。具有抗衰老、抗疲劳、抗肿瘤，镇静、催眠，镇痛、抗紧张、抗溃疡、保肝等多种药理作用。

*桔梗科　Campanulaceae

一年生或多年生草本，常有乳汁。单叶互生或对生或轮生。花单生或成聚伞、总状、圆锥花序；花通常5数，两性，辐射或两侧对称；花萼5，花冠5，钟状或管状；雄蕊5，离生或合生；子房下位或半下位，2~5心皮合生成2~5室，中轴胎座，胚珠多数，花柱圆柱形，柱头2~5裂。多为蒴果，稀浆果。种子多数，细小。

本科约60属，2000余种。我国有17属，170余种，各地均有分布，以西南地区种类最多。已知药用13属，约111种。主要的属有沙参属（*Adenophora*）、党参属（*Codonopsis*）、半边莲属（*Lobelia*）、桔梗属（*Platycodon*）、风铃草属（*Campanula*）、蓝钟花属（*Cyananthus*）等。重要的生药有党参、桔梗、南沙参、半边莲、山梗菜等。

本科植物显微结构特点：表皮细胞常矿质化，毛茸基部及其邻近细胞中常有碳酸钙或二氧化硅晶体。乳汁管分布于植物各部，有的有菊糖或黄酮类化合物的结晶。

本科植物多数含有皂苷和多糖，如桔梗皂苷（platycodin），具有祛痰、镇咳、抗炎、抗溃疡等作用；党参多糖能增强机体免疫力。生物碱在半边莲属普遍存在，如山梗菜碱（lobeline），具有兴奋呼吸，降压、利尿作用。

*桔梗　Radix Platycodi
（英）Platycodon Root

来源　本品为桔梗科植物桔梗 *Platycodon grandiflorum*（Jacq.）A.DC. 的干燥根。

植物形态　多年生草本，有白色乳汁。根长圆锥形或长纺锤形，少分枝。茎直立，无毛。茎下部及中部叶对生或3~4叶轮生，上部叶互生，无柄或柄极短；叶片卵形或卵状披针形，长2.5~7cm，宽0.5~3cm，边缘有不整齐锯齿。花单生茎顶或集成疏总状花序；花萼钟状，裂片5；花冠阔钟状，蓝色或蓝紫色，裂片5；雄蕊5；子房下位，蒴果倒卵圆形，熟时先端5瓣裂，具宿萼。种子多数，褐色。花期7~9月，果期8~10月（图14-83）。

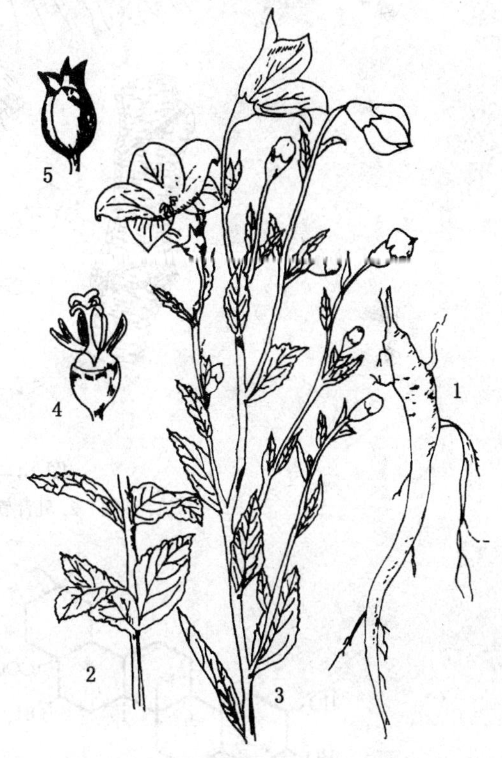

图14-83　桔梗

1. 根　2. 植株下部茎叶，示轮生叶　3. 花枝
4. 雄蕊与雌蕊的侧面观（去花萼与花冠）　5. 果实

采制　春秋二季采挖，洗净，除去须根，趁鲜剥去外皮或不去外皮，干燥。

产地　全国大部分地区均产，以东北、华北产量较大，称“北桔梗”。华东地区产质量为佳，称“南桔梗”。习惯以安徽产者质量最佳。

性状　本品呈圆柱形或略呈纺锤形，下部渐细，有的有分枝，略扭曲，长7~20cm，直径0.7~2cm。表面白色或淡黄白色，不去外皮者表面黄棕色至灰棕色，具纵扭皱沟，并有横长的皮孔样斑痕及支根痕，上部有横纹。有的顶端有较短的根茎或不明显，其上有数个半月形茎痕。质脆，断面不平坦，形成层环棕色，皮部类白色，有裂隙，木部淡黄白色。无臭，味微甜后苦。

显微特征　根横切面　木栓细胞有时残存，细胞中含草酸钙小棱晶。皮层窄，常见裂隙。韧皮部乳管群散在，壁略厚，内含微细颗粒状黄棕色物。形成层成环。木质部导管单个散在或数个相聚，呈放射状排列。薄壁细胞含菊糖。

粉末　米黄色。用水合氯醛装片（不加热）观察，薄壁细胞中的菊糖团块多呈扇形。乳汁管连接成网状，内含浅黄色油滴及颗粒状物。梯纹、网纹及具缘纹孔导管直径 16～72μm。木薄壁细胞端壁细波状弯曲（图 14－84）。

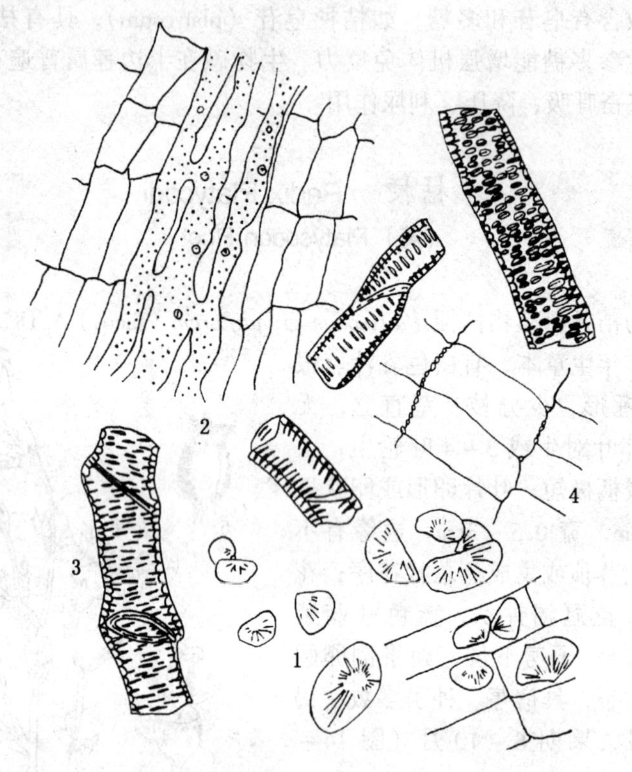

图 14－84　桔梗粉末

1. 菊糖　2. 乳汁管　3. 导管　4. 木薄壁细胞

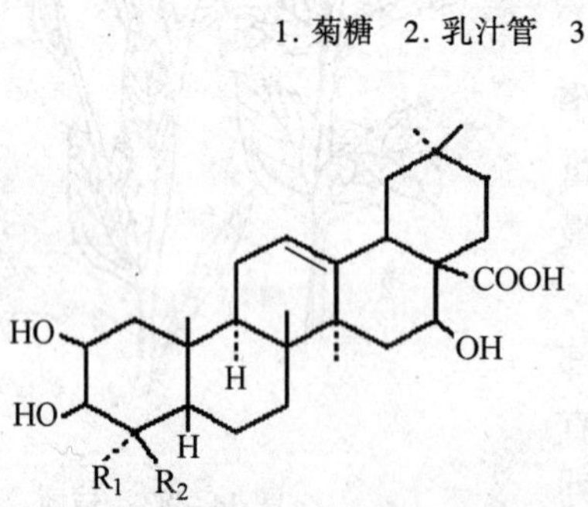

	R_1	R_2
桔梗皂苷元	CH_2OH	CH_2OH
远志酸	CH_2OH	CH_3
桔梗酸 A	COOH	CH_2OH

化学成分　含多种皂苷，迄今已分得 18 种三萜皂苷，如桔梗皂苷（platycodin）A、C、D、D_2、D_3 等。总皂苷完全水解后产生的皂苷元主要有桔梗皂苷元（platycodigenin），其次有远志酸（polygalacic acid）、桔梗酸（platycogenic acid）A、B、C。总皂苷部分水解，则得

到8种次皂苷（prosaponin）。另含 α – 菠菜甾醇（α – spinasterol），α – 波菜甾醇 – β – D – 葡萄糖苷（α – spinasteryl – β – D – glucoside），白桦脂醇（betulin），桔梗聚果糖（platycodinin）及14种氨基酸。其他尚含挥发油等。据报道，采用气质联用技术对桔梗挥发油成分进行分析，分离出75种化合物，其中酯类化合物、不饱和化合物含量较多。

理化鉴定

1. 粉末或切片遇 α – 萘酚 – 浓硫酸试液显紫堇色（菊糖反应）。

2. 取粉末0.5g，加水10ml，水浴中加热10min，放冷，取上清液，置带塞试管中用力振摇，产生持久性蜂窝状泡沫。

药理作用

1. 镇咳与祛痰作用　桔梗皂苷有镇咳和祛痰作用。桔梗煎剂给麻醉犬灌服，能显著增加呼吸道黏液分泌量，对麻醉猪、猫和豚鼠也有明显的祛痰作用。祛痰作用主要由于其所含皂苷口服时刺激胃黏膜，反射地增加支气管黏膜分泌、使痰液稀释而被排出。根皮、须根、茎、叶、花、果均有显著的祛痰作用。

2. 抗炎、抗溃疡作用　桔梗皂苷具有较强的抗炎作用，灌胃给药对大鼠醋酸所致的慢性溃疡有明显疗效。

3. 对中枢神经作用　桔梗皂苷具有镇静、镇痛及解热等中枢抑制作用。

4. 其他　还有扩张血管、降低血压、降血糖、降低胆固醇等作用。

5. 毒性　动物实验表明，灌服大剂量桔梗皂苷，反射性兴奋呕吐中枢，可引起恶心、呕吐。桔梗皂苷有很强的溶血作用，故不能注射给药。

功效　性平，味苦、辛。能宣肺，利咽，祛痰，排脓。用于咳嗽痰多，胸闷不畅，咽痛，音哑，肺痈吐脓，疮疡脓成不溃。用量3～9g。

党参　Radix Codonopsis Pilosulae

本品为桔梗科植物党参 *Codonopsis pilosula*（Franch.）Nannf.、素花党参 *C. pilosula* Nannf. var. *modesta*（Nannf.）L.T.Shen 或川党参 *C. tangshen* Oliv. 的干燥根。秋季采挖，洗净，晒干。党参根据产地分“西党”、“东党”及“潞党”等商品规格。西党和东党是野生品，潞党为栽培品。东党主产于黑龙江，潞党主产于山西及河南。素花党参（商品名西党）主产于甘肃、陕西及四川西北部。川党参（商品名条党）主产于四川、湖北及陕西。山西五台山地区的野生党参，称“野台党”，视为党参中之珍品。

党参　呈长圆柱形，稍弯曲，长10～35cm，直径0.4～2cm。表面黄棕色至灰棕色，根头部有多数疣状突起的茎痕及芽，每个茎痕的顶端呈凹下的圆点状；根头下有致密的环状横纹，向下渐稀疏，有的达全长的一半，栽培品环状横纹少或无；全体有纵皱纹及散在的横长皮孔，支根断落处常有黑褐色胶状物。质稍硬或略带韧性，断面稍平坦，有裂隙或放射状纹理，皮部淡黄白色至淡棕色，木部淡黄色。有特殊香气，味微甜。

素花党参（西党参）　长10～35cm，直径0.5～2.5cm。表面黄白色至灰黄色，根头下致密的环状横纹常达全长的一半以上。断面裂隙较多，皮部灰白色至淡棕色，木部淡黄色。

川党参　长10～45cm，直径0.5～2cm。表面灰黄色至黄棕色，有明显不规则的纵沟。质较软而结实，断面裂隙较少，皮部黄白色，木部淡黄色。

药材主含糖类：果糖（fructose）、菊糖（inulin）、党参多糖和杂多糖，苷类，甾醇，挥发油（油中含66个成分，主成分为棕榈酸 palmitic acid），生物碱，以及铁、锌、铜、锰等微量元素和多种氨基酸。

本品性平，味甘。能补中益气，健脾益肺。用于脾肺虚弱，气短心悸，食少便溏，虚喘咳嗽，内热消渴。用量9～30g。药理试验表明，水煎剂和粗提取物有抗缺氧、抗放射线损伤、抗低温等作用，能调节机体各方面的功能，包括肾上腺皮质、心血管系统和免疫功能等。另有抗溃疡，抗炎、抗肿瘤、镇痛、降血压、耐疲劳及抗衰老等作用。

南沙参　Radix Adenophorae

本品为桔梗科植物轮叶沙参 *Adenophora tetraphylla*（Thunb.）Fisch. 或沙参 *A. stricta* Miq. 的干燥根。春秋两季采挖，除去须根，趁鲜刮去粗皮，洗净，干燥。轮叶沙参主产于贵州、河南、黑龙江、内蒙古及江苏。沙参主产于安徽、江苏、浙江。

根呈圆锥形或圆柱形，略弯曲，长7～27cm，直径0.8～3cm。表面黄白色或淡棕黄色，凹陷处常有残存粗皮，上部多有深陷横纹，呈断续的环状，下部有纵纹及纵沟。顶端具1或2个根茎。体轻，质松泡，易折断，断面不平坦，黄白色，多裂隙。无臭，味微甘。

沙参根含 β－谷甾醇，β－谷甾醇－β－D－吡喃葡萄糖苷（β－sitosterol－O－β－D－glucopyranoside），蒲公英赛酮（taraxerone）及二十八碳酸（octacasanoic acid）。轮叶沙参根分离出多种萜类和烃类及蒲公英萜酮（taraxerone），饱和脂肪酸，胡萝卜苷（daucosterol）。

性微寒，味甘。能养阴清肺，化痰，益气。用于肺热燥咳，阴虚劳嗽，干咳痰黏，气阴不足，烦热口干。用量9～15g。药理实验表明，沙参可提高肌体细胞免疫和非特异性免疫，抑制体液免疫。具有调节免疫平衡的功能。可提高淋巴细胞转换率。按1g/kg剂量给家兔灌服沙参煎剂，具有一定的祛痰作用。水浸剂（1:2）在试管对奥盎小芽胞癣菌、羊毛样小芽胞癣菌等皮肤真菌有不同程度的抑制作用。1%浸剂对离体蟾蜍心脏有明显强心作用。

山梗菜　Herba Lobeliae Sessilifoliae

本品为桔梗科植物山梗菜 *Lobelia sessilifolia* Lamb. 的带根全草。夏、秋二季采挖，除去泥土杂质，晒干。分布地区较广，主产于山东、辽宁等地。

根茎长1～1.5cm，其上着生多数须根。茎单一，质脆易断。叶多皱缩卷曲，无柄，完整叶宽披针形至条状披针形，长2.5～5.5cm，宽0.3～1.6cm，边缘具微锯齿。花单生于叶腋，花萼钟形，5裂；花冠蓝紫色，近二唇形，上唇二裂几至基部，下唇三裂较浅。蒴果类球形，种子卵形，深褐色，有光泽。

本品含山梗菜碱（Lobeline）等20余种生物碱。另含山梗菜聚糖（sessilifolan）、三十烷酸、二十九烷、熊果酸等。

本品性平，味甘。能祛痰止咳，清热解毒。用于支气管炎，咳嗽气喘，痈肿疔毒，蛇虫咬伤，肝硬化腹水等。用量3~9g。山梗菜碱对呼吸中枢具有选择性兴奋作用，盐酸山梗菜碱用于临床。

思考题

1. 桔梗科植物主要的形态学特征和成分。
2. 桔梗的来源和主产地。
3. 桔梗的主要性状特征和显微特征。
4. 桔梗的主要成分和功效。
5. 党参和南沙参的性状特征。

*菊科 Compositae（Asteraceae）

草本，稀木本。有的具乳汁或树脂道。叶互生，少对生或轮生。花小，两性，稀单性或无性，头状花序，外有由一层或数层总苞片所组成的总苞围绕；头状花序单生或再排成总状、聚伞状、伞房状或圆锥状；花序柄扩大的顶部呈平坦或隆起称为花序托；花萼退化成冠毛状、鳞片状、刺状或缺如；花冠多管状、舌状或假舌状（先端3齿、单性）。头状花序中的小花有异型（外围舌状、假舌状或漏斗状花，称缘花；中央为管状花，称盘花）或同型（全为管状花或舌状花）。雄蕊5，稀4，花丝分离，贴生于花冠管上，花药结合成聚药雄蕊，连成管状包在花柱外面，花药基部钝或有尾状物；子房下位，2心皮1室，1胚珠，基底着生；花柱单一，柱头2裂。瘦果，顶端常有刺状、羽状冠毛或鳞片。

本科约1000属，25000~30000种，广布全球，主产温带地区。我国230属，2300余种，全国均产。已知药用154属，777种。

本科通常分为2个亚科：（1）管状花亚科（Tubuliflorae）：整个花序全为管状花或中央为管状花，边缘为舌状花。植物体无乳汁。（2）舌状花亚科（Liguliflorae）：整个花序全为舌状花，植物体具乳汁。

菊科植物中常见的成分有倍半萜内酯、黄酮类、生物碱、挥发油、香豆素、三萜皂苷等。本科植物几乎不含淀粉，而普遍含有菊糖（inulin），所以最具特征性的成分为倍半萜内酯和菊糖，前者至今已发现500多种，并多具生理活性，如佩兰内酯（euparatin）、斑鸠菊内酯（vernolepin）、地胆草内酯（elephantopin）、蛇鞭菊内酯（liatrin）均有抑制癌细胞作用。青蒿素（arteannuin）有截疟作用。山道年（santonin）、天名精内酯（carpesialactone）有驱虫作用。黄酮类：如水飞蓟素（silymarin）可治肝炎。生物碱：如野千里光碱（campestrine）、兰刺头碱（echinopsine）、北通水苏碱（betonicine）。三萜皂苷：如紫菀皂苷。管状花亚科常含挥发油和聚炔类成分。如佩兰挥发油有抗病毒作用，艾叶油能祛痰，云木香油有抗菌、降压作用。聚炔类：如茵陈二炔（capillene）、茵陈素（capillarin）、苍术炔（atractylodin）。香豆素类：如蒿属香豆素（scoparone）有利胆、降压和镇静作用。

*白术 Rhizoma Atractylodis Macrocephalae

（英）Atractylodes Rhizome

来源 为菊科植物白术 *Atractylodes macrocephala* Koidz. 的干燥根茎。

植物形态 多年生草本，高 30～80cm；根茎肥厚，略呈拳状。茎直立。叶互生，3深裂或羽状5深裂，顶端裂片最大，裂片椭圆形至卵状披针形，长5～10cm，宽1.5～4cm，边缘有刺齿，有长柄；茎基部叶狭披针形，不分裂。头状花序单生枝顶，总苞钟状，基部被一轮羽状深裂的叶状苞片包围；全为管状花，花冠紫色，先端5裂；雄蕊5；子房下位，表面密被绒毛。瘦果密生柔毛，冠毛羽状分裂。花期9～10月，果期10～11月（图14－85）。

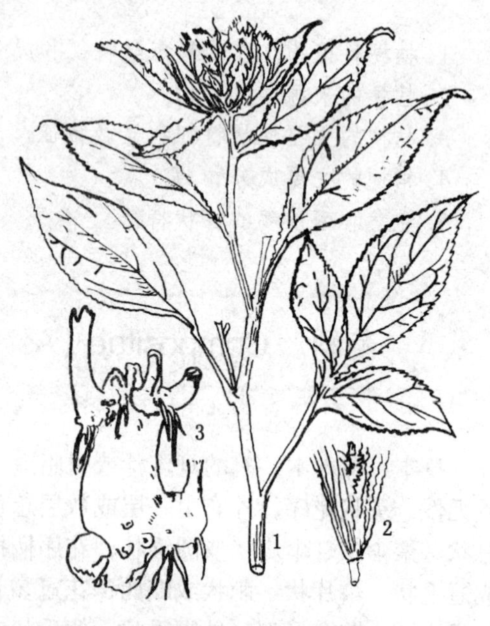

图14－85 白术

1. 花枝 2. 筒状花冠 3. 根茎

产地 主产于浙江、安徽、湖北、湖南、江西等省。多为栽培。以浙江于潜产者质量最佳，奉为道地药材。习称“于术”。

采收加工 霜降前后，挖取2～3年生的根茎，除去细根及茎叶，烘干，称烘术；晒干，称生晒术。

性状鉴别 呈肥厚拳状团块或呈不规则的团块。长3～13cm，直径1.5～7cm。表面灰黄色或灰棕色，有不规则的瘤状突起和断续的纵皱和沟纹，并有须根痕，顶端有下陷圆盘状茎基和芽痕。质坚硬，不易折断。生晒术断面外圈皮部黄白色，中间木部淡黄色或淡棕色，略有菊花纹及分散的棕黄色油点，微显油性。烘术断面色较深，角质样，有裂隙。气清香，味甜微辛，嚼之略带黏性（图14－86）。

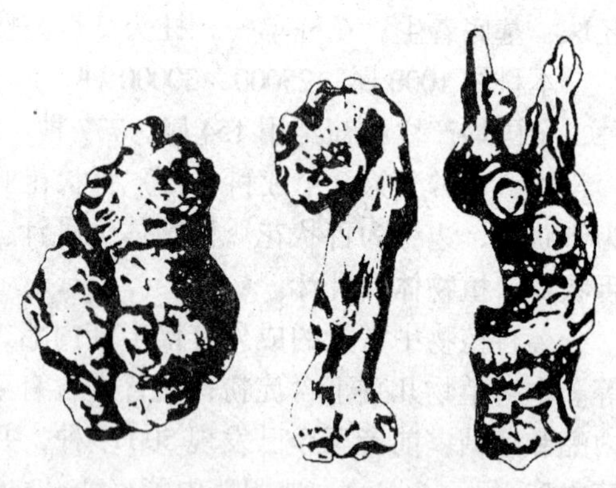
图14－86 白术根茎

以个大、质坚实、断面色黄白、香气浓者为佳。

显微鉴别 根茎横切面 木栓层为数列扁平细胞，其内侧常夹有断续的石细胞环。皮层、韧皮部及木射线中有油室散在，油室圆形至长圆形，韧皮部外侧有时可见帽状纤维束（根茎顶端多见）。形成层环明显。导管群放射状排列，中部有纤维束围绕导管，略作菱形，半径向延长，靠近中央有时亦可见纤维束。中央有髓部。薄壁细胞中含菊糖及草酸钙针晶。

粉末 淡黄棕色。（1）草酸钙针晶细小，长10～32μm，不规则的聚集于薄壁细胞中。

(2) 纤维黄色，大多成束，长梭形，直径约至 40μm，壁甚厚，木化，孔沟明显。(3) 石细胞淡黄色，类圆形、多角形、长方形或少数为纺锤形，直径 37～64μm，胞腔明显，有不规则孔沟。(4) 导管分子较短小，为网纹及具缘纹孔，直径至 48μm。(5) 薄壁细胞中含菊糖。

化学成分

1. 挥发油　主要成分为苍术酮（atractylon）、苍术醇（atractylol）、白术内酯 A、B (butenolide A、B)、3－β－乙酰氧基苍术酮（3－β－acetoxyatractylon）、3－β－羟基苍术酮（3－β－hydroxyatractylon）、芹烷二烯酮［selina－4（14），7（11）－dien－8－one］、倍半萜等。又从白术中分离到 8－β－乙氧基白术内酯Ⅲ（8－β－ethoxy atractylenolideⅢ）。并分到苍术内酯（atractylolide）、羟基白术内酯（hydroxyatracty1olide）、杜松脑（iunipercomphor）等。

2. 白术多糖和维生素 A

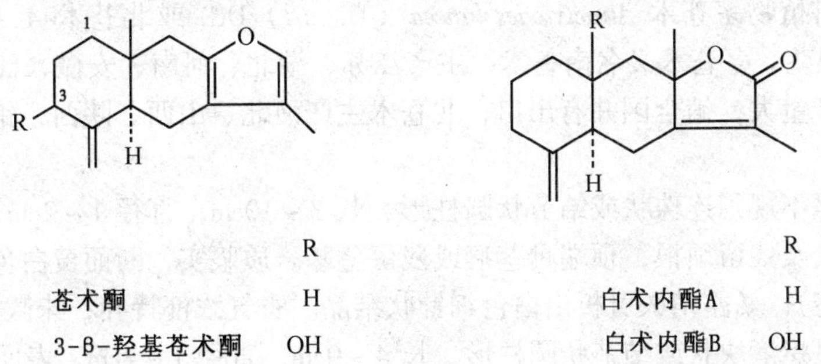

理化鉴别　取粗粉 2g，置 100ml 具塞锥形瓶中，加乙醚 20ml，连续振摇 10 分钟，滤过，滤液分别做以下试验：

1. 取滤液 10ml 挥干后，加 10% 香草醛的硫酸溶液，显紫色。(检挥发油)

2. 取滤液 2ml，置蒸发皿中，待乙醚挥散后，加含 5% 对二甲氨基苯甲醛的 10% 硫酸溶液 1ml，显玫瑰红色，再于 100℃烘 5 分钟变紫色。

3. 薄层色谱　取本品粉末 0.5g，加正已烷 2ml，超声处理 15min，滤过，滤液作为供试品溶液。另取白术对照药材 0.5g，同法制成对照药材溶液。照薄层色谱法（药典附录ⅥB）试验，吸取上述新制备的两种溶液各 10μl，分别点于同一硅胶 G 薄层板上，以石油醚（60～90℃）－醋酸乙酯（50:1）为展开剂，展开，取出，晾干，喷以 5% 香草醛硫酸溶液，加热至斑点显色清晰。供试品色谱中，在与对照品色谱相应的位置上，显相同颜色的斑点，并应显有一桃红色主斑点（苍术酮）。

药理作用

1. 对消化系统的作用　(1) 保肝、利胆作用　白术煎剂口服对小白鼠因四氯化碳引起的肝损伤有保护作用，可减少肝细胞变性坏死，促进肝的增长，使升高的谷－丙转氨酶下降，防止肝糖原的减少，促进脱氧核糖核酸的恢复。苍术酮能显著抑制四氯化碳所致过氧化脂质的生成，并在抑制肝损伤的效果上起重要作用。白术乙酸乙酯提取物，大白鼠十二指肠给药，能明显增加胆汁分泌量。(2) 对胃肠运动的影响　实验表明，白术水煎剂对小鼠胃肠推进运动有明显加强作用。对胃应激性溃疡有显著抑制作用。

2. 利尿作用　煎剂和流浸膏对大鼠、兔和狗均有显著而持久的利尿作用，且促进电解质，特别是钠的排泄。

3. 对免疫系统的作用　白术能增强网状内皮系统的吞噬功能，提高淋巴细胞转化率，促进细胞免疫功能。体外能增强白细胞吞噬金黄色葡萄球菌的功能，说明能健脾胃，壮身体。

4. 白术挥发油能抗肿瘤，其煎剂能降血糖、抗凝血、抑菌等。

功效　性温，味甘、苦。能健脾益气，燥湿利水，止汗，安胎。用于脾虚食少，腹胀泄泻，痰饮眩悸，水肿，自汗，胎动不安。土白术健脾，和胃，安胎。用于脾虚食少，泄泻便溏，胎动不安。用量6~12g。

苍术　Rhizoma Atractylodis

本品为菊科植物茅苍术 *Atractylodes lancea*（Thunb.）DC. 或北苍术 *A. chinensis*（DC.）Koidz. 的干燥根茎。茅苍术又名南苍术，主产江苏、湖北、河南、安徽，江苏产者主销华东地区，湖北产量大，销全国并有出口；北苍术主产河北、山西、陕西，销北方各省也有出口。

茅苍术　呈不规则连珠状或结节状圆柱形，长3~10cm，直径1~2cm，表面灰棕色，有皱纹、横曲纹及残留须根，顶端具茎痕或残留茎基。质坚实，断面黄白色，散有多数棕黄色油点（油室），暴露稍久可析出白色细针状结晶。香气浓郁特异，味微甘而辛、苦。

北苍术　呈疙瘩块状或结节状圆柱形，长4~9cm，直径1~4cm，表面黑棕色，质较疏松，断面纤维性，散有黄棕色油点，香气较弱，味微苦辛。

化学成分　茅苍术含挥发油，油中主成分为苍术素（苍术炔，atractylodin）、茅术醇（Hinesol）、β-桉叶醇（β-eudesmol）、苍术酮等。北苍术含挥发油较少，组分似茅苍术。

功效　性温，味辛、苦。能燥湿健脾，祛风散寒，明目。用于脘腹胀满，泄泻水肿，风湿痹痛等症。用量3~9g。苍术的主要成分桉叶醇和茅术醇能明显促进胃肠的运动。醇提液和水溶液能抑制脾虚时肠道运动亢进。另有抗缺氧、镇静、镇惊、抑菌及抗菌作用。

*红花　Flos Carthami

（英）Safflower

来源　本品为菊科植物红花 *Carthamus tinctorius*.L. 的干燥管状花。

植物形态　一年生草本，高约1m，茎直立，上部多分枝。叶长椭圆形，顶端尖，无柄，边缘羽状齿裂，齿端有尖刺，两面无毛，上部叶较小，成苞片状围绕头状花序。头状花序顶生，排成伞房状；总苞片数层，外层绿色，卵状披针形，边缘具尖刺；内层苞片卵状椭圆形，白色，膜质；全部为管状花，初开时黄色，后转橙红色。瘦果椭圆形或倒卵形，长约5mm，无冠毛，或冠毛鳞片状。花期5~7月，果期7~9月。全国各地均有栽培（图14-87）。

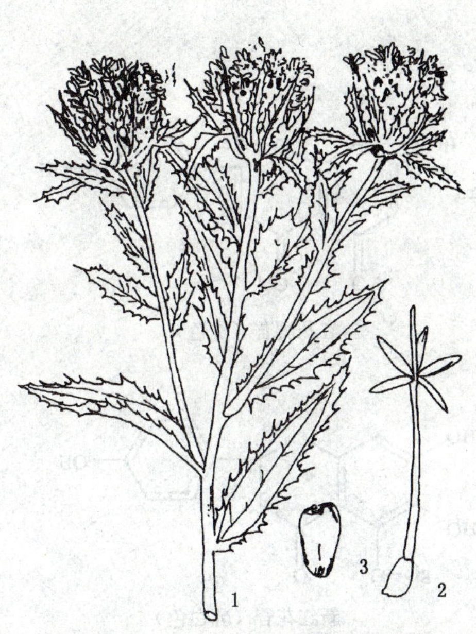

图 14-87　红花

1. 植株　2. 花　3. 白平子

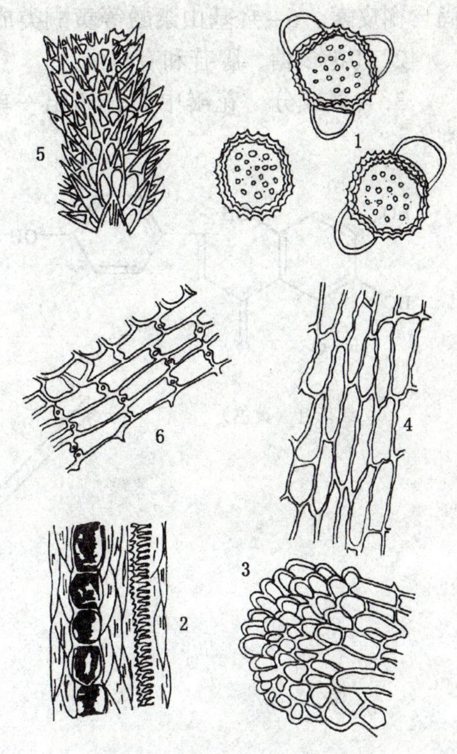

图 14-88　红花粉末

1. 花粉粒　2. 分泌管碎片　3. 花瓣顶端细胞　4. 花瓣细胞　5. 柱头细胞　6. 花药中部细胞

采制　夏季花由黄变红时采摘，阴干或晒干。

产地　主产于新疆、河南、四川、云南等省区，均大量栽培。

性状　本品为不带子房的管状花，长约 1～2cm，黄红色或红色。花冠筒细长，先端 5 裂，裂片狭条形；长 5～8mm；雄蕊 5 枚，花药聚合成筒状，黄白色；柱头长圆柱形，露出于花药筒外，顶端微分叉。质轻，柔软。气微香，味微苦。

显微特征　粉末橙黄色。(1) 分泌细胞呈长管道状，直径约至 66μm，充满黄色或红棕色分泌物。(2) 花粉粒深黄色，类球形或长球形，直径 39～84μm，具 3 个萌发孔，外壁有短刺及疣状雕纹。(3) 花柱碎片深黄色，表皮细胞分化成单细胞毛，呈圆锥形、先端尖。(4) 草酸钙结晶呈方形或长方柱形。此外，花冠裂片顶端表皮细胞呈短柔毛状，花粉囊内壁细胞壁有条状增厚，药隔网纹细胞长条形，花药基部细胞类方形，排列整齐（图 14-88）。

化学成分

1. 黄酮类　红花苷（carthamin）、新红花苷（neocarthamin）、红花醌苷（carthamone）。花瓣中的过氧化酶可使黄色的红花苷氧化成红色的红花醌苷，红花在生长过程与干燥过程中黄色渐变红色即由此类成分所致。红花苷经盐酸水解得葡萄糖（glucose）和红花素（carthamidin）。并含红花黄色素，为多种水溶性成分的混合物，包括红花黄素（safflor yellow）A、B、C。现还发现鉴定出了羟基化的红花黄素 A（hydroxysafflor yelLow A)。除外，尚含槲皮素、6－羟基山柰酚等黄酮类成分。

2. 红花多糖、腺苷和有机酸。

3. 含氮成分　花瓣中尚分离出一单体为红花胺（tinctormine），为有效的钙离子拮抗剂。

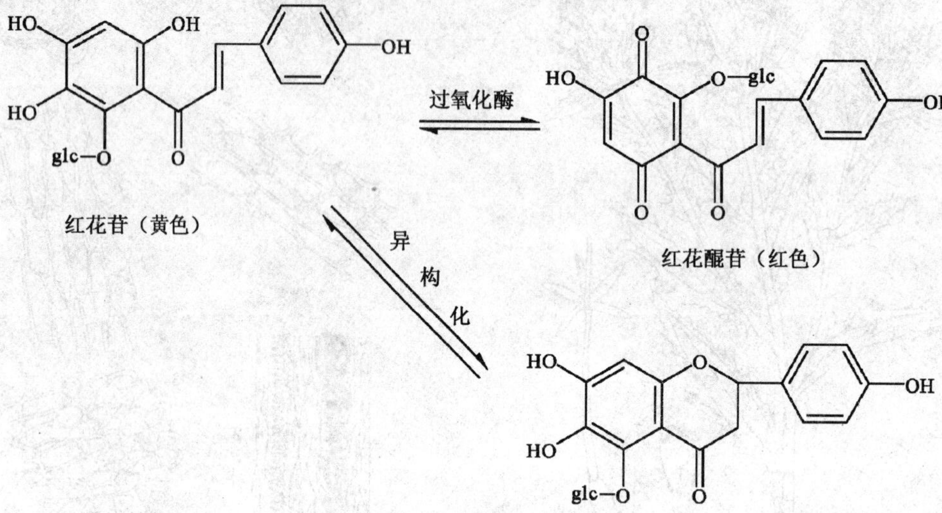

过氧化酶

红花苷（黄色）

红花醌苷（红色）

异构化

新红花苷（乳白色）

理化鉴定　(1) 取本品 1g，加稀乙醇 10ml，浸渍。倾取浸出液，于浸出液内悬挂一滤纸条，5min 后把滤纸条放入水中，随即取出，滤纸条上部显淡黄色，下部显淡红色。

(2) 取本品粉末 0.5g，加 80%丙酮溶液 5ml，密塞，冷浸 15 分钟，时时振摇，滤过，滤液作供试溶液。另取红花对照药材，同法制成对照药材溶液。吸取上述两种溶液各 5μl，分别点于同一以羧甲基纤维素钠为黏合剂的硅胶 H 薄层板上，以醋酸乙酯－甲酸－水－甲醇（7:2:3:0.4）为展开剂，展开，取出，晾干。供试品色谱中，在与对照药材色谱相应的位置上，显相同颜色的斑点。

药理作用

1. 对平滑肌的作用　红花水煎剂对小鼠、豚鼠、兔和犬的离体子宫均有兴奋作用。在摘除卵巢小鼠的阴道周围注射红花煎剂，可使子宫重量明显增加，提示有雌激素样作用。

2. 对血凝的作用　体外比较实验表明，红花、红花黄色素有抑制二磷酸腺苷（ADP）或胶原诱导的家兔血小板聚集作用。又有实验证实，红花中的腺苷是抑制血小板聚集的主要成分。

3. 对心血管系统的作用　小剂量红花煎剂能轻度兴奋蟾蜍离体心脏和在体兔心脏，大剂量则有抑制作用。煎剂对蟾蜍血管和兔耳血管有不同程度的血管收缩作用。红花水提液能使麻醉犬冠脉流量显著或中等程度增加，对大鼠或家兔的急性心肌缺血有明显的保护作用。

4. 对血脂的作用　红花油经口服能使大鼠、恒河猴血清总胆固醇降低，能使高胆固醇血症家兔血清总胆固醇、总脂、甘油三酯及非酯化脂肪酸水平降低。能使高胆固醇血症的小鼠血脂和肝脂有所下降。

5. 对免疫活性的影响 红花多糖以小鼠进行试验，能促进淋巴细胞转化，对抗强的松龙免疫抑制作用，其免疫增强作用明显。

6. 其他作用 红花黄色素有较强而持久的镇痛作用；能降血压，直接扩张外周血管；对小鼠缺氧缺血的脑神经元有保护作用，尚有抗炎作用。

功效 性温，味辛。能活血通经，散瘀止痛。用于经闭，痛经，恶露不行，癥瘕痞块，跌打损伤，疮疡肿痛。对冠心病、血管栓塞性疾病、传染性肝炎有一定疗效，单用或与其他活血化瘀药配伍。用量 3~9g。孕妇慎用。

附注 白平子 为红花的果实，含脂肪油，种子含油量可达 50%，常称为“红花子油”。油脂中不饱合脂肪酸亚油酸含量可达 15%，尚含人体必需的脂肪酸以及磷脂、维生素、甾醇类等成分。白平子中含苦味成分红花子甾苷。红花子油具降低人体血胆固醇和血脂、软化和扩张血管、增加血液循环、防衰老及调节内分泌等作用，有良好的食用价值与辅助治疗作用。

灯盏花 Erigeron breviscapus

为菊科植物短葶飞蓬 *Erigeron breviscapus*（Vant.）Hand. - Mazz. 的干燥全草。夏秋采收。分布云南、广西等地。

根茎粗壮，其上密生纤细的须根。叶为单叶，基生叶密集，匙形，长 3~5cm，宽 1.2~1.5cm，两面有毛，边缘常皱波状，基部下延成柄，柄带红色；茎生叶长圆形，长仅 2cm，宽约 0.6cm。头状花序顶生，常单个，边缘有 2 列紫色舌状花，中央为黄色管状花。瘦果扁平，有柔软的冠毛。花期夏季。

主含黄酮类及黄酮苷，芳香酸脂类，单体化合物类如木栓酮、木栓醇、表木栓醇、木栓烷，挥发油类如柠檬酸烯脂、咖啡酸烯脂等。其他还含氨基酸、维生素、微量元素、有机酸等。

本品性温，味甘。散寒解表，活血舒筋，止痛，消积。治疗感冒头痛鼻塞，风湿痹痛，瘫痪，急性胃炎，小儿疳积，跌打损伤。用量 9~15g。外用捣敷。灯盏花制剂自 20 世纪 70 年代开始应用于临床上，主要用于治疗高血压、脑栓塞、多发性神经炎、慢性视网膜炎及脑血管意外所致的瘫痪症。灯盏花素对脑血栓的形成起抑制作用，减少血小板计数及抑制血小板聚集功能，抑制体内血凝，促进纤溶活性，改善血流速度，增加血流量，改善微循环。灯盏花注射液能明显改善高黏滞血症的血液黏度，同时对脑梗死患者肌力提高及功能减退具有疗效。

木香 Radix Aucklandiae

本品为菊科植物木香 *Aucklandia lappa* Decne 的干燥根。秋、冬二季采挖，除去泥沙及须根，切段，大的再纵剖成瓣，干燥后撞去粗皮。主产于云南，习称云木香。四川、广东、广西、湖南等地也有栽培。

根呈圆柱形或半圆柱形。长 5~10cm，直径 0.5~5cm。表面黄棕色至灰褐色，有明显的皱纹、纵沟及侧根痕。质坚，不易折断，断面灰褐色至暗褐色，周边灰黄色或浅棕黄色，形成层环棕色，有放射状纹理及散在的褐色点状油室。老根中央多枯朽。气香特异，味微苦。本品主含挥发油，油中主要成分为木香内酯（costuslactone）、二氢木香内酯（dihydrocostuslactone），去氢木香内酯（dehydrocostuslactone）、木香烃内酯（costunolide）、二氢木香烃内酯（dihydrocostunolide）、α－紫罗兰酮（α－ionone）、单紫杉烯（aplotaxene）、α－木香醇（α－costol）、α－木香酸（α－costic acid）等。尚含木香碱、菊糖、豆甾醇等。

本品性温，味辛、苦。能行气止痛，健脾消食。用于治疗胸脘胀痛，泻痢后重，食积不消，不思饮食等病症。本品水提液、醇提物、挥发油及总生物碱对组织胺与乙酰胆碱引起的豚鼠支气管及大鼠离体小肠的痉挛有明显抑制作用。去内酯挥发油、总内酯及木香内酯等 7 种内酯对离体小肠运动均有抑制作用。去内酯挥发油、总内酯等可使血流量增加，有较明显的血管扩张作用。木香的精制浸膏及去内酯挥发油均有降血压作用。挥发油能抑制链球菌、金黄色葡萄球菌、白色葡萄球菌的生长。煎剂对黄癣菌等 10 种真菌有抑制作用。木香烃内酯和去氢木香内酯具有较强的利胆作用。

茵陈 Herba Artemsiae Scopariae

为菊科植物滨蒿 *Artemisia scoparia* Waldst. et Kit。或茵陈蒿 *A. capillaris* Thunb. 的干燥地上部分。春季幼苗高 6～10cm 时采收，习称“绵茵陈”；秋季花蕾长成时采收，习称“茵陈蒿”。主产于陕西、山西、安徽等地。

绵茵陈　多卷曲成团，灰白色或灰绿色，全株密被灰白茸毛，绵软如绒。茎细小。茎生或基部着叶，长 0.5～2cm，多为二至三回羽状深裂，裂片线形，全缘，叶柔软、皱缩卷曲。质脆，易折断。气清香，味微苦。

茵陈蒿　茎呈圆柱形，多分枝，表面淡紫色，有纵条纹，被短柔毛；体轻、质脆，断面类白色。叶密集，或多脱落；茎生叶一至二回羽状全裂，基部抱茎，裂片细丝状。头状花序卵形，多集成圆锥状，瘦果长圆形，黄棕色。

主含 6，7－二甲氧基香豆素（scoparone）、绿原酸。全草含挥发油（果穗含量较高），油中主要成分为 β－蒎烯（β－pinene）、茵陈二炔酮（capillin）、茵陈烯炔（capillene）、茵陈二烯酮（capillone）、茵陈醇（capillanol）等。

本品性微寒，味苦、辛。能清热利湿，退黄疸。用于黄疸型肝炎，传染性肝炎，胆道感染，胆道蛔虫以及胆石症。用量 10～30g。茵陈煎剂及醇提取物及茵陈二炔酮、茵陈香豆素 A、B 等均有促进胆汁分泌与排泄作用；其煎剂能降血清谷丙转氨酶，对肝细胞肿胀、脂肪肝有减轻；对多种杆菌、球菌有不同程度的抑制作用；尚有明显的解热、镇痛、抗炎作用。

青蒿 Herba Artemisiae Annuae

本品为菊科植物黄花蒿 *Artemisia annua* L. 的干燥地上部分。主产于湖北、浙江、江苏等地，全国各地均有分布。

茎圆柱形，上部多分枝，长 30～80cm，直径 2～6mm，表面黄绿色，具有纵棱，断面中部有髓；叶互生，卷缩易碎，三回羽状细裂，两面被毛，上部叶小，多一回羽状细裂。头状花序小，多数，球形，直径约 1.5mm。气香特异，味微苦。

全草含倍半萜类：青蒿素（artemisinin）、青蒿素 G、青蒿甲素、乙素、丙素、丁素、戊素、青蒿酸（artemisic acid）、青蒿内酯（artemisilactone）、青蒿醇（artemisinol）等。黄酮类：山柰黄素（kaempferol）、槲皮黄素（quercetin）、黄色黄素（luteolin）等。香豆素（coumarin）类和挥发油。

本品性寒，味苦、辛。能解暑，清热，截疟。用于治疗低烧，中暑，疟疾。用量 3～9g，外用适量，熏蒸洗治皮肤瘙痒。本品乙醚提取物中性部分及稀醇浸膏对鼠疟、猴疟和人疟均具有显著的抗疟作用。青蒿素的抗疟作用快，效果强。青蒿素的衍生物青蒿酯钠效果最好。青蒿素可提高淋巴细胞的转化率，促进机体细胞的免疫功能；并有抗菌、抗病毒作用。挥发油具有明显的镇咳、祛痰、平喘作用。

雪莲 Herba Saussureae

本品为菊科植物绵头雪莲 *Saussurea laniceps* Hand.－Mazz.、新疆雪莲 *S. involucrata* Kar. et Kir. 及同属多种植物的干燥全草。主产四川、云南、西藏、新疆。

绵头雪莲为多年生垫状草木，高 15～30cm；根茎粗，有褐色残叶柄；茎上部有白色密绵毛；叶极密集，倒披针形或匙形，长 8～15cm，宽 1.5～2cm，叶缘有波状浅齿，下面密被褐色绒毛；头状花序多数，密集于茎顶成穗状，苞叶和苞片均密被白色绵毛，花白色，筒状，瘦果扁平，有黑褐色冠毛。

本品含雪莲内酯（xuelian lactone）、雪莲黄酮苷、生物碱、多糖类、挥发油等。

本品性温，味甘、微苦。能活血通经，散寒除湿，壮阳，强筋骨。用于风湿性关节炎，经闭，阳痿，咳嗽，有用于妊娠早期和中期引产。用量 9～15g。服用过量会引起大汗淋漓。孕妇忌服。雪莲黄酮苷对小鼠中枢神经系统有抑制作用，雪莲蒸剂及雪莲多糖腹腔注射，有终止动物早孕作用。生物碱可对抗蛋白血清引起的大鼠后踝关节急性炎症。

菊花 Flos Chrysanthemi

本品为菊科植物菊 *Chrysanthemum morifolium* Ramat. 的干燥头状花序。9～11 月花盛开时分批采收，阴干或焙干，或熏、蒸后晒干。主产于安徽（亳菊、滁菊）、浙江（杭菊）、河南（贡菊）。因为加工方法不同，又有多种品种。

亳菊　呈倒圆锥形或圆筒形，有时稍压扁呈扇形，直径 1.5～3cm，离散。总苞碟状；总苞片 3～4 层，卵形或椭圆形，草质，黄绿色或褐绿色，外面被柔毛，边缘膜质。花托半球形。外围舌状花数层，雌性，类白色，劲直上举，纵向折缩，散生金黄色腺点；中央管状花多数，两性，黄色，顶端 5 齿裂。瘦果不发育，无冠毛。体轻，质柔润，干时松脆。气清香，味甘、微苦。

滁菊　呈不规则球形或扁球形，直径 1.5～2.5cm。舌状花类白色，不规则扭曲，内卷，边缘皱缩，有的可见淡褐色腺点；管状花大多隐藏。

贡菊　呈扁球形或不规则球形，直径1.5~2.5cm。舌状花白色或类白色，斜升，上部反折，边缘稍内卷而皱缩，通常无腺点；管状花少，外露。

杭菊　呈碟形或扁球形，直径2.5~4cm，常数个相连成片。舌状花类白色或黄色，平展或微折叠，彼此粘连，通常无腺点；管状花多数，外露。

本品主要含挥发油，油中含菊酮（chrysanthnone）、龙脑、龙脑乙酸酯。并含黄酮类、菊苷、水苏碱（stachydrine）、腺嘌呤（adenine）、胆碱（choline）、刺槐苷（acacii）、维生素B_1、A等。

本品性微寒，味苦、甘。散风清热，平肝明目。用于风热感冒，头痛眩晕，目赤肿痛，眼目昏花，急慢性咽炎、扁桃体炎，高血压等。用量5~9g。药理研究表明，本品水煎剂对离体兔心有显著扩张冠脉、增加冠脉流量作用，菊花浸膏有镇静、降压、抗炎、解热作用，菊花提取物对人红细胞膜有保护作用，并有降血脂、抗疲劳、抗衰老、抗基因突变、抗染色体畸变等作用。

蒲公英　Herba Taraxaci

本品为菊科植物蒙古蒲公英 *Taraxacum mongolicum* Hand. – Mazz.、碱地蒲公英 T. sinicum Kitag. 或同属数种植物的干燥全草。春至秋季花初开时采挖，除去杂质，洗净，晒干。全国各地均有野生。

本品呈皱缩卷曲的团块。根呈圆锥状，多弯曲，长3~7cm；表面棕褐色，根头部有棕褐色或黄白色的茸毛，有的已脱落。叶基生，多皱缩破碎，完整叶片呈倒披针形，绿褐色或暗灰色，先端尖或钝，边缘浅裂或羽状分裂，基部渐狭，下延呈柄状，下表面主脉明显。花茎一至数条，每条顶生头状花序，总苞片多层，内面一层较长，花冠黄褐色或淡黄白色。有的可见多数具白色冠毛的长椭圆形瘦果。气微，味微苦。

全草含蒲公英甾醇（taraxasterol）、蒲公英萜醇（taraxerol）、蒲公英素（taraxacin）、黄酮类、皂苷、胆碱、菊糖、果胶等。

本品性寒，味苦、甘。能清热解毒，消肿散结，利尿通淋。用于疔疮肿毒，乳痈，瘰疬，目赤，咽痛，肺痈，肠痈，湿热黄疸，热淋涩痛。用量9~15g。外用鲜品适量捣敷或煎汤熏洗患处。本品煎剂对金黄色葡萄球菌和溶血性链球菌有较强的杀灭作用，对多种杆菌、真菌、病毒具有抑制作用，能保护胃黏膜损伤、止痛，并有利胆和保肝作用。蒲公英热水提取物能抗肿瘤，与所含的多糖有关。

蛔蒿花　Flos Cinae

本品为菊科植物蛔蒿（山道年草）*Artemisia cina* Berg. 的干燥未开放头状花序。主产前苏联，我国有引种。

多年生亚灌木，基部木质；叶互生，二回羽状分裂，有毛；圆锥花序，花小，头状花序细小，呈长卵形或椭圆形，长1.5~4mm，总苞片14~20，筒状花3~6，长约1.5mm，子房无冠毛，略有樟脑样香气，味苦。

本品含驱虫成分 1－α－山道年（蛔蒿素，1－α－santonin）、苦艾内酯（artemisin）及挥发油。山道年主要用于驱蛔虫，但易导致毒性反应，现已少用。

思考题

1. 菊科植物主要的形态学及化学特征。
2. 白术和红花的来源和主产地。
3. 白术和红花的主要性状特征和显微特征。
4. 白术和红花的主要成分和及理作用。

（山东医科大学药学院　赵华英）

第二节　单子叶植物类生药

香蒲科　Typhaceae

蒲黄　Pollen Typhae

本品为香蒲料植物水烛香蒲 *Typha angustifolia* L.、东方香蒲 *Typha orientalis* Presll. 或同属植物的干燥花粉。夏季采收蒲棒上部的黄色雄花序，晒干后碾轧，筛取花粉。剪取雄花后，晒干者，即为带有雄花的花粉，称草蒲黄。主产于江苏、浙江、山东、安徽、湖北等省，山西、贵州、东北各省亦产。

本品为黄色粉末，体轻，易流动。可漂浮于水面。捻之有滑腻感，易附着于手指上。气微，味淡。

黄酮类化合物为其有效成分。含柚皮素（naringenin）、香蒲新苷（typhaneoside）、山柰酚－3－*O*－（2G－2－*L*－鼠素糖基）－芸香糖苷等。另含甾类成分、烷类化合物、酸性成分、氨基酸类及微量元素。

本品性平，味甘。能止血，化瘀，通淋。用于吐血，衄血，咯血，崩漏，外伤出血，经闭痛经，脘腹痛，跌打肿痛。用量 5～9g，包煎。外用适量，敷患处。孕妇慎用。蒲黄煎剂及其总黄酮、有机酸、多糖等对 ADP、花生四烯酸及胶原诱导家兔体内、体外血小板聚集功能均有明显抑制作用，其中以总黄酮作用最强，为蒲黄抗血小板凝聚的主要有效成分。蒲黄提取液对离体兔心有明显增加冠脉流量的作用。大剂量的蒲黄具有抵抗低压缺氧作用，提高动物对减压缺氧的耐受力。蒲黄煎剂、酊剂及乙醚浸出物对豚鼠、小鼠的离体子宫均有兴奋作用；大剂量可致痉挛性收缩，且对未孕子宫比对已孕子宫作用明显。此外，还有抗菌、双向免疫调节、降血脂、抗动脉粥样硬化、降压等作用。

泽泻科 Alismataceae

泽泻 Rhizoma Alismatis

本品为泽泻科植物泽泻 *Alisma orientalis*（Sam.）Juzep. 的干燥块茎。冬季茎叶开始枯萎时采挖，洗净，干燥，除去须根及粗皮。主产于福建、江西、四川等省，我国各省均有分布。

块茎呈类圆球形、长圆球形或卵圆形，长约 2～7cm，直径 2～6cm。表面黄白色或淡黄棕色，具不规则的横向环状浅沟纹（节痕），并散有多数细小突起的须根痕；顶端圆平，有一脐状茎痕，底部有数个瘤状芽痕（习称“多花”）。质坚实，断面黄白色，粉性，可见多数细孔及散在的棕色筋脉点（维管束）。气微，味微苦。

本品含多种四环三萜酮醇衍生物：泽泻醇（alisol）A、B、C，泽泻醇 A、B、C 单乙酸酯（alisol A、B、C monoacetate），表泽泻醇（epialiso）A。另含挥发油，主要为泽泻奥醇（alismol），泽泻奥醇氧化物（alismoxide），sulfoorientalol A～D。还含有生物碱、苷类、黄酮、氨基酸、尿苷、糖类、卵磷脂、VB_{12}、胆碱（choline）和钾、钙、镁等金属元素。

本品性寒，味甘。能利小便，清湿热。用于小便不利，水肿胀满，泄泻尿少，痰饮眩晕，热淋涩痛，高血脂。用量 6～9g。药理表明泽泻乙酸乙酯浸膏能抑制实验性高草酸尿症大鼠尿草酸钙晶体的形成，为泽泻抑制尿草酸钙结石形成的有效部位。泽泻有利尿、降血脂、抗动脉粥样硬化、抗脂肪肝、抗炎、降血糖、减肥等作用。

禾木科 Gramineae

薏苡仁 Semen Coicis

本品为禾木科植物薏苡 *Coix lacryma－jobi* L.var. *ma－yuen*（Roman.）Stapf. 的干燥成熟种仁。秋季果实成熟时采割植物，晒干，打下果实，再晒干，除去外壳、黄褐色种皮及杂质，收集种仁。主产于福建、河北、江苏、辽宁等地。

种仁呈宽卵形或长椭圆形，长 4～8mm，宽 3～6mm；表面乳白色，光滑，偶有残存的黄褐色种皮；顶端钝圆，基部较宽而微凹，内有淡棕色点状种脐；背面圆凸；腹面有较宽而深的纵沟，约 2mm；质坚实，断面白色，粉性。气微，味微甜。

种仁中含薏苡仁酯（coixenolide）约 0.2%，粗蛋白 13%～14%，脂类 2%～8%，淀粉 50%～79%，薏苡素（即薏苡内酯 coixol），挥发油，多糖等成分，其中酰甘油中的 α－单油酸甘油酯（α－monoolein）为抗肿瘤成分之一；阿魏酰豆甾醇（feruloylstigmasterol）、阿魏酰菜油甾醇（feruloyscampesterol）为促排卵成分；葡聚糖和酸性多糖 CA－1、CA－2 具抗补体作用；薏苡多糖（coixan）A、B、C 和薏苡仁油具降血糖作用。

本品性凉，味甘、淡。能健脾渗湿，除痹止泻，清热排脓。用于水肿，小便不利，脾虚泄泻，湿痹拘挛，肺痈，肠痈，扁平疣，也用于胃癌，子宫颈癌，绒毛膜上皮癌的治疗。用量 9～30g。

药理表明，薏苡仁酯和薏苡仁油对小鼠艾氏腹水癌细胞、子宫颈癌－14（U_{14}）、腹水型肝癌（HCA），S_{180}腹水癌等均有抑制作用。抗肿瘤成分最初认为是薏苡仁酯，后认为是棕榈酸、硬脂酸、油酸、亚油酸等游离脂肪酸的混合物，其主要抗癌成分为不饱和脂肪酸（亚油酸）。另薏苡仁油可使兔离体肠管和子宫平滑肌收缩和张力加大；对蛙的骨骼肌及运动神经末梢有低浓度兴奋，高浓度麻痹作用；对离体蛙心也有低浓度兴奋，高浓度抑制作用；对离体兔耳血管有低浓度收缩，高浓度扩张作用；大剂量的薏苡仁油能抑制呼吸中枢，使末梢血管，特别是肺血管扩张。薏苡内酯有使动物血压、血糖下降、镇静、镇痛、解热等作用；煎剂 1:2 有麻痹和杀死猪蛔虫的作用。另外薏苡也有免疫增强作用。

莎草科 Cypeeraceae

香附 Rhizoma Cyperi

本品为莎草科植物莎草 *Cyperus rotundus* L. 干燥根茎。秋季采挖，燎去毛须，置沸水中略煮或蒸透后晒干，或燎后直接晒干。主产于山东、福建、浙江、湖南。

根茎多呈纺锤形，有的略弯曲，长 2～3.5cm，直径 0.5～1cm；表面棕褐色或黑褐色（火燎者），具纵皱纹，且有 6～10 个略隆起的环节，节间长 2～5mm，节上有未除净的棕色毛须及须根断痕；去净毛须者较光滑，环节不明显；质硬，生晒者断面白色，略呈粉性，蒸煮者断面黄棕色或红棕色，角质样，内皮层环明显，中柱色较深，点状维管束散在。气香，味微苦。

本品含挥发油约 1%，其中有香附子烯（cyperene）、香附子醇（cyperol）、异香附醇（isocyperol）、α－，β－香附酮（α－，β－cyperone）、β－芹子烯（β－selinene）、广藿香酮（patchoulenone）、柠檬烯（limonene）、莎草酮（cyperotundone）、桉油精、蒎烯等 30 种成分。还含有生物碱、黄酮、酚类成分、齐墩果酸及其苷。

本品性平，味辛、微苦、微甘。能行气解郁，调经止痛。用于肝郁气滞，胸、胁、脘腹胀痛，消化不良，胸脘痞闷，寒疝腹痛，乳房胀痛，月经不调，经闭痛经。用量 6～9g。药理表明香附有使豚鼠、兔、猫或犬等动物的离体子宫呈现收缩减弱、张力降低的抑制作用；对支气管痉挛有保护作用；能促进胆汁分泌，有利胆作用；具雌激素样作用，其香附烯的作用最强；此外还有解热、镇痛、抗炎、抑制中枢、降压、强心、抑菌、降低大鼠正常体温的作用。

棕榈科 Palmae（Arecacea）

槟榔 Semen Arecae

本品为棕榈科植物槟榔 *Areca catechu* L. 的干燥成熟种子。春末至秋初果实成熟时采收，用水煮后干燥，剥去果皮，取出种子。主产于广东海南岛。广西、福建、云南南部及台湾南部均有栽培。原产马来西亚、印度尼西亚等地。

种子圆锥形或扁圆球形，高 1.5 ~ 3cm，基部直径 2 ~ 3cm。外表面黄棕色至红棕色，粗糙，具稍凹下的淡色网状纹理，基底部中央有圆形凹陷的珠孔，凹陷旁边具一新月形或三角形的淡色疤样种脐。质坚硬，间或有裂隙，不易破碎，断面可见棕色种皮组织向内嵌入乳白色胚乳组织中形成的大理石样花纹。气微，味苦涩。

本品含生物碱约 0.3% ~ 0.6%。主要为槟榔碱（arecoline）约 0.6%，其他为少量的槟榔次碱（arecaidine，即 arecaine）、去甲基槟榔次碱（guvacine）、去甲基槟榔碱（guvacoline）、槟榔副碱（arecolidine）、高槟榔碱（homoarecoline）、异去甲基槟榔次碱（isoguvacine）等，均与鞣酸（tannicacid）结合形式存在。尚含鞣质类约 15%，脂肪 14%，槟榔红色素（ areca red），氨基酸，糖类，皂苷等。

本品性温，味辛、苦、涩。能杀虫，破积，下气，行水。用于治疗绦虫，蛔虫，姜片虫病，食滞，脘腹胀痛，腹水，疟疾，脚气等。用量 3 ~ 9g，驱绦虫、姜片虫用量可增至 30 ~ 60g。外用捣粉末涂患处。

药理表明槟榔有使寄生虫产生松弛性麻痹的驱虫作用，主用于驱绦虫、蛲虫及抗血吸虫。槟榔也是灭螺的有效药物，其有效成分为槟榔碱。此外，槟榔碱也有兴奋胃肠道平滑肌的作用。槟榔碱具有兴奋 M 胆碱受体的作用。嚼食槟榔可使胃肠平滑肌张力升高，增加肠蠕动，消化液分泌旺盛，食欲增加。槟榔碱也能兴奋 N 胆碱受体，兴奋骨骼肌、神经节和颈动脉。对中枢神经系统也有拟担碱作用。槟榔有抗流感病毒作用，抑制皮肤真菌的作用。从槟榔中分离得的 ArecaⅡ - 5 - C 物质，体外试验具有明显抑制血管紧张肽转移酶（ACE）的活性。分离出的聚酚化合物对小鼠移植性等氏腹水癌有显著抑制作用；体外对 Hela 细胞也中等强度的细胞毒作用。此外，槟榔有毒，可诱发癌。槟榔对雄性小鼠生殖能力可能有一定影响。

附：大腹皮 Pericarpium Arecae 为槟榔的干燥果皮。果皮对半纵剖呈椭圆形瓢状，长 5 ~ 7cm，宽约 3cm。外果皮色灰黄色，具棕色斑点及纵裂纹；中果皮呈纤维性；内果皮凹陷呈心脏形，黄棕色，平滑坚硬。已捶松的全体大多松散，纤维呈淡黄棕色毛状。体轻，质柔韧，易纵向撕裂。气微，味微涩。主含儿茶精。性辛，性微温。归脾、胃、大肠、小肠经。下气宽中，行水消肿。主治胸腹胀闷，水肿，脚气，小便不利。

血竭 Sanguis Draconis

本品为棕榈科植物麒麟竭 *Daemonorops draco* BL. 果实渗出的红色树脂。采集成熟果实，充分晒干，加贝壳同入笼中强力振摇，松脆的树脂块即脱落，筛去果实鳞片及杂质，用布包起，入热水中使软化成团，取出放冷，即为原装血竭；加入辅料加工，即成“加工血竭”。主产于印度尼西亚、马来西亚和印度等地。

原装血竭　呈扁圆形、圆形或不规划块状，大小不等；表面暗红色，红色或砖红色，多粗糙，有光泽或无光泽；质脆易碎，碎断面光亮。常因品质不同而带有果实、鳞片等少量杂质。

加工血竭　系原装血竭掺入辅料加工炼制而成，商品有手牌和皇冠牌等，均有金色商标印于血竭底部。多呈类圆方形或方砖形，直径 6~8cm，厚 4~6cm，每块重约 250g；表面暗红色，有光泽，附有因摩擦而成的红粉，质坚脆，破碎面黑红色，光亮，研粉成血红色。气微，味初淡，后渐咸，嚼之有砂砾感。在水中不溶，热水中软化，溶于乙醇、乙醚及苯。

以外色黑似铁，研粉红如血，火燃呛鼻者为佳。

本品含血竭素（dracorhodin）、血竭红素（dracorubin）、去甲血竭素（nordracorhodin）、去甲血竭红素（nordracorubin）、(2*S*) -5-甲氧基-6-甲基-黄烷-7-醇（即黄烷醇）、(2*S*) -5-甲氧基黄烷-7-醇、2，4-二羟基-5-甲基-6-甲氧基查尔酮、2，4-二羟基-6-甲氧基查尔酮及二萜类海松酸（pimaric acid）、异海松酸、松香酸（abietic acid）、去氢松香酸、檀香海松酸（sandaracopimaric acid）等，尚含草甲酸、肉桂酸、树胶等。

《药典》规定 HPLC 法测血竭素，含量不得少于 1.0%。

本品性平，味甘、咸。能祛瘀定痛，止血生肌。用于跌打损伤，内伤瘀痛，外伤出血不止。用量 0.9~2.4g。外用适量。本品有抗凝血、改善血液流变学、抗菌等作用。血竭素和血竭红素对金黄色葡萄球菌、包皮垢分枝杆菌和白色念珠菌有抑制作用。此外，血竭有抗炎、镇痛作用，可抑制二甲苯致小鼠耳廓炎性肿胀，巴豆油引起的小鼠耳壳炎症，小鼠角叉菜胶性足肿胀，降低小鼠腹腔毛细血管通透性，灌胃可减少小鼠扭体次数，对抗已烯雌酚引起的大鼠在位子宫收缩。能改善心功能，降低心律失常的发生率，其作用类似Ⅰb类抗心律失常药。

*天南星科 Araceae

多草本，稀为木质藤本。多具毒。常含具苦味的汁液或乳汁。具根状茎或块茎。单叶或复叶，常基生，叶基部常具膜质鞘，网状脉。花小，单性或两性，无柄肉穗花序，外具绿色或彩色的佛焰苞片；单性花同株时，雄花常位于肉穗花序上部，雌花位于下部，中部为不育花或中性花；花被缺或 4~8 个鳞片状体；雄蕊 1 至多数；子房上位。果实通常为浆果。

本科约 115 属，2000 余种，广泛分布于全世界，主分布于热带和亚热带。我国约有 35 属，210 种以上，分布于长江以南各省区。已知药用 22 属，106 种。如：菖蒲属（*Acorus*）、天南星属（*Arisaerma*）、半夏属（*Pinellia*）、芋属（*Colocasia*）等。

本科重要的生药及药用植物有半夏、天南星、石菖蒲、白附子等。

本科许多属植物的地下茎常有大型的黏液细胞，内含草酸钙针晶束，如天南星属、半夏属、芋属的植物。有的属内含有油细胞，如菖蒲属。

本科化学成分较复杂，有生物碱、挥发油、倍半萜类、皂苷、氨基酸、胺类、甾醇类、花青素、黄酮类、氰苷、聚糖类等十几类成分，其中许多成分具生理活性，如半夏的生物碱成分，石菖蒲的挥发油成分等。

*半夏 Rhizoma Pinelliae

（英）Pinellia Tuber

来源 本品为天南星科植物半夏 *Pinellia ternata*（Thunb.）Breit. 的干燥块茎。

植物形态 多年生草本，高 15～30cm。块茎近球形或扁球形，直径 1～2cm，栽培者略大。叶基生，由块茎抽出，多 1～2 片，一年生叶为单叶，心状箭形至椭圆状箭形，2～3 年后老叶为三出复叶，小叶长椭圆形或披针形，长 5～17cm，中间小叶较大，全缘，羽状网脉，质柔薄，叶柄较长，10～25cm，近基部内侧有珠芽。花单性同株，肉穗花序，花序梗比叶柄长，佛焰苞绿色，下部细管状，不开张，雄花生于花序上端，雌花生于基部，淡绿色，花序顶端的附属器青紫色，伸于佛焰苞外呈鼠尾状。浆果卵状椭圆形，初绿色，熟时红色。花期 5～7 月，果期 8～9 月（图 14－89）。

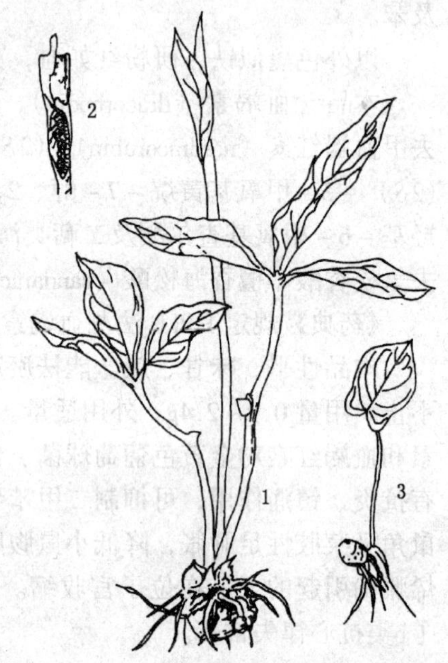

图 14－89 半夏

1. 植物全形 2. 佛焰苞剖开后，示雄花（在上）雌花（在下） 3. 幼块茎及幼叶

生于阴湿山坡、田野、溪边及林下，全国大部分地区均有分布，许多地方栽培。

采制 夏、秋二季采挖，洗净，除去外皮及须根，晒干。多炮制后应用，即制半夏。主要炮制品有：

1. 清半夏 取净半夏，大小分开，用 8% 白矾溶液浸泡至内无干心，口尝微有麻舌感，取出洗净，切厚片，干燥。

2. 姜半夏 取净半夏，大小分开，用水浸泡至内无干心时；另取生姜切片煎汤，加白矾与半夏共煮透，取出晾至半干，切薄片，干燥。

3. 法半夏 取净半夏，大小分开，用水浸泡至内无干心，取出；另取甘草适量，加水煎煮二次，合并煎液，倒入用适量水制成的石灰液中，搅匀，加入上述已浸透的半夏，浸泡；每日搅拌 1～2 次，并保持浸液 pH 值 12 以上，至剖面黄色均匀，口尝微有麻舌感时，取出洗净，阴干或烘干。2000版《中国药典》一部将此炮制品另列一项。

产地 我国大部分地区均有生产，主产于四川、湖南、湖北、河南、安徽、贵州、浙江、江苏等地。

性状 块茎呈球形或扁球形，有的稍偏斜，直径1~1.5cm，栽培者较大，可达3cm。表面淡白色或淡黄色，上端多圆平，中央有凹陷的茎痕，周围密布麻点状根痕；下端钝圆，较光滑。质坚实，断面洁白，富粉性。气微，味辛辣、麻舌而刺喉。

质量以色白、质坚实、粉性足者为佳。

显微特征 横切面 表皮多残留，其内侧为十余列木栓细胞。外韧型及周木型维管束散生于基本组织。大型的椭圆形的黏液细胞随处可见，针晶散在或存在于黏液细胞中。薄壁细胞中含有淀粉粒，特别是内侧细胞含淀粉粒较多。

粉末 类白色。（1）草酸钙针晶散在或成群存在于大型黏液细胞内，针晶长20~110μm。（2）淀粉粒多见，单粒类圆形、半圆形或圆多角形，直径2~20μm，脐点人字状、裂缝状或星状；复粒由2~6分粒组成。（3）导管主为螺纹导管，直径10~24μm，也有环纹导管（图14-90）。

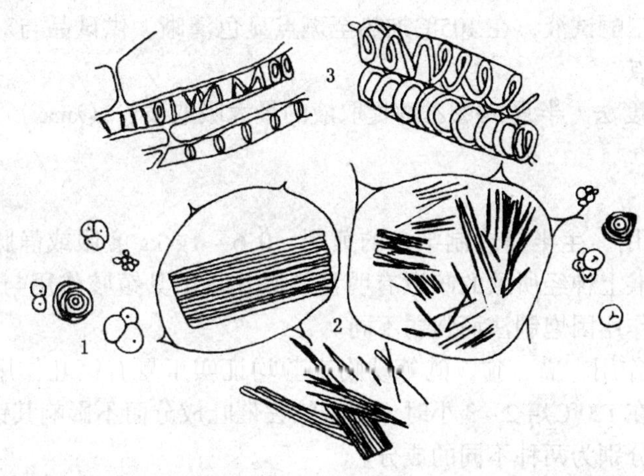

图14-90 半夏粉末

1. 淀粉粒 2. 草酸钙针晶 3. 导管

化学成分

1. 氨基酸及蛋白质 含β-与γ-氨基丁酸（β-与γ-aminobutyric acid）、天门冬氨酸、谷氨酸、精氨酸、丙氨酸、丝氨酸、甘氨酸、瓜氨酸、亮氨酸、缬氨酸等多种氨基酸及最近分离出的一种结晶性蛋白质——半夏蛋白I（pinelline I），还有一种有胰蛋白酶抑制作用的蛋白质（平均分子量408000）。另还有*N*-乙酰谷氨酸。

2. 生物碱 含有*l*-麻黄碱（*l*-ephedrine，约0.002%）、胆碱（choline）等生物碱。

3. 挥发油 半夏中还含3-乙酰氨基-5甲基异噁唑（3-acetoamina-5-methylisooxazole）、丁基乙烯基醚（buty1-ethylene ether）等65种成分的挥发油，其中茴香脑得率高，且有活性。

4. 其他 鸟苷（guanosine），β-谷甾醇及其葡萄糖苷（胡萝卜苷）（β-sitosterol-3-*O*-β-*D*-glucoside），原儿茶醛（Protocatechuic aldehyde 即3，4-二羟基苯甲醛），草酸

钾，三萜类化合物，多糖，无机元素等。半夏嫩芽中含尿黑酸（homogentisic acid）及其苷。

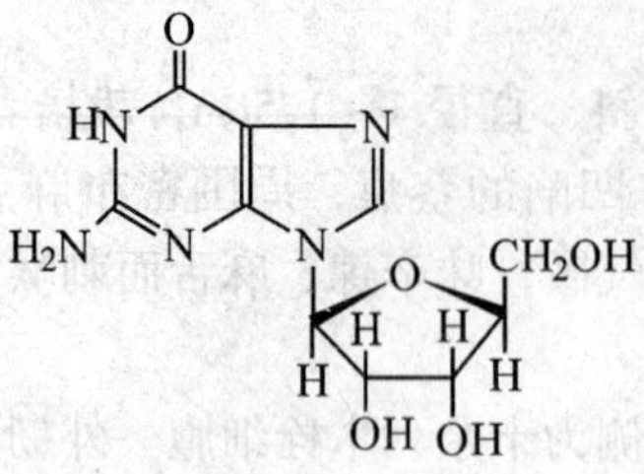

鸟苷 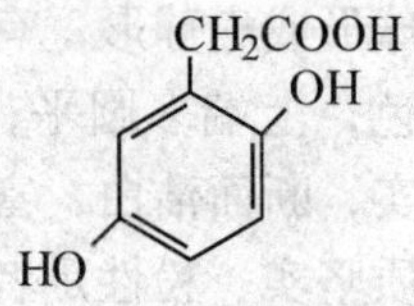　　　　尿黑酸

理化鉴定

1. 薄层色谱法　取本品粉末1g，加甲醇10ml，加热回流30分钟，滤过，滤液挥至约0.5ml作为供试品溶液。另取精氨酸、丙氨酸、缬氨酸、亮氨酸对照品，加70%甲醇制成每1ml各含1mg的混合溶液，作为对照品溶液。分别吸取供试品溶液5μl，对照品溶液1μl，分别点于同一硅胶G板上，以正丁醇－冰醋酸－水（8∶3∶1）为展开剂，展开，取出，晾干，喷以茚三酮试液，在105℃加热至斑点显色清晰。供试品与对照品在相同的位置显相同颜色的斑点。

2. 紫外分光光度法　半夏70%乙醇提取液的最大吸取波长（λmax）为261nm，而水半夏为268nm。

药理作用

1. 镇咳祛痰作用　生半夏或制半夏的煎剂，0.6～1g/kg灌服或静脉注射，对碘液注入猫胸腔或电刺激喉上神经所致的咳嗽有明显镇咳作用。其镇咳作用与可待因1mg/kg相似，但较弱。祛痰作用因炮制法而强弱不同。

2. 镇吐、催吐作用　猫、狗、鸽等动物实验均证实半夏有镇吐作用，而生半夏有催吐作用。但半夏粉在120℃焙2～3小时，即可除去催吐成分而不影响其镇吐作用。说明半夏催吐和镇吐成分分别为两种不同的成分。

3. 抗腹泻和抗炎作用　清半夏75%乙醇提物，5g/kg或15g/kg能拮抗蓖麻油和番泻叶引起的小鼠腹泻，显著抑制醋酸所致小鼠腹腔毛细血管通透性亢进，明显减少二甲苯引起的小鼠耳壳肿胀，但对小鼠胃肠对墨汁的推进运动无明显影响。

4. 抗肿瘤作用　半夏多糖组分具有使多形核白细胞（PMN）活化作用和抗肿瘤作用。体外培养肿瘤细胞实验表明，半夏各炮制品总生物碱对慢性髓性白血病细胞（K_{625}）的生长均有抑制作用，抑制作用为矾半夏＞姜制半夏。从半夏的新鲜鳞茎中分离的外源性凝聚素（PTA，低分子蛋白），是鉴别乳房上皮细胞是否恶性瘤化的很好的指示剂，它还可凝聚人肝瘤细胞、艾氏腹水癌细胞及腹水型肝癌细胞。

功效　性温，味辛，有毒。能燥湿化痰，降逆止呕，消痞散结。用于痰多咳喘，痰饮眩悸，风痰眩晕，痰厥头痛，呕吐反胃，胸脘痞闷，梅核气。生用外治痈肿痰核。姜半夏多用于降逆止呕。用量3～9g。

附注

1. 研究认为半夏的刺激性成分是尿黑酸、3，4－二羟基苯甲酸及其苷，但无定论。近年来有研究报道半夏所含草酸钙针晶为其刺激性成分之一，它的晶形、含量的改变与刺激性有关。

2. 河北、河南、江苏、山西省有以掌叶半夏 *P. pedatisecta* Schott 的块茎作半夏用，其块茎扁平且不规则，直径 1.5～5cm，多以小粒混用。其主要区别点为复粒由 2～10 多分粒组成，针晶长 13～96μm。含有掌叶半夏碱。

3. 水半夏：为同科植物鞭檐梨头尖 *Typhonium flagelliforme*（Lodd.）Blume. 的块茎主产生广西，曾在广东、广西、福建等地作半夏入药。块茎呈椭圆形、圆锥形或半圆形，直径 0.5～1.5cm，高 0.8～3cm；表面类白色或淡黄色，不光滑，有多数隐约可见的点状根痕；上端类圆形，常有凸起的叶痕或芽痕，下端略尖；质坚实，断面白色，粉性；气微，味辛辣，麻舌而刺喉。能燥湿化痰，用于咳嗽痰多，支气管炎等。本品有镇咳作用，而无镇吐作用。

此外，半夏商品中还有梨头尖 *T. divaricatum* Decne.、滇南星 *Arisaema ofunnanense* Buch.、紫盔南星 *A. franchetianum* Engl.、滴水珠 *Pinellia cordata* N.E.Brown. 的块茎，大半夏 *P. ployphylla* S.L.Hu. 的小块茎作半夏。都应予以区别，不应混淆。

*石菖蒲　Rhizoma Acori Tatarinowii

（英）Grassleaf Sweetflag Rhizome

本品为天南星科植物石菖蒲 *Acorus tatarinowii* Schott. 的干燥根茎。生于山涧溪流浅水石上或河边石缝间。秋冬二季采挖，除去须根及泥沙，晒干。主产于四川、浙江、江苏等省。

根茎呈扁圆柱形，多弯曲，常有分枝，长 3～20cm，直径 0.3～1cm。表面棕褐色或灰棕色，粗糙，具疏密不匀的明显环节及细纵纹，节间长 0.2～0.8cm，有时节上残留毛须状叶基残余。根茎上方有三角形的叶痕，左右交互排列，下面有残留须根或圆点状根痕。质坚硬而脆，断面纤维性，类白色或微红色，内皮层不明显，有多数维管束小点及棕色油点。气芳香，味苦、微辛。

本品主含挥发油，约 1%～3%，油中主要成分为 α－、β－、γ－细辛醚（α－，β－、γ－asarone），其中 β－细辛醚含量最多，占挥发油的 63%～81%；胡椒酚甲醚（methylchavicol）占 8.8%～14%，并含红没药醇（β－bisabolol）、水菖蒲酮（shyobunone），2－异丙烯基－8，10－二甲基－双环［4，4，0］癸酮－1、2，6，8－三甲基－10－羟基双环烯－1－酮－3、异龙脑（isoborneol），榄香脂素（elemicine）、异榄香脂素、β－榄香烯（β－elemene）、樟脑（camphor）、檀香烯（santalene）、γ－毕澄茄烯（γ－cadinene）、细辛醛（asarylaldehyde）。

还含百里香酚（thymol）、肉豆蔻酸（myristic acid）、甲基丁香酚（methyleugemol）。

本品具有：1. 对神经系统的作用（1）抗癫痫作用　石菖蒲总挥发油以 50mg/kg 给小鼠腹腔注射，可显著延长戊四唑（PTZ）急性惊厥潜伏期；降低最大电休克（MES）惊厥发作率并能降低 PTZ 慢性点燃大鼠的发作级别，具良好的抗癫痫作用。α－细辛醚及 β－细辛醚为活性成分。（2）对脑皮层神经细胞保护作用　石菖蒲挥发油是其醒脑开窍、镇静等的主要部位，其挥发油可减少细胞凋亡，且与冰片对脑皮质神经细胞的保护作用具协同作用，且以冰片－挥发油（2:1.46）的效果较显著。（3）石菖蒲及其去油煎剂、总挥发油、α-细辛醚、β-细辛醚均有促进学习记忆的作用。(4)抗老年痴呆作用　菖蒲碱甲(tatarine A)、菖蒲碱乙(tatarine B)、菖蒲碱丙(tatarine C)具治疗老年痴呆作用。

2. 对心血管系统的作用　二聚细辛醚具降脂作用；石菖蒲挥发油具调节心率失常作用。

3. 对消化系统的作用　石菖蒲去油煎剂、总挥发油、α-细辛醚、β-细辛醚均能抑制离体家兔肠管自发性收缩，拮抗 Ach，Hist B $BaCl_2$ 导致的肠管痉挛，增强大鼠在体肠管蠕动及小鼠肠道推进功能，也可促进大鼠胆汁分泌。

4. 此外，还有解痉、抑菌、抗癌等作用。

本品性湿，味辛、苦。能化湿开胃，开窍豁痰，醒神益智。用于脘痞不饥，噤口下痢，神昏癫痫，健忘耳聋。用量 3～9g。

附：1. 水菖蒲(菖蒲)，为同属植物水菖蒲 *Acorus calamus* L. 的干燥根茎，主产于湖北、湖南、辽宁、四川等地，全国均有分布。植物体较石菖蒲高大；叶中脉明显；肉穗花序较短，根茎较粗大，少分枝，断面海绵样；香气浓烈而特异，味辛。含挥发油 1.5%～3.5%。《中国药典》以藏菖蒲收载。能温胃，消炎止痛。用于补胃阳，消化不良，食物积滞，白喉，炭疽等。用量 3～6g。

2. 金钱菖蒲 *A. gramineus* Soland. var. *pusillus*(Sieb.)Eugl. 的根茎亦做石菖蒲药用。

天南星　Rhizoma Arisaematis

本品为天南星科植物天南星 *Arisaema erubescens*(Wall.)Schott.、异叶天南星 *Arisaema heterophyllum* BL. 或东北天南星 *Arisaema amurense* Maxim. 的干燥块茎。秋、冬二季茎叶枯萎时采挖，去除残茎、须根及外皮，干燥。主产于陕西、甘肃、四川、贵州、云南等省。

块茎呈扁球形，高 1～2cm，直径 1.5～6.5cm；表面类白色或淡棕色，顶端有凹陷的茎痕和叶痕环纹，周围有麻点状须根痕(习称“棕眼”)，较光滑，有的块茎周边有小扁球状侧芽。质坚硬，不易破碎，断面白色，粉性；气微辛，味麻舌刺喉。

3 种块茎水解后，经薄层色谱鉴定出 3，4-二羟基苯甲醛(原儿茶醛)及 *D*-葡萄糖，定性检查有 β-谷甾醇及其葡萄糖苷。天南星和异叶天南星中检出苏氨酸、丝氨酸、牛磺酸、谷氨酸等 39 种氨基酸及多肽类化合物，另有钙、磷、铝、锌等 21 种微量元素。从天南星中还分离出强心苷及皂苷类化合物，且证明强心苷为麻辣味的主成分。另外还含有生物碱成分。东北天南星含植物凝集素(phytohemagglutinin)

本品性温，味苦、辛。有毒。能燥湿化痰，祛风止痉，散结消肿。用于顽痰咳嗽，风痰眩晕，中风痰壅，口眼歪斜，半身不遂，癫痫，惊风，破伤风。现用于治疗宫颈癌。用量为制南星 3～9g。外用生品，研末以醋或酒调敷患处，治痈肿，蛇虫咬伤。药理研究表明天南星有镇静、镇痛、抗惊厥、祛痰、抗肿瘤等作用。东北天南星中所得的凝集素能提高因急性失血致贫血家兔的恢复能力。

天南星有毒，中毒可致咽喉烧灼感，口舌麻木，黏膜糜烂，水肿，流涎，张口困难，严重者可窒息；皮肤接触可致瘙痒。

百部科 Stemonaceae

百部 Radix Stemonae

本品为百部科植物直立百部 *Stemona sessilifolia*（Miq.）Miq.、蔓生百部 *Stemona japonica*（Bl.）Miq.或对叶百部 *Stemona tuberosa* Lour.的干燥块根。春、秋采挖，除去须根，洗净，置沸水中略烫或蒸至无白心，晒干。直立百部主产于安徽、江苏、浙江等省；蔓生百部主产于浙江，安徽、江苏等省也产；对叶百部主产于湖北、广东、福建等省。

直立百部　呈纺锤形，上端较细长，皱缩弯曲，长5~12cm，直径0.5~1cm。表面黄白色或浅棕黄色，具不规则深纵沟，偶有横皱纹。质脆，受潮后变软，易折断，断面平坦，角质样，淡黄棕色或黄白色，皮部较宽广，中柱多扁缩。气微，味甘、苦。

蔓生百部　两端稍狭细，表面多不规则皱褶及横皱纹。

对叶百部　呈长方锤形或长条形，长8~24cm，直径0.8~2cm。表面淡黄棕色至灰棕色，具浅纵皱纹或不规则纵槽。质地较坚实，断面黄白色至暗棕色，中柱较大，髓部类白色。

本品含多种生物碱，直立百部含百部碱（stemonidine）、次百部碱（stemonindine）、直立百部碱（sessilistemonine）、霍多林碱（hordoline）、对叶百部碱（tuberostemonine）、原百部碱（protostemonine）、原百部次碱（protostemotinine）；蔓生百部含百部碱、次百部碱、异次百部碱（isostemonidine）、原百部碱、蔓生百部碱（stemonamine）、异蔓生百部碱（isostemenamine）、百部宁碱（paipunine）；对叶百部含对叶百部碱、异对叶百部碱（isotuberostemonine）、次对叶百部碱（hypotuberostemonine）、氧化对叶百部碱（oxytuberostemonine）、百部次碱（stenine，斯替宁碱）、斯替明碱（stemine）等。

最近，从对叶百部中到一新化合物百部烯酮（tuberostemoenone）及对叶百部酮（tuberostemonone）、脱氢对叶百部碱（didehydrotuberostemonine）等。

本品性微温，味甘、苦。能润肺下气，止咳，杀虫。用于新久咳嗽，肺痨咳嗽，百日咳，慢性支管炎。外用治疗头虱，体虱，蛲虫病，阴痒等症。用量3~9g，外用适量，水煎或酒浸。百部碱能对抗组织胺对气管的致痉作用，降低呼吸中枢兴奋性，抑制咳嗽反射，具止咳作用。水浸液及乙醇浸液对蚊蝇幼虫、头虱、衣虱、阴虱及臭虫均有杀灭作用。体外试验，水浸液及煎剂对多种致病菌、流感病毒和皮肤真菌也存抑制作用。

*百合科 （Liliaceae）

植物多为多年生草木，稀灌木或亚灌木，具根茎、鳞茎、球茎或块茎。茎直立或攀援状。叶互生或基生，少数对生或轮生，有时退化成鳞片状。花单生或成总状、穗状、圆锥或伞形花序；花两性，稀单性，辐射对称，花被片6，花瓣状，排成2轮，分离或合生；

雄蕊6枚，花丝分离或合生；子房上位，常3心皮合成3室，中轴胎座，每室有胚珠多数。蒴果或浆果。种子多数。

本科约240属，4000种，广布于世界，以温带和亚热带地区较多。我国约有60属，600种。主要属有百合属（*Lilium*）、贝母属（*Fritillaria*）、沿阶草属（*Ophiopogon*）、天门冬属（*Asparagus*）、黄精属（*Polygonatum*）、萱草属（*Hemerocallis*）、知母属（*Anemarrhena*）、芦荟属（*Aloe*）、大蒜属（*Allium*）、龙血树属（*Dracaena*）、重楼属（*Paris*）等。重要的生药有川贝母、浙贝母、平贝母、麦冬、黄精、知母、大蒜、芦荟、铃兰、海葱等。

本科植物根的髓部明显；茎具散生的有限外韧维管束；薄壁细胞中常有含草酸钙针晶束的黏液细胞；地下部分薄壁细胞中富含淀粉粒，淀粉粒类型因种属而异；叶气孔平轴式。

本科植物主要含甾体皂苷、甾体生物碱、甾苷、强心苷、黄酮类、多糖，并含有蜕皮激素、蒽醌类及挥发性的含硫化合物等。甾体皂苷具祛痰、镇咳及抗菌作用。甾体生物碱也有祛痰、镇咳作用，另还有不同程度的扩张周围血管、使血压下降的作用及解痉作用。多糖，如麦冬多糖，有免疫增强作用。

*川贝母 Bulbus Fritillariae Cirrhosae

（英）Szechuan－fritillary

来源 本品为百合科植物卷叶贝母 *Fritillaria cirrhosa* D.Don、暗紫贝母 *Fritillaria unibracteata* Hsiao et K.C.、甘肃贝母 *Fritillaria przewalskii* Maxim 或梭砂贝母 *Fritillaria delavayi* Franch. 的干燥鳞茎。

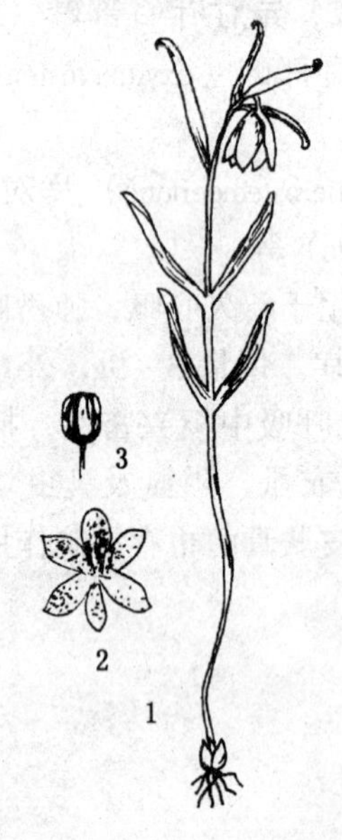

图14－91 卷叶贝母

1. 植物全株 2. 花 3. 果实

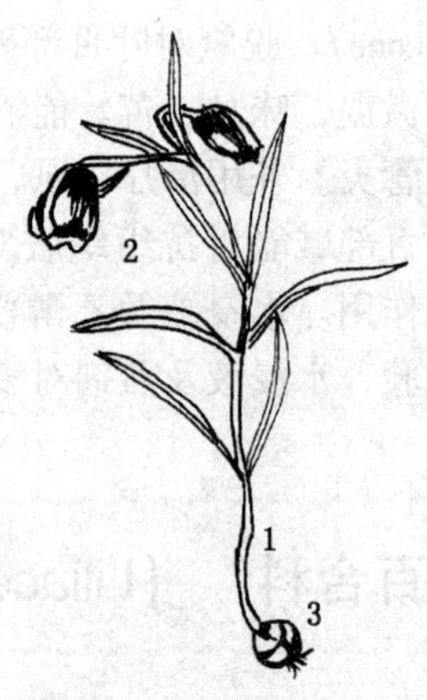

图14－92 暗紫贝母

1. 植物全株 2. 花 3. 鳞茎

植物形态 卷叶贝母 多年生草本，植株高 20～40cm。鳞茎卵圆形，茎常于中部以上具叶，最下部 2 叶对生，狭长距圆形至宽条形，先端钝，长 4～6cm，宽 0.4～1.2cm，其余 3～5 枚轮生或对生，稀互生，狭披针状条形，渐尖，顶端常卷曲，长 6～10cm，宽 0.3～0.6cm，最上部具 3 枚轮生的叶状苞片，条形，长 5～9cm，宽 0.2～0.4cm，先端卷曲。单花顶生，俯垂，钟状，花被片 6，绿黄色至黄色，具脉纹和紫色方格斑纹，基部上方具内陷的蜜腺窝，在背面明显凸出；雄蕊长为花被片的 1/2，花丝平滑；花柱粗状，柱头 3 深裂。蒴果棱上有宽 1～1.5mm 的窄翅。花期 5～7 月，果期 8～10 月（图 14－91）。

生于海拔 3000～4000m 山坡草丛中或阴湿的小灌木丛中。分部于西藏、青海、四川、云南。

暗紫贝母 鳞茎球状圆锥形。茎中部叶片对生或互生，叶状苞片 1，先端均不反曲。花被片暗紫色，其上略有黄褐色方格斑纹，蜜腺窝不显著；花丝有乳突；柱头 3 浅裂。蒴果翅宽约 1mm。花期 6 月，果期 8 月（图 14－92）。

生于海拔 3000～4000m 山坡草丛中。分部于四川松潘等地。

甘肃贝母 通常最下两叶片对生，向上渐互生，先端不卷曲或微卷。花被片黄色，其上有紫色至黑紫色斑点，蜜腺窝不明显；花丝有乳突；柱头 3 浅裂，蒴果棱翅宽约 1mm。花期 6～7 月，果期 8 月（图 14－93）。

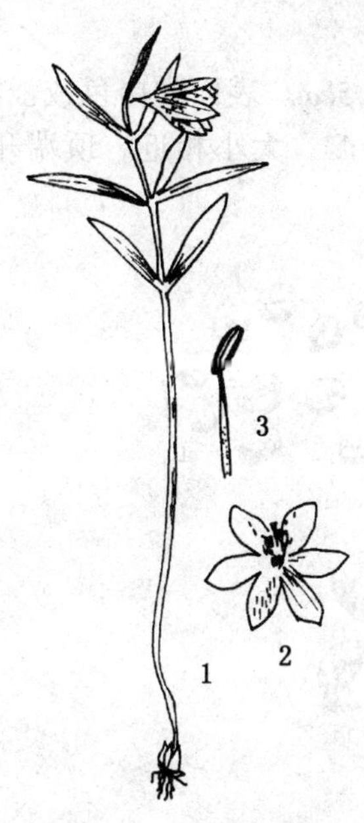

图 14－93 甘肃贝母
1. 植物全株 2. 花 3. 雄蕊

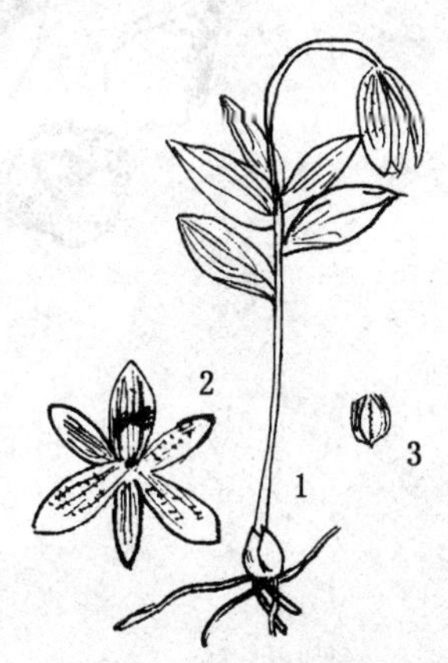

图 14－94 梭砂贝母
1. 植物全株 2. 花 3. 果实

生于海拔 2000m 以上的山坡草丛中，主分布于甘肃、青海、四川等省区。

梭砂贝母 鳞茎长卵圆形。叶互生，上部 2 枚叶状苞片近对生，叶卵形至卵状披针形，先端钝，基部抱茎，长 3～6cm，宽 1.5～2cm；叶状苞片长 2cm，宽 0.7cm。单花顶生，略俯垂，宽钟状，花被片 6，绿黄色，具深色平行脉纹和紫红色斑点；柱头 3 浅裂。花期 6～7 月，果期 8～9 月（图 14－94）。

多生于海拔3000～4700m的砾石沙滩或斜坡上，主分布于西藏、四川、云南等省区。

采制 夏、秋季或积雪融化时采挖，西北地区多于6～7月挖出后洗净，晒至6～8成干后，置麻袋中撞去泥土、须根、粗皮，晒干或低温干燥。

产地 卷叶贝母主产于西藏南部至东部、云南西北部、四川西部，主销华东、华南地区，部分出口，现国内市场少见；暗紫贝母主产于四川阿坝地区，为商品"川贝"的主要来源，销华东、华南地区并出口；甘肃贝母主产于甘肃、青海、四川，也是商品"川贝"的主要来源；梭砂贝母主产于青海玉树、四川甘孜等地，商品称"炉贝"，因表面有棕色斑块，又称"虎皮贝"，主销华北地区。商品中的"松贝"、"青贝"包括暗紫贝母、甘肃贝母和太白贝母的鳞茎。

性状 松贝 呈类圆锥形或近球形，高0.3～0.8cm，直径0.3～0.9cm。表面类白色，稀浅黄色。外层鳞叶2瓣，大小悬殊，大瓣紧抱小瓣，未抱部分呈新月形，习称"怀中抱月"；顶端闭合，内有类圆柱形、顶端稍尖的心芽和小鳞叶1～2枚。先端钝圆或稍尖，底部平，微凹入，中心有1灰褐色的鳞茎盘，偶有残存须根。质硬而脆，断面白色，富粉性。气微，味微苦。

青贝 呈类扁球形，高0.4～1.4cm，直径0.4～1.6cm。表面灰黄色，外层鳞叶2瓣，大小相近，相对抱合，习称"观音合掌"；顶部开裂，内有心芽和小鳞叶1～2枚及细圆柱形残茎。气微，味微苦。

炉贝 呈长圆锥形，高0.7～2.5cm，直径0.5～2.5cm。表面类白色或浅棕黄色，有的有棕色斑点，习称"虎皮斑"，较粗糙。外层鳞叶2瓣，大小相近。顶端开裂而略尖，基部稍尖或较钝。气微，味微苦（图14－95）。

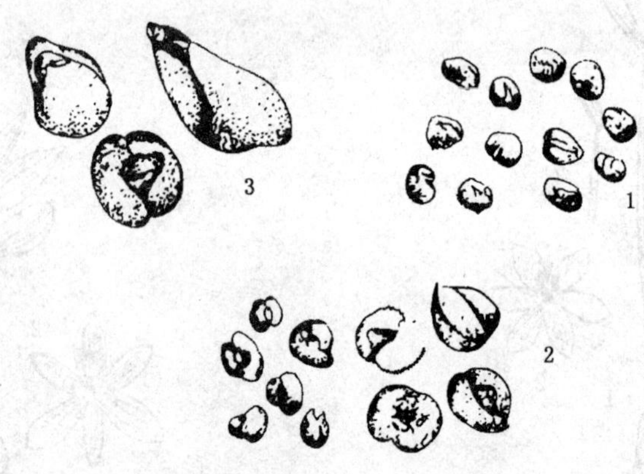

图14－95 川贝母药材

1. 松贝 2. 青贝 3. 炉贝

均以质坚实、粉性足、色泽白、个完整不碎者为佳。

显微特征 粉末类白色。

松贝、青贝 （1）淀粉粒甚多，广卵形、长圆形或不规则圆形，有的边缘不平整或略作分枝状，直径5～64μm，脐点短缝状，点状、人字形或马蹄形，层纹隐约可见；半复粒较多见，脐点2～4个；复粒少见，由2分粒组成。（2）表皮细胞类长方形，垂周壁微波状弯曲，偶见不定式气孔，圆形或扁圆形。（3）螺纹导管直径5～26μm。可见少数草酸钙方晶，直径约 13μm。

炉贝　(1) 淀粉粒广卵形、贝壳形、肾形或椭圆形，直径约 60μm，脐点人字形、星状或点状，层纹明显。(2) 螺纹及网纹导管直径可达 64μm。(3) 气孔直径约至 61μm，副卫细胞 4～6 个（图 14－96）。

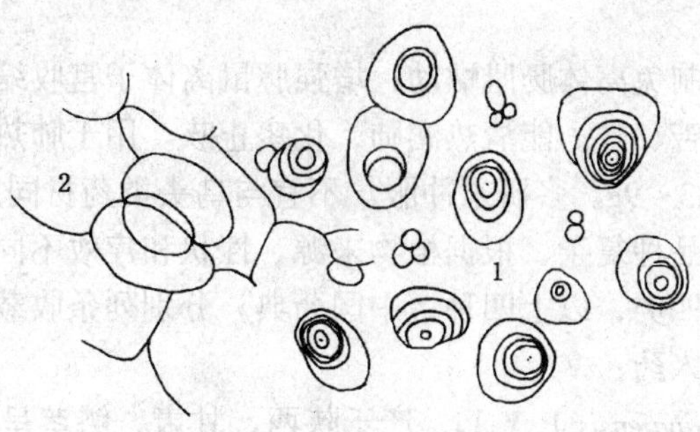

图 14－96　川贝母粉末

1. 淀粉粒　2. 气孔

化学成分

1. 甾体生物碱类　含多种甾体生物碱（总含量 0.004%～0.1%）。卷母含川贝碱(fritimine)、西贝碱（sipeimine，imperialine)、松贝碱（sonpeimine)；暗紫贝母含松贝甲素(songbeinine)、松贝乙素（songbeinone)、松贝辛（songbeisine)；甘肃贝母含岷贝碱甲（minpeimine)、岷贝碱乙（minpeiminine）及西贝碱；棱砂贝母含川贝母酮碱（chuanbeinone)、棱砂贝母碱甲（delavine)、棱砂贝母碱乙（delavionoe)、西贝碱、炉贝碱（fritimine）等。

此外，贝母类尚含皂苷及甾醇类化合物。

西贝碱

理化鉴定　薄层鉴别　取粉末 10g，加浓氨水 2ml，湿润，加氯仿 20ml 放置过夜，过滤，滤液蒸干，残渣加氯仿 0.4ml 溶解，作为供试品溶液。另取贝母素甲、贝母素乙及西贝素为对照品，同法制成混合对照品溶液。分别取上述两种溶液，点样于同一用 2% NaOH 制备的硅胶 G 薄层板上，用氯仿－醋酸乙酯－甲醇－水（40∶40∶15∶10）的 10℃以下放置后的下层溶液展开，取出，晾干，以碘化铋钾试液显色。供试品色谱中，在与对照品色谱相应的位置上，呈相同棕红色斑点。

药理作用

1. 对呼吸系统的作用　川贝母流浸膏、生物碱皂苷均有不同程度的祛痰作用。川贝母皂苷能使小鼠咳嗽潜伏期明显延长；总生物碱和非生物碱部分对氨水引咳的小鼠均有镇咳作用。

2. 对循环系统的作用　川贝碱主要作用于中枢神经系统，小剂量对麻醉猫静注能使周围血管扩张，具降压作用；西贝碱也有降压作用。

3. 对平滑肌作用　能松弛支气管平滑肌减轻气管、支气管痉挛，改善通气状况，具平喘作用。

此外，川贝碱能抑制兔离体肠肌蠕动；增强豚鼠离体子宫收缩。

功效　性微寒，味苦、甘。能清热润肺，化痰止咳。用于肺热燥咳，干咳少痰，阴虚劳嗽，咯痰带血。用量3~9g。多研末冲服。不宜与乌头类药材同用。

附注　贝母类药材品种复杂，根据植物来源、性状和疗效不同，商品分为川贝母、浙贝母、平贝母、伊贝母四类，以上四种《中国药典》分别列条收载。但在部分地区有以下列植物的鳞茎作川贝母入药：

(1) 太白贝母 *F. taipaiensis* P.Y.Li，产于陕西、甘肃，鳞茎呈扁卵圆形或圆锥形，直径0.6~1.2cm，高4~8mm，表面白色、较光滑，外层两枚鳞叶近等大，顶端开口状。现陕西有栽培。味苦。

(2) 一轮贝母 *F. maximowi* Czii.，在华北、东北部分地区使用。鳞茎仅1枚鳞叶。味淡。

(3) 米贝母 *F. davidii* Franch.，在四川部分地区使用。

鳞茎由6~12枚卵圆形鳞叶集生成莲座状。味微甜。

(4) 湖北贝母 *F. hupehensis* Hsiao et K.C.Hsia，在四川及湖北使用。

(5) 伪品　葫芦科植物假贝母（土贝母）*Bolbostemma paniculatum*（Maxim.）Franq. 的鳞茎，在河南、山西、山东、湖南、贵州、陕西等地误以川贝母使用。百合科植物丽江的慈菇 *Iphigenia indica* Kunth. et Benth.（有大毒）及老鸦瓣 *Tulipa edulis* Baker. 的鳞茎，在云南、四川曾误以川贝母使用。以上三种，虽外形与川贝母相似，但无分瓣的肥厚鳞叶，且一侧均有1条纵凹沟。

*浙贝母　Bulbus Fritillariae Thunbergii

（英）Thunberg Fritillary Bulb

来源　本品为百合科植物浙贝母 *Fritillaria thunbergii* Miq. 的干燥鳞茎。

植物形态　多年生草本，高30~80cm。鳞茎扁球形，由2枚白色肥厚的鳞叶对合而成，直径2~6cm。茎单一，直立。叶狭披针形至条形，无叶柄，长6~17cm，宽0.5~1.5cm；茎下部叶对生，中部3~5枚轮生，上部互生或对生，中部以上叶片卷曲或卷须状。花数朵于茎顶排列成总状花序，稀单花，顶生或腋生，花下垂，钟状；花被片6，淡黄色或黄绿色，内具红紫色方格斑纹，基部上方具蜜腺窝；雄蕊6；柱头3裂。蒴果卵状长椭圆形，具宽翅。种子多数扁平，边缘具翅。花期3~4月，果期4~5月（图14-97）。

多生于山坡草丛中，分布于江苏、浙江、湖南等省。浙江大量栽培。

采制　立夏后，地上部分枯萎时采挖鳞茎，洗净，大小分开，大者分瓣，除去芯芽，习称“大贝”或“元宝贝”，小者不分瓣，不去芯芽，习称“珠贝”，撞去外皮，拌以煅过的贝壳粉以吸去擦出的浆汁，晒干或烘干，或趁鲜切成厚片晒干。

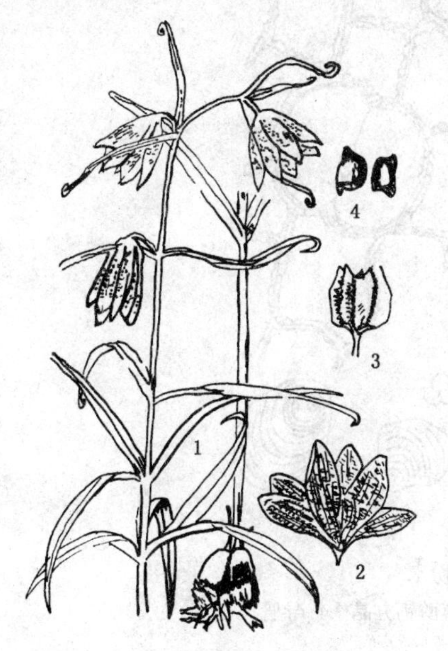

图 14－97　浙贝母

1. 植株　2. 剖开的花（示花被、雄蕊和雌蕊）　3. 果实　4. 种子

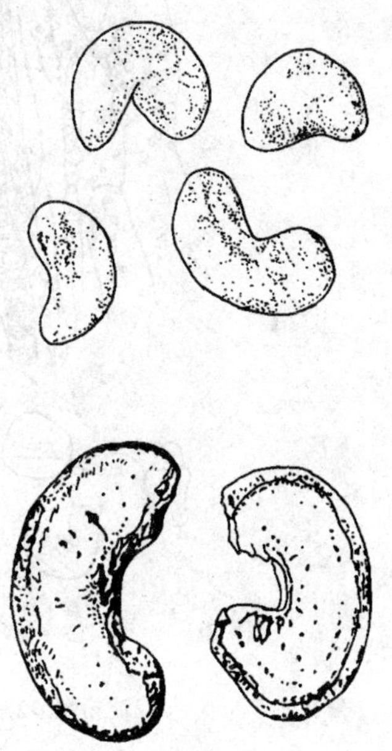

图 14－98　浙贝母药材

产地　主产于浙江鄞县等地，销全国并出口。江苏、安徽也有栽培。

性状　大贝　为鳞茎外层的单瓣鳞叶，略呈新月形或肾形，高 1～2cm，直径 2～3.5cm，厚 0.6～1.5cm，外表面类白色至淡黄色，内表面白色或淡棕色，被有白色粉末。质硬而脆，易折断，断面白色至黄白色，富粉性。气微，味微苦（图 14－98）。

珠贝　为完整的鳞茎，扁球形，高 1～1.5cm，直径 1～2.5cm。表面类白色，外层鳞叶 2 瓣，肥厚，略似肾形，互相抱合，中央有皱缩的有小鳞叶 2～3 枚及干缩的细杆残茎。

浙贝片　为单瓣鳞叶切成的片，椭圆形或类圆形，直径 1～2cm，边缘表面淡黄色，切面平坦，粉白色。质脆，易折断，断而粉白色，富粉性。

以鳞叶肥厚，表面及断面白色，质坚实，粉性足者为佳。

显微特征　鳞叶横切面　表皮细胞类长方形，外被较厚的角质层，偶见气孔；叶内由 30～40 列薄壁细胞组成，富含淀粉粒，含细小草酸钙方晶；叶脉维管束散在，有限外韧型，木质部含数个导管，韧皮部由 10 个细胞组成。

粉末　类白色或淡黄白色。(1) 淀粉粒甚多，单粒卵形、广卵形或椭圆形，直径 6～56μm，脐点点状、八字状、裂缝状或马蹄状，位于较小端，层纹大多明显；偶见半复粒和复粒，复粒由 2 分粒组成。(2) 表皮细胞表面观类多角形或长方形，角质层在垂轴壁部位向内凸出，连珠状增厚成角质栓，排列紧密；气孔扁圆形，副卫细胞 4～6 个。(3) 草酸钙方晶细小，也有呈梭形，颗粒状或细杆状，存于表皮细胞及导管旁薄壁细胞中。此外，可见螺纹导管及少数环纹导管（图 14－99）。

化学成分　主含甾体生物碱类，如贝母碱（贝母素甲，verticine，peimine）、去氢贝母

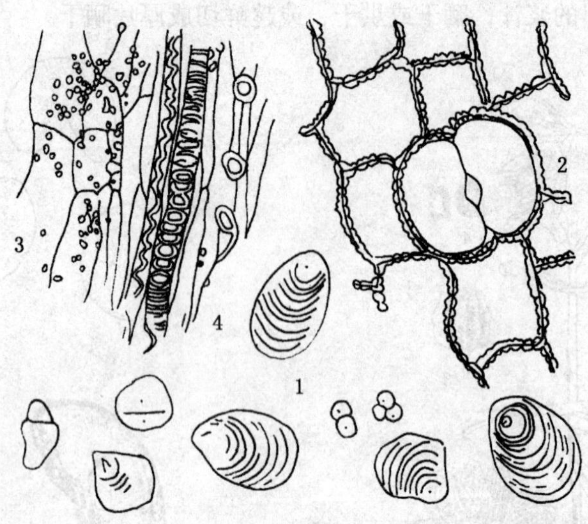

图 14-99　浙贝母粉末

1. 淀粉粒　2. 表皮细胞及气孔　3. 草酸钙方晶　4. 导管

碱（贝母素乙，verticinone，peiminine）、浙贝宁（zhebeinine）、浙贝丙素（zhebeirine）、浙贝酮（zhebeinone）、贝母辛、贝母芬碱（peimiphine）、贝母定碱（peimidine）、贝母替定碱（peimitidine）。此外还含有甾苷类的贝母碱苷（peiminoside）、一种甾醇类中性物质原贝母素（propeimine）以及多种二萜类化合物。

据分析，浙贝各部分的生物碱含量分别约为：肥大磷叶 0.40%、鳞茎 0.39%、鳞叶外皮 0.81%、鳞茎盘 0.49%、贝芯 0.43%、须根 0.30%、花蕾 0.60%、花 0.35%、花茎梢 0.35%、地上茎叶 0.15%，均有药用价值。

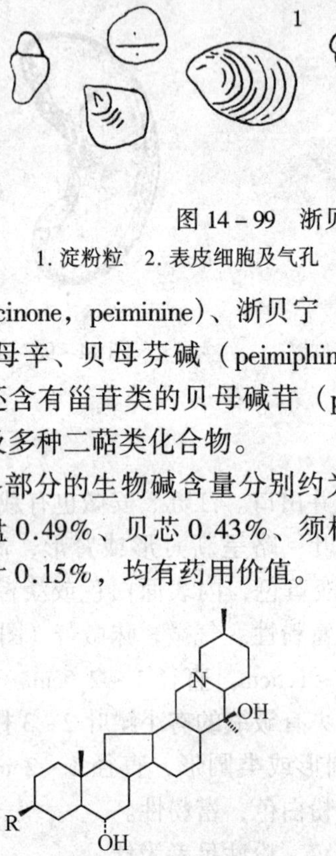

	R
浙贝碱	OH
贝母碱苷	O-*D*-glc

理化鉴定

1. 粉末置紫外灯（365nm）下观察，显亮淡绿色荧光。

2. 取本品横切片，加碘试液 2~3 滴，即显蓝紫色，但边缘一圈仍为类白色。

3. 取粉末 5g，加浓氨试液 2ml 与苯 20ml，浸泡过夜，滤过，取滤液 8ml，蒸干，残渣加氯仿 1ml 溶解，作为供试品溶液。另取贝母素甲与贝母素乙对照品，加氯仿制成每 1ml 各含 2mg 的混合溶液，作为对照品溶液。取上述两种溶液 10~20μl 分别点于同一硅胶 G 板上，以醋酸乙酯-甲醇-浓氨试液（17:2:1）展开，取出，晾干，喷以稀碘化铋钾试液。供试品色谱中，在与对照品色谱相应的位置上，显相同颜色的斑点。

药理作用

1. 对呼吸系统的作用　贝母碱、去氢贝母碱均有镇咳作用，为浙贝母镇咳的有效成分。总皂苷的祛痰作用明显高于醇提物和总生物碱部分的祛痰作用。

2. 对中枢神经系统的作用　浙贝母碱和去浙贝母碱在2mg/kg的剂量下能减少小鼠自发活动，并能对抗咖啡因所致的活动次数；对小鼠腹腔注射醋酸所致的扭体反应有抑制作用。具镇静、镇痛作用。

3. 对循环系统的作用　浙贝碱对麻醉猫静注10mg/kg，具降压作用。浙贝碱葡萄糖苷比浙贝碱具较强的降压作用。

4. 抗肿瘤作用　浙贝母碱（贝母素甲）在体外具有逆转肿瘤细胞多药耐药活性。抗肿瘤成分为浙贝甲素和浙贝乙素。

此外，也具有松弛支气管平滑肌、兴奋家兔子宫、扩瞳等作用。

功效　性寒，味苦。能清热散结，化痰止咳。用于风热犯肺，痰火咳嗽，肺痈，乳痈，瘰疬，疮毒。用量4.5～9g。

不宜与乌头类药材同用。

平贝母　Bulbus Fritillariae Ussuriensis

本品为百合科植物平贝母 *Fritillaria ussuriensis* Maxim. 的干燥鳞茎。春季地上部枯萎时采挖，除去泥沙、外皮及须根，晒干或低温干燥。主产于黑龙江、吉林、辽宁等产。

本品呈扁球形，高0.5～1cm，直径0.6～2cm。表面乳白色或淡黄白色，外层2枚磷叶，肥厚，大小相近或一枚稍大，抱合，顶端略平或稍凹入，常稍开裂；中央的鳞叶小。质坚实而脆，断面粉性。气以鳞茎大小均匀、饱满、色白、粉微，味苦。

本品主含生物碱类成分，如平贝碱甲、乙、丙（pingbeimine A、B、C）、平贝碱苷（petilinine－3－β－D－glucoside）、西贝素苷（imperialine－3－β－D－glucoside）、西贝素（imperialine）、贝母辛（peimissine）、乌苏里宁（ussurienine）、乌苏里啶（ussuriedine）、乌苏里啶酮（ussuriedinone）、乌苏里酮（ussurienone）、平贝酮（pingbeinone）、黑龙贝母碱（heilonine）、茄啶（solanidine）、浙贝母碱甲（verticine）、浙贝母碱酮（verticinone）、Delarine等。

本品性微寒，味苦、甘。能清热润肺，止咳化痰。用于肺热燥咳，干咳少痰，阴虚劳嗽，咯痰带血。用量3～9g；研粉冲服，每次1～2g。平贝碱甲有明显的祛痰作用及降压作用；平贝总生物碱对大鼠具抗溃疡作用。此外平贝浸膏对实验动物有中枢神经系统抑制作用。

不宜与乌头类药材同用。

麦冬　Radix Ophiopogonis

本品为百合科植物麦冬 *Ophiopogon japonicus*（Thunb.）Ker－Grawl. 的干燥块根。夏季采挖后，剪取块根，洗净，反复曝晒，堆放至七八成干，去须根，干燥。主产于浙江省者，称“杭麦冬”；产于四川省者，称“川麦冬”。多栽培。

本品呈纺锤形，两端略尖，略弯曲，长1.5～3cm，直径0.3～0.6cm。表面黄白色或淡黄色，具细纵纹。质柔韧，断面黄白色，半透明，皮部宽广，中柱细小。气微香，味甘、微苦。嚼之有黏性。

含麦冬皂苷（ophiopogonin）A、B、C、D、B′、C′、D′，其中皂苷 A 含量最高，皂苷 B 的含量次之；麦冬皂苷 A、B、C、D、的苷元均为假叶树皂苷元（ruscogenin，鲁斯考皂元）；皂苷 B′、C′、D′的苷元为薯蓣皂苷元（diosgenin）。也含多种黄酮类成分，如麦冬黄酮（ophiopogonone）A、B、甲基麦冬黄酮（methylophiopogonone）A、B、二氢麦冬黄酮（ophiopogonanone）A、B、甲基二氢麦冬黄酮（methylophiopogonanone）A、B；麦冬多糖等。

本品性微寒，味甘、微苦。能养阴生津，润肺清心。用于肺燥干咳，虚痨咳嗽，津伤口渴，心烦失眠，内热消渴等症。用量 6～12g。药理结果表明麦冬注射液静注能使失血性休克的大鼠血压迅速回升；也能提高小鼠低压缺氧条件下的耐缺氧能力；腹腔注射能明显减少小鼠长时间游泳后心肌细胞缺氧性损害，使受损的心肌细胞恢复加快，减少心肌细胞的坏死。麦冬多糖可明显增加幼鼠的胸腺和脾脏重量，激活小鼠网状内皮系统（RES）的吞噬功能，提高血清溶血素抗体水平，具免疫活性；麦冬多糖对正常和实验性糖尿病小鼠的血糖有明显的抑制作用；也能拮抗乙酰胆碱和组胺混合液刺激及卵白蛋致敏引起的豚鼠的支气管平滑肌的收缩，抑制致敏豚鼠哮喘的发生，且有较显著的抗小鼠耳异种被动皮肤过敏的作用。此外麦冬还具有抗菌、抗衰老、抗血小板聚集等作用。

黄精 Rhizoma Polygonati

本品为百合科植物滇黄精 *Polygonatum kingianum* Coll. et Hemsl. 黄精 *Polygonatum sibiricum* Red. 或多花黄精 *Polygonatum cyrtonema* Hua. 的干燥根茎。商品按性状不同，分别称“大黄精”、“鸡头黄精”、“姜形黄精”。春、秋两季采收，以秋季产者质佳。采后去泥土、洗净、置沸水中略烫或蒸至透心，干燥。大黄精主产于贵州、云南、广西；鸡头黄精主产于河北、内蒙古，东北、山东、山西等省亦产；姜形黄精主产于贵州、湖南等地。

大黄精　呈肥厚肉质的结节块状，结节长可达 10cm 以上，宽 3～6cm，厚 2～3cm。表面淡黄色或黄棕色，具环节，稍透明或半透明，具皱纹及须根痕，结节上的侧茎痕呈圆盘状，周围凹入，中部突出，散生多数小点。质硬而韧，不易折断，断面角质样，淡黄色至黄棕色。气微，味甜，嚼之有黏性。

鸡头黄精　呈结节状弯柱形，长 3～10cm，直径 0.5～1.5cm，结节长 2～4cm，形似鸡头，常有分枝。表面黄白色或灰黄色，半透明，有纵皱纹，茎痕圆形，直径 5～8mm。

姜形黄精　呈长条结节块状，长短不等，分枝粗短，常数个相连，形似生姜。表面灰黄色或黄褐色，粗糙，结节上侧有突出的圆盘状茎痕，直径 0.8～1.5cm。

以姜形黄精质最优。均以块大、肥润、色黄白、断面透明者为佳。味苦者不可药用。

本品含含黄精多糖甲、乙、丙及黄精低聚糖甲、乙、丙。还含有甾体皂苷、蒽醌类、氨基酸及无机元素等。最近，有人从黄精根茎中分离出 6 个化合物和 1 组混合物，分别为：（+）-syringaresinol、（+）-syringaresinol-*O*-*β*-*D*-吡喃葡萄糖苷，liriodendrin、（+）-pinoresinol-*O*-*β*-*D* 吡喃葡萄糖基（1→6）-*β*-*D*-吡喃葡萄糖苷、正丁基-*β*-*D*-吡喃果糖苷、4，5，7-三羟基-6，8-二甲基高异黄酮和黄精神经鞘苷 A、B、C。

本品性平，味甘。能补气养阴，健脾，润肺，益肾。用于治疗脾胃虚弱，体倦乏力，肺虚燥咳，精血不足，内热消渴等症。用量 9～15g。药理实验表明 500mg/kg 剂量的黄精多糖可显著降低肾上腺素诱发的高血糖小鼠的血糖值，具降血糖作用；黄精多糖还可显著提高大鼠学习和记忆能力以及有增强免疫功能的作用。黄精还有抗菌、抗病毒、抗氧化、抗衰老、升血压、降血脂、防动脉粥样硬化等作用。

知母 Rhizoma Anemarrhenae

本品为百合科植物知母 *Anemarrhena asphodeloides* Bge. 的干燥根茎。春、秋两季均可采挖，以秋季采者质量最好。挖取根茎后，去须根及泥土，晒干，可称“毛知母”；鲜时剥去或刮去外皮晒干者，可称“光知母”或“知母肉”。主产于河北、山西、陕西、内蒙古等地。

毛知母　呈长条状，略扁，微弯曲，偶有分枝，长 3～15cm，直径 0.8～1.5cm，一端较粗，有浅黄色的茎叶残痕，习称“金包头”。表面黄棕色至棕色，上面中央有一条凹沟，具紧密排列的环状节，节上密生黄棕色的残存毛须状叶基，由两侧向根茎上方生长；下面隆起且皱缩，并有凹陷或突起的点状根痕。质硬，易折断，断面黄白色。气微，味微甜、略苦、嚼之带黏性。

光知母（知母肉）　外皮大部分已除去，表面黄白色，有的可见少数毛须状叶痕，及凹点状根痕。

本品含皂苷约 6%，主要有知母皂苷（timosaponin）A－Ⅰ～Ⅳ，知母皂苷 B－Ⅰ～Ⅱ，其皂苷元为菝葜皂苷元（sarsasapogenin）、吗尔考皂苷元（markogenin）和新吉脱皂苷元（neogitogenin）。另有异菝葜皂苷元（smilagenin）及其苷。并含芒果苷（mangiferin）、异芒果苷（isomangiferin）等黄酮类成分；知母聚糖类（anemarns）A、B、C、D；胆碱、烟酸、知母宁（chinonin）、鞣质、木脂素等成分。

最近，新分离出两种呋甾皂苷——知母皂苷 E_1 和 E_2；新的甾体皂苷——知母皂苷 D、知母皂苷 F、知母皂苷 G。知母皂苷 H_1、H_2、I_1、I_2。

本品性寒，味苦、甘。能清热泻火，生津润燥。用于外感热病，高热烦渴，肺热燥咳，骨蒸潮热，内热消渴，肠燥便秘。用量 6～12g。知母浸膏对大肠杆菌引起的发热兔有解热作用；对痢疾杆菌、伤寒杆菌、副伤寒杆菌；霍乱弧菌、大肠杆菌、变形杆菌、绿脓杆菌、金黄色葡萄球菌、溶血性链球菌、肺炎双球菌、百日咳杆菌及致病性的皮肤真菌均有较明显的抑制作用。知母皂苷能延长人肝癌移植裸大鼠的生存期，且用于治疗皮肤鳞癌、宫颈癌疗效较好；也有抑制血小板聚集作用。知母水提液能拮抗儿茶酚胺（异丙肾）引起的心率加快、心肌肥厚，具一定降压作用；且能恢复 β 受体系统敏感性，提高心肌储备作用，对心衰有治疗意义。此外，知母皂苷元能够提高东莨菪碱拟痴呆小鼠的学习记忆能力。知母多糖对急慢性炎症均有明显的抑制作用和降血糖作用；知母宁有与肾上腺糖皮质激素相似的预防哮喘发作的作用及清除自由基活性。

大蒜 Bulbus Allii Sativam

本品为百合科植物大蒜 *Allium satirum* L. 的干燥鳞茎。5 月叶枯萎时采挖鳞茎，除去残茎及泥土，晾干。全国各地均有栽培。

鳞茎呈扁球形或短圆锥形，由数个或单个的瓣状小鳞茎（蒜瓣）组成，外被灰白色或淡棕色膜质鳞被。茎基部盘状，生有多数须根。每一蒜瓣外包薄膜，内为白色、肥厚多汁的鳞片。有浓烈的蒜臭，味辣。

本品含大蒜氨酸（alliin，*S*－烯丙基－*L*－半胱氨酸亚砜），经大蒜氨酶（allinase）作用水解生成大蒜辣素（allicin，烯丙基硫代亚磺酸烯丙酯），大蒜辣素为具挥发性的无色油状液体，具强烈的蒜臭气味，极不稳定，可分解成具蒜臭的二丙烯基二硫化物（diallgl disulfide）及其类似物。大蒜油称大蒜素，为大蒜的有效部位，是多组分的混合物，主要由6种烯丙基硫醚类物质组成，其中二烯丙基三硫醚（大蒜新素，allitridin）是大蒜油生理活性的主要成分，且认为此成分含量达60%以上者的大蒜油才能认为是合格品。另含大蒜硫苷（scordinin）A_1、A_2、B以及多种氨基酸，如r－*L*－谷氨酰基－*S*－烯丙硫基－*L*－半胱氨酸（r－*L*－glytamyl－*S*－allylmercapto－*L*－cysteine）、环蒜氨基酸（cycloalliin）等。此外还有硒、锗等稀有元素和镁、铁、锰、锌等金属元素及维生素A、B、C等成分。

本品性温，味辛。能行气消肿，解毒、杀虫。用于痈疖肿毒，癣疮，肺痨，顿咳，痢疾，泄泻以及钩虫、蛲虫病。用量9～15g，内外用皆可。药理表明，大蒜蛋白成分对K_{562}、HL_{60}、SP_{20}细胞株，均有不同程度的抑制作用。大蒜油具抗肿瘤、抗动脉粥样硬化、抗菌、抗病毒、保肝、降血糖、降压、清除自由基及杀灭精子的作用。

芦荟　Aloe

本品为百合科植物库拉索芦荟 *Aloe barbadensis* Miller.、好望角芦荟 *Aloe ferox* Miller.或其他同属近缘植物叶的汁液浓缩干燥物。库拉索芦荟习称“老芦荟”，好望角芦荟习称“新芦荟”。全年皆可割取，液汁经铜锅中加热蒸发至稠膏状，放冷，凝固。过去主要进口。现南方各省如广东、云南、江西等地有栽培。

库拉索芦荟　呈不规则块状，多破裂为多角形，大小不等。表面暗红褐色或深褐色，次品棕黑色，无光泽。体轻，质硬，不易破碎，断面粗糙或有麻纹，蜡样，无光泽，富吸湿性。有特殊臭气，味极苦。

好望角芦荟　表面呈暗褐色且发绿，有光泽。体轻，质松，易碎，断面具玻璃样光泽而有层纹。其余同上。

一般认为老芦荟质优。以色黑绿、质脆、有光泽、气味浓者为佳。

本品主含羟基蒽醌类衍生物芦荟苷（aloin，barbaloin）10%～20%、异芦荟苷（isobarbaloin）、*β*－芦荟苷、芦荟大黄素（Aloe emodin）、芦荟糖苷A、B（aloinosideA，B）、后莫那特芦荟苷（homonataloin）以及7－羟基芦荟大黄素苷（7－hydroxyaloin），此物质好望角芦荟中不存在。另含树脂、糖类、多种氨基酸及丰富的无机元素。

近年从库拉索芦荟中分离出一种新化合物芦荟色苷G（aloeresion G）。

本品性寒，味苦。能清肝热，通便。用于便秘，小儿疳积，惊风。用量2～5g。外用治湿癣。药理表明，芦荟多糖对实验性小鼠的放射损伤具防护作用；具抗瘤作用；增强小鼠免疫功能和免疫调节作用。芦荟蒽醌衍生物对动物肿瘤细胞和人类肿瘤细胞有很强的杀伤作用。芦荟醇提取物对酪氨酶有较强的抑制作用，可用于治疗色素沉着过多症。芦荟汁可降低无症状期糖尿病小鼠的空腹血糖和餐后2小时血糖。此外，芦荟大黄素苷具泻下作用、芦荟提取物对四氯化碳性肝损伤具保护作用，并有抗胃损伤、健胃和抗大肠杆菌、绿浓杆菌等作用。

铃兰 Herba Convallariae

本品为百合科植物铃兰 *Convallaria keiskei* Miq. 的干燥全草。7~9月采挖，去净泥土，晒干。主产于东北、华北等地。

根茎细长横走，着生多数须根，叶基生，通常2枚，具长柄，呈鞘状抱合，叶片椭圆形，长10~15m，宽3.5~7.5cm，全缘；总状花序，偏向一侧且下垂，花被乳白色，下垂，有香气。浆果球形，熟时红色，内含种子4~6粒。

本品含铃兰毒苷（convallatoxin）、铃兰毒原苷（convalloside）及多种黄酮娄化合物如槲皮素（quercetin）、槲皮素-3-半乳糖苷（quercetin-3-galactoside）、山奈酚-3-半乳糖二鼠李糖苷（kaempferol-3-galactodirhamnoside）等。另有铃兰皂苷A、B、D、E（convallasaponin A、B、D、E）、万年青皂苷元（rhodea sapongenin）、异万年青皂苷元等。此外还有胸苷（thymidine）等。

本品性温，味甘、苦，有毒。能温阳利水，活血祛风。用于治疗充血性心力衰竭，风湿性心脏病，阵发性心动过速，浮肿等症。用量，内服煎服3~6g；研末0.3~0.6g；外用适量。中毒症状表现为流涎、呕吐、共济失调、呼吸急促及惊厥等。猫口服、皮下注射和静注铃兰毒苷（CVT）的 LD_{50}分别为1.09mg/kg、1.08mg/kg和0.043mg/kg。

铃兰浸液及醇提液有洋地黄样强心作用，能加强心肌收缩力，对衰竭心脏作用更加明显；铃兰毒苷的强心作用与毒毛花苷相似。浸剂及酊剂可增强戊巴比妥钠对小鼠的浅麻醉作用；铃兰毒苷对大鼠皮层有抑制作用，使条件反对潜伏期延长，反射量降低；大剂量可使非条件反射受到抑制，其镇静的有效成分主要是有苷元。此外，铃兰毒苷、去葡萄糖墙花毒苷及它们的苷元均能抑制大鼠的自发活动。铃兰还有利尿利用；黄酮类化合物有消炎、利胆、保肝等作用。

海葱 Bulbus Scillae

本品为百合科植物海葱 *Urginea maritime*（L.）Baker. 的干燥肉质鳞叶。主产于地中海沿岸及苏联高加索里海沿岸。

鳞叶呈不规则形的扁平块片，略弯曲，长0.5~5cm，宽5mm左右，厚约3mm，两端渐狭而较薄，色白，半透明，可见维管束痕点。质脆，易吸湿而变柔韧。气微，味苦。有黏性。

本品含海葱苷（scillaren，glucoproscillaridin）A、B、C，原海葱苷A（proscillardin A），葡萄糖海葱苷A（glucoscillaren A），红海葱苷（scilliroside）、绿海葱苷（scilliglaucoside）等。

本品具强心、祛痰及催吐作用，用量0.3g，有酊剂、醋剂、糖浆剂等。它的强心作用较强于洋地黄，但不够持久。

思考题

1. 百合科植物的主要形态学特征及显微特征。
2. 百合科植物的化学成分。
3. 川贝母、浙贝母的来源，商品种类及性状区别。
4. 川贝母的主要化学成分及功效。
5. 川贝母和浙贝母在功效上的异同。

薯蓣科 Dioscoreaceae

穿山龙 Rhizoma Dioscoreae Nipponicae

本品为薯蓣科植物穿龙薯蓣 *Dioscorea nipponica* Makino. 的干燥根茎。春、秋季采挖根状茎，去外皮及须根，晒干或切片晒干。主产于东北、华北。为提取薯蓣皂苷元的原料。

本品呈类圆柱形，弯曲，常有分枝，长 10～15cm，直径 0.3～5cm。表面黄白色或棕黄色，有不规则纵沟、刺状残根及偏于一侧突起的茎痕，偶有膜状外皮和细根。质坚硬，断面平坦，类白色或黄白色，散有淡棕色的筋脉点（维管束）。气微，味微苦、涩。

本品主含薯蓣皂苷（dioscin）及其水解产物延龄草皂苷（trillin）、薯蓣皂苷元（diosgenin）。薯蓣皂苷元的含量约 1.5%～2.6%，是合成激素类药物的重要原料。此外，还含有甾醇、尿囊素、树脂、对－羟苄基酒石酸、多糖及淀粉等。

本品性温，味甘、苦。能祛风湿，止痛，舒筋活血，止咳，祛痰，平喘。用于治疗风湿性关节炎，筋骨麻木，大骨节病，慢性支气管炎，咳嗽气喘等症。水煎剂对流感病毒、金黄色葡萄球菌、大肠杆菌、甲型链球菌等有明显抑制作用。总皂苷有强心、增加冠状动脉血流量、增加耐缺氧能力及抗凝作用。活性成分薯蓣皂苷 24.0μg/ml 可抑制 HL_{60}、MoTe、K_{562}细胞，能明显抑制白血病细胞增殖，且对白血病细胞类型无明显选择。此外，其水溶性苦味部分有镇咳、祛痰和平喘作用。

山药 Rhizoma Dioscoreae

本品为薯蓣科植物薯蓣 *Dioscorea opposita* Thunb. 的干燥根茎。冬季茎叶枯萎后采挖，切去根头，洗净，除去外皮及须根，用硫黄薰后，干燥，或选肥大顺直的干燥山药，置清水中，浸至无干心，闷透，用硫黄薰后，切齐两端，用木板搓成圆柱状，晒干，打光，称“光山药”。主产于河南，为“四大怀药”之一。

毛山药略呈圆柱形，弯曲而稍扁，长15~30cm，直径1.5~6cm；表面黄白色或淡黄色，有纵沟，纵皱纹及须根痕，偶有浅棕色外皮残留。光山药呈圆柱形，条匀挺直，两端平齐，长9~18cm，直径1.5~3cm；表面光滑，细腻，白色或黄白色，有微细维管束线纹；体重；质坚实，不易折断，断面白色，粉性；气微，味淡，微酸，嚼之带有黏性。

含薯蓣皂苷元约0.012%，并含皂苷、3，4-二羟基苯乙胺、甘露聚糖（mannan）、植酸（phytic acid）、尿囊素（allantion）、多巴胺（dopamine）、山药碱（batatasine）、止权素（*d*-abscisinⅡ）以及十多种氨基酸、二十多种无机元素，糖蛋白（glucopotein）、多酚氧化酶（polyphenoloxidase）和降血糖的多糖。另有多种甾醇，如胆甾烷醇（cholestanol）、(24*R*）-α-甲基胆甾烷醇［（24*R*）-α-methylcholestano］、胆甾醇、菜油甾醇、β-谷甾醇，(24*R*）-α-乙基胆甾烷醇［（24*R*）-α-ethyl cholestanol］等。

本品性平，味甘。能补脾养胃，生津益肺，补肾涩精。用于脾虚食少，久泻不止，肺虚喘咳，肾虚遗精，带下，尿频，虚热消渴。炒制补脾健胃。用量15~30g。山药有降血糖作用，增强大鼠小肠吸收功能，抑制血清淀粉酶分泌的健脾作用。山药多糖能增强小鼠细胞免疫和体液免疫功能。此外，还有延缓衰老的作用。

山药有许多地方品种及伪品，有人用裂解-高分辨气相色谱法，对正品和非正品的指纹图谱进行分析，可有效区分真伪。

*姜科 （Zingiberaceae）

植物为多年生草木，大多具块状根茎和芳香或辛辣气味。茎单生，有时极短。单叶基生或茎生，常2列状排列或螺旋状排列；多有叶鞘和叶舌；具自中脉斜出的羽状叶脉。花两性，稀单性，两侧对称，单生或成有苞片的穗状花序、总状花序、头状花序或圆锥花序；每苞片内有花1至数朵；花被片6或2轮，花萼外轮成管状或佛焰苞状，上部3齿裂，内轮花冠状，3裂，常后方一枚裂片较大；能育雄蕊1，花丝细长具槽，多呈花瓣状，退化雄蕊亦呈花瓣状，并形成唇瓣；子房下位，成1~3室，胚珠多数；花柱细长，生在能育雄蕊的凹槽中。蒴果3裂，稀浆果状。种子多数，多具假种皮。

本科约50属，500多种。分布于热带、亚热带地区。我国约有20属，约200种，主产于西南、华南至东南部。已知药用15属，103种，主要属有姜属（*Zingiber*）、砂仁属（*Amomum*）、姜黄属（*Curcuma*）、山姜属（*Alpinia*）等。重要的生药有姜、砂仁、莪术、郁金、姜黄等。

本科植物的组织中均含油细胞，根茎和块根的薄壁细胞中常含众多淀粉粒。

本科植物多含挥发油，其成分主要为单萜类和倍半萜类。挥发油多具有解表散寒、理气健胃作用。另姜科挥发油也有抗炎、抗菌作用。此外，莪术及温郁金挥发油有抗癌作用。

* 干姜　Rhizoma Zingiberis

（英）Ginger

来源　本品为姜科植物 *Zingiber officinale* Rosc. 的干燥根茎。

来源　本品为姜科植物 *Zingiber officinale* Rosc. 的干燥根茎。

植物形态　多年生草本，高 50～80cm，根茎肥厚，具浓厚的辛辣芳香气。叶 2 列，无柄，近抱茎，叶片长 15～30cm，宽约 2cm，披针形至线状披针形，无毛。花葶自根茎单独抽出，长 15～22cm；椭圆形穗状花序，苞片卵圆形，先端有短尖头，淡绿色；花萼管长约 1cm，具 3 短尖齿；花冠管黄绿色，裂片 3，披针形，唇瓣中间裂片具紫色条纹和淡黄色斑点，两侧裂片卵形，黄绿色有紫色边缘；雄蕊 1，约与唇瓣等长；子房 3 室，花柱 1，被药隔附属体包裹。栽培者一般很少开花（图 14－100）。

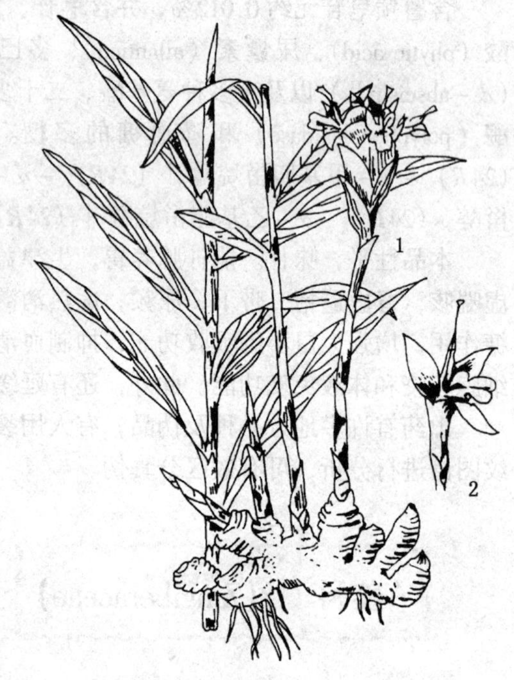

图 14－100　姜

1. 着花植株　2. 花

全国大部分地区均有栽培。

采制　冬至霜降前采挖根茎，去除茎叶及须根，洗净为"生姜"；生姜晒干或低温干燥者为"干姜"；趁鲜切片晒干或低温干燥者称"干姜片"；将干姜切成小块，砂烫至鼓孔，表面棕褐色为"炮姜"。干姜、生姜、炮姜在《中国药典》中分别列条收载。

产地　主产四川，贵州。浙江、山东、湖北、广东、陕西等省亦产。销全国并出口。

性状　干姜呈扁干不规则块状，具指状分枝，长 3～7cm，直径 1.5～2cm。表面灰黄色或灰棕色，粗糙具纵皱纹及明显环节。分枝处常有鳞叶残存，分枝顶端有茎痕或芽。质坚实，断面黄白色或灰白色，粉性或颗粒性，内皮层环明显，散有多数维管束点及黄色油点。气香、特异，味辛辣。生姜较肥厚，质脆，易折断，断面浅黄色。炮姜表面棕黑色或棕竭色，质轻泡，断面边缘显棕黑色，中心棕黄色，细颗粒性，气香、特异，味微辛、辣。

以色白、粉质多、味辣者为佳。

显微特征　根茎横切面　表皮细胞 1 列，壁木栓化且木化。木栓层常产生于皮层部分，为多列排列不整齐的木栓化细胞，其外侧尚有薄壁细胞。皮层中散有多数有限外韧型叶迹维管束。内皮层明显，凯氏点可见。中柱占根茎的大部分，其间散布多数有限外韧型维管束。近中柱鞘处的维管束较小，且排列紧密，维管束的内侧或周围常有微木化或非木化的纤维。皮层和中柱中油细胞随处可见，内含黄色挥发油。薄壁细胞中含众多淀粉粒（图 14－101）。

粉末　淡黄棕色。(1) 淀粉粒众多，形状多样，有卵圆形、椭圆形、三角状卵形、类圆形或不规则形，单粒呈扁平的广卵形或椭圆形，较小的一端略尖突，长 8～48μm，直径 5～32μm，脐点点状，位于小端，有的层纹明显。(2) 纤维成束或单个散离，长 420～920μm，常可见菲薄横隔 1～3 个形成的分隔纤维，通常一边呈微波状或浅锯齿状，先端钝圆，斜尖或分叉，壁厚 3～5μm，非木化或微木化，纹孔斜裂隙状或圆点状。(3) 油细胞椭圆形或类圆形，直径 32～96μm，内含淡黄色油滴。此外，可见草酸钙结晶少数，方形、长方形或颗粒状；含红棕色物质的长圆形树脂细胞；含棕色物质的细管状色素细胞，多存于导管或纤维旁；梯纹、螺纹及网纹导管；淡黄色的木栓细胞（图 14－102）。

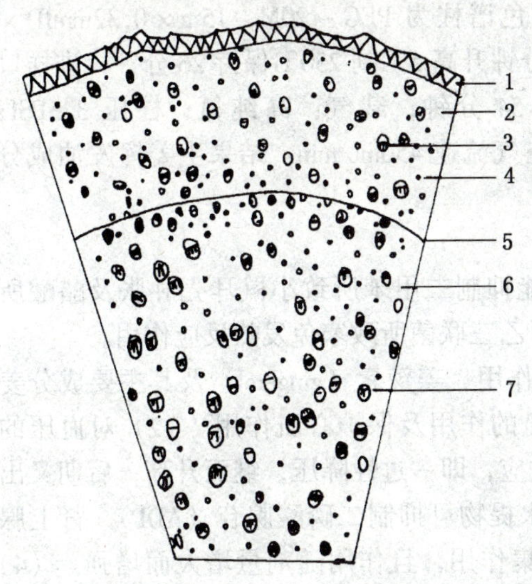

图 14－101　姜（根茎）横切面简图

1. 木栓层　2. 皮层　3. 叶迹维管束　4. 油细胞　5. 内皮层　6. 中柱　7. 维管束

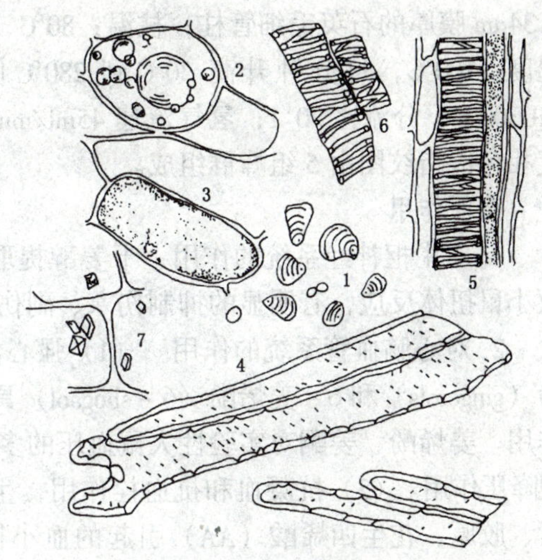

图 14－102　姜粉末

1. 淀粉粒　2. 油细胞　3. 树脂道　4. 纤维　5. 色素细胞　6. 导管　7. 草酸钙结晶

化学成分

1. 挥发油约 2%～3%。油中主要含姜醇（zingiberol）、姜烯（zingiberene）、没药烯（bisabolene）、桉油精（cineole）、芳樟醇（linalool）、α－姜黄烯（curcumene）、龙脑（borneol）等多种成分；并含辛辣成分姜辣醇（姜辣素，gingerol）、姜酮（zingerone）、姜辣烯酮（shogaol）、二氢姜辣醇（dihydrogingerol）、六氢姜黄素（hexahydrocurcumin）等多种苯基链烷类化合物，其中姜辣烯酮含量最多，姜辣醇少量，姜酮微量。而生姜含多量的姜辣醇，少量姜辣烯酮，无姜酮。

(结构式：4-羟基-3-甲氧基苯基—$CH_2—CH_2—C(=O)—R$)

姜辣醇类 $R=CH_2—CH(OH)—(CH_2)_n—CH_3$

姜辣素　$n=4$

姜二酮 $R=CH_2—C(=O)—(CH_2)_n CH_3$ (n=4,8)

姜酮　$R=CH_3$

姜辣烯酮 $R=CH=CH—(CH_2)_4—CH_3$

2. 其他　含二苯基庚烷类化合物，如生姜烯酮（gingerenone）A，B 和 C；二萜类化合物红豆蔻内酯（glanolactone）及 γ－氨基丁酸、天门冬氨酸等。

理化鉴定

1. 取本品粉末 2g，加乙醇 20ml，超声处理 20 分钟，滤过，滤液蒸干，残渣加甲醇 1ml 溶解，作为供试品溶液。另取干姜对照药材 2g，同法制成对照药材溶液。取上述两种溶液各 4μl，分别点于同一硅胶 G 薄层板上，以环乙烷－乙醚（1∶1）展开，取出，晾干，喷以香草醛硫酸试液，在 105℃加热至斑点清晰。供试品色谱中，在与对照药材色谱相应的位置上，显相同颜色的斑点。

2. 生姜挥发油成分的气相色谱指纹图谱。色谱柱为 PEG－20M，15m × 0.32mmID × 0.34μm 膜厚的石英毛细管柱；柱温：80℃，每分钟升高 5℃到 250℃保持 26 分钟；进样口温度：100℃，每分钟升高 30℃到 280℃保持 54 分钟；载气：高纯氮；柱压 3.5PSI；FID300℃；分流比 20∶1；氢气流速 45ml/min；空气流速 450ml/min。结果生姜挥发油成分气相色谱指纹图由 5 组峰群组成。

药理作用

1. 对中枢神经系统的作用　干姜醇提取物能抑制二甲苯所致小鼠耳壳肿胀及醋酸所致小鼠扭体反应，有明显的抑制伤寒、副伤寒甲乙三联菌所致家兔发热反应作用。

2. 对心脑血管系统的作用　（1）强心保心作用　姜辣素（gingerol）及其主要成分姜酚（gingerols）和 6－姜烯酚（6－shogaol）具明显的作用及保护心肌作用。（2）对血压的作用　姜烯酚、姜酮对实验性大鼠血压的多相效应，即一过性降压，继而升高，后期又出现降压作用。（3）抗凝血和抗血栓作用　生姜水提物可抑制二磷酸腺苷（ADP）、肾上腺素、胶原、花生四烯酸（AA）引起的血小板聚集作用，且作用随剂量增大而增强。（4）降血酯和抗动脉粥样硬化作用　在饮食中增加姜提取物对阿朴脂蛋白 E 缺乏小鼠的动脉粥样硬化过程具延缓作用。

3. 抗肿瘤作用　生姜醇能抑制 12－*O*－十四酰佛波醇－13－乙酸酯（TPA）所致的小鼠肿瘤；姜主要辛辣成分 6－生姜醇能明显抑制 7，12－双苯蒽引起的雌性 ICR 小鼠的表皮乳头状瘤生成。

此外，干姜醇提物对大鼠有明显的利胆作用。生姜中新分离的环状二苯基庚烷类化合物具有明显的抗氧自由基损伤作用。

功效　性热，味辛。能温中散寒，四阳通脉，燥湿消炎。且于胃烷冷痛，呕吐泄泻，肢冷脉微，痰饮喘咳。用量 3～9g。

附注　干姜、生姜、炮姜在化学成分方面具有明显的不同。干姜炮制成炮姜后挥发油含量减少了 20%，且成分差异也有较大。经 HPLC 内标法测定，结果炮姜中 6－姜酚的平均含量较干姜的高，但辣味成分姜酚、姜酮、姜脑总量干姜高于炮姜。经干姜与生姜的脂溶性和水溶性两大类成分的研究，结果干姜总挥发油含量低于生姜；且 GC－MC 测定显示干姜中检出 83 个峰，鉴定出 44 个成分，而生姜检出 77 个峰，鉴定出 37 个成分；生姜中总姜酚的含量高于干姜；生姜中以游离氨基酸为主，而干姜则以结合氨基酸为主。故三种姜在化学成分的种类及量方面均具差异，应区别应用。

*砂仁　Fructus Amomi

（英）Amomum Fruit

来源　本品为姜科植物阳春砂 *Amomum villosum* Lour.、绿壳砂 *Amomum villosum* Lour.var.*xanthioides* T.L.Wu et Senjen 或海南砂 *Amomum longiligulare* T.L.Wu 的干燥成熟果实。

植物形态　阳春砂　多年生常绿草本，高约1.5m。地下根状茎横走，圆柱形，节上具潜伏芽；地上茎直立，无分枝。叶排为2列，叶片窄，长圆形或条状披针形，长14～40cm，宽2～5cm，全缘，背面微有毛，羽状平行脉；无柄；叶鞘抱茎。穗状花序成疏松的球形，有花8～12朵；花萼筒状，先端3浅裂；花冠管细长，先端3裂，白色，唇瓣中间有淡黄色及红色斑点；雄蕊3，2枚退化，1枚具2药室；子房下位，球形，有细毛。蒴果椭圆形，成熟时红棕色，有肉刺。种子多数，芳香。花期3～6月，果期6～9月（图14－103）。

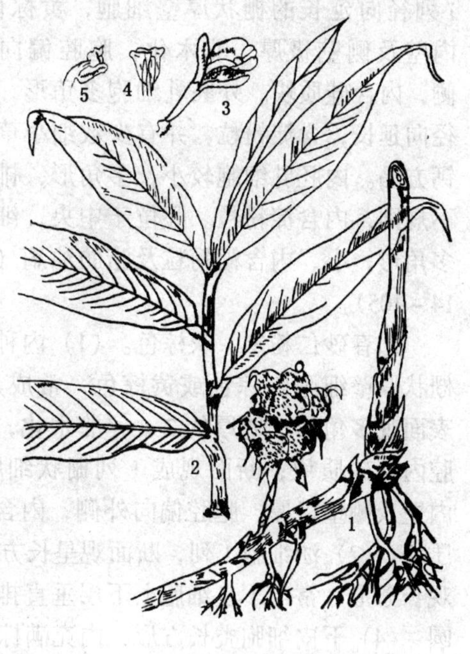

图14－103　阳春砂

1. 根茎及果实　2. 叶枝　3. 花　4.5. 雌蕊柱头

生长于山谷林下阴湿地，现多栽培。主要分布于广东、广西、云南、四川、福建。

采制　夏秋间果实成熟时采收，晒干或低温干燥。

产地　阳春砂主产广东阳春，故名“阳春砂”，广西、云南也产，多栽培；绿壳砂主产于越南、缅甸、泰国，我国云南也产；海南砂主产于海南。

性状　阳春砂、绿壳砂　果实椭圆形或卵圆形，具不明显的三钝棱，长1.5～2cm，直径1～1.5cm。表面棕褐色，密生短刺状突起，顶端有花被残基，基部常具果柄。果皮薄而软，易纵向断裂，内表面浅棕色，可见明显的纵行维管束。种子多集成团，具三钝棱，中间白色隔膜将种子团分成3瓣，每瓣有种子5～26粒。种子呈不规则多面体；表面棕红色或暗褐色，外被淡棕色膜质假种皮。气芳香而浓烈，味辛凉、微苦（图14－104）。

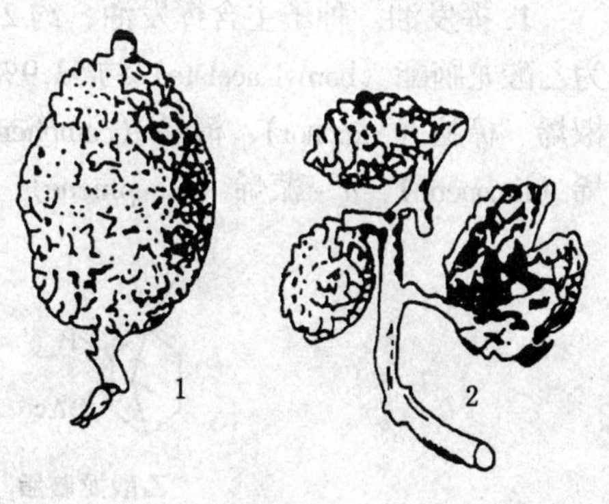

图14－104　阳春砂（果实）

1. 果实　2. 果序

海南砂　呈长椭圆形或卵圆形，有明显三钝棱，表面疏被分枝的片状软刺。果皮厚而硬。种子团较小，气味稍淡。以个大、坚实、饱满、种仁红棕色、香气浓、搓之果皮易脱落者为佳。

显微特征 阳春砂种子横切面 假种皮残存，为数列长形薄壁细胞。种皮表皮细胞1列，径向延长，壁稍厚；下皮细胞1列，含棕色或红棕色物。油细胞层1列，切向延长，内含黄色油滴。色素层为数列多角形棕色细胞，近切向延长。内种皮为1列径向延长的栅状厚壁细胞，黄棕色，内壁及侧壁极厚，非木化，胞腔偏向外侧，内含硅质块。外胚乳细胞多角形，多径向延长，含淀粉粒，并有少数细小草酸钙方晶。内胚乳细胞较小，多角形，排列不规则，内含淀粉粒。胚位于中央，细胞多角形，小，内含糊粉粒及脂肪油滴（图14－105）。

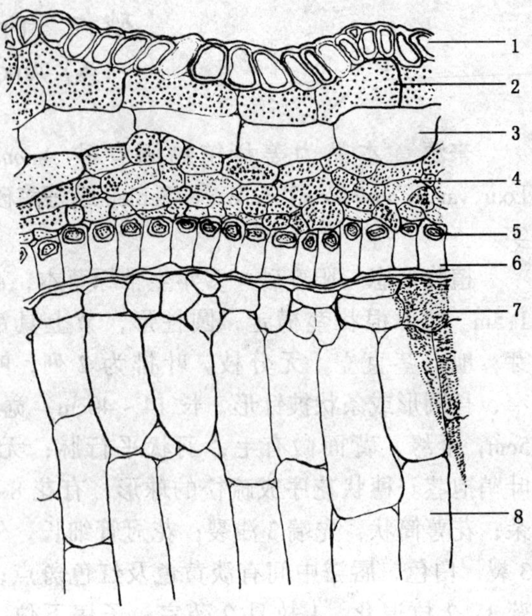

图14－105 阳春砂（种子）横切面

1. 表皮 2. 下皮（色素层） 3. 油细胞层 4. 色素层 5. 硅质块 6. 内种皮厚壁细胞 7. 淀粉粒 8. 外胚乳

阳春砂仁粉末 灰棕色。(1) 内种皮栅状厚壁细胞红棕色或黄棕色，常成片，表面观多角形，壁厚约2μm，非木化，胞腔内含硅质块；断面观成1列栅状细胞，内壁及侧壁极厚，胞腔偏向外侧，内含硅质块。(2) 油细胞1列，断面观呈长方形，有的含油滴。(3) 种皮表皮细胞淡黄色，表面观长条形，常与下皮细胞上下层垂直排列，直径9～54μm，长约至216μm，末端渐尖或钝圆。(4) 下皮细胞类长方形，内充满棕色或红棕色物。(5) 外胚乳细胞类长方形或不规则形，内含多数细小的淀粉粒和草酸钙方晶。此外，还可见内胚乳细胞、色素层细胞、假种皮细胞和草酸钙簇晶。

化学成分

1. 挥发油。种子主含挥发油，约2.5%～3.9%，浅黄色。阳春砂和绿壳砂油中主要成分为乙酸龙脑酯（bornyl acetate）约53.9%、月芳樟醇（linalool）、橙花椒醇（nerolidol）、α－胡椒烯、樟脑（camphor）、樟烯（camphene）、β－蒎烯（β－pinene）、桉油精（cineole）、柠檬烯（limonene）、α－蒎烯（α－pinene）、龙脑（borneol）、愈创木醇（guaiaol）等。

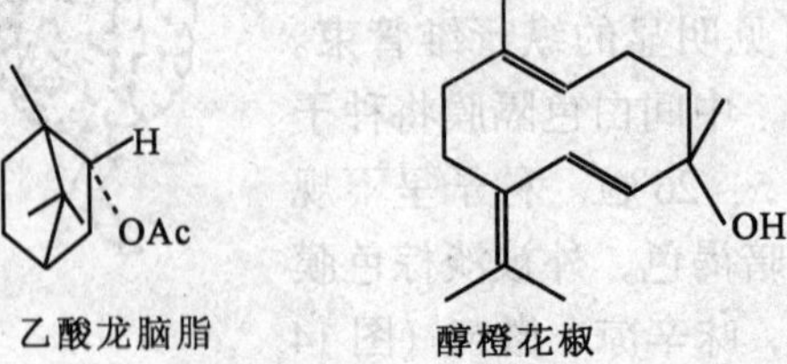

乙酸龙脑脂　　醇橙花椒

2. 其他 含有黄酮类成分，如新分离出的槲皮苷和异槲皮苷。

理化鉴定 取本品经水蒸气蒸馏法制得的挥发油，加乙醇制成每1ml含20μl的溶液，作为供试品溶液。另取乙酸龙脑酯对照品，加乙醇制成每1ml含10μl的溶液，作为对照品溶液。吸取上述两种溶液各1μl分别点于同一硅胶G薄展板上，以环已烷－乙酸乙酯(22:1)为展开剂，展开，取出，晾干，喷以5%香草醛硫酸溶液，加热至斑点显色清晰。供试品色谱中，在与对照品色谱相应位置上，呈现相同的紫红色斑点。

药理作用

1. 对消化系统的作用　砂仁水煎剂对离体肠管有低浓度兴奋，高于1%的浓度及挥发油饱和水溶液则有抑制作用；且煎剂对小鼠能增进肠道运动，此肠道动力的增强作用，可能与血及胃肠道胃动素（MTL）、P物质（SP）的含量增加有关，而血管活性肽（VIP）可能未参与砂仁的促胃动力作用。乙酸龙脑酯有显著抑制番泻叶所致腹泻、冰醋酸所致小鼠疼痛和离体家兔小肠平滑肌运动的作用。

2. 对血小板聚集功能的作用　砂仁能明显抑制血小板聚集。

此外，砂仁对花生四稀酸及胶质和肾上腺素混合剂诱发的小鼠急性死亡具有保护作用。

功效　性温，味辛。能化湿开胃，温脾止泻，理气安胎。用于湿浊中阻，脘痞不饥，脾胃虚寒，呕吐泄泻，妊娠恶阻，胎动不安。用量3~6g。煎剂宜后下。

附注

1. 砂仁壳　含挥发油0.34%，砂仁叶含挥发油0.33%，砂仁花也含挥发油。有文献报道：砂仁壳和砂仁叶的挥发油成分与砂仁油相同，只有含量差异的区别，无质的区别，认为也可以药用。

2. 缩砂（进口砂仁）　为缩砂 *Amomun xanthioides* Wall. 的干燥果实或种子团。主产于越南、缅甸、泰国及印度尼西亚，又名“西砂仁”，我国云南也产。果实表面黄棕色至棕色，密被片状软刺；种子团类圆形，直径0.8~1cm，表面暗棕色，外被白色粉霜，不易擦落。含挥发油1.7%~3.0%，油中化学成分与阳春砂相似，但含氧化合物稍低。

莪术　Rhizoma Curcumae

本品为姜科植物蓬莪术 *Curcuma phaeocaulis* Val.、广西莪术 *Curcuma kwangsiensis* S.G.Lee et C.F.Liang 或温郁金 *Curcuma wenyujin* Y.H.Chen et C.Ling 的干燥根茎。分别称为“文术”、“桂莪术”和“温莪术”。冬季茎叶枯萎后采挖，洗净，蒸或煮至透心，晒干或低温干燥后，除去须根及杂质。蓬莪术主产于四川；广西莪术主产于广西；温莪术主产于浙江、温州地区。

蓬莪术　卵圆形、长卵圆形、圆锥形或长纺锤形，顶端多钝尖，基部钝圆，长2~8cm，直径1.5~4cm。表面粗糙，灰黄色至灰棕色，上部环节凸起，明显，有圆形微凹的须根痕或残留须根，有的两侧各有1列下陷的芽痕和类圆形的侧生根茎痕，有的可见刀削痕。体重，质坚实，难折断，断面灰褐色至蓝褐色，蜡样，常附有灰棕色粉末，皮层易与中柱分离，棕褐色内皮层环明显。气微香，味微苦而辛。

广西莪术　环节稍凸起或不显，断面黄棕色至棕色，常附有淡黄色粉末，内皮层环纹黄白色。

温莪术　断面黄棕色至棕褐色，常附有淡黄色至黄棕色粉末。气香或微香。

各品种均含挥发油及姜黄素类成分。蓬莪术含挥发油3.38%，其中含姜烯、莪术酮（curzeuenone）、莪术醇（curcumol）、莪术烯醇（curcumenol）、芳姜黄烯（artumurene）、莪术二醇（curcumadiol）、丁香烯（caryophyllene）、β-蒎烯、樟脑、桉油精、芳姜酮（arzingiberone）、γ-榄香烯等。也有姜黄素类化合物及莪术多糖。

广西莪术含挥发油2.38%，其中含樟脑、莪术酮、芳姜酮、桉油精、莪术酮、芳姜黄烯、莪术双酮（curdione）、莪术醇、龙脑、樟烯、α-蒎烯、乌药奥（linderazulene）、吉马酮（germacrone）、异莪术烯醇（isocurcumenol）及桂莪术内酯（gweicurculatone）等。

温莪术含挥发油3.38%，其中含吉马酮、莪术醇、莪术双酮、桉油精、樟脑、龙脑、异龙脑、异龙脑、异呋吉马西烯（isofortungermacrene）、樟烯、α-及β-蒎烯、α-、β-、δ-榄烯（elemene）等，其中吉马酮含量最高，β-榄烯为抗癌活性成分。最近从温莪术中分离出新莪二酮和（R）-（+）-1，2-十六烷二醇。

本品性温，味辛、苦。能行气破血，消积止痛。用于治疗癥瘕痞块，瘀血经闭，食积胀痛及早期宫颈癌。用量6~9g，孕妇禁用。药理表明莪术具抗癌作用。莪术油可抑制小鼠肝癌HePA，其机理可能是抑制肿瘤细胞DNA的合成及增殖；β-榄香烯可诱导K_{562}白血病细胞凋亡，对胃癌细胞也有较强的细胞毒作用。莪术水煎剂对大鼠子宫肌电具明显的兴奋作用。莪术醋制品的抗血小板聚集作用、抗凝血作用以及止痛作用均强于生品。此外，莪术油具抗炎作用及抗菌作用；莪术醇浸膏有抗早孕作用；莪术挥发油和莪术醇具升高白细胞的作用。

郁金 Radix Curcumae

本品为姜科植物温郁金 *Curcuma wenyujin* Y.H.Chen et C.Ling、姜黄 *Curcuma longa* L.、广西莪术 *Curcuma kangsiensis* S.G.Lee et C.F.Liang或蓬莪术 *Curcuma phaeocaulis* Val. 的干燥块根。前两者分别习称“温郁金”和“黄丝郁金”。其余按性状不同习称“桂郁金”或“绿丝郁金”。冬季地上部茎叶枯萎后采挖，去除泥沙及细根，蒸或煮至透心，干燥。温郁金主产于浙江、福建等地；黄丝郁金主产于四川、福建等省；桂郁金主产于广西、云南等省；绿丝郁金主产于四川、浙江、福建等省。

温郁金　呈长圆形或卵圆形，稍扁，有的微弯曲，两端渐尖，长3.5~7cm，直径1.2~2.5cm。表面灰褐色或灰棕色，有不规则的纵皱纹，纵纹隆起处色较浅。质坚实，断面灰棕色，角质样。可见一明显的内皮层环。气微香，味微味。

黄丝郁金　呈纺锤形，有的一端细长，长2.5~4.5cm，直径1~1.5cm。表面棕灰色或灰黄色，具细皱纹。断面橙黄色，外周棕黄色至棕红色。气芳香，味辛辣。

桂郁金　呈长圆锥形或长圆形，长2~6.5cm，直径1~1.8cm。表面具疏浅纵纹或较粗糙网状皱纹。气微，味微辛、苦。

绿丝郁金　呈长椭圆形，较粗壮，长1.5~3.5cm，直径1~1.2cm。气微，味淡。

均含挥发油，且成分与根茎中所含成分相似。温郁金挥发油中有芳樟醇（linalool）、莪术酮（curzerenone）、吉马酮（germacrone）、莪术二酮（curdione）、姜黄烯（curcumene）、α-蒎烯（α-pinene）、β-蒎烯（β-pinene）等。也含姜黄素类化合物，如姜黄素（curcumin）、脱甲氧基姜黄素（demethoxy-curcumin）、双脱甲氧基姜黄素（bis-demethoxycurcumin）等。黄丝郁金挥发油约含 1.0%，其中主含姜黄酮（turmerone）、芳姜酮（arzingiberone）、松油烯、芳姜黄烯、吉马酮、姜黄烯、姜烯、桉叶素、α－β－蒎烯、丁香烯、莪术醇、莪术酮等。也含少量姜黄素类化合物。桂郁金含挥发油 0.1%～0.2%，其中主含莪术酮、吉马酮、莪术醇、姜黄酮、龙脑等。绿丝郁金主含吉马酮、芳姜黄酮等多种成分。此外郁金亦含多糖成分。

本品性寒，味辛苦。能行气化痰，清心解郁，利胆退黄。用于治疗经闭痛经，胸腹胀痛、刺痛，胆结石疼痛以及热病神昏，癫痫发狂，黄疸尿赤等症。用量 3～9g。姜黄的50%乙醇提取物对四氯化碳及半乳糖胺分别诱发小鼠和大鼠肝损伤具显著的抗肝毒作用；郁金挥发油对四氯化碳所致的中毒性肝炎小鼠的免疫功能具明显的抑制作用。另外郁金油可有效地防止自由基对心肌的损伤；温郁金对未孕或早孕小鼠及家兔离体子宫有明显兴奋作用，且作用随剂量增加而加强；郁金多糖具有网状内皮系统的激活作用。此外还有抗真菌、降血糖、扩张外周血管、利胆、镇痛、抑制肿瘤生长等作用。

姜黄 Rhizoma Curcumae Longae

本品为姜科植物姜黄 *Curcuma longa* L. 的干燥根茎。冬季茎叶枯萎时采挖，洗净，煮或蒸至透心，晒干，除去须根。主产于四川、广东、福建等地。习惯以广东、四川所产者为佳。

本品呈不规则卵圆形、圆柱形或纺锤形，常弯曲，有的具短叉状分枝，长 2～5cm，直径 2～3cm；表面深黄色，粗糙，有皱缩纹理和明显环节，可见圆形分枝痕及须根痕。质坚实，不易折断，断面棕黄色至金黄色，角质样，具蜡样光泽，内皮层环纹明显，有散在点状维管束。气香特异，味苦辛。

以长圆形、断面橙黄色，质坚实者为佳。

本品含姜黄素类化合物，如姜黄素（curcumin）、去甲氧基姜黄素（demethoxycurcumin）、去二甲氧基姜黄素（bisdemethoxycurcumin）。挥发油约 4.05%～6.0%，油中主要成分为姜黄酮（turmerone）、芳姜酮（arzingiberone）、姜黄烯（curcumene）、吉马酮（germacrone）、姜烯以及莪术醇、莪术酮、莪术二酮、丁香烯等成分。另分离得中性多糖（ukohan D）。还有铁、铜、锌、锰等多种微量元素。

本品性温，味辛、苦。能破血行气，通经止痛。用于治疗胸胁刺痛，闭经，癥瘕，风湿肩臂疼痛，跌打肿痛等症，用量 3～9g。姜黄醇提物、姜黄素和挥发油对实验性高脂血症大鼠和家兔有明显的降血脂作用；醇提物能抑制癌细胞生长，在 0.4mg/ml 时能抑制中国仓鼠卵巢细胞生长，并对淋巴细胞和 Dalton 氏淋巴细胞有细胞毒作用，能减少动物肿瘤的生长，其活性成分主要为姜黄素。姜黄素能对抗角义菜胶诱发的大鼠脚趾肿胀，具抗炎作用；有抗病原微生物作用，且挥发油具明显的抗真菌作用；姜黄素能抑制血小板聚集，降低全血和血浆的黏度；姜黄能增加胆汁的生成和分泌，促进胆囊收缩，且以姜黄素的作用最强。此外姜黄还有终止妊娠、抗氧化等作用。

思考题

1. 姜科植物的形态学、显微及化学特征。
2. 姜、砂仁的来源、性状、显微特征、主产地、主要成分及功效。
3. 莪术、郁金、姜黄的来源及功效。
4. 郁金的商品种类，如何区分?
5. 莪术的化学成分、功效及应用。

*兰科 Orchidaceae

植物为陆生、附生或腐生多年生草本，稀亚灌木或攀缘藤本，陆生及腐生的常具根状茎或块茎，附生的常具假鳞茎及肥厚而有根被的气生根。叶互生或簇生于基部，有叶鞘，有时退化成鳞片状。花很少单生，通常组成穗状、总状，少数为圆锥花序。花两性，稀单性，两侧对称：花被2轮，外轮3枚为萼片，花瓣状，离生或部分合生；内轮侧生的2枚称花瓣，中央1枚常变成多种奇特形状，称唇瓣，由于子房呈180°扭转，使唇瓣位于下方，唇瓣常有艳丽的色彩，上面常有胼胝体、褶片或腺毛，基部常有距或囊，雄蕊与花柱、柱头完全愈合成蕊柱，能育雄蕊1，稀2~3，花药2室，内有带黏质的花粉粒或集结成2~8花粉块；子房下位，3心皮组成1室，侧膜胎座，倒生胚珠多数，柱头3裂，左右2裂片明显，多少黏结，中间1裂片退化成细小突起，称为蕊喙。蒴果三棱状圆柱形，成熟时3或6瓣裂而顶部相连。种子极多，细小。

本科约700属，17 000多种。分布于热带、亚热带与温带地区。我国约有166属，1 000多种。主要属有白及属（*Bletilla*）、石豆兰属（*Bulbuphyllum*）、虾脊兰属（*Calanthe*）、兰属（*Cymbidium*）、石斛属（*Dendrobium*）、天麻属（*Gastrodia*）、斑叶兰属（*Goodyera*）、玉凤花属（*Abhenaria*）、羊耳蒜属（*Liparis*）、石仙桃属（*Pholidota*）、绶草属（*Spiranthes*）等。重要的生药有天麻、石斛、白及、盘龙参等。

本科植物根髓部明显；茎具散生的有限维管束，周韧型或外韧型；薄壁组织中常有含草酸钙针晶束的黏液细胞；叶片气孔为平轴式。

本科植物主要含酚苷类、倍半萜类、生物碱类和黏液质，并含有黄酮类、甾醇类及挥发油类等。酚苷有抗惊厥及镇痛作用，对冠状动脉、外周血管有不同程度的舒张作用。倍半萜、生物碱低浓度能升高血糖，兴奋肠肌及促进胃液分泌，大剂量则可能抑制心脏，降低血压与抑制呼吸。黏液质如白及黏液，有止血和愈创作用。

*天麻　Rhizoma Gastrodiae

（英）Tall Gastrodia Tuber

来源　本品为兰科植物天麻 *Gastrodia elata* BI. 的干燥块茎。

植物形态　多年生共生植物。块茎横生，椭圆形或卵圆形，肉质，有环节，节上有膜质鳞叶。茎单一，高 30~150cm，黄褐色，叶鳞片状，膜质，下部鞘状抱茎。总状花序顶生，长 5~30cm；苞片膜质，披针形，长约 1cm；花淡黄绿色或橙红色，萼片与花瓣合生成壶状，口部偏斜，顶端 5 裂；唇瓣白色，先端 3 裂；合蕊柱长 5~6mm，子房倒卵形，柄扭转，柱头 3 裂。蒴果长圆形或倒卵形，长 1.2~1.8cm。种子多且极细小，呈粉末状。花期 6~7 月，果期 7~8 月（图 14-106）。

生于湿润林下，向阳灌丛及草坡。分布于全国大部分地区。现多有栽培。天麻种子萌发须与白蘑科紫萁小菇 *Mycena osmun dicola* Lange. 共生，萌发后的原球茎须与白蘑科密环菌 *Armillariella mellea*（Vahl ex Fr.）Karst. 共生。

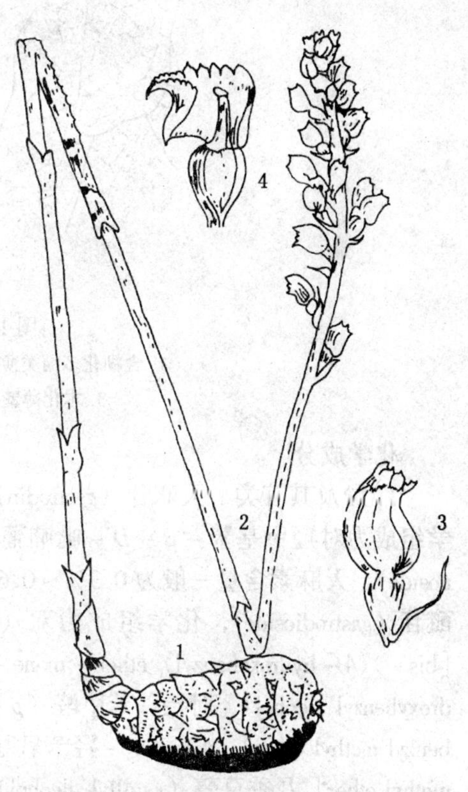

图 14-106　天麻

1. 块茎　2. 花枝　3. 花　4. 剖开花

采制　冬至以后采挖者称“冬麻”，坚实体重，质佳；立夏以前采挖者称“春麻”，质较松。挖出根茎立即洗净，擦去外皮，蒸透，敞开，60℃以下烘干。

产地　主产四川、云南、贵州、湖北、陕西，现多为培植品。销全国并出口。

性状　块茎长椭圆形，稍扁缩弯曲。长 3~15cm，宽 1.5~6cm，厚 0.5~2cm。表面黄白色至黄褐色，略透明，有不规则纵皱纹和由潜伏芽排列成的多轮横环纹，有时可见棕黑色菌素，顶端有残留茎基（春麻），或为红棕色鹦哥嘴状顶芽（冬麻），末端有圆脐状疤痕。质坚实，不易折断，断面较平坦，角质样，黄白色或淡棕色。气微，味甘。

显微特征　根茎横切面　表皮有时残存；下皮为 2~3 列切向延长的栓化细胞。皮层细胞10数列，较老块茎外侧皮层为 2~3 列厚壁细胞，壁木化，有纹孔。中柱最外层的 1 列细胞排列较整齐。中柱大，周韧型维管束散列，木质部有数个导管。薄壁细胞含草酸钙针晶束，并含多糖团块。

粉末　米黄色。（1）厚壁细胞表面观呈多角形或类椭圆形。直径 70~190μm，壁厚 3~8μm，纹孔明显。（2）草酸钙针晶多成束，长 25~93μm。（3）具螺纹、网纹、环纹导管，直径 8~33μm，非木化。（4）含糊化多糖薄壁细胞较大，无色或微灰棕色，有的可见长卵形颗粒，直径约 30μm，遇碘液显棕色或淡棕紫色，用水合氯醛液装片则颗粒溶化；

有的薄壁细胞具较密的纹孔（图 14－107）。

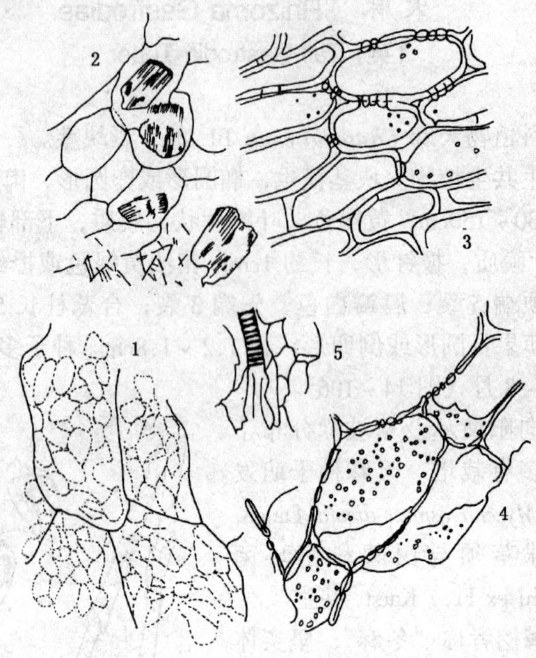

图 14－107　天麻粉末

1. 含糊化多糖类薄壁细胞（示颗粒）　2. 草酸钙针晶

3. 木化薄壁细胞　4. 薄壁细胞　5. 导管

化学成分

1. 酚及其苷类　天麻苷（gastrodin）是天麻中含量最高的主要成分，亦称天麻素，化学组成为对羟甲基苯－β－D－吡喃葡萄糖苷（p－hydroxymethylphenyl－β－D－glucopyranoside）。天麻素含量一般为 0.3%～0.6%，也有达 1% 以上者，现已有合成品。还含天麻醚苷（gastrodioside），化学组成为双（4－羟苄基）－醚－单－β－D－吡喃葡萄糖苷［bis－（4－hydroxybenzyl）ether－mono－β－D－glucopyranoside］、对羟基苯甲醇（p－hydroxybenzyl alcohol）、对羟基苯甲醛（p－hydroxybenzaldehyde）、4－羟苄基甲醚（4－hydroxybenzyl methyl ether）、4－（4′－羟苄氧基）苄基甲醚［4－（4′－hydroxybenzyloxy）－benzylmethyl ether］及香草醇（vanillyl alcohol）等。天麻素、对羟基苯甲醇及香草醇为主要活性成分。

glc-O-⟨苯环⟩-CH_2-OH

天麻苷

glc-O-⟨苯环⟩-CH_2-O-CH_2-⟨苯环⟩-OH

天麻醚苷

2. 有机酸类　含柠檬酸（citric acid）、柠檬酸甲酯（methyl citrate）、柠檬酸双甲酯、琥珀酸（succinic acid）、棕榈酸（palmitic acid）等有机酸类成分。

3. 多糖类　天麻中含具免疫增强作用的天麻多糖。主含三种杂多糖：GE－Ⅰ、GE－Ⅱ、GE－Ⅲ。GE－Ⅰ组成为葡萄糖∶甘露糖∶木糖∶阿拉伯糖＝70∶1∶0.5∶0.3。GE－Ⅲ为葡萄糖∶甘露糖＝19∶1，GE－Ⅲ为葡萄糖与微量甘露糖。

4. 含氮化合物　从天麻中分得：L－焦谷氨酸、天麻羟胺（gastrodamine），几丁质酶（chitinase）、β－1，3－葡萄糖酶（β－1，3－glucanase），还分离到一种10KD的凝集素类似蛋白（GAFP－1），该成分对9种植物病原真菌的生长有明显的抑制作用。还分得腺嘌呤、腺嘌呤核苷及AmD_2-9，AmD_2-20（新型生物碱）。

除此，尚含胡萝卜苷、V_A、β－谷甾醇、蔗糖及铁、铜、锰、锌等10多种微量元素。

理化鉴定

1. 取粉末0.5g，加乙醇5ml，加热回流1小时，滤过，取滤液0.1ml置100ml量瓶中，加乙醇至刻度，摇匀，用紫外分光光度计依法测定，在270±1nm波长处呈最大吸收。

2. 取［含量测定］项下的供试品溶液及对照品溶液，另取天麻对照药材0.5g，同法制成对照药材溶液。照薄层色谱法试验，吸取上述三种溶液各5μl，分别点于同一硅胶G薄层板上，以醋酸乙酯－甲醇－水（9∶1∶0.2）为展开剂，展开，取出，晾干，喷以10%磷钼酸乙醇溶液，在105℃加热至斑点显色清晰。供试品色谱中，在与对照品及对照药材色谱相应的位置上，显相同颜色的斑点。

含量测定　2000年版药典采用HPLC法。

色谱条件与系统适用性试验　用十八烷基硅烷键合硅胶为填充剂；甲醇－磷酸盐溶液（0.1 mol/L磷酸二氢钾溶液和0.1mol/L磷酸二氢钠溶液等量混合）－水（1.5∶3∶95.5）为流动相；检测波长为270nm。理论板数按天麻素计算不低于1500。

对照品溶液的制备　精密称取天麻素对照品（80℃干燥1小时）25mg，置25ml量瓶中，用甲醇溶解并稀释至刻度，摇匀，即得（每1ml中含天麻素1mg）。

供试品溶液的制备　精密称取经80℃干燥后的本品粉末0.5g，置10ml量瓶中，精密加甲醇5ml，称定重量，超声处理30分钟，静置24小时，振摇后再超声处理15分钟，再称定重量，用甲醇补足减失的重量，摇匀，静置。取上清液离心，即得。

测定法　分别精密吸取对照品溶液5μl与供试品溶液5～10μl，注入液相色谱仪，测定，即得。

品质优良度

1. 以质地坚实体重、有鹦哥嘴、断面明亮、无空心者质佳。

2. 按干品计，含天麻素（$C_{13}H_{18}O_7$）不得少于0.10%。

药理作用

1. 对中枢神经系统的作用　(1) 镇静作用　天麻、天麻苷及其苷元、香草醇及密环菌丝的发酵液，腹腔注射均可抑制小鼠的自发活动，能显著延长戊巴比妥、环己巴比妥的睡眠时间，具镇静作用。天麻多糖与氯丙嗪合用可使其作用增强，并对抗苯丙胺所致的小鼠活动亢进。(2) 镇痛作用　小鼠皮下注射天麻制剂能明显对抗腹腔注射醋酸引起的扭体反应，用热板法和电击鼠尾法亦证明其有提高痛阈的作用，并证明野生天麻较人工培育品镇痛作用强，二者均小于吗啡10mg/kg的止痛效果。(3) 抗惊厥作用　实验性癫痫豚鼠每日皮下注射天麻50%乙醇浸出物或香草醇，3～5日产生抗惊厥作用，停药10日作用消失，作用较苯妥英钠稍缓，但在停药后有效时间较长。香草醇在大鼠体内具有抗痉挛，抑制癫痫发作作用。(4) 促智抗衰老作用　用小鼠跳台实验观察天麻、天麻素、对羟基苯甲醇对东莨菪碱、亚硝酸钠、乙醇所致的小鼠记忆损伤病理模型的影响，显示这些成分对小鼠学习记忆能力具有明显的改善作用。

2. 对循环系统的作用 (1) 对血压的影响 静脉注射、腹腔注射或十二指肠给予天麻注射液，对大鼠和家兔有迅速的降压作用。(2) 对血小板凝集的影响 天麻热水提取液具血小板凝集抑制作用，这一作用与天麻的活性成分——对羟基苯甲醇有关。(3) 对心脏的作用 静脉注射天麻液，能增加小鼠心肌营养性血流量，能改善心肌循环、增加心肌供氧，对心肌缺血有保护作用。天麻注射液250mg/kg静注，能减少家兔冠脉左室支结扎后心前区心电图标测的病理性Q波数目，降低血清脂质过氧化产物丙二醛水平，缩小心肌梗死面积。

3. 对免疫功能的影响 天麻多糖12.5mg/kg·d腹腔注射，连续7天，能提高小鼠腹腔巨噬细胞吞噬功能，能显著增加 C_{57} BL小鼠的胸腺重量。小鼠灌胃天麻多糖100mg/kg，腹腔注射50 mg/kg，均能显著增强小鼠血清溶血素和溶血空斑形成，明显提高T淋巴细胞数。

4. 延缓衰老作用 天麻注射液5mg/10g给小鼠腹腔注射，隔日一次，共14日，能使血中SOD和谷胱甘肽过氧化物酶（GSH－Px）活力明显增高，起到抗氧化作用。游泳耐力实验证实天麻有明显的耐疲劳作用。

5. 抗炎作用 天麻注射液5g/kg，小鼠皮下注射能抑制醋酸所致的腹腔毛细血管通透性增加。大鼠腹腔注射5g/kg可抑制5－羟色胺和前列腺素 E_2 所致的毛细血管通性增加，尚能抑制二甲苯所致小鼠耳廓肿胀，琼脂所致的小鼠足肿胀及角叉菜胶和5－羟色胺所致的大鼠足肿胀。

功效 性平，味甘。能平肝息风止痉。用于头痛眩晕，肢体麻木，小儿惊风，癫痫抽搐，破伤风，神经衰弱等。用量3～9g。

石斛 Herba Dendrobii

(英) Dendrobium Stem

本品为兰科植物金钗石斛 *Dendrobium nobile* Lindl.、马鞭石斛 *D. fimbriatum* Hook. Var. *oculatum* Hook.、环草石斛 *D. loddigesii* Rolfe.、黄草石斛 *D. chrysanthum* Wall. 和铁皮石斛 *D. candium* Wall. ex Lindl. 等的新鲜或干燥茎。全年均可采收，以春末夏初和秋季采集者为好。鲜用者采收后以湿沙贮存。干用者去净根、叶，用开水略烫，蒸透或以砂炒后，反复搓去叶鞘，晒干。主产于广西、贵州、广东、云南、四川等省区。

鲜石斛 呈圆柱形或扁圆柱形，长约30cm，直径0.4～1.2cm。表面黄绿色，光滑或有纵纹，节明显，色较深，节上有膜质叶鞘。肉质，多汁，易折断。气微，味微苦而回甜，嚼之有黏性。

金钗石斛 呈扁圆柱形，长20～40cm，直径0.4～0.6cm，节间长2.5～3cm。表面金黄色或黄中带绿色，有深纵沟。质硬而脆，断面较平坦。味苦。

马鞭石斛 呈长圆锥形，长40～120cm，直径0.5～0.8cm，节间长3～4.5cm。表面黄色至暗黄色，有深纵槽。质疏松，断面呈纤维状。味微苦。

环草石斛 呈细长圆柱形，常弯曲或盘绕成团，长15～35cm，直径0.1～0.3cm，节间长1～2cm。表面金黄色，有光泽，具细纵纹。质柔韧而实，断面较平坦。无臭，味淡。

黄草石斛　长30～80cm，直径0.3～0.5cm，节间长2～3.5cm。表面金黄色至淡黄褐色，具纵沟。体轻，质实，易折断，断面呈纤维状。嚼之有黏性。

铁皮石斛　呈螺旋状或弹簧状，一般为2～4个旋纹，茎拉直后长3.5～8cm，直径0.2～0.3cm。表面黄绿色，有细纵皱纹，一端可见茎基部留下的短须根。质坚实，易折断，断面平坦。嚼之有黏性。

本品含：1. 生物碱类　金钗石斛茎含生物碱0.3%，有石斛碱（dendrobine）、石斛酮碱（金钗石斛碱，nobilonine）、6－羟基石斛碱（6－hydroxydendrobine）、石斛醚碱（金钗碱，dendroxine）、6－羟基石斛醚碱（6－hydroxydendroxine）、4－羟基石斛碱（4－hydroxy-dendroxine）、石斛酯碱（dendrine）、3－羟基－2－氧－石斛碱（3－hydroxy－2－oxy－dendrobine）等。还从中分得5种季铵生物碱：*N*－甲基石斛季铵碱（*N*－methyldendrobinium）、*N*－异戊烯基石斛季铵碱（*N*－isopentenyldendrobinium）、石斛碱*N*－氧化物（dendrobine *N*－oxide）、*N*－异戊烯基石斛季铵醚碱（*N*－isopentenyldendroxinium）、*N*－异戊烯基－6－羟基石斛季铵醚碱（*N*－isopentenyl－6－hydroxydendroxinium）。

环草石斛茎含石斛宁碱（shihunine）、石斛宁定碱（shihunidin）、石斛酚碱（dendrophenol），phenanthrenes、monool、moscatilin、moscatin。

黄草石斛含古豆碱（hygrine）、顺式和反式束花石斛碱（dendrochrysine），马鞭石斛含denfigenin、diosgenin及defuscin。

2. 多糖类　从铁皮石斛中分得3种多糖成分：黑节草多糖Ⅰ～Ⅲ，其分子量分别为1×10^6、5×10^5、1.2×10^5。它们为一类*O*－乙酰葡萄甘露聚糖。

3. 挥发油类　从金钗石斛的挥发油中鉴定54个组分，约占挥发油的90%，主成分为柏泪醇（manool）、约占50%，是赋香成分之一，单萜、倍半萜及其衍生物为主香成分。

此外，从金钗石斛中还得到亚甲基金钗石斛素（nobilomethylene）和金钗石斛菲醌（denbinobin）。

本品具有　1. 抗衰老作用　石斛煎剂浓缩液给家兔灌胃0.5g/kg·d，共30日，SOD含量显著提高，能显著提高血清羟脯氨酶（HYP）水平、可使脂质过氧化物（LPO）、单胺氧化酶（MAO）较用前明显下降，用药一个月后，家兔体重平均增加0.164kg，证明石斛有抗衰老作用。

2. 免疫调节作用　铁皮石斛多糖能强有力地抵消实验条件下环磷酰胺所引起的白细胞数的剧烈下降，消除其破坏性副作用，是一种很有价值的免疫增强剂。小鼠灌服金钗石斛水煎液0.5mg/只，共6日，对腹腔巨噬细胞功能有明显促进作用。

3. 抗肿瘤作用　毛兰素、鼓槌石斛素、鼓槌菲及毛兰菲对体外培养肿瘤细胞株K_{562}（人慢性骨髓性白血病）的生长具有不同的抑制作用，其细胞增殖抑制率IC_{50}分别为0.0065μg/ml，5.34μg/ml，0.32μg/ml，46.15μg/ml。上述化合物对肝癌和艾氏腹水癌有抗肿瘤活性。

4. 对白内障的作用　石斛煎剂灌胃对大鼠半乳糖性的白内障不仅有延缓作用，也有一定的治疗作用，其保持透明晶状体的百分率为36.8%。在白内障晶体中，醛糖还原酶的活性明显升高，多元醇脱氢酶、己糖激酶、6－磷酸葡萄糖脱氢酶及过氧化氢酶的活性明显降低。在注射半乳糖的同时，分用石斛水煎剂灌胃，醛糖还原酶的活性没有明显升高，其余四种酶的活性均基本恢复正常，表明石斛对半乳糖所致的酶活性异常变化有抑制或纠正作用。

5. 抗诱变活性 moscatilin 对 Trp－P－1［3－amino－1, 4－dimethyl－5*H*－pyrido（4, 3*b*）indole］具有强大的抑制诱变能力。

本品性微寒，味甘。能养胃生津，滋阴清热。用于阴伤津亏，口干烦渴，食少干呕，病后虚热，目暗不明。用量 6～12g，鲜品 15～30g。入复方宜先煎，单用可久煎。

附：1. 我国石斛属植物有 60 种以上，供药用的约有 20 种，除正品来源外尚有罗河石斛 *D. lohohense* Tang et Wang.、密花石斛 *D. densiflorum* Lindl. ex Wall.、细茎石斛 *D. monoliforme*（L.）Sw.、细叶石斛 *D. hancockii* Rolfe、重鳞石斛 *D. hercoglossum* Reichb. f. 等。

2. 有学者从鼓槌石斛 *D. chrysotorum* Lindl. 的药用部分中分得 3 个化合物：毛兰素（erianin）、毛兰菲（confusarin）、鼓槌菲（chrysotoxene）。三个化合物与提自该种的鼓槌石斛素（chrysotoxine）均具有抗癌活性。

3. 到目前为止，从该属 12 种植物中分离得到 23 种 stilbenoids 类化合物；从该属植物中还分得 4 个芴酮类化合物、4 个倍半萜类、2 个薯蓣皂苷配基衍生物和 4 个香豆素类化合物。

白及 Rhizoma Bletillae

本品为兰科植物白及 *Bletilla striata*（Thunb.）Reichb. f. 的干燥块茎。夏、秋二季采挖，除去须根，洗净，置沸水中煮或蒸至无白心，晒至半干，除去外皮，晒干。主产安徽、浙江、江西、贵州、四川、湖南、湖北。

本品呈不规则扁圆形，多有 2～3 个爪状分枝，长 1.5～5cm，厚 0.5～1.5cm。表面灰白色或黄白色，有数圈同心环节和棕色点状须根痕，上面有凸起的茎痕，下面有连接另一块茎的痕迹。质坚硬，不易折断，断面类白色，角质样。无臭，味苦，嚼之有黏性。

白及中主要含有菲类衍生物、联苄类、黏液质、淀粉（30.5%）、葡萄糖（1.5%）和白及甘露糖等化合物。

1. 菲类化合物 （1）单菲及其衍生物 2, 4, 7－三甲氧基菲（2, 4, 7－trimethoxy phenanthrene）、2, 4, 7－三甲基－9, 10－二氢菲（2, 4, 7－trimethoxy－9, 10－dihydrophenanthrene）、2, 3, 4, 7－甲氧基菲（2, 3, 4, 7－tetramethoxy phenanthrene）、1－（4－羟基苄基）－4－甲氧基－9,10－二氢菲［1－（4－hydroxybenzyl）－4－methoxy－9, 10－dihydrophenanthrene］、4－甲氧基－9, 10－二氢菲－2, 7－二酚（4－methoxy－9, 10－dihydrophenanthrene－2, 7－diol）等。（2）联菲衍生物 白及联菲甲、乙、丙（blestriarene A、B、C）、白塔素Ⅲ（batatasin Ⅲ）和 3′－*O*－白塔塔素Ⅲ（3′－*O*－methylbatatasin Ⅲ），白及酚甲、乙、丙（blestrianol A、B、C）。（3）双菲氧醚 白及素甲、乙、丙、丁（blestrine A、B、C、D）。

2. 联苄类化合物 3, 3′, 5－三甲氧基双苄（3, 3′, 5－trimethoxybibenzyl），3, 5－二甲氧基双苄（3, 5－dimethoxybibenzyl）。

还从白及中分得三萜和甾体类化合物，并发现白及胶含 *D*－葡萄糖和 *D*－甘露糖。从白及中还分得 3－（4－羟基－3－甲氧基苯）－反式丙烯酸二十六醇酯、大黄素等。

本品具有：1. 止血作用　白及水浸出物、水煎浓缩膏、干燥粉末等经实验证明，对兔、狗的肝、脾和肌肉出血，均具有良好的止血作用。2. 抗菌作用　白及甲醇提取物对金黄色葡萄球菌有明显抑制作用。抗菌活性与结构的关系为含有甲氧基的化合物抗菌活性减弱，而对羟基苄基化合物的抗菌活性增强。3. 抗肿瘤作用　2%的白及葡萄糖注射液对二甲氨基偶氮苯诱发大鼠肝癌有明显的抑制作用，并对肝细胞有较好的抗损伤保护效果。

白及还有抗溃疡和预防肠黏连的作用。

本品性微寒，味苦、甘、涩。能收敛止血，消肿生肌。用于咳血吐血，外伤出血，疮疡肿毒，皮肤皲裂，肺结核咳血及溃疡病出血。用量 6 ~ 15g。研粉吞服 3 ~ 6g。外用适量。不宜与乌头类生药同用。

思考题

1. 兰科的主要植物学及化学特征。
2. 天麻、石斛的主要性状鉴定特征。
3. 天麻、石斛的主要化学成分及其主要的药理作用。
4. 天麻、石斛的原植物拉丁学名及药用部位。

（山西医科大学药学院　白云娥）

第三篇　动物类生药

第十五章

动物生药概述及选论

第一节 动物生药的发展

动物药在我国的应用有着悠久的历史，在4000多年前甲骨文中就记载有麝、犀、牛、蛇等40多种药用动物。远在3000多年前我国就开始了蜂蜜的利用，鹿茸、麝香、阿胶等在我国的应用已有2000～3000年的历史。在本草史中，汉代的《神农本草经》载有动物药65种，唐代的《新修本草》收载动物药128种，明代的《本草纲目》载有461种，清代的《本草纲目拾遗》也载有动物药160种。《中国药典》(2000年版，一部）收载动物类生药45种。目前，全世界已研究和使用的动物药在3000种以上，可见，动物药是世界医药和祖国医药中宝贵财富的一部分。

某些来源于高等动物的生药（如牛黄、麝香、鹿茸、熊胆等），所含的化学成分常与人体中某些物质相似，因而可直接用于改善和调节人体的生理功能，防病治病，被中医称为“血肉有情之品”。多年来，学者们从药用动物中不断发现一些疗效显著的物质，如蝮蛇毒中的抗栓酶已开发成注射剂，用于脑血管疾患的治疗；蟾蜍中的脂蟾毒配基（蟾力苏）具有升压、强心、兴奋呼吸作用，已用于呼吸、循环衰竭和失血性休克的治疗；从一种蚯蚓中分离出的一种蛋白水解酶，能直接溶解纤维蛋白和激活纤维蛋白溶酶原，有显著的溶栓作用，适用于血栓和栓塞性疾病的治疗。海洋占地球表面积的71%，50万余种生物栖息在海洋中，因此，海洋中蕴藏着极为丰富的生物资源。目前，美国、日本、加拿大等海岸国家有组织、有计划地进行了海洋天然生物研究和生物活性物质的筛选。海洋已引起世界各国的高度重视，可以预测，海洋工程将成为21世纪的热点之一。

我国是海洋大国，总面积达300万平方公里，海洋资源极为丰富，有待于深入地开发和利用。

第二节 动物的分类

一、动物分类的基本单位及等级

动物分类的基本单位与植物分类相同，种（species）是分类的基本单位。

动物的分类方法分为人为分类系统与自然分类系统。人为分类系统是以动物易见的特征为分类依据，注重辨认上的便利，不追究动物体内的基本构造和动物间在组织上的亲缘关系。自然分类系统以动物的基本构造及其发育为分类依据，要求在分类上反映出动物之间在进化上彼此的亲缘关系。显然，自然分类法是比较正确的。如鲸和鱼，在外观上相似，若采用人为分类法可能将二者同归于鱼类。但是，鲸的基本构造、生理和发育特征都与哺乳类动物相似，所以当属哺乳类。

表 15-1　动物界的分门

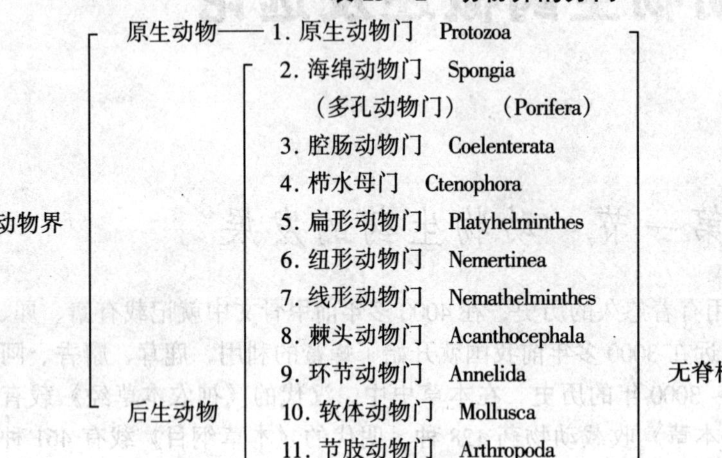

动物分类系统等级，由大到小也分为界、门、纲、目、科、属、种。这些等级之间也有亚门、亚纲、亚目、亚科、亚属等。

动物分类的某些具体问题，动物学家们的意见尚难统一，动物界（Animal kingdom）的分门还未完全一致。有的分为 28 门，有的分为 19 门。表 15-1 为动物界分类按 19 门的分门情况。

二、动物的学名

动物的学名是根据国际命名法规，采用林奈的双名法，由属名和“种加词”组成，其后附命名人姓氏，属名和命名人姓氏的第 1 个字母须大写。这些规则与植物学名相同。如林麝（*Moschus berezovskii* Flerov）。但是，动物学名与植物学名尚有一些不同之处：

1. 动物在种以下分类等级只有亚种（subspecies），在表示亚种的名称时不加 Subsp.，而是“亚种加词”写在“种加词”之后，也不写该种命名人姓氏，只写亚种命名人姓氏。如中华大蟾蜍 *Bufo bufo gargarizans* Cantor，该学名第一个词 Bufo 为属名，第二个词 bufo 为“种加词”，第三个词 gargarizans 为“亚种加词”，Cantor 为亚种命名人姓氏。

2. 动物学名重新组合时，在原命名人姓氏外加括号，而重新组合的人名一般不写出，

如鳖原学名为 *Tryonix sinensis* Wigmann，学名重新组合后为 *Amida sinensis*（Wigmann）。

3. 动物如为亚属，则亚属名放在属名和“种加词”之间，并且外加括号，亚属名第一个字母须大写。如乌龟 *Chinemys*（*Geoclemys*）*reevesii*（Gray），第一个词为属名，第二个词为亚属名，第三个词为“种加词”，最后为原学名命名人姓氏，外加括号表示该学名是重新组合的。

第三节　动物生药的分类

动物生药可按动物分类系统、药用部位、所含化学成分、功能及药理作用分类。按药用部位分类的常用动物生药分类如下：

1. 全动物类　全蝎 、水蛭、蜈蚣、斑蝥 、金钱白花蛇、海龙、海马、蛤蚧等。
2. 角骨类　鹿茸、鹿角、羚羊角、龟甲、鳖甲、穿山甲等。
3. 贝壳类　石决明、牡蛎、珍珠母、瓦楞子、海螵蛸等。
4. 脏器类　蛤士蟆油、鸡内金、紫河车、海狗肾、鹿鞭、鹿胎、熊胆等。
5. 生理、病理产物　蟾酥、牛黄、珍珠、麝香、僵蚕、蚕蜕、蜂蜜等。
6. 加工品　鹿角胶、鹿角霜、龟胶、血余炭、水牛角浓缩粉、人工牛黄等。

第四节　动物生药的活性成分

一、氨基酸、肽、蛋白质类

氨基酸在生物体内以肽键结合，构成结构和功能不同的蛋白质，所以，氨基酸是维持生命的基本物质。目前作为药用的氨基酸愈百种，其中包括组成蛋白质的 20 余种氨基酸。

动物药普遍含有各种不同的氨基酸，有的氨基酸有直接的医疗作用。如牛黄中的牛磺酸（taurine）有刺激胆汁分泌和降低眼压的作用。

$$NH_2—CH_2—CH_2—SO_3H \quad \text{牛磺酸}$$

从人尿中提制的尿激酶（urokinase）可直接激活纤溶酶原使其转变为纤溶酶。纤溶酶具有很强的溶解纤维蛋白的作用，为血栓溶解剂。

从猪心中提制的细胞色素 C（cytochrome C）属于络合蛋白质，是以铁卟啉为辅基的细胞呼吸基酶，对因组织缺氧引起的一系列症状有改善作用。

蜂毒可治疗风湿性关节炎，有消炎止痛作用，其抗炎的主成分为 MCD－多肽及蜂毒明肽（apamin）。抗炎作用强度比同剂量的氢化可的松高 100 倍。

水蛭素（hirudin）是水蛭唾液腺中的一种酶性成分，属多肽类活性物质。其一级结构系由 65 个氨基酸残基所组成。水蛭素具有强力的抑制凝血酶活性，为一种高效抗凝血剂和抗栓剂。

国内近年研制并生产的蛇岛蝮蛇毒“抗栓酶”、尖吻蝮蛇毒“去纤酶”，东北白眉蝮蛇毒“消栓酶”，浙江蝮蛇毒“抗栓酶”（亦称 Svate）4 种蛇毒抗凝抗栓注射剂，具有显著降低纤维蛋白原、血液黏度、黏附率及聚集等功能，是治疗各种类型闭塞性血管病的良药。

从海洋被囊动物（Tunicates）*Trididemnum* sp. 中曾分离出膜海鞘素 B（didemnin B），该成分为具有抗癌作用的环多肽类化合物。

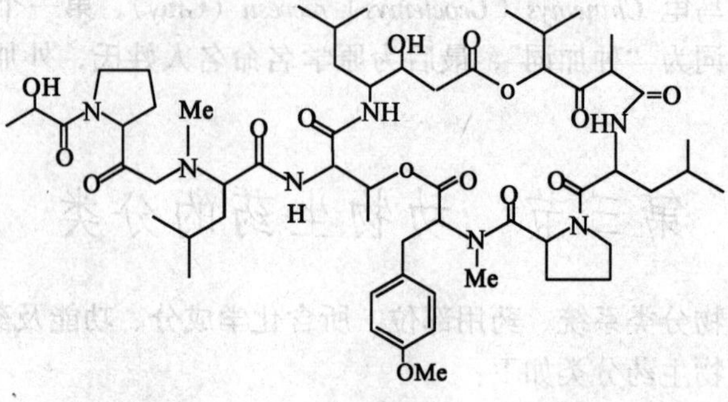

膜海鞘素 B

海葵毒素（anthoplerin toxin，AP）　主要由 AP－A 和 AP－B 两种，AP－A 特异结合在心脏 Na^+ 通道上，AP－B 对心脏和骨骼肌的 Na^+ 通道均能紧密结合，它们都有显著的强心作用。从黄海葵（*Anthopleura xanthogrammica*）中分离纯化的黄海葵强心肽 A（AP－A）系由 49 个氨基酸组成的活性肽，对哺乳动物心脏具有增强心肌的收缩作用，且对心率及血压无影响。其强心作用较乌巴因（ouabain）强 200～1000 倍。对非麻醉狗的治疗作用为狄戈辛的 35 倍，治疗指数为狄戈辛的 2.7 倍。

芋螺毒素（conotoxin，CTX）　是一类有 10～30 余个氨基酸残基组成的小肽，含两对或三对二硫键，是迄今发现的最小核酸编码的动物神经肽毒素。CTX 结合在神经和肌肉的受体上，具有高亲和力及高度专一特点，是神经科学十分有效的探针。从地纹芋螺（*Conus geographus*）中分离得到 δ－CTXGVⅢA，它是富含 Gly 和 Thr 的 41 肽，是迄今发现的芋螺毒素分子中最大的一个。该化合物能使 5－羟色胺（5－HT_3）受体通道失活（0.25mg/ml）。

二、生物碱类毒素

河豚毒素（tetrodotoxin，TTX）是从海洋河豚类 *Fugu* sp. 的卵巢及肝脏中提出的具有强烈毒性的生物碱类化合物，LD_{50} 为 8μg/kg（小鼠，ip）。TTX 是选择性极高的快（Na^+）通道阻断剂，能阻止 Na^+ 进入细胞内，因而可阻断神经、肌肉产生兴奋活动，显现镇痛和局麻作用。局麻作用的强度为可卡因的 16000 倍。TTX 现已成为神经、肌肉生理和药理学方面广为应用的重要工具药。该化合物亦存在于美国加利福尼亚的蝾螈以及尼加拉瓜的 *Atelopus* 属的蛙类动物中。

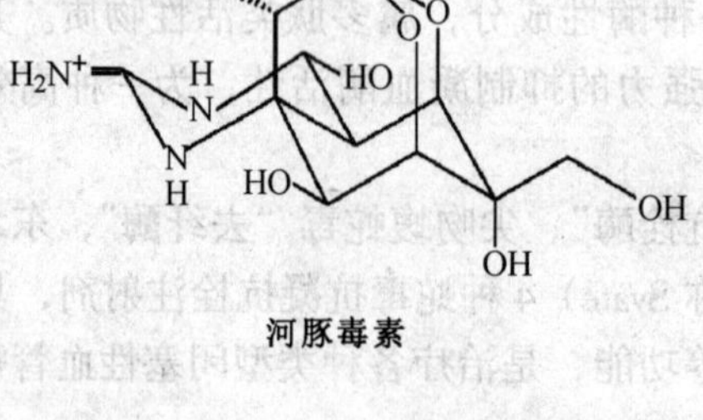

河豚毒素 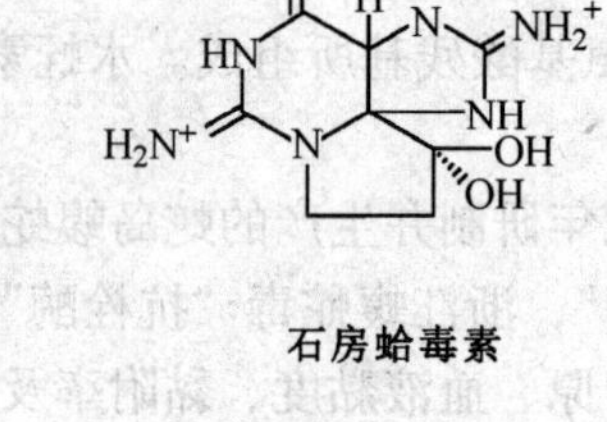　　石房蛤毒素

石房蛤毒素（saxitoxin，STX） 是从海洋贝类大石房蛤（*Saxidomus giganteus*）中提出的毒性生物碱，其毒性为氰化钾的 1000 倍，LD_{50}为 10μg/kg（小鼠，iv）。在三种毒螃蟹（*Zosimus aeneus*、*Platypodia granolosa*、*Atergatis floridus*）中亦发现石房蛤毒素。STX 为麻痹性贝类毒素的主要成分，也是赤潮期间海水主要的有毒成分。该化合物有很强的局麻作用，比普鲁卡因或可卡因强 10 万倍。

箭毒蛙碱（batrachotoxin，BTX） 是从栖息在哥伦比亚西部密林中的箭毒蛙（*Phyllobates aurothaenia*）中分出的剧毒生物碱，LD_{50}为 2.0～2.7μg/kg（小鼠，iv）。该化合物对肌肉和中枢神经具麻痹作用。

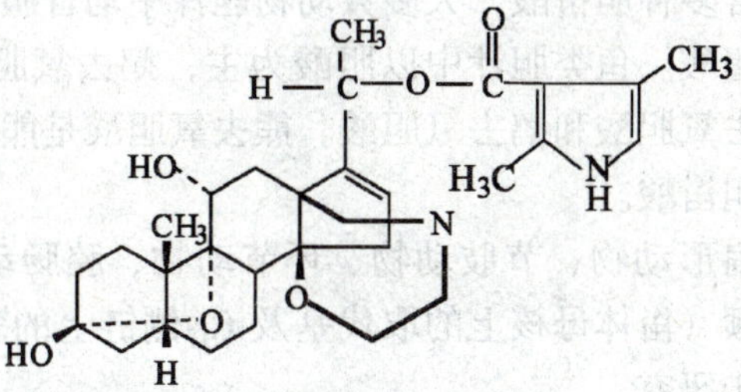

箭毒蛙碱

沙海葵毒素（palytoxin，PTX） 是从腔肠动物毒沙海葵（*Palythoa toxica*）中分得的毒性极强的化合物，分子式为 $C_{129}H_{223}N_3O_{54}$，共含有 64 个不对称碳原子，LD_{50}为 0.15μg/kg（小鼠，ip），是一种具有酰胺和聚醚类非蛋白质的剧毒性海洋生物毒素。该化合物为迄今所知在非蛋白毒素中发现的毒性最强的酰胺类化合物，具有极强的抑瘤活性和极强的心脏毒，也是已知最强的血管收缩剂。

三、甾体、萜类

具有生物活性的甾体类化合物，主要包括激素类、蟾毒配基类、胆汁酸类及海洋甾体类等。

激素类如鹿茸中的雌酮（oesterone）、麝香中的雄性酮（androsterone）、紫河车中的黄体酮（progesterone）、海狗肾中的雄甾酮（androsterone）及昆虫类动物变态激素如蜕皮素（ecdysone）和甲壳类动物变态激素如蜕皮甾酮（ecdysterone）等。蜕皮素和蜕皮甾酮能促进蛋白质合成，排除体内胆固醇和抑制血糖升高等。

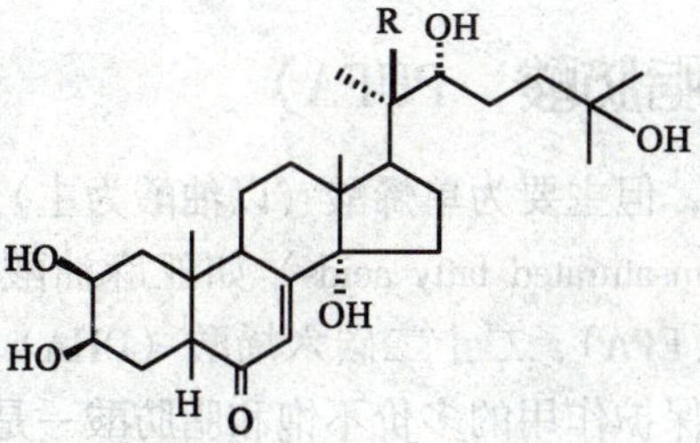

蜕皮素　R=H

蜕皮甾酮　R=OH

蟾毒配基类主要含在蟾酥中，具有强心作用。

胆汁酸（bile acid）为胆甾酸与甘氨酸或牛磺酸的结合物，是动物胆汁的主成分。胆汁的生理功能，主要是胆甾酸的作用。迄今已发现的胆甾酸有 100 多种，其中最重要的有：胆酸（cholic acid）、去氧胆酸（deoxycholic acid）、鹅去氧胆酸（chenodeoxycholic acid）、熊去氧胆酸（ursodeoxycholic acid）和猪去氧胆酸（hyodeoxycholic acid）等。

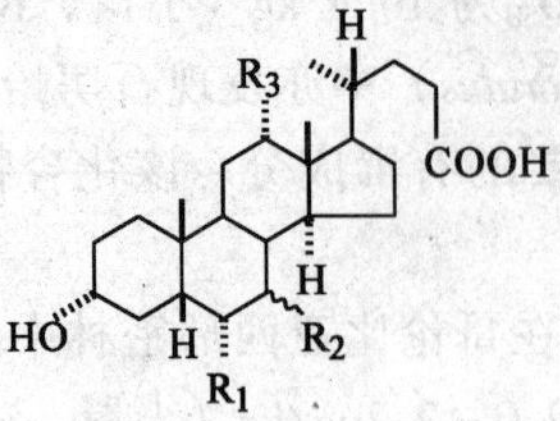

	R_1	R_2	R_3
胆酸	H	α-OH	OH
去氧胆酸	H	H	OH
鹅去氧胆酸	H	α-OH	H
熊去氧胆酸	H	β-OH	H
猪去氧胆酸	OH	H	H
猪胆酸	OH	α-OH	H

每种动物的胆汁中含多种胆甾酸，大多数动物胆汁中均含胆酸。鸟类胆汁中以鹅去氧胆酸为主，未发现去氧胆酸。鱼类胆汁中以胆酸为主，鹅去氧胆酸次之，去氧胆酸少见。蛇类以胆酸为主，未见去氧胆酸和鹅去氧胆酸。熊去氧胆酸是熊的特征胆甾酸，猪胆酸和猪去氧胆酸是猪的特征胆甾酸。

近年从海绵动物、扁形动物、节肢动物、环节动物、腔肠动物和棘皮动物等动物体中，分离出一些结构新颖（甾体母核上的取代基及 C_{17} 侧链上的多样化）的海洋甾体类化合物，其活性有待进一步研究。

近 20 年，从海洋无脊椎动物中，分离出 1000 余种结构新颖的萜类化合物，其中有单萜、倍半萜、二萜、二倍半萜、三萜、四萜等，它们中的许多化合物具有活性。从海绵动物 *Luffaiella variabilis* 中分离出二倍半萜内酯（manoalide），该化合物具抗癌作用，有深入开发利用价值。角鲨烯（squalene）主要存在于鲨鱼及其他鱼类肝油中，是含 6 个双键的无环三萜烯。长期服用本品能增强体质，增进饮食，消除疲劳，预防多种疾病，并有抗菌、抗癌的作用，能防止癌转移，与一些抗癌药物合用，有良好的协同作用。

动物界所含的皂苷主要存在于棘皮动物中，尤其存在于海参纲及海星纲中。从海参纲中提得的几乎全是三萜类皂苷，而从海星纲中提得的是甾体皂甘。这些皂甘类成分大多有较强的生物活性，一些皂苷类成分有抗肿瘤作用，值得重视。

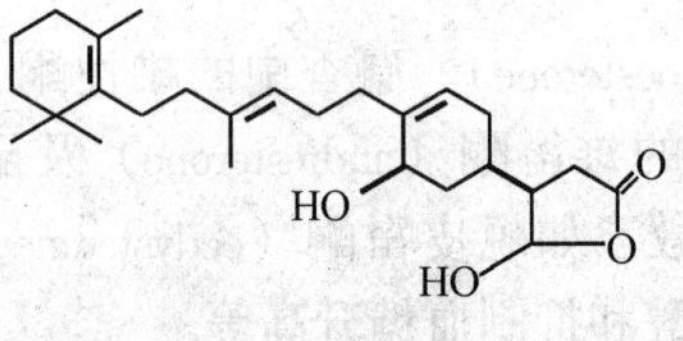

manoalide

四、多不饱和脂肪酸（多烯脂肪酸，PUFA）

许多植物中含有大量的不饱和脂肪酸，但主要为单烯酸（以油酸为主）及双烯酸（以亚油酸为主）等。多不饱和脂肪酸（polyunsaturated fatty acids）如亚麻油酸（十八碳三烯酸）、花生四烯酸（AA）、二十碳五烯酸（EPA）、二十二碳六烯酸（DHA）等长链多不饱和脂肪酸主要存在于鱼油中。对人体具有保护作用的多价不饱和脂肪酸一是源于富含亚油酸的植物油，二是源于富含长链多不饱和脂肪酸的海洋动物。某些多不饱和脂肪酸是营养必须的脂肪酸（EFA），因其在体内不能合成，而必须从食物中摄取。海产鱼油脂中的亚油酸为最重要的 EFA，在体内可代谢转变为花生四烯酸，具合成磷脂等重要生物功能。EFA 能抑制血小板聚集，减少血栓形成，能降血脂及抗动脉粥样硬化，能增强免疫、改变血液参数。

近年来，国内外对鱼油、EPA 和 DHA 的研究报告、综述及专利文献等日渐增多。鱼油及其 EPA、DHA 的制品用于营养保健及治疗药物等领域的开发和应用，已十分瞩目。

五、多糖类

甲壳质（chitin）亦称几丁质。其化学名为［（1，4）－2－乙酰氨基－2－脱氧－β－D－葡萄糖］的线型生物聚合体，简称聚－N－乙酰－D－葡糖胺。部分水解脱乙酰基得脱乙酰甲壳质（chitosan），亦称壳聚糖或壳多糖。

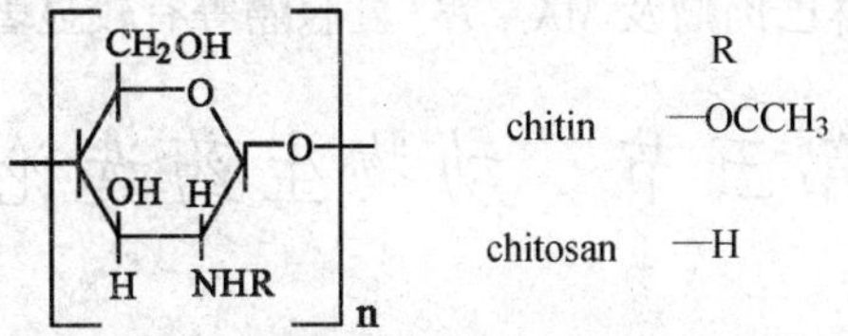

CH_2OH, O, OH, H, H, NHR, n

	R
chitin	$—OCCH_3$
chitosan	—H

甲壳质在自然界分布极广，广泛存在于植物、菌类细胞壁、甲壳纲动物及昆虫中，如虾蟹外壳、乌贼骨架及昆虫翅膀等。尤其在节肢动物、蛛形类、甲壳类、昆虫类几乎都含，其表皮 chitin 占 25%～50%（干燥品）。甲壳质一般与蛋白质、碳酸钙、磷酸钙等紧密缔合成络合体，共同形成表皮及生物体的支撑组织。

壳多糖的硫酸酯有抗 HIV－1 的活性，是基于这些可溶性壳多糖衍生物是合成一系列硫酸多糖的非常有用的中间体，2－乙酰胺－2－脱氧－3－O－磺基（1－4）－β－D－葡萄糖胺（3－5）和（1－4）－2－脱氧－2－硫酰胺－3－O－磺基－（1－4）－β－葡萄糖胺（2，3－S），这些化合物在体外能抑制 HIV－1 的复制，2 位氧和 3 位氧硫酸化的壳多糖在体外抑制艾滋病病毒的效率比 6 位氧硫酸化衍生物的效率高，2，3－S 在 0.28g/L 浓度时可完全抑制艾滋病病毒感染，而且不显示任何的细胞毒性。6 位的硫酸衍生物有较强的抗凝血活性。

壳多糖对艾氏腹水瘤（EAT）细胞有抑制作用，无论对完整的 EAT 细胞，还是 EAT 细胞碎片，壳多糖均能削弱其糖酵解的作用，而壳多糖对于鼠正常肝脏及肌肉细胞则无抑制糖酵解的作用。壳多糖是通过抑制肿瘤细胞特殊变异的丙酮酸激酶来降低肿瘤细胞的糖酵解作用及 ATP 水平。

6－O－羧甲基壳多糖（6－O－CM－Ch）可以明显抑制瘢痕疙瘩成纤维细胞生长，且抑制作用随 6－O－CM－Ch 浓度增加而加强，小分子量 6－O－CM－Ch 对瘢痕疙瘩成纤维细胞抑制作用最强。

由于壳多糖及其衍生物具有特殊性质，越来越多地引起科研人员的关注。通过壳多糖微载体培养技术，可以规模生产生物制品；通过壳多糖的组织和细胞包埋技术，以解决医学上的某些疑难疾病的治疗；通过壳多糖制造的骨架材料以解决人工器官的制造问题；壳多糖及其衍生物对肿瘤细胞及 HIV 病毒有较强烈的抑制作用，有可能从中找到较为理想的治疗药物。自然界每年生物合成的甲壳质有约数 10 亿吨，是十分丰富的自然资源。据介绍，仅在虾蟹等水产加工后的废弃物中就含有甲壳质 10%～30%。因此，甲壳质、壳多糖及其衍生物有着十分广阔的研究、开发和利用的前景，必将在生物技术及医药领域发挥越来越大的作用。

透明质酸（hyaluronic acid，HA） 为不含硫酸基的具有特殊功能的胞外高分子多糖。瑞典 Pharmacia 药厂以公鸡冠为原料制备的透明质酸制剂“Healon”已被广泛地用于眼科的黏性手术。近年来，透明质酸被誉为理想的保湿因子。

硫酸软骨素 A（即 4 - 硫酸软骨素） 是最早发现的一种酸性黏多糖。具有降低血脂、抗动脉粥样硬化和抗粥样斑块形成的作用、亦有抗凝血作用。硫酸软骨素 C（即 6 - 硫酸软骨素）广泛分布于各种结缔组织中。研究发现，新生儿肋软骨含 4 - 硫酸软骨素及 6 - 硫酸软骨素，而成人以 6 - 硫酸软骨素为主。

从刺参（*Apostichopus japonica*）中提得的酸性黏多糖是一种抗菌谱较广的物质，对移植性肿瘤 S_{180}、S_{37}、L_{io-1}淋巴肉瘤及 MA - 737 乳腺癌等有较显著的抑瘤作用。

第五节 动物生药选论

水蛭 Hirudo

本品为水蛭科动物蚂蟥 *Whitmania pigra* Whitman、水蛭 *Hirudo nipponica* Whitman 或柳叶蚂蟥 *Whitmania acranulata* Whitman 的干燥体。夏、秋二季捕捉，用沸水烫死，晒干或低温干燥。主产山东、江苏。

蚂蟥 呈扁平纺锤形，有多数环节，长 4 ~ 10cm，宽 0.5 ~ 2cm。背部黑褐色或黑棕色，稍隆起，用水浸后，可见黑色斑点排成 5 条纵纹；腹面平坦，棕黄色。两侧棕黄色，前端略尖，后端钝圆，两端各具一吸盘，前吸盘不显著，后吸盘较大。质脆，易折断，断面胶质状。气微腥，味苦。

水蛭 扁长圆柱形，体多弯曲扭转，长 2 ~ 5cm，宽 0.2 ~ 0.3cm。

柳叶蚂蟥 狭长而扁，长 5 ~ 12cm，宽 0.1 ~ 0.5cm。

新鲜水蛭唾液中含有一种抗凝血作用的物质称水蛭素（hirudin），生药水蛭主要含蛋白质、肝素（heparin）、抗凝血酶（autithrombin）及 19 种氨基酸，其中人体必需氨基酸 7 种，占总氨基酸含量 39%以上。以谷氨酸、天门冬氨酸、亮氨酸、赖氨酸和缬氨酸含量最高。氨基酸含量约占水蛭干重的 49%以上。还含人体必需的常量元素钠、钾、钙、镁等，并且含量较高。还含铁、锰等 28 种微量元素。

水蛭素 1g/kg 静脉注射，对大鼠实验性血栓形成有明显抑制作用；给家兔静脉注射水蛭素 1g/kg，对已形成的血栓有溶解作用；水蛭素能抑制凝血酶同血小板结合，促进凝血酶与血小板解离，抑制血小板受凝血酶刺激的释放和由凝血酶诱导的反应；水蛭提取物给动物灌胃 0.45g/kg，可使血液黏度降低，红细胞电泳时间缩短；小鼠每只 0.5ml/d 灌胃（相当于生药 1g/ml）、连续给药 12 天，结果表明水蛭可通过诱导肿瘤细胞凋亡，提高荷瘤小鼠的细胞免疫功能，抑制荷瘤小鼠肿瘤的生长，并能延长荷瘤小鼠的存活时间；水蛭煎剂 2.5g/k ~ 3g/kg 于妊娠第 1、第 6 或第 10 日，皮下注射上述剂量 2 次，对小鼠有极显著的终止妊娠作用；水蛭煎剂对雄性小鼠皮下注射的 LD_{50}为 15.28g/kg。

本品性平，味咸、苦。能破血，逐瘀，通经。用于癥瘕痞块，血瘀经闭，跌打损伤。用量 1.5 ~ 3g。

全蝎　Scorpio

本品为钳蝎科动物东亚钳蝎 *Buthus martensii* Karsch 的干燥体。春末至秋初捕捉，除去泥沙，置沸水或沸盐水中，煮至全身僵硬，捞出，置通风处，阴干。主产于河南、山东。产于河南者称“南全蝎”，产于山东者称“东全蝎”。辽宁、河北亦产。野生或饲养。

本品头胸部与前腹部呈扁平长椭圆形，后腹部呈尾状，皱缩弯曲，完整者体长约6cm。头胸部呈绿褐色，前面有1对短小的螯肢及1对较长大的钳状脚须，形似蟹螯，背面覆有梯形背甲，腹面有足4对，均为7节，末端各具2爪钩；前腹部由7节组成，第7节色深，背甲上有5条隆脊线。背面绿褐色，后腹部棕黄色，6节，节上均有纵沟，末节有锐钩状毒刺，毒刺下方无距。气微腥，味咸。

本品含：1. 蝎毒类　含蝎毒（katsutoxin），为一类类似蛇毒神经毒的蛋白质，按其活性又分为毒性蛋白质（蝎毒素）和酶。蝎毒素（scorpion venom）是一类由20~80个氨基酸组成的含有碳、氢、氧、氮、硫等元素的毒性蛋白，分子量多在6000~9000。已从蝎毒中分离出数十种蝎毒素单体，其中有昆虫类神经毒素、甲壳类神经毒素、抗癫痫活性多肽（AEP）、哺乳动物神经毒素、镇痛活性多肽如蝎毒素-Ⅲ（tityustoxin-Ⅲ，TT-Ⅲ）及蝎毒素Ⅳ（SVC-Ⅳ）。抗癌有效部位中分离纯化并鉴定为蛋白质、分子量为1.8、2.6、2.8kD。从东亚钳蝎中分得2种神经毒素：BmαTX$_9$和BmIT（cp）2，前者为哺乳动物的神经毒素，后者为昆虫类神经毒素。酶部分主要有磷酸酯酶A_2、乙酰胆碱酯酶、透明质酸酶等。

2. 酸类　蝎酸（katsu acid）、牛磺酸（taurine）、软脂酸（palmitic acid）、硬脂酸（stearic acid）、油酸（oleic acid）、亚油酸（linoleic acid）、亚麻酸（linolenic acid）、山芋酸（behenic acid）等。

从中还鉴定了17种氨基酸和磷、锌等29种无机元素及卵磷脂、苦味酸羟胺（hydroxylamine picrate）、甜菜碱（betaine）等成分。

抗癫痫肽（AEP）对抗咖啡因性惊厥作用较强，惊厥发生率、惊厥程度、平均惊厥总持续时间、死亡率4项指标均显著下降（$P<0.01$），明显优于安定；AEP可使头孢菌素诱发大鼠癫痫的潜伏期较对照组延长，发作程度减轻，平均总持续时间缩短，与对照组比较差异显著（$P<0.05$）；小鼠扭体实验表明TT-Ⅲ的镇痛作用较粗毒强2倍。蝎毒素有很强的中枢镇痛作用，作用强于吗啡4倍以上；全蝎提取液对大鼠下腔静脉血栓形成有抑制作用，能减轻血栓重量；全蝎的水和醇提物分别对人肝癌和结肠癌细胞有抑制作用。东亚钳蝎毒抗癌多肽（APBMV）可显著增强H_{22}荷瘤小鼠免疫功能，减低肿瘤或化疗所致的免疫功能低下；小鼠静注蝎身煎剂的LD_{50}为6.148g/kg，蝎尾为0.884g/kg。

本品性平，味辛，有毒。能息风镇痉，攻毒散结，通络止痛。用于小儿惊风，抽搐痉挛，中风口㖞，半身不遂，破伤风，风湿顽痹，偏正头痛，疮疡，瘰疬。用量3~6g。

蜈蚣　Scolopendra

本品为蜈蚣科动物少棘巨蜈蚣 *Scolopendra subspinipes mutilans* L. Koch 的干燥体。春、

夏二季捕捉，用竹片插入头尾，绷直，干燥。主产于湖北、浙江、江苏、安徽、河南等地。多系野生。

本品呈扁平长条形，长9~15cm，宽0.5~1cm。由头部和躯干部组成，全体共22个环节。头部暗红色或红褐色，略有光泽，有头板覆盖，头板近圆形，前端稍突出，两侧贴有颚肢一对，前端两侧有触角一对。躯干部第一背板与头板同色，其余20个背板为棕绿色或墨绿色，具光泽，自第四背板至第二十背板上常有两条纵沟线；腹部淡黄色或棕黄色，皱缩；自第二节起，每节两侧有步足一对；步足黄色或红褐色，呈弯钩形，最末一对步足尾状，故又称尾足，易脱落。质脆，断面有裂隙。气微腥，有特殊刺鼻的臭气，味辛、微咸。

本品含

1. 蛋白质、肽、氨基酸类　蜈蚣毒主要由蛋白质组成，蛋白质占干粉的86.23%，水不溶性物质占0.24%，还原糖占0.23%。蛋白质水解液含有牛磺酸、鸟氨酸、天门冬氨酸、苏氨酸等19种氨基酸。

2. 油脂类　总油脂含量达体重的11.24%。总油脂中脂肪酸成分有肉豆蔻酸（myristic acid）、棕榈酸（palmitic acid）、棕榈烯酸、油酸、亚油酸、亚麻酸、棕榈油酸等。

3. 无机元素　含钠、钾、钙等10多种元素。

以条大、完整、腹干瘪者佳，总灰分不得过5.0%，稀乙醇热浸法（2000年版《中国药典》一部附录Ⅹ A）浸出物不得少于20.0%。

少棘蜈蚣提取物0.25g（生药）/20g给小鼠灌胃，连续3日，对士的宁引起的惊厥有明显的对抗作用；蜈蚣酯提取物腹腔注射140~200mg/kg，对小鼠肉瘤S_{180}、子宫癌U_{14}、网织细胞肉瘤Ars、大鼠癌肉瘤W_{256}、黑色素瘤B_{16}等肿瘤的抑制率为25.8%~61.8%；蜈蚣2.5g/kg给小鼠灌胃，连续7天，可显著提高SOD的含量，明显降低LDH和MDA的含量，超微结构显示心肌细胞损害明显减轻；蜈蚣水溶性去蛋白提取液给小鼠灌胃的LD_{50}为9.90g/kg，腹腔注射LD_{50}为6.66g/kg。而Toxin－S对小鼠的LD_{50}为41.7g/kg。

本品性温，味辛，有毒。能息风镇痉，攻毒散结，通络止痛。用于小儿惊风，抽搐痉挛，中风口㖞，半身不遂，破伤风，风湿顽痹，疮疡，瘰疬，毒蛇咬伤。用量3~5g。孕妇禁用。

土鳖虫（䗪虫）　Eupolyphage seu Steleophaga

本品为鳖蠊科昆虫地鳖 *Eupolyphaga sinensis* Walker 或冀地鳖 *Steleophaga plancyi*（Boleny）的雌虫干燥体。捕捉后置沸水中烫死，晒干或烘干。主产于河南、江苏、浙江、河北等地。野生或饲养。以河南产量最大，江苏质量最佳。

地鳖　呈扁平卵形，长1.3~3cm，宽1.2~2.4cm。前端较窄，后端较宽，背部紫褐色，具光泽，无翅。前胸背板较发达，盖住头部；腹背板9节，呈覆瓦状排列。腹面红棕色，头部较小，有丝状触角1对，常脱落，胸部有足3对，具细毛和刺。腹部有横环节。质松脆，易碎。气腥臭。味微咸。

冀地鳖　长2.2~3.7cm，宽1.4~2.5cm。背部黑棕色，通常在边缘带有淡黄褐色斑块及黑色小点。

本品含血纤维蛋白溶酶原激活物样成分，聚焦电泳清晰可见几条谱带；含谷氨酸、丙氨酸、酪氨酸等17种氨基酸；含棕榈酸（palmitic acid）、硬脂酸（stearic acid）、油酸（oleic acid）、亚油酸（linoleic acid）及亚麻酸（linolenic acid）；还含挥发油成分，主要为萘、脂肪醛及芳香醛、二氯苯和二甲基二硫醚等。另含5，4′－二羟基－7－甲氧基黄酮（4′－5－dihydroxy－7－methoxyflavone），十八烷基甘油醚、二十八烷醇、尿囊素、尿嘧啶、生物碱及锌、磷等28种无机元素。

土鳖虫水提物1g/kg灌胃，能推迟兔缺氧后心肌缺氧的发生时间，推迟缺氧化呼吸停止时间，增强心、脑组织耐缺氧能力；水提物能延长凝血时间，降低纤溶酶原激活剂抑制物（PAI）的活性，使纤溶酶原激活剂（t－PA）的活性升高；给大鼠灌胃土鳖虫粉每天1次，共15天，可降低高脂大鼠红细胞压积，增加红细胞变形能力并降低胆固醇/磷脂的比值；小鼠腹腔注射土鳖虫总生物碱水提液LD_{50}为136.45±7.98mg/kg。

本品性寒，味咸，有小毒。能破瘀血，续筋骨。用于筋骨折伤，瘀血经闭，癥瘕痞块。用量3～9g。孕妇禁用。

蝉蜕　Periostracum Cicadae

本品为蝉科昆虫黑蚱 *Cryptotympana pustulata* Fabricius 的若虫羽化时脱落的皮壳。夏、秋二季收集，除去泥沙，晒干。主产于山东、河北等地。

本品略呈椭圆形且弯曲，长约3.5cm，宽约2cm。表面黄棕色，半透明，有光泽。头部有丝状触角1对，多已断落，复眼突出。额部先端突出，口吻发达，上唇宽短，下唇伸长呈管状。胸部背面呈十字形裂开，裂口向内卷曲，脊背两旁具小翅2对；腹面有足3对，被黄棕色细毛。腹部钝圆，共9节。体轻，中空，易碎。无臭，味淡。

从本品中分得甲壳质（chitin）和壳聚糖（chitosan）；鉴定了γ－氨基丁酸（γ－aminobutyria acid）、天门冬氨酸（ASP）、苏氨酸（Thr）等17种氨基酸成分；含腺苷三磷酸酶及铜、铁、锰等28种无机元素。还含蛋白质、有机酸、酚类、组胺等成分。

对过期伤寒菌苗所至发热兔，蝉蜕煎剂1g/kg灌胃有一定的解热作用，以头足作用为强、全蝉蜕次之、蝉蜕身最差；蝉蜕醇提取物小鼠腹腔注射0.3ml/kg［相当于0.16g（生药）/ml］能减少士的宁引起的惊厥死亡数，并能延长惊厥动物的存活期和惊厥潜伏期；蝉蜕水提取物经Sephadex－G柱分离，得分子量为100×10^4～300×10^4活性部分，对艾氏腹水癌细胞显示高度的抗肿瘤活性，其ED_{50}为0.5mg/kg；蝉蜕水煎液按5g/kg给小鼠灌服，结果证明蝉蜕对小鼠耳异种被动皮肤过敏反应（PCA）有明显的抑制作用，对2，4－二硝基氯苯所致小鼠耳迟发型超敏反应也具有明显的抑制作用。

本品性寒，味甘。能散风除热，利咽，透疹，退翳，解痉。用于风热感冒，咽痛，音哑，麻疹不透，风疹瘙痒，目赤翳障，惊风抽搐，破伤风。用量3～6g。

*斑蝥　Mylabris

（英）Blister Beetle

来源　本品为芫青科昆虫南方大斑蝥 *Mylabris phalerata* pallas 或黄黑小斑蝥 *M.cichorii*

L. 的干燥虫体。

采制 夏、秋二季捕捉，放入容器内闷死、烫死或蒸死后晒干。生用或米炒用。

产地 主产于河南、广西、安徽，销全国并出口，其他各地多自产自销。

性状 南方大斑蝥 虫体长圆形，长 1.5～2.5cm，宽 0.5～1cm。头及口器下垂，有较大的复眼及触角各 1 对，触角多已脱落。背部具革质鞘翅一对，黑色，有黄色或棕黄色横纹 3 条。胸腹部乌黑色、有光泽，胸部有足 3 对。有特异的臭气。

黄黑小斑蝥 虫体较小，长 1～1.5cm（图 15－1）。

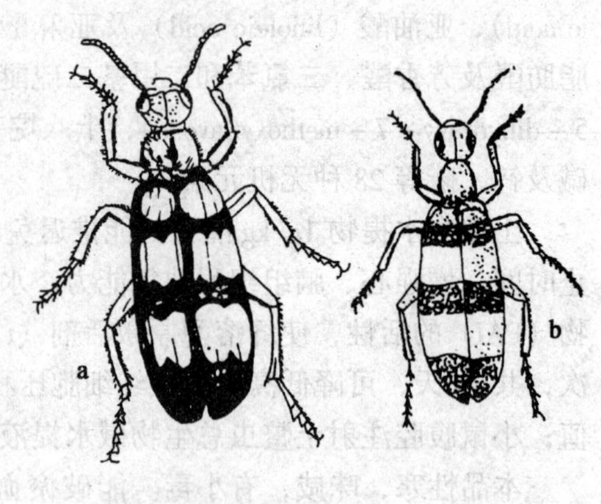

图 15－1 斑蝥

a. 南方大斑蝥 b. 黄黑大斑蝥

化学成分 含斑蝥素（cantharidin）1%～2%，羟基斑蝥素，脂肪 12%，挥发油，甲酸，树脂，甲壳质（chitin），色素及蜡样物质。尚含砷、钡、铁、铜、汞等 28 种以上无机元素。

斑蝥素有抗癌作用，但毒性大，临床用其半合成品羟基斑蝥胺（Hydroxylcantharidin），该品抗癌活性与斑蝥素近似而毒性只是斑蝥素的 1/500。

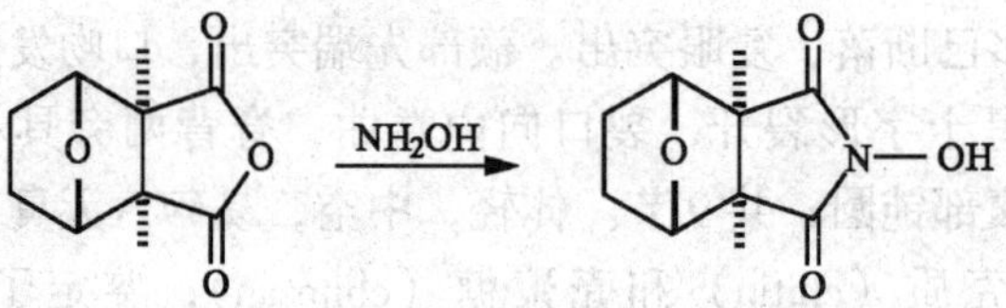

$\xrightarrow{NH_2OH}$

斑蝥素 羟基斑蝥胺

斑蝥素为斑蝥类昆虫受他类侵扰时，为保护自己而释放出来的毒性物质，致外敌于死地或给敌以不快感而使其离去。这样的化合物称为他感物质（allelochemics）

理化鉴别 粉末进行微量升华，得无色柱状或棱状斑蝥素结晶。

1. 将升华物用石油醚洗 2～3 次，加硫酸 2～3 滴，微热溶解，转入试管内，小火加热至发生气泡，稍冷，加二甲氨基苯甲醛硫酸试液 1 滴，显樱红色或紫红色。

2. 将升华物加硫酸 2～3 滴，微热溶解，转入试管内，加间苯二酚粉末少许，小火加热至沸溶液显红色，在紫外灯下观察显绿色荧光。

3. 将升华物滴加氢氧化钡水溶液封藏后镜检，可见斑蝥酸钡的针晶束。

品质优良度

1. 以个大、完整、颜色鲜明、无败油气味者佳。

2. 含斑蝥素（$C_{10}H_{12}O_4$）不得少于 0.35%。

药理作用

1. 抗癌作用 斑蝥素及其衍生物对原发性肝癌疗效显著，明显优于手术治疗或放疗。斑蝥素对肝脏和癌细胞有较强的亲和性，0.1μg/ml 的浓度即引起 Hela 细胞的明显破坏。小鼠 1.25～2mg/kg 腹腔注射或口服，对腹水型网状细胞瘤和腹水型肝癌有一定抑制作用。

2. 对白细胞的影响　斑蝥素能刺激骨髓引起白细胞升高。斑蝥酸钠、去甲斑蝥素和去氢斑蝥素均有升高白细胞作用。

3. 抗真菌及抗病毒作用　斑蝥的 1:4 水浸剂体外可抑制堇色毛癣菌等 13 种致病真菌。感染新城鸡瘟病毒的病鸡喂饲斑蝥素 0.6 ~ 1.0mg，治活率可达 90% 以上，而不经该法治疗的病鸡死亡率达 90% ~ 100%。

4. 致突变作用　南方大斑蝥煎煮液有一定的诱变性。斑蝥煎液 0.03g/kg 、0.06g/kg 给小鼠灌胃，能明显降低怀孕率，高剂量组尤为显著，且胚胎形态异常，畸胎率为 6.89%；斑蝥煎剂可显著降低睾丸、贮精囊指数，且高剂量组尤为明显。

5. 毒副作用　斑蝥素 30mg 可致人死亡。斑蝥素毒性最大，斑蝥酸钠次之，羟基斑蝥胺和甲基斑蝥胺的毒性最小。斑蝥素口服致死量为 1mg/kg。

功效　性热，味辛，有大毒。能破血消瘀，攻毒蚀疮，引赤发泡。用于癥瘕肿块，积年顽癣，瘰疬，赘疣，痈疽不溃，恶疮，死肌。用量 0.03 ~ 0.06g，炮制后多入丸散。外用适量，研磨或浸酒醋，或制油膏涂敷，不宜大面积使用。有大毒，内服宜慎，孕妇禁用。

附注

1. 红娘子　为蝉科昆虫黑翅红娘子 *Huechys sanguinea* 或 *H. philaemata* 的干燥体。成虫全形如蝉而瘦小，长 1.5 ~ 2.5cm，宽 5 ~ 7mm，头部及胸部大多黑色，额部、口器部及胸部背面两侧有朱红斑，腹部朱红色；翅 2 对，黑棕色膜质。主产于湖南、河南、湖北、江苏。功效与斑蝥类似。

2. 青娘子　为芫青科昆虫绿芫青 *Lytta caraganae* 的干燥体。成虫长圆形，长 1 ~ 2cm，宽 4 ~ 5mm，全体亮绿色、蓝紫色，具美丽光泽。主产于江苏、浙江。含斑蝥素。功效与斑蝥相似。

3. 芫青科中有 3 属 16 种昆虫斑蝥素含量不低于 0.35%，如苹斑芫菁 *Mylabris calida* Pallas 等 8 种昆虫的斑蝥素含量超过或接近 1%，表明药用斑蝥种类可以扩大。

僵蚕　Bombyx Batryticatus

本品为蚕娥科昆虫家蚕 *Bombyx mori* L.4 ~ 5 龄的幼虫感染（或人工接种）白僵菌 *Beauveria bassiana*（Bals.）Vuillant 而致死的干燥体。多于春、秋季生产，将感染白僵菌病死的蚕干燥。主产于江苏、浙江。

本品略呈圆柱形，多弯曲皱缩。长 2 ~ 5cm，直径 0.5 ~ 0.7cm。表面灰黄色，背有白色粉霜状的气生菌丝和分生孢子。头部较圆，足 8 对，体节明显，尾部略呈二分歧状。质硬而脆，易折断，断面平坦，外层白色，中间有亮棕色或亮黑色丝腺环 4 个。气微腥。味微咸。

僵蚕中含尿嘧啶、尿苷、黄嘌呤及次黄嘌呤。还含 6 – *N* – 羟乙基腺嘌呤（6 – *N* – hydroxy ethyl adenine）；含蛋白质 67.4%，环酯肽类白僵菌素（beauvericin）、昆虫毒素及溶纤维蛋白酶（fibrinolysin）、脂酶、壳质酶（chitinase）。还含赖氨酸、亮氨酸、天门冬氨酸等 17 种氨基酸；含羟基促蜕皮甾酮（ecdysterone）、过氧毒角甾醇、7β – 羟基胆甾醇及变态活性刺激素。还含白僵菌黄色素（bassianins）和 3 – 羟基犬尿素（3 – hydroxykynurenine）两种色素，脂肪 4.38%及镁、钙等 28 种无机元素。僵蚕外表白色粉霜中含有草酸铵。

大鼠灌服僵蚕粉剂 5g/kg·d，连续 2 周，对四氧嘧啶所致实验性糖尿病大鼠的血糖有显著降低作用。体外实验表明，僵蚕提取液 2.5g（生药）/ml 对家兔血浆凝血酶时间（TT）、凝血酶原时间（AT）和白陶土部分凝血活酶时间（KPTT）有延长作用，每克生药作用分别相当于 1.08、13.47 和 14.50U 肝素。僵蚕醇水浸出液给小鼠皮下注射、腹腔注射或灌胃，或给家兔静脉注射均有催眠作用。柞蚕杀菌肽 D 对肿瘤细胞有杀伤作用。僵蚕中的过氧毒角甾醇及 7－β－羟基胆甾醇在体外有较强的抗癌活性。

本品性平，味咸、辛。能祛风定惊，化痰散结。用于惊风抽搐，咽喉肿痛，皮肤瘙痒，颌下淋巴结炎，面神经麻痹。用量 5～9g。

*蟾酥 Venenum Bufonis

（英）Toad venon

来源 本品为蟾蜍科动物中华大蟾蜍 *Bufo bufo gargarizans* Cantor 或黑眶蟾蜍 *Bufo melanostictus* Schneider 耳后腺及皮肤腺的干燥分泌物。

动物形态

1. 中华大蟾蜍 体壮，长 10cm 以上，雄性略小。头顶较平滑，全身皮肤粗糙，布满大小不等的圆形瘰疣，腹部有小疣。头宽大，口阔，吻端圆，吻棱明显，上下颌均无齿，近吻端有小型鼻孔一对。眼大凸出，鼓膜明显，头顶部两侧各有一大而长的耳后腺。躯体短而宽。生殖季节雄性背面黑绿色，雌性背面色浅，瘰疣呈乳黄色；腹面乳黄色，有棕色或黑色细花斑，前肢指趾略扁，指侧微有缘膜而蹼，指长顺序为 3、1、4、2；后肢粗壮，胫跗关节前达肩部，趾侧有缘膜，蹼较发达（图 15－2）。穴居泥土中或栖居石块下、草丛中。分布于全国大部分地区。

2. 黑眶蟾蜍 体型较小，长约 7～10cm，头部沿吻棱、眼眶上缘、鼓膜前缘及上下颌缘有十分明显的黑色角质棱或黑色线；身体满布大小不等的圆形疣粒，疣粒上有黑点或刺；体色变异较大，一般背部有黄棕色略带棕红色的斑纹，肤面色浅；胸腹部具不规则灰色斑纹。

分布于浙江、福建、江西、四川、湖南、广东、广西、云南、贵州、台湾等省。

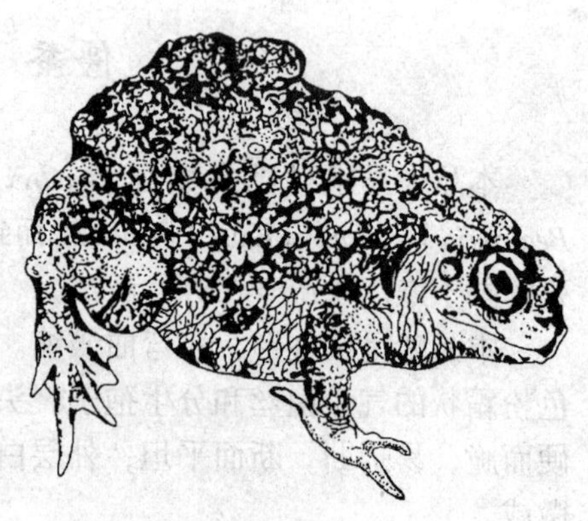

图 15－2 中华大蟾蜍

采制 多于夏、秋季捕捉蟾蜍，洗净，用铜或竹制镊子夹其耳后腺及皮肤腺，挤出白色浆液。将收集的白色浆液放入圆模具中晒干，为“团蟾酥”；白色浆液直接涂在箬竹叶或玻璃板上晒干，为“片蟾酥”（图 15－3）。

产地 团蟾酥主产于河北、山东、辽宁等省；片蟾酥主产于江苏、浙江等省。

性状 团蟾酥形状、大小常因地而异，通常呈扁圆形团块，棕褐色，质坚，不易折断，断面角质状，微有光泽；片蟾酥呈不规则片状，红棕色，半透明。气微腥，味初甜而后有持久的麻辣感，粉末嗅之作嚏。

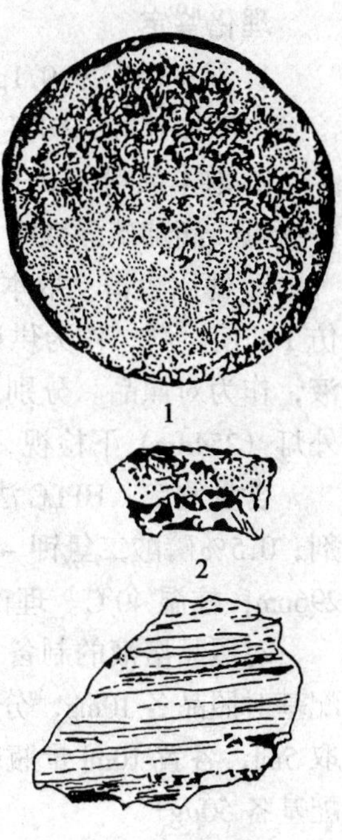

图 15-3 蟾蜍

1. 团蟾酥 2. 片蟾酥

化学成分

1. 强心甾类 （1）蟾毒配基类（bufogenins） 主要为华蟾毒配基（cinobufagin）约 5.0%、脂蟾毒配基（resibufogenin）约 3.4%、羟基华蟾毒基（cinobufaginol）约 1.6%、海蟾毒精（marinobufagin）、蟾毒灵（bufalin）约 1.8%、蟾毒它灵（bufotalin）、远华蟾毒基（telocinobufagin）约 1.4%、日蟾毒配基（gamabufotalin）及脂蟾毒精（resibufagin）、华蟾毒它灵（cinobufotalin）、沙蟾毒精（arenobufagin）、嚏根草苷元（hellebrigenin）、嚏根草醇（hellebrigenol）和蟾毒它里宁（bufotalinin）等共 20 多种化合物。（2）蟾毒类（bufotoxins） 为上述蟾毒配基类 C_3-OH 与辛二酸精氨酸（suberoylarginine）、庚二酰精氨酸（pimeloylarginine）、丁二酰精氨酸（succinoylarginine）、辛二酸及硫酸等结合的酯类，多存在于新鲜的蟾蜍分泌物中。根据配基的不同，可将该类化合物分为 13 类，已明确结构的有 50 余种化合物。

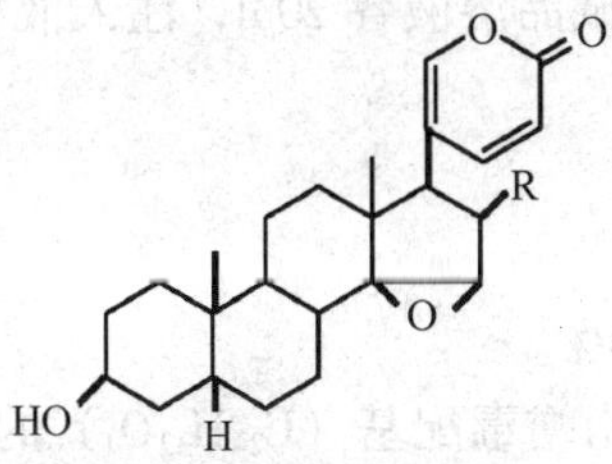

脂蟾毒配基 R=H

华蟾毒配基 R=OAc

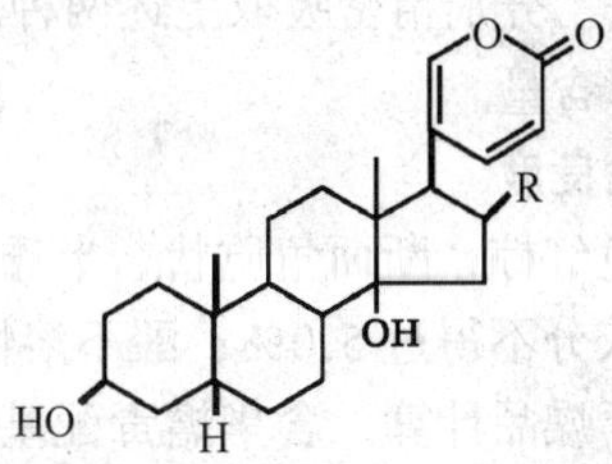

蟾毒灵 R=H

蟾毒素 R=OAc

2. 吲哚类生物碱 主要有蟾酥碱（bufotenine）、去氢蟾酥碱（dehydrobufotenine）、蟾酥甲碱（bufotenidine）、蟾酥硫碱（bufothionine）及 5-羟色胺（serotonin）等近 10 种化合物。

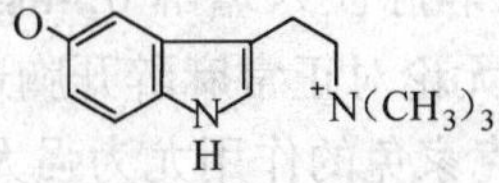

蟾酥甲碱

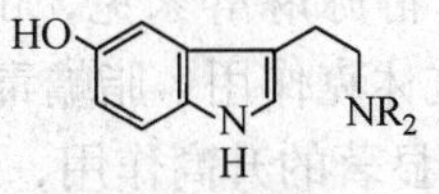

	R
5-羟色胺	H
蟾酥碱	CH_3

还含有胆甾醇、麦角甾醇、β-谷甾醇、多糖类、肽类及有机酸等成分。近有学者从蟾蜍皮肤分泌物中提得一种睡眠诱导因子（SIF），为连有一个羟基和羧基基团的共轭芳香化合物[12]。

理化鉴定

1. 取本品粉末0.1g，加氯仿5ml，浸泡1小时，滤过，滤液蒸干，残渣加醋酐少量使溶解，滴加硫酸，初显蓝紫色，渐变蓝绿色（甾类化合物反应）。

2. 取本品粉末0.1g，加甲醇5ml，浸泡1小时，滤过，滤液中加对二甲氨基苯甲醛固体少量，滴加硫酸数滴，即显蓝紫色（吲哚类化合物反应）。

3. 薄层色谱　取本品细粉1g，加氯仿20ml回流提取1小时，滤过，滤液蒸干，加氯仿1ml使溶解，作为供试品；另取脂蟾毒配基对照品，以氯仿溶解成每毫升含1mg的溶液，作为对照品。分别点样于同一硅胶G薄层板上，用苯－丙酮（7:3）上行展开，在紫外灯（254nm）下检视，供试品在与对照品相应位置上显相同的暗红色斑点。

含量测定　HPLC法　色谱条件与系统适用性试验　用十八烷基硅烷键合硅胶为填充剂；0.5%磷酸二氢钾－乙腈（50:50）（用磷酸调节pH 3.2）为流动相；检测波长为296nm；柱温40℃。理论塔板数按华蟾毒配基峰、脂蟾毒配基峰计算均应不低于4000。

对照品溶液的制备　精密称取经五氧化二磷减压干燥24小时的华蟾毒配基、脂蟾毒配基对照品各10mg，分别置100ml量瓶中，加甲醇溶液并稀释至刻度，摇匀；分别精密量取5ml，各置10ml量瓶中，加甲醇至刻度，摇匀，即得（每1ml中含华蟾毒配基、脂蟾毒配基各50μg）。

供试品溶液的配置　取本品细粉约25mg（同时另取本品粉末测定水分），精密称定，置具塞锥形瓶中，精密加甲醇20ml，称定重量，加热回流1小时，放冷，再称定重量，用甲醇补足减失的重量，摇匀，滤过，取续滤液，即得。

测定法　分别精密吸取上述两种对照品溶液与供试品溶液各20μl，注入液相色谱仪，测定，计算含量。

品质优良度

1. 以色红棕，断面角质状、半透明、有光泽者佳。

2. 总灰分不得过5.0%；酸不溶性灰分不得过2.0%。

3. 按干燥品计算，含华蟾毒配基（$C_{26}H_{34}O_6$）和脂蟾毒配基（$C_{24}H_{32}O_4$）的总量不得少于6.0%

药理作用

1. 对心血管的作用　(1) 强心作用　蟾毒配基类和蟾蜍毒素类化合物均有强心作用，前者作用更为明显。(2) 对心肌缺血的影响　蟾酥对血栓形成导致的冠状血管狭窄而引起的心肌梗死等缺血性心脏障碍，能增加心肌营养性血流量，改善微循环，增加心肌供氧。(3) 对动脉压的影响　静脉麻醉家兔，由耳缘静脉注入蟾酥0.4mg/kg，具有明显的升高动脉压的作用。(4) 抗休克作用　脂蟾毒苷元无论对正常麻醉开胸还是休克家兔的左心室内压（LVP）均有非常显著的升高作用，对休克家兔的作用尤为强大。

2. 对血小板的作用　静脉麻醉的家兔，由耳缘静脉注入蟾酥0.4mg/kg，以盐水稀释静注，并以等量生理盐水的对照。结果盐水组注入前后的最大聚集率与聚集曲线斜率均无明显改变，但蟾酥注入前后具有显著差异，说明蟾酥对血小板聚集的程度与速度均有抑制作用。

3. 抗肿瘤作用　0.01μmol/L bufalin对人胃癌细胞系MGC－803细胞具有显著的抑制作用，IC_{50}约为0.1μmol/L，其机制是使MGC－803细胞核染色质凝缩、破裂、DNA损伤、胞浆 DNA 含量下降，导致细胞死亡。bufalin 可诱导肿瘤细胞分化，从而抑制肿瘤细胞增殖。用 bufalin 作用于体外培养的白血病细胞、可检测到细胞拓扑异构酶Ⅱ的水平下降，DNA 断裂。

4. 对中枢神经系统的作用　蟾力苏（脂蟾毒配基注射液）具有中枢性呼吸兴奋作用，可在一定程度上对抗全麻药的中枢抑制。

5. 对免疫功能的影响　蟾酥制剂 1～3mg/只，用药组小鼠的腹腔巨噬细胞吞噬百分率及指数均较对照组有显著升高，血清溶菌酶浓度亦有显著提高。华蟾毒对小鼠有升高白细胞和提高 IgG 含量作用。

6. 麻醉作用　中华大蟾蜍分泌物和花背蟾蜍分泌物的氯仿提取物对豚鼠均有局部麻醉作用，相同浓度下，后者的麻醉作用强于前者。

7. 毒性　中华大蟾蜍分泌物氯仿提取物 LD_{50}为 8.91±1.52mg/kg；花背蟾蜍分泌物的氯仿提取物 LD_{50}为 10.86±0.64 mg/kg。

功效　性温，味甘辛，有毒。能解毒，止痛，开窍醒神。用于痈疽疔疮，咽喉肿痛，中暑吐泻，腹痛神昏，手术麻醉。用量 0.015～0.03g。多入丸散；外用适量。常用制剂有六神丸、蟾酥丸等。

附注

1. 干蟾　为蟾蜍的干燥全体。含与蟾酥类似成分，尚含蟾蜍色素（bufochrome）。用于小儿痨热、腹胀泻泄，慢性支气管炎，淋巴结核。用量 3～5g。外用治痈肿恶疮。

2. 花背蟾蜍 *Bufo raddei* Strauch　体背面有不规则花斑，腹面为白色，通常无斑点。分布于东北、华北地区，制取的蟾酥亦供药用，但脂蟾毒配基等成分含量甚低，品质较次。

龟甲　Carapax et Plastrum Testudinis

本品为龟科动物乌龟 *Chinemys*（*Geoclemys*）*reevesi*（Gray）的背甲及腹甲。全年均可捕捉，以秋、冬二季为多，捕捉后杀死，或用沸水烫死，剥取背甲及腹甲，除去残肉，晒干。主产江苏、浙江、安徽、湖北、湖南等地。可人工饲养。

背甲及腹甲由甲桥相连，背甲稍长于腹甲，与腹甲常分离。背甲呈长椭圆形拱状，长 7.5～22cm，宽 6～18cm；外表面棕褐色或黑褐色，背棱 3 条；颈盾 1 块，前窄后宽；椎盾 5 块，第一椎盾长大于宽或近相等，第 2～4 椎盾宽大于长；肋盾两侧对称，各 4 块；缘盾每侧 11 块；臀盾 2 块。腹甲呈板片状，近长方椭圆形，长 6.4～21cm，宽 5.5～17cm；外表面淡黄棕色至棕黑色，盾片 12 块，每块常具紫褐色放射状纹理，腹盾、胸盾和股盾中缝均长，喉盾、肛盾次之，肱盾中缝最短；内表面黄白色至灰白色，有的略带血迹和残肉，除净后可见骨板 9 块，呈锯齿状嵌接；前端钝圆或平截，后端具三角形缺刻，两侧残存呈翼状向斜上方弯曲的甲桥。质坚硬。气微腥，味微咸。

龟甲含骨胶原（collagen）、角蛋白、蛋白质、维生素、脂肪等。近报导龟上甲中含磷脂。龟上甲含蛋白质为 30.42%～33.18%、碳酸钙（钙在龟甲中存在的主要形式）为 44.28%～55.85%。龟上下甲均含谷氨酸、天门冬氨酸、组氨酸等 18 种氨基酸，下甲含量高于上甲。尚含锶、锌、铜、铁等 10 多种无机元素，其中锶的含量较高，其次是铜、锌。

2mg/ml 的龟甲提取液能显著促进体外培养第 35 代人胚肺二倍体成纤维细胞（2Bs 细

胞）的生长增殖，表明对细胞具有延缓衰老的作用；用 T_3 造成的甲亢型大鼠每日灌服100%龟甲煎液（10ml/kg），连续6日，可降低甲亢大鼠血清中 T_3、T_4 的含量，降低红细胞膜 Na^+、K^+ - ATP 酶活性、血浆 cAMP 和血浆黏度，使萎缩的甲状腺恢复生长；每日每只灌服20%龟甲胶液0.5ml，可使小鼠白细胞数量明显增加。用 T_3 造成的甲亢型大鼠每日灌服100%龟甲煎液（10ml/kg），可使萎缩的胸腺恢复生长，使淋巴细胞转化率提高，血清中 IgG 含量增加，提高细胞免疫及体液免疫功能。

本品性微寒，味咸、甘。能滋阴潜阳，益肾强骨，养血补心。用于阴虚潮热，骨蒸盗汗，头晕目眩，虚风内动，筋骨痿软，心虚健忘。用量9~24g，先煎。

鳖甲 Carapax Trionycis

本品为鳖科动物鳖 *Trionyx sinensis* Wiegmann 的背甲。全年均可捕捉，以秋、冬季为多，捕捉后杀死，置沸水中烫至背甲上的硬皮能剥落时，取出，剥取背甲，除去残肉，晒干。主产于湖北、湖南、安徽、江苏、浙江等地，可人工饲养。

本品呈椭圆形或卵圆形，背面隆起，长10~15cm，宽9~14cm。外表面黑褐色或墨绿色。略有光泽，具细网状皱纹及灰黄色或灰白色斑点，中间有一条纵棱，两侧各有左右对称的横凹纹8条，外皮脱落后，可见锯齿状嵌接缝。内表面类白色，中部有突起的脊椎骨，颈骨向内卷曲，两侧各有肋骨8条，伸出边缘。质坚硬。气微腥，味淡。

本品含中华鳖多糖（Trionyx sinesis polysaccharides）、骨胶原（collagen）、甘氨酸、天门冬氨酸、苏氨酸等17种氨基酸；磷酸钙、碳酸钙及锌、铜、磷等17种以上的无机元素。

连续11日内每只每日鳖甲胶（20%）0.5ml灌胃，可使小白鼠血红蛋白含量明显增加；对接种人肠癌细胞的裸鼠每日按800mg/kg剂量口服鳖甲粉，在治疗35日后与对照组比较，抑瘤率为92.15%，肿瘤坏死面积达67%，与5-氟尿嘧啶（5-Fu）组比较其优点是不引起宿主白细胞数下降，表明鳖甲粉不仅对人肠癌有抑制作用，而且副作用小，对骨髓的抑制比5-Fu轻；鳖甲对大鼠实验性肝纤维化有保护作用，但对已形成的肝纤维化无逆转作用；鳖甲提取物以0.5g/kg、0.25g/kg、0.1g/kg给小鼠连续灌服3天，可明显减少致死量X线照射后小鼠的辐射损伤，30天存活率比模型组分别提高了40%、30%和40%，且鳖甲提取物可提高受辐射小鼠的脾重、胸腺重、脾细胞数、胸腺细胞数及白细胞总数。

本品性微寒，味咸。能滋阴潜阳，软坚散结，退热除蒸。用于阴虚发热、劳热骨蒸、虚风内动、经闭、癥瘕。用量9~24g，捣碎，先煎。

蛤蚧 Gecko

本品为壁虎科动物蛤蚧 *Gekko gecko* L. 的干燥体。全年均可捕捉，除去内脏，拭净，用竹片撑开，使全体扁平顺直，低温干燥。主产于广西。云南、广东等省亦产。

全体呈扁片状，头颈部及躯干部长9~18cm，尾长6~14cm。头稍扁，略呈三角形，两眼多凹陷成窟窿，无眼睑，吻鳞不切鼻孔，口内角质齿密生于颚的边缘，无大牙。背部灰黑色或银灰色，有黄白色或绿色斑点散在。脊椎骨及两侧肋骨突出。四足均有五趾，除第一趾外，均具爪、趾底面具吸盘。尾细长而结实，扁圆形，有不甚明显的银灰色环带数条。全身密被类圆形微有光泽的细鳞。质坚韧，气腥，味微咸。

本品含：1. 磷脂类　含磷脂酰胆碱（PC）、溶血磷脂酰胆碱（LPC）、神经鞘磷脂（SM）、磷脂酰乙醇胺（PE）、磷脂酰甘油（PG）、磷脂酸等磷脂类成分。

2. 脂肪酸类　含月桂酸（lauric acid）、豆蔻酸（myristic acid）、花生酸（arachidic acid）、亚油酸（linoleic acid）、硬脂酸（stearic acid）、油酸（oleic acid）、花生四烯酸（arachidonic acid）、棕榈酸（palmitic acid）、棕榈油酸、亚麻酸（linolenic acid）等21种脂肪酸，其中不饱和脂肪酸占75%，是蛤蚧补益功效的活性成分之一。

3. 氨基酸类　含谷氨酸、甘氨酸、天冬氨酸等17种氨基酸。尾部的氨基酸含量高于躯干部，是蛤蚧尾滋补强身作用的物质基础之一。

4. 其他类　尚含肌酸、肌肽、胆碱、肉碱类，甲基对硫酮还原型谷胱甘肽-S-甲基转移酶、α-角蛋白、β-角蛋白、糖脂、胆固醇脂、鸟嘌呤（guanine）、性激素样物质及锌、钙、磷等19种无机元素。

小鼠注射蛤蚧头、身、足、尾各混悬液后，能明显对抗氢化可的松所致的免疫抑制作用，能明显提高脾重，并能提高小鼠对静注碳粒廓清指数，具有非特异性免疫增强作用；蛤蚧醇提取物能显著提高大鼠小肠匀浆中及血液红细胞中铜锌超氧化物歧化酶、过氧化氢酶和谷胱甘肽过氧化物酶活性，同时LPO含量明显下降，并蛤蚧尾部的作用大于体部；实验证实蛤蚧不同部位均能显著提高睾丸重量，特别蛤蚧尾与对照组之间有极显著性差异。但只有蛤蚧尾可使子宫重量增加。

蛤蚧还有抗炎，降血糖及提高机体抗应激作用。

本品性平，味咸。能补肺益肾，纳气定喘，助阳益精。用于虚喘气促，劳嗽咳血，阳痿遗精。用量3~6g，多入丸散或酒剂。

金钱白花蛇　Bungarus Parvus

本品为眼镜蛇科动物银环蛇 *Bungarus multicinctus multicinctus* Blyth 的幼蛇干燥体。夏秋二季捕捉，剖开蛇腹，除去内脏，擦净血迹，用乙醇浸泡处理后，盘成圆形，用竹签固定、干燥。主产于广西及广东，有人工养殖。

呈圆盘状，盘径3~6cm，蛇体直径0.2~0.4cm。头盘在中间，尾细，常纳口内，口腔内上颌骨前端有毒沟牙1对，鼻间鳞2片，无颊鳞，上下唇鳞通常各为7片。背部黑色或灰黑色，有白色环纹45~58个，黑白相间，白环纹在背部宽1~2行鳞片，向腹面渐增宽，黑环纹宽3~5行鳞片，背正中明显突起一条脊棱，脊鳞扩大呈六角形，背鳞细密，通身15行，尾下鳞单行。气微腥，味微咸。

蛇毒中含三磷酸腺苷酶（adenosine triphosph atase）、磷脂酶A（phospholipase A）、磷脂酶C（phospholipase C）、鱼精蛋白（protamine）、透明质酸酶（hyaluronidase）、乙酰胆碱酯酶同功酶（acetylcholinesterase isoenzy-mes）等。含α-环蛇毒（α-bungarotoxin，环蛇毒甲），一级结构由74个（18种氨基酸）氨基酸残基组成的单一肽链，分子量约7983，有10个半胱氨酸组成的5个二硫键桥，在分子内交联，*N*-末端为异亮氨酸。含β-环蛇毒（β-bungarotoxin，环蛇毒乙）、分子量约28500，由180个（18种氨基酸）氨基酸残基组成，含 20 个半胱氨酸。含 γ - 环蛇毒（γ - bungarotoxin，环蛇毒丙）。尚含 β_1 - 环蛇毒（β_1 - bungarotoxin），分子量约 21000。

蛇体灰分 19%，干燥失重 11.63% ~ 12.45%，水溶性浸出物 13.6% ~ 19.7%，95% 乙醇浸出物 0.54% ~ 5.40%，胆汁中含胆酸。

银环蛇可使神经生长因子从胚胎侧根神经节诱出神经突赘疣。银环蛇毒经过氧化氢氧化去毒的神经毒（neurotoxin）可阻止脊髓灰质炎、肌肉萎缩、侧索硬化等神经变性退化；蛇毒 0.188mg/kg 对大鼠的镇痛效果较吗啡 1mg/kg 强 3 ~ 4 倍，且不易产生耐受性。α - 银环蛇毒作用于运动神经末梢与骨骼肌结合处的突触后膜，与终板上的乙酰胆碱受体结合，从而阻止神经末梢释放出来的递质——乙酰胆碱与胆碱受体结合，产生对抗除极化型的神经 - 肌肉阻断作用；对二甲苯所致小鼠耳廓炎症及大、小鼠蛋清性足肿胀有明显抑制作用。对摘除肾上腺大鼠蛋清性足肿无抑制作用，提示其作用机理可能与垂体 - 肾上腺皮质系统有关。

本品性温，味甘、咸。能祛风、通络、止痉。用于风湿顽痹，麻木拘挛，中风口㖞，半身不遂，抽搐痉挛，破伤风，麻风疥癣，瘰疬恶疮。用量 3 ~ 4.5g。研粉吞服 1 ~ 1.5g。

* 熊胆　Fel Ursi

（英）Bear Gall

来源　本品为熊科动物黑熊 *Selenarctos thibetanus* Cuvier 或棕熊 *Ursus arctos* L. 的干燥胆。

动物形态　黑熊　体长 1.5 ~ 2.0m，全身披黑色毛，有光泽。头部宽，吻部较短，鼻端裸出，耳较长，生有长毛，颊后及颈部两侧的毛甚长，胸部有 V 字形大白斑纹，四肢粗壮，前后足均具 5 趾，前足腕垫宽大与掌垫相连，后足垫宽大而肥厚，具爪，爪能弯曲，前爪稍长于后爪。尾短（图 15 - 4）。

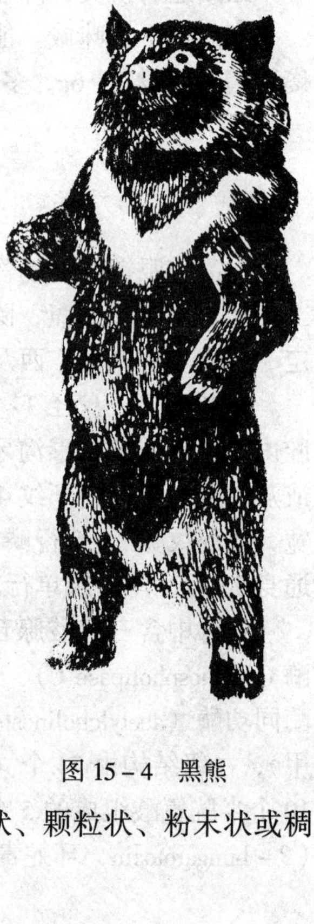

棕熊　体长约 2m，全身披黑棕色毛；头阔而圆，耳较圆，披长而柔软的毛，肩部隆起，胸部无 V 字形白斑纹；前足腕垫小，与掌垫间有毛相隔，爪侧扁而弯曲。

栖息于阔叶林或混交林中，分布于东北、华北、西南、华南。

采制　割取胆囊，将口扎紧，剥去附着的脂肪后悬挂通风处阴干或晾 8 ~ 10 天后用竹片夹起，边晾边收紧夹板，使之扁平、直至全干。

产地　主产于东北及云南、贵州、四川、青海、西藏、新疆，以云南产者质优，习称“云胆”，东北产量较大，习称“东胆”。销全国各地。

图 15 - 4　黑熊

性状　胆囊呈扁卵圆形，上部狭细，下部膨大呈囊状，长 10 ~ 20cm。表面灰褐色、灰色或棕黄色，有皱褶，囊皮薄，对光透视上半部常半透明。囊内有干燥的胆汁（习称胆仁），呈块状、颗粒状、粉末状或稠膏状。金黄色，透明如琥珀，有光泽，质松脆者习称“金胆”或“铜胆”；黑色，质坚脆或稠膏状者习称“黑胆”或“铁胆”；黄绿色，光泽较差质脆者习称“菜花胆”。气微清香具微腥，味极苦而回甜，有黏舌感（图 15-5）。

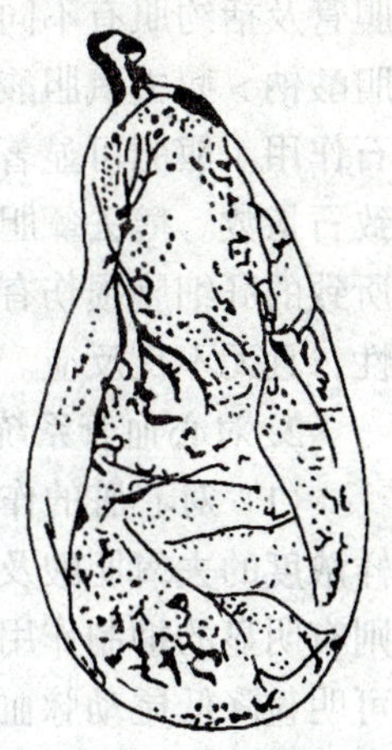

图 15-5 熊胆

化学成分

1. 胆汁酸类　胆汁酸类成分可因熊胆的产地和来源种属及捕杀季节的不同而有很大差异。胆汁酸成分主要是牛磺熊去氧胆酸（TUDCA，tauroursodeoxycholic acid）和牛磺鹅去氧胆酸（TCDCA，taurochenodeoxycholic acid），前者含量明显高于后者。多数熊胆中还含有一定量的牛磺胆酸（TCA，taurocholic acid）、微量的游离去氧胆酸（UDCA，ursodeoxycholic acid）和鹅去氧胆酸（CDCA，chenodeoxycholic acid）、胆酸（CA，cholic acid）。有报道琥珀胆中牛磺熊去氧胆酸在总胆汁酸中平均含量达 70.9%。红棕色和青棕色的熊胆含牛磺熊去氧胆酸的量最高，总胆酸为胆汁的 58%~59%，黑色熊胆的总胆汁酸为胆汁的 23%~26%。

2. 胆色素类　以胆红素为主，金胆胆红素含量为 0.83%±0.01%，黑胆为 0.82%±0.02%，除胆红素外，还含有胆黄素、胆褐素。

3. 磷脂类　熊胆中含磷脂酰胆碱（PC）、磷脂酰肌醇（PI）、磷脂酰乙醇胺（PE）、磷脂酰甘油、磷脂酸。

4. 氨基酸类　熊胆及熊胆粉（活体引流熊胆汁干燥品）含有亮氨酸、缬氨酸、丙氨酸等 17 种氨基酸，以精氨酸和谷氨酸的含量最高（棕熊），分别为 2.90%和 0.48%。

5. 微量元素　天然熊胆和引流胆汁中含有磷、铜、锌、钙等 18 种以上的微量元素。

尚含脂肪、胆固醇和无机盐等成分。

理化鉴定

1. 取胆仁少许轻轻投入水中，胆仁在水面盘旋而逐渐溶解下沉，呈黄色线状而不扩散；另取胆仁碎末用火烧之，起泡而无腥气。

2. 取胆仁粉末少许置紫外灯下观察应显黄白色荧光，而不应显棕黄色荧光；另取粉末约 0.2g，溶于 7%冰醋酸溶液 20ml 中，溶液不应显浅兰色乳浊荧光（与牛胆、羊胆区别）。

3. 薄层色谱　取胆仁约 0.1g，加甲醇 10ml 温热使溶，放冷，滤过，滤液浓缩近干，加 20%氢氧化钠溶液 5ml，水浴水解 5 小时，放冷，加盐酸至 pH 2~3，用乙酸乙酯萃取 2 次，合并乙酸乙酯液，浓缩至约 5ml 供试；另取胆酸、猪去氧胆酸、熊去氧胆酸及去氧胆酸各约 1mg，分别加甲醇 1ml 溶解作对照。分别点样于硅胶 G 板上，用异辛烷-乙醚-冰醋酸-正丁醇-水（10:5:5:3:1）的上层液展开，30%硫酸喷雾，105℃烘烤 10 分钟，供试品应有与对照品相同的斑点。

品质优良度　本品以个大、胆仁多、金黄色、半透明、质松脆者佳。

药理作用

1. 对消化系统的作用（1）解痉作用　5×10^{-5}g 熊胆粉溶液对乙酰胆碱所致离体小鼠肠痉挛有解痉作用，作用强度（ID_{50}）顺序为：去氧胆酸钠（熊去氧胆酸钠）>牛磺熊去氧胆酸钠（鹅去氧胆酸钠）>胆酸钠。（2）利胆作用　胆汁酸盐类于 10^{-4}g 浓度时对猪总胆管及括约肌有不同程度的松弛作用，促进胆汁排入十二指肠。其作用强弱顺序为：去氧胆酸钠 > 鹅去氧胆酸钠 > 熊去氧胆酸钠 > 胆酸钠 > 牛磺胆酸钠 > 甘氨胆酸钠。(3) 溶解胆石作用　熊胆可显著降低豚鼠的胆石生成率，升高胆汁酸浓度，降低胆汁中胆固醇浓度及致石指数。鹅去氧胆酸可使胆石溶解，减少胆石的生成率。(4) 保肝作用　熊胆对 CCl_4 所致的肝细胞损伤有保护和解毒作用。熊胆粉能有效缓解高脂高热量饮食引起的肝脂肪变性，且无不良反应。熊胆胆囊对病毒性肝炎有退黄作用，总胆红素复常率为 81%。

2. 对心血管系统的作用

(1) 对心脏的作用　胆酸及胆酸钙在 10^{-3} 浓度时对离体蟾蜍心脏有兴奋作用。而同样浓度的去氧胆酸及其钠盐或钙盐、鹅去氧胆酸、牛磺胆酸钠、牛磺去氧胆酸钠与胆红素则有明显的抑制作用。(2) 降压作用　不麻醉的自发性高血压大鼠灌服胆酸钠 100mg/kg，可明显降低尾动脉血压，作用持久，3～4 天后消失。

3. 对中枢神经的作用　小鼠皮下注射熊去氧胆酸钠 200mg/kg，可使硝酸士的宁的 LD_{50} 提高 2.7 倍，有明显的解毒效果。熊去氧胆酸、鹅去氧胆酸钠与胆酸钠合用的解毒效果更佳。

4. 抗癌作用　熊胆能有效地消除体内的亚硝酸钠、并可阻断二甲基亚硝胺的体外合成，说明有抗癌作用。

熊胆中的鹅去氧胆酸、胆酸和去氧胆酸还有抑菌、抗炎、抗过敏、镇咳、祛痰和助消化等多种作用。

功效　性寒，味苦。能清热，平肝，明目。用于热盛黄疸，小儿惊痫，目翳，咽喉肿痛，恶疮痈肿及胆囊炎。用量 0.15～0.3g，多入丸散。

附注　熊胆粉　为黑熊或棕熊的引流熊胆汁经干燥后得粉状物，功效同熊胆。

*鹿茸　Cornu Cervi Pantotrichum

(英) Hariy Antler

来源　本品为鹿科动物梅花鹿 *Cervus nippon* Temminck 或马鹿 *C. elaphus* L. 的雄鹿未骨化密生茸毛的幼角。前者习称“花鹿茸”，后者习称“马鹿茸”。

动物形态　梅花鹿　身长 1.5m 左右。雄鹿有角，雌鹿无角。雄鹿出生后 6～8 个月额骨表皮膨起，内有骨突起称为稚角（习称毛桃）；生后第二年夏天稚角延长生长称为初角茸或锥茸（习称锥角子）；生后第三年所生的角具 1～2 个枝叉，其后每年早春脱换新角，增生一叉，最多至 4～5 枝叉。耳稍大，直立；四肢细长，前 2 趾有蹄；尾短。全身披棕色毛，光滑，体侧纵列 4～6 行白斑，臀部有白块斑，腹部及四肢内侧有白毛。冬毛厚密，呈棕黄色；夏毛薄呈红棕色（图 15－6）。

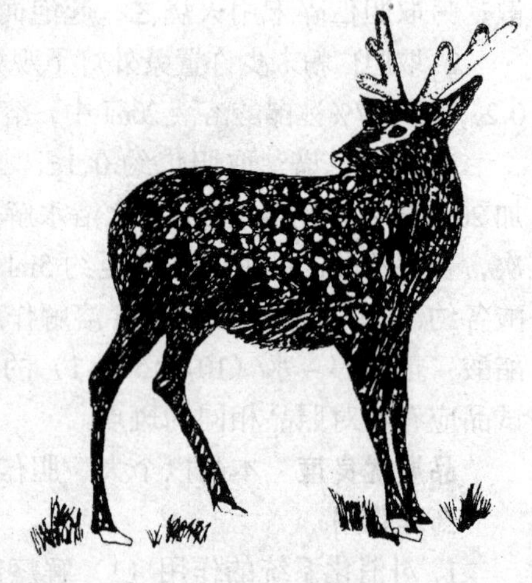

图 15－6　梅花鹿

常群栖于山地草原及林边。主要分布于东北、华北。现多为人工饲养。

马鹿　身长2m余，角可多至6～8枝叉，全身披棕色或红棕色毛，无白斑。栖息于高山森林草原。分布于东北、西北、西南及内蒙古。野生或饲养。

采制

1. 锯茸　雄鹿从第三年开始锯茸，"二杠"（具有一个分枝者）每年采二次，第一次在清明后45～50天，称"头茬茸"，第二次约立秋前后，称"二茬茸"；"三岔"（具有二个分枝者）每年采收1次，通常在7月下旬锯取。锯下之茸，须立即加工。先洗去茸毛上不洁物，并挤去一部分血液，锯口处用线绷紧，固定于架上，放入沸水中烫炸3～4次，每次15～20秒，使茸内血液排出，至锯口处冒白沫，嗅之有蛋黄气味为止。然后晒干，次日再烫炸数次，风干或烘干。

2. 砍茸　只用于生长6～10年的老鹿、病鹿，将鹿头砍下，再将鹿茸连脑盖骨锯下，除尽残肉，绷紧脑皮，如上法反复烫炸（图15－7）。

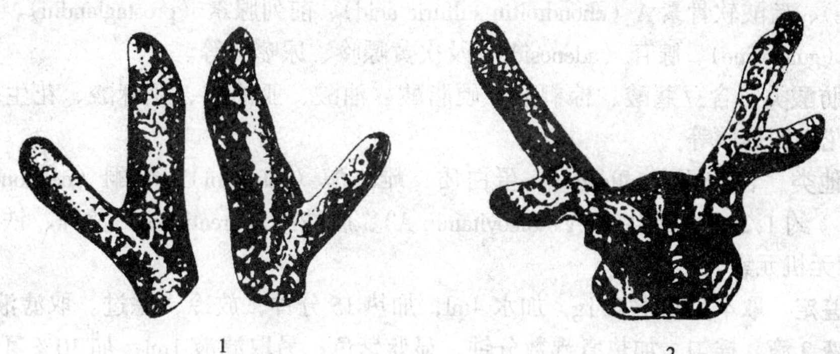

图15－7　鹿茸

1. 二杠　2. 砍茸

产地　花鹿茸主产于吉林、辽宁、河北；马鹿茸主产于黑龙江、吉林、内蒙古、新疆、青海。东北产者称"东马茸"，西北产者称"西马茸"。

性状　花鹿茸　呈圆柱状分枝，"二杠"柱枝习称"大挺"，长17～20cm，锯口直径4～5cm，离锯口约1cm处分出侧枝，习称"门庄"，长9～15cm，直径较大挺略细。外皮红棕色或棕色，多光润，表面密生红黄色或棕黄色细茸毛，上端较密，下端较疏；分岔间具一条灰黑色筋脉，皮茸紧贴。锯口黄白色，外围无骨质，中部密布细孔。体轻，气微腥，味微咸。"三岔"大挺长23～33cm，直径较二杠细，略呈弓形，微扁，枝端略尖，下部多有纵棱筋及突起疙瘩。皮红黄色，茸毛较稀而粗。

二茬茸与头茬茸相似，但挺长而不圆或下粗上细，下部有纵棱筋。皮灰黄色，茸毛较粗糙，锯口外围多已骨化。体较重。无腥气。

马鹿茸　较花鹿茸粗大，分枝较多，侧枝1个者习称"单门"；2个者习称"莲花"；3个者习称"三岔"；四个者习称"四岔"或更多。东马茸"单门"大挺长25～27cm，直径约3cm，外皮灰黑色，茸毛灰褐色或灰黄色，锯口外皮较厚，灰黑色，中部密布细孔，质嫩；"莲花"大挺长可达33cm，下部有棱筋，锯口面蜂窝状，小孔稍大；"三岔"皮色深，质较老；"四岔"茸毛细而稀，大挺下部具棱筋及疙瘩，分枝顶端多无毛，习称"捻头”。西马茸 大挺多不圆，顶端圆扁不一，长 30～100cm，表面有棱，多抽缩干瘪，分枝较长且弯曲、毛茸细长，灰色或黑灰色。锯口色较深，常见骨质。气腥，味咸。

化学成分

1. 磷脂类 从花鹿茸中提得卵磷脂（lecithin）、脑磷脂（cephalin）、糖脂（glycolipin）、神经磷脂（neuromyelin）、溶血磷脂酰胆碱、神经鞘磷脂、磷脂酰胆碱、溶血磷脂酰乙醇胺、磷脂酰肌醇、磷脂酰丝氨酸、磷脂酰乙醇胺、磷脂酰甘油、双磷脂酰甘油、磷脂酸。从花鹿茸的神经节苷酯（gangliosides）中分得 GM_3（Neu5Ac）、GM_3（Neu5Gc）、GD_3（Neu5Ac）等 5 个神经节苷酯成分、并确定了结构。

2. 氨基酸、肽类 含氨基酸约 50%，有色氨酸、亮氨酸、赖氨酸等 17 种氨基酸。从花鹿茸中分离出鹿茸多肽Ⅰ和多肽Ⅱ。

3. 糖及苷类 含葡萄糖胺（glucosamine）、半乳糖胺（galactomine）、酸性黏多糖、核糖核酸（ribonucleic acid）、脱氧核糖核酸（deoxyribonucleic acid）、三磷酸腺苷（adenosine triphosphate）、硫酸软骨素 A（chondroitin sulfuric acid）、前列腺素（prostaglandin）、尿嘧啶核苷、鸟苷（guanosine）、腺苷（adenoside）及次黄嘌呤、尿嘧啶等。

4. 脂肪酸类 含豆蔻酸、棕榈酸、硬脂酸、油酸、亚油酸、亚麻酸、花生酸、花生二烯酸、花生四烯酸等。

5. 其他类 含胶原（collagen）、蛋白质、雌二醇（estradiol）、雌酮（oestrone）、脑素（ceramide）、约 1.25%、维生素 A（oleovitamin A）、肌酸酐（creatinine）及锌、铁、铜、钙等 20 多种无机元素。

理化鉴定 取本品粉末 0.1g，加水 4ml，加热 15 分钟，放冷，滤过。取滤液 1ml，加茚三酮试液 3 滴，摇匀，加热煮沸数分钟，显蓝紫色；另取滤液 1ml，加 10%氢氧化钠溶液 2 滴，摇匀，滴加 0.5%的硫酸铜溶液，显蓝紫色。

品质优良度 花鹿茸以粗壮、主枝圆、顶端丰满、毛细质嫩、皮色红棕，有油润光泽者为佳。马鹿茸以饱满、体轻、毛色灰褐、下部无棱线者为佳。

药理作用

1. 抗衰老作用 鹿茸水提物（0.5～1.0g/kg）对老年及青年小鼠可明显降低血清胆固醇、甘油三酯含量，增加脑和肝蛋白质含量，降低脑和肝 MDA 含量，明显增强 SOD 活性，抑制 MAO－B 活性，增加脑内 5－HT、HE 和 DA 含量，显出抗衰老作用。

2. 对免疫功能及遗传的影响 腹腔注射鹿茸精 1.0ml/kg·d、2.0ml/kg·d，连续七日，能显著增强小鼠单核巨噬细胞的吞噬功能，提高碳粒廓清率，并对环磷酰胺及氢化可的松所致的吞噬功能低下亦有显著的激活作用。鹿茸多糖（PAPS）有促进和调节机体体液免疫功能作用，并增强机体吞噬细胞的吞噬功能。鹿茸醇提物对环磷酰胺所致小鼠遗传物质损伤有一定的保护作用。

3. 对心血管的作用 离体心脏和整体实验结果表明，鹿茸精大剂量可使心肌收缩力减弱，心率减慢，外围血管扩张，血压下降；中等剂量则加强心肌缩力，使心率加快，心输出量增加，对疲劳的心脏作用更为明显。

4. 对性功能的影响 鹿茸酊对未成年大鼠的前列腺和贮精囊的生长有促进作用。鹿茸能使雄鼠血浆中睾酮（T）含量增高，并能增加未成年雄性小鼠睾丸、前列腺－贮精囊、提肛肌－海绵球肌的重量。具有促性腺激素样作用的有效物质为磷脂类成分。

5. 对胃溃疡的影响　鹿茸多糖能促进 PGE_2 的合成而且有抗溃疡作用。于两天内每日给小鼠口服鹿茸多糖每日 250 ~ 500mg/kg，能显著抑制应激性溃疡及结扎胃幽门引起的溃疡。

6. 促骨折愈合作用　鹿茸多肽能明显加速骨痂的形成及骨折的愈合，明显增加骨痂内羟脯氨酸的含量。鹿茸多肽加速骨折愈合的作用与其促进软骨和成骨样细胞的增殖有关。

7. 对神经系统的作用　灌服鹿茸提取物 3.0g/kg，能显著延长小鼠痛反应潜伏期，用药 30 分钟后，镇痛作用显著。鹿茸提取物能明显延长小鼠戊巴比妥钠的睡眠时间，具镇静作用。

8. 强壮作用　鹿茸能提高机体的工作能力，减轻疲劳，改善睡眠，促进食欲。鹿茸精及鹿茸提取物能显著延长正常或饥饿小鼠的游泳时间，明显提高耐低温和耐高温的能力。

9. 抗炎作用　腹腔注射鹿茸多糖 100mg/kg，对右旋糖酐、蛋清所致的小鼠足肿胀有明显的抑制作用，口服无效。静脉注射鹿茸多肽 50 ~ 150mg/kg，对角叉菜胶和右旋糖酐所致足肿胀亦有明显作用，并能对 5 - HT、PGE_2 等致炎介质所致的毛细血管通透性增高有显著的抑制作用。

功效　性温，味甘、咸。能壮肾阳，益精血，强筋骨，调冲任，托疮毒。用于阳痿滑精，宫冷不孕，羸瘦，神疲，畏寒，眩晕，耳鸣耳聋，腰脊冷痛，筋骨痿软，崩漏带下，阴阻不敛。用量 1 ~ 2g。研末冲服。

附注

1. 鹿角　为马鹿或梅花鹿已骨化的角或锯茸后翌年春季脱落的角基，分别称“马鹿角”、“梅花鹿角”、“鹿角脱盘”。具有温肾阳，强筋骨，行血消肿的功能。用量 6 ~ 15g。

2. 鹿角胶　为鹿角加水煎熬制成的胶块。黄棕色或红棕色，半透明，气微，味微甜。含多种氨基酸、VB_{12}、微量元素。具有温补肝肾，益精养血的功能。用量 3 ~ 6g，烊化兑服。

3. 鹿角霜　为鹿角熬制鹿角胶剩余的角块，体轻、质酥，有黏舌感。具有温肾助阳，收敛止血的功能。用量 9 ~ 15g。

4. 鹿胎　为梅花鹿或马鹿的水胎（包括胎鹿、胎盘和羊水）的干燥品。有益肾阳、补精血的功能。制剂有鹿胎膏，用于治疗妇科病。

5. 鹿鞭　为梅花鹿或马鹿的干燥阴茎和睾丸。有补肾阳、益精血、强阳事的功能。

* 麝香　Moschus

（英）Musk

来源　本品为鹿科动物林麝 *Moschus berezovskii* Flerov、马麝 *M. sifanicus* Przewalski 或原麝 *M. moschiferus* L. 成熟雄体香囊中的干燥分泌物。

动物形态　林麝　身长 70 ~ 80cm，肩高 50cm 以下。头部较小，耳长直立，眼圆大，吻端裸露，雄性上颌犬齿特别发达，长而尖，露出唇外，向下微弯，雌性犬齿细小，不露出唇外，雌雄均无角。四肢细长，后肢长于前肢。全身橄榄色，并有桔红色泽，幼麝背面有斑点，成体背面无斑点。雄麝脐部和生殖器之间有麝香腺，呈囊状，外部略隆起，习称“香囊”，生成的麝香贮存于香囊内。栖息于多岩石山地、针阔混交林中，多分布于四川、甘肃、陕西、湖北、贵州；现已人工饲养。

马麝　体形似林麝而稍大，身长85～90cm，肩高50～60cm，吻长，成体全身沙黄褐色，颈部有栗色斑块。栖息于高原林缘，主要分布于青藏高原。

原麝　体形似林麝而稍大，身长约85cm，肩高50～60cm，吻短，成体全身暗深棕色，背部有6列肉桂红色斑点，栖息于高山针叶林及针阔混交林中，分布于东北大、小兴安岭，长白山及河北（图15－8）。

采制　野麝多在冬季至次春猎取，猎获后割取香囊，阴干，习称“毛壳麝香”（整麝香），除去囊壳，习称“麝香仁”，拣去麝香仁中的细毛和脱落的内层皮膜（习称“银皮”），其颗粒大者习称“当门子”，质量最好。我国为保护药用资源，采用活麝取香，即从饲养麝的香囊中取出麝香仁，拣去毛和银皮等杂质，干燥，密封保存。取香仁后的麝继续饲养，不但能再供取香，并能参加配种。

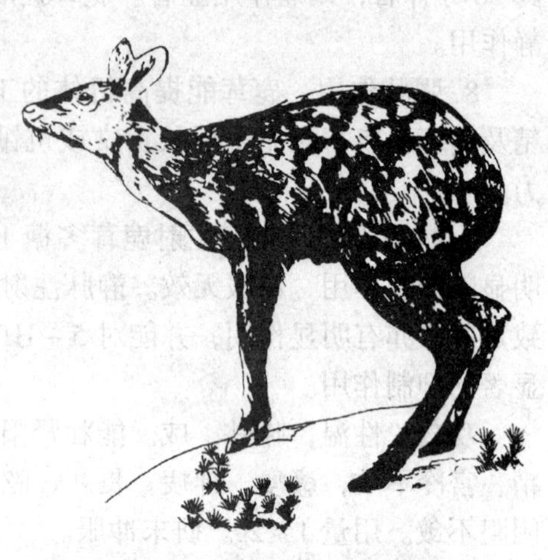

图15－8　原麝

产地　麝香是我国特产的名贵生药，主产于四川、贵州、云南（称川麝香），甘肃、青海、陕西（称西麝香）等地。销全国，并出口。

性状　毛壳麝香　为扁圆形或类椭圆形的囊状体，直径3～7cm，厚2～4cm。大小和重量因生长年龄不同而异，一般重约30g。开口面的皮革质，棕褐色，略平，密生白色和灰棕色短毛，从两侧围绕中心排列，中间有1小囊孔。另一面为棕褐色略带紫色的皮膜，微皱缩，偶显肌肉纤维，略有弹性，剖开后可见中层皮膜呈棕褐色或灰褐色，半透明，内层皮膜呈棕色，内含颗粒状、粉末状的麝香仁和少量毛及银皮（图15－9）。

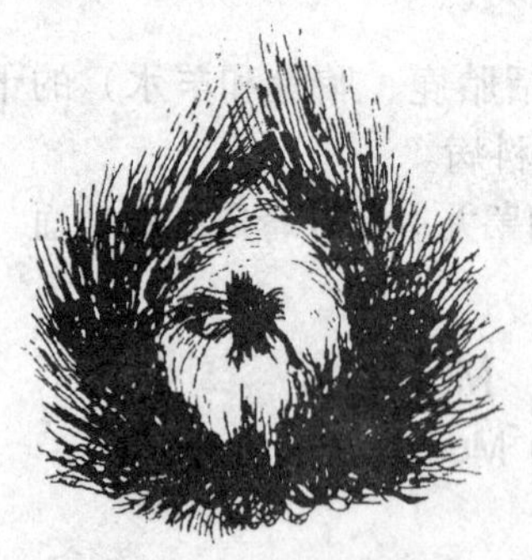

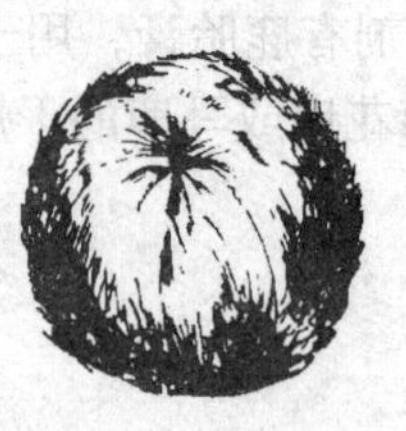

图15－9　毛壳麝香

麝香仁　野生者质软，油润，疏松，其中颗粒大者为当门子，呈不规则圆球形或颗粒状，表面多呈紫黑色，油润光亮，微有麻纹，断面深棕色或黄棕色。粉末状者多呈棕褐色或黄棕色，并有少量银皮和毛。饲养品呈颗粒状、短条或不规则团块。表面不平，紫黑色或深棕色，显油性，微有光泽，并有少量毛和银皮。气香浓烈而特异，味微辣、微苦带咸。

显微特征　粉末　黄棕色。(1) 分泌物团块呈黄色、淡黄褐色或暗棕色。(2) 草酸钙结晶方形、柱形、八面体形或簇状，透明或半透明，散在或附于团块上。(3) 油滴类圆形，散在于团块中。(4) 表皮组织碎片无色或淡黄色，有的附有油滴和草酸钙结晶。

化学成分

1. 大环酮醇类　主要为麝香酮（muscone），含量为0.9%～3%，为无色液体，是麝香的香气成分，现已人工合成。尚含降麝香酮（normuscone），麝香醇（muscol），3－甲基环十三酮（3－mythylotridecan－1－one），环十四烷酮（cyclotetradecan－1－one），5－顺式环十四烯酮（5－cis－cyclotetradecen－1－one），5－顺式环十五烯酮（5－cis－cyclopentadecen－1－one）等化合物。

2. 吡啶类生物碱　含麝吡啶（muscopyridine），羟基麝吡啶A、B（hydroxymuscopyridine A、B）、2，6－壬撑吡啶（2，6－nonamethylene pyridine）、2，6－癸撑吡啶（2，6－decamethylene pyridine）等。

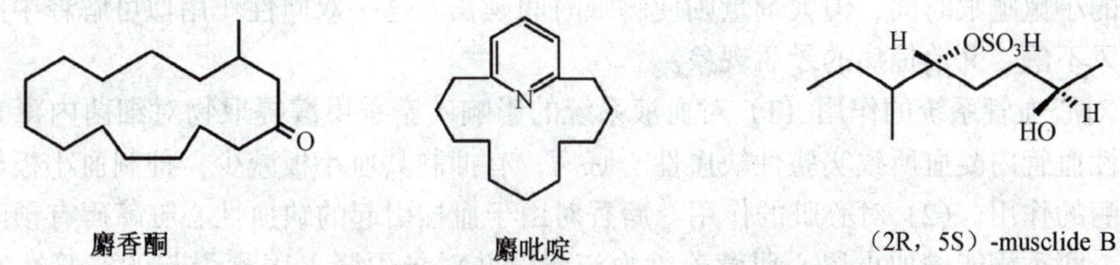

麝香酮　　麝吡啶　　（2R，5S）-musclide B

3. 甾类　含3α－羟基－5α－雄甾烷－17－酮（3α－hydroxy－5α－androstan－17－dione），3α－羟基－5－β－雄甾烷－17－酮（3α－hydroxy－5β－androstan－17－one），5β－雄甾烷－3，17－二酮（5β－androstan－3，17－dione），5α－雄甾烷－3，17－二酮（5α－androstan－3，17－dione），雄甾－4－烯－3，17－二酮（androst－4－ene－3，17－dione），雄甾－4，6－二烯－3，17－二酮（androst－4，6－diene－3，17－dione）等14种雄甾烷。还含睾丸酮（testosterone），雌二醇（estradiol），胆固醇（0.78%～1.19%）及胆固醇脂（0.35%～2.42%）。

4. 蛋白质、肽、氨基酸类　麝香中含蛋白质约25%，并分离出一种分子量约5000～6000的多肽，其醇溶物中有4种游离氨基酸：精氨酸、脯氨酸、甘氨酸和丙氨酸。

5. 无机物　麝香中含钾、钠、钙等元素，硫酸盐（1.25%）、磷酸盐（1.41%）和碳酸铵等。其中含钙量为0.28%，铁0.3%，总含磷量为1.69%，有机氮1.80%。

除此，尚含尿囊酸（allantoin）、胆酸和胆红素样物质及麝香吡喃（muscopyran）等。还含（2*R*，5*S*）－musclide－A_1、（2*R*，5*R*）－musclide－A_2、（4*S*）－musclide－A_2、（2*R*，5*S*）－musclide－B等庚二醇亚硫酸酯类化合物，具强心作用。

理化鉴定

1. 取麝香仁少许，加五氯化锑共研，香气消失。再加氨水少许研磨，香气恢复。

2. 滤纸的一端浸于麝香仁的乙醇提取液中，上行展开1小时后，将滤纸取出，干燥，在紫外灯（365nm）下观察，出现2个黄色或黄绿色荧光带。

含量测定　气相色谱法　色谱条件与系统适用性试验　以苯基（50%）甲基硅酮

（OV－17）为固定相，涂布浓度为2%；柱温200±10℃。理论板数按麝香酮峰计算应不低于1500。

对照品溶液的制备　取麝香酮对照品适量，精密称定，加无水乙醇制成1.5mg/ml的溶液，即得。

供试品溶液的制备　取干燥品0.2g（恒重），精密称定，精密加无水乙醇2ml，密塞，振摇，放置1小时，滤过，取滤液，即得。

测定法　分别精密吸取对照品溶液与供试品溶液各2μl，注入气相色谱仪，计算，即得。

品质优良度

1. 不得检出动植物组织、矿物和其他掺伪物。不得有霉变。

2. 毛壳麝香以饱满、皮薄、捏之有弹性、香气浓烈者为佳。

3. 按干品计算，含麝香酮（$C_{16}H_{30}O$）不得少于2.0%。

药理作用

1. 对中枢神经系统的影响　天然麝香、天然麝香酮和合成麝香酮均能缩短戊巴比妥钠引起的小鼠睡眠时间，但大剂量则使睡眠时间延长。这一双向性作用似可解释中医用麝香治中风不醒、又治惊痫的矛盾现象。

2. 对心血管系统的作用（1）对血液系统的影响　麝香甲醇提取物对细菌内毒素诱发的弥散性血管内凝血所致实验性缺血性心脏病，有抑制其血小板减少，抑制血小板聚集及抗凝血酶的作用。（2）对心脏的作用　麝香对由于血栓引起的缺血性心脏障碍有预防和治疗作用。麝香酮能增加小鼠心肌营养性血流量，并对异丙肾上腺素引起的实验性心肌坏死，有一定的保护作用。（3）对血压的影响　麝香1mg/kg给猫静注，能使血压下降，心率增快，呼吸频率和深度增加。麝香注射液对结扎和未结扎冠状动脉左前降支（LAD）的狗有明显降压作用。（4）对肾上腺素能β受体的作用　麝香水提取物能增强异丙肾上腺素对猫心脏乳头肌的收缩作用及豚鼠气管平滑肌的松弛作用。

3. 抗炎作用　天然麝香灌服对大鼠角叉菜胶性足肿胀有明显的抑制作用，腹腔注射对右旋糖酐性大鼠足肿胀有明显抑制作用。

4. 对子宫的作用　小鼠皮下注射麝香酮有抗着床和抗早孕作用，且随着孕期延长，抗孕作用更趋显著。麝香对于家兔、大鼠以及豚鼠的离体子宫，均有明显的兴奋作用，妊娠的较非妊娠的更敏感。晚期妊娠的子宫对麝香更为敏感，因此孕妇忌用。

5. 雄激素样作用　小鼠皮下注射麝香醚提取物，可使雄性动物性腺、性器官重量明显增加，抑制切除睾丸后的小鼠性腺，性器官萎缩。

6. 抗肿瘤作用　小鼠艾氏腹水癌细胞和肉瘤S_{180}细胞与麝香提取物浓缩后的悬液共同孵育15分钟后，对癌细胞有杀灭作用。对人体食管鳞癌、胃腺癌、结肠癌、膀胱癌的组织匀浆培养液，也显出抑制癌细胞的作用。

7. 抗氧化作用　麝香不仅能消除O_2^-和H_2O_2等活性氧，而且能抑制脂质过氧化，并提示麝香有可能消除烷氧基LO^-、烷过氧基LOO^-等自由基。

功效　性温，味辛。能开窍醒神，活血通经，消肿止痛。用于热病神昏，中风痰厥，气郁暴厥，中恶昏迷，经闭，癥瘕，难产死胎，心腹暴痛，痈肿瘰疬，咽喉肿痛，跌扑伤痛，痹痛麻木。用量0.03～0.1g，多入丸散。孕妇禁用。

附注

1. 人工麝香　系根据天然麝香的组成，以合成麝香酮（*dl* - muscone）为主，按一定比例与其他物质配制而成。经药理试验、理化分析、临床试用证明，人工麝香与天然麝香的性质与功效近似，并对心绞痛有显著的缓解作用。

2. 灵猫香　为灵猫科动物小灵猫 *Virerricula indica* Desmarest 会阴泌香腺的分泌物。历代医籍记载“其阴如麝，功亦相似”。现已人工养殖。小灵猫所产香膏含有灵猫酮（zibetone）等大环烯酮类和大环烷酮类化合物，均有类似麝香的香气，药理作用亦相似，有待开发利用。

*牛黄　Calculus Bovis

（英）Cow - Bezoar

来源　本品为牛科动物牛 *Bos taurus domesticus* Gmelin 干燥的胆结石。

采制　宰牛时检查胆囊、胆管，如发现有硬块即滤去胆汁，将牛黄取出，除去外部薄膜，用棉花等包好，阴干。

产地　全国各地均产，主产于西北（西牛黄）、东北（东牛黄）、华北（京牛黄）及西南等地。销全国。

性状　结石多呈卵圆形、类球形、三角形或类方形，直径 0.6～3（～4.5）cm，重量多在 25g 以下，少数呈管状或碎片。表面黄红色至棕黄色，有的表面挂有一层黑色光亮的薄膜，习称“乌金衣”。有的粗糙，具疣状突起，有的具龟裂纹。体轻，质酥脆，易分层剥离，断面金黄色，可见细的同心层纹，有的可见白心。气清香，味苦而后甘，有清凉感，嚼之易碎，不粘牙，能将唾液染成黄色，其水溶液可使指甲染黄，习称“挂甲”。

化学成分

1. 生物碱类　天然牛黄中含胆红素（bilirubin）。胆红素分为游离胆红素、结合胆红素和共价胆红素 3 种。结合胆红素结合的主要是葡萄糖醛酸，共价胆红素系指蛋白（主为白蛋白）共价结合的胆红素。

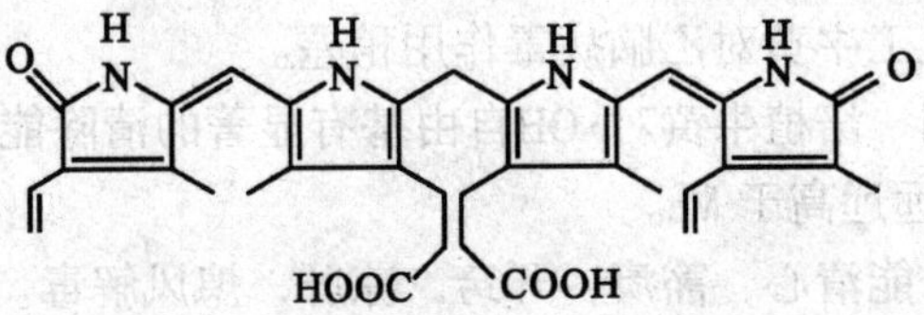

胆红素

2. 甾体类　天然牛黄中含有胆酸（cholic acid）、去氧胆酸（deoxycholic acid）、鹅去氧胆酸（chenodeoxycholic acid）及其盐类。

3. 氨基酸、肽类　含丙胺酸、甘氨酸、牛磺酸、天门冬氨酸、精氨酸、亮氨酸、蛋氨酸等多种氨基酸。还含 2 种酸性肽类成分 SMC - S_2 和 SMC - F，具有收缩平滑肌作用。

4. 无机元素类　含钙、磷、铁、钾等。还含有 V_D、脂肪酸、卵磷脂、类胡萝卜素等成分。

理化鉴定

1. 取牛黄粉末少许置试管中，分别加下列试剂约 3ml，微热，有如下显色反应：(1) 加冰醋酸显绿色，冷却后小心滴加等容积的硫酸，下层无色、上层绿色、两层相接处显紫红色环（甾醇类反应）。(2) 加硫酸显绿色；加硝酸显红色；加氨水显黄褐色（胆红素反应）。

2. 取牛黄粉末 0.2g，加盐酸 1ml 及氯仿 20ml，振摇混合，分取氯仿层，加入氢氧化钡饱和溶液 20ml，振摇混合后生成黄褐色沉淀，分取氯仿层，浓缩至约 1ml，加醋酐 1ml 与硫酸 2 滴，放置，显绿色。

品质优良度

1. 以完整、棕色、质松脆、断面层纹清晰而细腻者佳。

2. 含水不得超过 9.0%；以干品计算含胆红素（$C_{33}H_{36}N_4O_6$）不得少于 35.0%，含胆酸（$C_{24}H_{40}O_5$）不得少于 4.0%。

药理作用

1. 对中枢神经系统的作用　(1) 镇静作用　牛黄（天然品、培植品及人工合成品）对小鼠自发活动，均有显著的抑制作用，均能明显延长戊巴比妥钠、水合氯醛致小鼠的睡眠时间。(2) 抗惊厥作用　天然牛黄和培植牛黄均可推迟咖啡因所致小鼠出现惊厥的潜伏时间。对士的宁所致惊厥的死亡率降低 40%。(3) 解热作用　牛黄（天然品、培植品及人工合成品）对二硝基苯酚、酵母和伤寒、副伤寒甲、乙三联菌所致的家兔体温升高均有明显的解热作用。

2. 对血压的影响　牛黄对自发性或肾性高血压大鼠有显著而持久的降压作用，其作用可持续 1~3 天。

3. 抗炎作用　三种牛黄对大鼠蛋清性足跖肿胀、甲醛性足肿胀、二甲苯所致的小鼠耳肿胀、大鼠棉球肉芽增生均有显著抑制作用。能显著抑制角叉菜胶和甲醛致炎后的大鼠足跖肿胀和炎性组织中的 PGE_2 的含量。

4. 利胆保肝作用　三种牛黄对四氯化碳所致的大、小鼠肝损伤均有保护作用。牛黄可明显减少小鼠肝内脂质过氧化产物丙二醛（MDA），并显著增加肝内氧化物质谷胱甘肽（GSH）的含量。

5. 抗病原微生物作用　牛黄与去氧胆酸钠对乙型脑炎病毒有直接杀灭作用，其灭活时间是在毒血症阶段，人工牛黄对乙脑病毒作用稍差。

6. 清 OH 自由基作用　培植牛黄对·OH自由基有显著的清除能力，其 50%清除率剂量为 0.02μg/ml，清除活性远远高于 Vc。

功效　性凉，味甘。能清心，豁痰，开窍，凉肝，熄风解毒。用于热病神昏，中风痰迷，惊痫抽搐，癫痫发狂，咽喉肿痛，口舌生疮，痈肿疔疮。用量 0.15~0.35g。

附注

1. 人工牛黄　参照天然牛黄的已知成分配制而成。其中胆红素 0.7%，牛羊胆酸 12.5%，猪胆酸 15%，胆甾醇 2%，无机盐［$MgSO_4$、$FeSO_4$、$Ca_3(PO_4)_2$］5%，淀粉加至 100%。本品为土黄色疏松粉末，也有不规则球形或块状，质轻，味微甜而苦，块状者断面无明显的层纹；其微清香，略有腥气，入口无清凉感；水溶液也能染指甲。人工牛黄与天然牛黄类同，可做天然牛黄的代替品。

2. 人工培植牛黄　根据天然牛黄形成的原理，通过手术的方法在活体牛的胆囊内植入精制的“小网”(致黄因子),经一定时间的培育,在小网表面形成牛黄样物质,刮取而得。人工培植牛黄与天然牛黄的化学成分、药理作用基本相同,可代替天然牛黄用。

阿胶 Colla Corii Asini

本品为马科动物驴 *Equus asinus* L. 的皮,经煎熬,浓缩而成的干燥胶块。将驴皮漂泡,去毛,切成小块,再漂泡洗净,分次水煎,滤过,合并滤液,用文火浓缩至稠膏状,冷凝,切块,阴干。主产于山东、浙江,辽宁、河北亦产。

本品呈长方形或方形胶块,黑褐色,有光泽,对光透视显琥珀色半透明状。质硬而脆,断面光亮。气微,味微甘。

本品含骨胶原(collagen),水解后可得明胶、蛋白质及多种氨基酸。山东阿胶的蛋白质含量约为80%,含19种氨基酸,含量较高的有甘氨酸、脯氨酸、精氨酸和苏氨酸;阿胶中含20多种无机元素。其中锌、铁、锰三种重要元素的含量($\mu g/g$)依次为12.38,10.48,18.09。

本品以色匀、质脆、半透明、断面光亮、无腥气者为佳;含水量不得过15%,灰分不得过1%,重金属不得过百万分之三十,含砷量不得过百万分之三。

大量抽血造成犬失血性贫血后,用阿胶溶液灌胃10日,每日30g,能加快红细胞和血红蛋白增加的速度;每日1.56g/kg阿胶灌胃后,可使经^{60}Co照射小鼠血中血红蛋白、白细胞数和骨髓有核细胞数明显增高;将5%精制阿胶溶液给失血性休克或组织胺休克猫静脉输入,可使血压很快恢复;小鼠阿胶溶液灌胃后,可明显提高腹腔巨噬细胞的吞噬能力;口服阿胶能非常显著地促进家兔的凝血过程,使凝血时间缩短;小鼠口服阿胶能够显著提高耐缺氧能力,明显增强耐寒冷能力,非常显著地增强游泳实验中小鼠的抗疲劳作用。

本品性平,味甘。能滋阴润燥,补血,止血。用于血虚症,虚劳咯血,吐血,尿血,便血,血痢,妊娠下血,崩漏,阴虚,心烦失眠,肺虚燥咳等。用量3~9g。

思考题

1. 动物学名与植物学名的异同点。
2. 动物药的主要活性成分。
3. 斑蝥、蟾酥、麝香、牛黄、熊胆、鹿茸的性状鉴定要点。
4. 斑蝥、蟾酥、麝香、牛黄、熊胆、鹿茸的化学成分及其主要活性。
5. 麝香、蟾酥及鹿茸的主要药理作用。
6. 斑蝥、蟾酥、麝香、鹿茸、全蝎、蜈蚣的原动物拉丁学名、主要药用部位。
7. 斑蝥、蟾酥、麝香、鹿茸的理化鉴定方法。
8. 斑蝥、蟾酥、鹿茸、麝香、牛黄、全蝎、蜈蚣、金钱白花蛇的主要功效。

(沈阳药科大学中药学院 包文芳)

第四篇　矿 物 类 生 药

第十六章

矿物生药概述及选论

第一节 矿物生药的发展

矿物类生药包括多数可供药用的天然矿物，如自然铜、辰砂、寒水石等；少数为矿物的加工品如芒硝、轻粉等；动物的化石或骨骼的化石，如石燕、浮石、龙骨等。祖国医药学将矿物作为药物，与植物药、动物药一样，有着悠久历史。我国最早的本草——《神农本草经》中收载矿物药46种（占总药数的12.6%），在唐代矿物药种类已达104种之多，明代的《本草纲目》收载矿物药161种（占总药数8.5%），并将矿物药分别记述在土部和金石部中，特别在金石部，记载比较完整，分为金、玉、石、卤四类，以四卷的篇幅对矿物药进行了全面的阐述，对矿物药正确使用和深入研究有重要价值。《中国药典》（2000年版一部）收载矿物药23种。现今常用的矿物药有50余种。矿物药的种类和数目虽然比植物药少，但是，矿物药在临床上有多方面的医疗作用，如应用含铜、铁、钙、磷、锰等元素的矿物药作为滋养性和兴奋性药物；用含镁、钾、钠等成分的矿物药作为泻下、利尿药物；用含硫、砷、汞等成分的矿物药作为治疗梅毒和疥癣的药物；用含铝、铅、锌等成分的矿物药作为收敛药物等均符合现代医学治病原理，以石膏为主药的"白虎汤"，用于急性传染病，如"流脑"、"乙脑"等症的高热和惊厥，确有显著的疗效。因此，矿物药是生药中一类比较重要的药物。

第二节 矿物的性质

矿物是由地质作用形成的天然单体（元素）或化合物。矿物除少数是自然元素以外，绝大多数是自然化合物，其中大部分是固体，也有的是液体（如水银）或气体（如硫化氢）。每一种固体矿物具有一定的物理和化学性质，这些性质取决于各自的化学成分及其结晶构造。人们常常利用不同的性质，来认识和鉴别不同种类的矿物。兹将具有鉴别意义的特性简介如下：

1. 结晶习性　多数固体矿物为结晶体。其中有些为含水矿物。水在矿物中存在的形式直接影响到矿物的性质。水在矿物中的存在形式可分为两类：一是不加入晶格的吸附水或自由水；一是加入晶格组成，包括以水分子（H_2O）形式存在的结晶水［如胆矾（$CuSO_4 \cdot 5H_2O$）、石膏［（$CaSO_4 \cdot 2H_2O$）］和以H^+、OH^-等离子形式存在的结晶水［如滑石$Mg_3(Si_4O_{10})(OH)_2$］。含水矿物的失水温度，因水的存在形式而不同，这种性质常常用来鉴定矿物。

2. 结晶形状　晶体（结晶质）和非晶体（非晶质）本质上的区别，在于组成物质的质点是否作有规律的排列，凡是质点呈规律排列者为晶体，反之为非晶体。晶体矿物都具有固定的结晶形状和在同一温度时同一物质晶体三维空间晶面夹角都是相同的。因此，通过观察矿物的结晶形状及利用 X 射线衍射手段，可以准确地鉴别不同的结晶形矿物。

3. 透明度　矿物透光能力大小称为透明度。透明度是鉴定矿物的主要特征之一。按矿物磨至 0.03mm 标准厚度时比较其透明度，分为三类：

透明体　能容许绝大部分光线通过，隔着它可清晰地透视另一物体。如无色水晶、云母等。

半透明体　能容许通过一部分光线，隔着它不能看清另一物体。如辰砂、雄黄等。

不透明体　光线几乎完全不能通过。如代赭石、滑石等。

在显微鉴定时，透明矿物常利用偏光显微镜鉴定，不透明矿物利用反光显微镜鉴定。

4. 颜色　矿物的颜色，主要是矿物对光线中不同波长的光波均匀吸收或选择吸收所表现的性质。一般分为三类：(1) 本色　系由矿物的成分和内部构造所决定的颜色。如朱红色的辰砂。(2) 外色　由混入带色杂质或气泡等包裹体所致的颜色，外色的深浅，除与带色杂质的量相关外，还与分散的程度相关，如紫石英、大青盐等。(3) 假色　某些矿物，有时可见变彩现象，系因投射光受晶体内部裂缝面、解理面及表面的氧化膜的反射所引起光波的干涉作用而产生的颜色，如云母等。

矿物粉末的颜色，在矿物学中称为“条痕”。亦即矿物在白色的毛瓷板上划过后留下的有颜色的线条。条痕比矿物表面的颜色更为固定，具有重要的鉴定意义。有的条痕与矿物本身颜色相同，如辰砂。也有不同的，如自然铜本身为亮黄色而条痕则为黑色。磁石和赭石两者表面均为灰黑色，不易区分，但磁石条痕为黑色，而赭石条痕为桃红色，很容易区分。

观察矿物的颜色应以矿物的新鲜面为准和尽量排除外来的带色物质的干扰。

5. 光泽　矿物表面对投射光线的反射能力称为光泽。反射能力的强弱也就是光泽的强度。矿物的光泽由强至弱分为金属光泽（如自然铜）、半金属光泽（如磁石）、金刚光泽（如朱砂）和玻璃光泽（如硼砂）。如果矿物的断口或集合体表面不平滑，并有细微的裂缝等，使一部分反射光发生散射或相互干扰，则可形成一些特殊的光泽。如油脂光泽（硫黄等）、绢丝光泽（石膏等）、珍珠光泽（云母等）、土状光泽（高岭石等）。

6. 硬度　即矿物抵抗外来机械作用（如刻划，研磨，挤压）的能力。不同矿物有不同的硬度，可作为鉴定矿物的依据之一。通常采用摩氏硬度计来确定矿物的相对硬度。摩氏硬度计是由十种不同硬度的矿物组成，按其硬度由大到小分为十级，居前的矿物可以被后面的矿物刻划，但等级是不均衡的，不成倍数和比例的关系，只是比较矿物硬度相对高低的一种方法。矿物的十个硬度等级排序如下：

矿物	滑石	石膏	方解石	氟石	磷灰石	正长石	石英	黄玉石	刚玉石	金刚石
硬度	1	2	3	4	5	6	7	8	9	10

鉴定硬度时，可将样品矿石与上述标准矿石互相刻划，使样品受损的最低硬度等级为

该矿物的硬度。通常用手指甲（约为2）、铜币（约为5.5）、小刀（约为5.5）等刻划矿石，粗略求得矿石硬度。

精密测定矿石的硬度，可用测硬仪和显微硬度计等。测定硬度时，须在矿物单体和新解理面上进行。

7. 比重　比重是鉴定矿物重要的物理常数。每种矿物的比重在一定的条件下为常数。如水银为13.6、辰砂为8.09～8.20、石膏为2.3。

8. 矿物的力学性质　矿物受外力作用时呈现的力学性质主要有以下三种：

(1) 脆性　指矿物容易被击破或压碎的性质，如自然铜、方解石等。

(2) 延展性　指矿物能被压成薄片或抽成细丝的性质。如金、铜、铝等。

(3) 弹性　指矿物在外力作用下变形，外力取消后，在弹性限度内，能恢复原状的性质。如云母等。

除此，矿物还具有挠性和柔性。

9. 磁性　系指矿物可以被磁铁或电磁铁吸引，或其本身吸引铁物体的性质，如磁石（磁铁矿）等，矿物的磁性与本身化学成分中含有铁、钴、镍、锰、铬等磁性元素有关。

10. 解理、断口　矿物受力后沿一定结晶方向裂开成光滑平面的性质称为解理，该平面称为解理面。解理是结晶物质特有的性质，其形成与晶体构造的类型有关，因此是矿物鉴定的重要特征之一。如云母、方解石可完全解理，石英没有解理。矿物受力后不是沿一定结晶方向断裂所形成的断裂面称为断口。断口面的形态有：平坦状（如高岭土）、贝壳状（如胆矾）、参差状（如青礞石等）和锯齿状（如铜等）。

11. 吸湿性　有的矿物具有吸着水分的能力，可粘在舌上，如龙骨等。

12. 气味　有些矿物具特殊的气味，尤其是受锤击、加热或湿润时较为明显。如雄黄灼烧时有蒜臭气味，胆矾具涩味，食盐具咸味等。

第三节　矿物生药的鉴定

矿物药是一类特殊的生药，一般依据矿物的性质进行质量鉴定。常采用以下方法：

性状鉴定　根据矿物的一般性质进行鉴定，除外形、颜色、质地、气味等项检查外，还应检测其硬度、条痕、透明度、解理、断口、磁性及比重。

显微鉴定　粉末状的矿物药可借助显微镜，观察其形状、透明度和颜色等。在矿物药的研究中，使用偏光显微镜研究透明的非金属矿物的晶形、解理和化学性质，如折射率、双折射率；用反光显微镜对不透明与半透明的矿物进行物理、化学性质的检测。但这两种显微镜均要求矿物经磨片后才可进行观察。

理化鉴定　利用物理和化学方法，对矿物药所含主要化学成分进行定性和定量的分析，能鉴定矿物药的真伪和质量的优劣。对外形和粉末无明显特征或剧毒的矿物药，如信石、玄明粉等进行理化分析鉴定尤为重要。

随着现代科学技术的迅速发展，国内外对矿物药的鉴定采用了许多新技术。如用X射线衍射法分析龙骨的成分；用X射线衍射、热分析和X射线荧光分析，研究了滑石的成分；用原子发射光谱分析测定龙骨中的元素等。光谱分析和X射线光谱分析也应用于矿物药的鉴定和研究领域，对很细小和胶态矿物还可利用电子显微镜进行观察。这些先进分析技术的应用，不仅使矿物药的成分和含量能快速、准确地测定，而且对含有的其他微量元素，特别是有害元素也能进行检测，对保证用药的安全和有效是十分重要的。

第四节　矿物生药的分类

矿物学中对矿物的分类通常是以阴离子为依据进行分类，主要有氧化物类（磁石、赭石、信石等），硫化物类（雄黄、辰砂、自然铜等），卤化物类（大青盐等），硫酸盐类（石膏、明矾、芒硝等），碳酸盐类（炉甘石、钟乳石等），硅酸盐类（滑石等）。

依医药学观点，矿物药中阳离子通常对药效起重要作用。所以，以阳离子为依据进行分类，对矿物药的研究和应用有诸多方便。现以阳离子的种类将常见的矿物药分类如下：

1. 钾化合物类　硝石（KNO_3）等。
2. 钠化合物类　芒硝（$Na_2SO_4 \cdot 10H_2O$），玄明粉（Na_2SO_4），硼砂，大青盐等。
3. 钙化合物类　石膏（$CaSO_4 \cdot 2H_2O$），寒水石（$CaCO_3$），龙骨（CaO、P_2O_5 等），紫石英（CaF_2）等。
4. 镁化合物类　滑石［$Mg_3(Si_4O_{10})(OH)_2$］等。
5. 铝化合物类　白矾［$KAl(SO_4)_2 \cdot 12H_2O$］，赤石脂［$Al_4(Si_4O_{10})(OH)_8 \cdot 4H_2O$］等。
6. 锌化合物类　炉甘石（$ZnCO_3$）等。
7. 铁化合物类　赭石（Fe_2O_3），磁石（Fe_3O_4），自然铜（FeS_2）等。
8. 铜化合物类　胆矾（$CuSO_4 \cdot 5H_2O$），铜绿等。
9. 汞化合物类　朱砂（HgS），轻粉（Hg_2Cl_2），红粉（HgO）等。
10. 铅化合物类　铅丹（Pb_3O_4），密陀僧（PbO）等。
11. 砷化合物类　雄黄（As_2S_2），雌黄（As_2S_3），信石（As_2O_3）等。
12. 硅化合物类　白石英，玛瑙，浮石（SiO_2），青礞石等。
13. 铵化合物类　白碱砂（NH_4Cl）等。
14. 其他类　硫黄（S），琥珀等。

第五节　矿物生药选论

*朱砂　Cinnabaris

（英）Cinnabar

来源　本品为硫化物类矿物辰砂族辰砂，亦有合成品。

采制　采挖后，选取纯净者，用磁铁吸净含铁的杂质，再用水淘去砂石和泥沙。

产地　主产于贵州、湖南、四川、广西及云南地区。

性状　为块状或粒状集合体，呈颗粒状或块片状。鲜红色或暗红色，条痕红色至红褐色，具光泽。体重，质脆，片状者易破碎，粉末状者有闪烁的光泽。硬度 2～2.5，比重 8.09～8.20。无臭、无味。

商品常以形状不同分为珠宝砂、镜面砂、豆瓣砂。

珠宝砂　呈细小颗粒或粉末状，鲜红色，明亮。

镜面砂　多呈斜方形，长条形片状，大小薄厚不等，直径 1.0 ~ 15cm，厚 0.2 ~ 0.3cm。光亮如镜。

豆瓣砂　形如豆瓣状，方圆形块状，多棱角，赤红色，有光亮（图 16 - 1）。

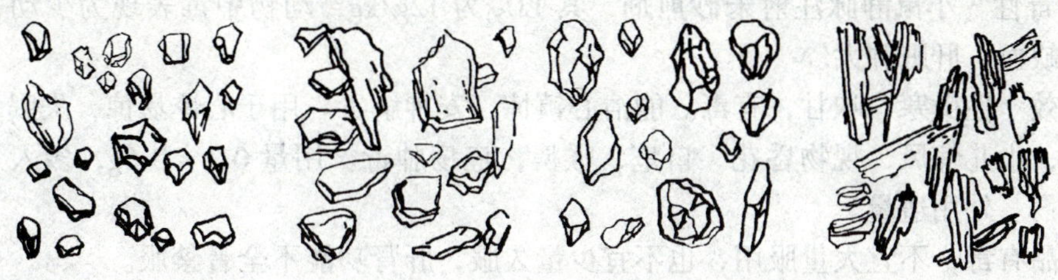

图 16 - 1　朱砂

显微鉴别　反射偏光镜下，反射光为蓝灰色，内反射为鲜红色，偏光性显著，偏光色常被内反射掩盖，反射率 27%（伏黄）。透射偏光镜下为红色，透明，平行消光，干涉色鲜红色，一轴晶，正光性。折射率：No = 2.913，Ne = 3.272；双折射率较高，Ne - No = 0.359。

化学成分　主含硫化汞（HgS）。理论上含汞 86.2%。硫 13.8%。尚含钡、镁、铅、锰、铜等无机元素。常混有雄黄、磷灰石和沥青等杂质。人工制品较纯，一般含 HgS 可达 99.9%以上。

朱砂无论产自何地，采用何种加工方法均含有大量的可溶性汞和游离汞，特别是研磨朱砂中可溶性汞及游离汞含量均高于水飞朱砂。

理化鉴别

1. 粉末用盐酸润湿后，在光洁的铜片上摩擦，铜片表面显银白色光泽，加热烘烤后，银白色消失。

$$HgS + 2HCl \rightarrow HgCl_2 + H_2S\uparrow$$

$$HgCl_2 \xrightarrow{Cu} CuCl_2 + Hg\text{(银白色)}$$

2. 取粉末 2g，加盐酸 - 硝酸（3∶1）的混合液 2ml 使溶解，蒸干，加水 2ml 使溶解，滤过，滤液显汞盐及硫酸盐的鉴别反应。

品质优良度

1. 以色红鲜艳，有光泽，微透明，无杂质者为佳。

2. 含硫化汞（HgS）不得少于 96.0%。

药理作用

1. 抗心率失常作用　家兔口服朱砂对氯仿 - 肾上腺素和草乌注射液所致的心率失常具有明显的对抗作用，同时证实朱砂安神丸的作用远强于去朱砂之安神丸的作用。

2. 解毒、防腐作用　朱砂外用能抑杀皮肤细菌、寄生虫等。

3. 对肾脏的作用　朱砂中汞可在肾脏中诱发 8 - OH - dG 升高，认为汞可致肾细胞中 DNA 氧化性损伤。

4. 对受孕率的影响　朱砂可致小鼠受孕率降低，朱砂中的汞可通过胎盘屏障进入胎鼠体内。

5. 镇静、催眠、抗惊厥作用　小鼠口服朱砂 0.01g/g，7d 后腹腔注射安纳咖，其产生惊厥的平均时间比生理盐水对照组推迟（80s，$P < 0.05$）。

6. 毒性　小鼠静脉注射朱砂煎剂，其 LD_{50} 为 12g/kg，动物中毒表现为少动、反应迟钝、肾缺血、肝脏肿大。

功效　性微寒，味甘，有毒。能清心镇惊，安神解毒。用于心悸易惊，失眠多梦，癫痫发作，小儿惊风，视物昏花，口疮，喉痹，疮疡肿毒。用量 0.1 ~ 0.5g，多入丸散，不宜入煎剂。外用适量。

本品有毒，不宜大量服用，也不宜少量久服，肝肾功能不全者禁服。

*石膏　Gypsum Fibrosum

（英）Gypsum

来源　本品为硫酸盐类矿物硬石膏族石膏。

采制　全年可采。采挖后，除去泥沙及杂石。

产地　主产于湖北、甘肃、四川、安徽、山西等省。

性状　为纤维状集合体，呈长块状、板块状或不规则块状。白色、灰白色或淡黄色，有的半透明。体重，质软，硬度为 1.5 ~ 2，比重 2.3，条痕白色。纵断面具绢丝样光泽。无臭，味淡（图 16 - 2）。

化学成分　主成分为二水合硫酸钙（$CaSO_4 \cdot 2H_2O$）。含钙 > 10%，铝、硅、铁、镁、锶，0.01% ~ 0.1%，铜、钛、钠，锰、银 < 0.001%，铅、锡、锆、钡、铍等无机元素，并含有具抗病毒作用的 ^{34}S。

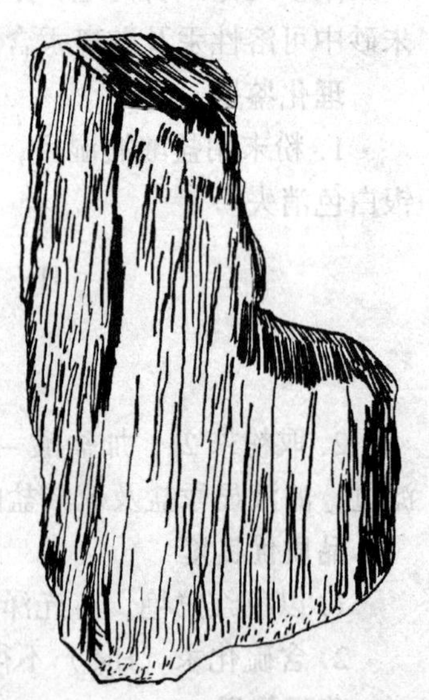

图 16 - 2　石膏

理化鉴定　取本品一小块（约 2g），置具有小孔软木塞的试管内，灼烧，管壁有水生成，小块变为不透明体。

品质优良度

1. 本品以色白、半透明、纵断面如丝者为佳。

2. 含水合硫酸钙（$CaSO_4 \cdot 2H_2O$）不得少于 95.0%。

3. 含重金属不得超过百万分之十，含砷量不得超过百万分之二。

药理作用

1. 解热作用　生石膏对动物人工发热有一定的降温作用，但对正常体温没有明显降温作用。生石膏煎剂直肠给药，对牛乳或伤寒细菌引致的兔发热有一定降温效果。

2. 降血糖作用　人参白虎汤对四氧嘧啶糖尿病小鼠有明显的降血糖作用。但除去其中的石膏，则降糖作用减弱。故认为石膏在其中应有重要作用。

3. 抗病毒作用　石膏在体内，有 ATP 的存在，经酶和 APG 的作用，产生硫同位素的分馏，使^{34}S的血浓度增高，而起抗病毒作用。

4. 止渴作用　当动物禁水、注射内毒素、给以利尿剂、喂食盐及用辐射热等方法造成其“口渴”状态时，石膏能减少大鼠的饮水量，可减轻其“口渴”状态。

功效　性大寒，味甘、辛。能清热泻火，除烦止渴。用于外感热病，高热烦渴，肺热喘咳，胃火亢盛，头痛，牙痛。用量 15～60g，先煎。

附注

1. 煅石膏　为石膏的炮制品，含硫酸钙（$CaSO_4$）不得少于 92%［1g 硫酸钙（$CaSO_4$）相当于含水硫酸钙（$CaSO_4 \cdot 2H_2O$）1.26g］。本品能收湿，生肌、敛疮、止血。外治溃疡不敛，湿疹瘙痒，水火烫伤，外伤出血。大多用制石膏绷带。

雄黄　Realgar

本品为硫化物类矿物雄黄族雄黄。采挖后除去杂质。或由低品位矿石浮选生产的精矿粉。主产于湖南、湖北、贵州、云南、四川等省。

本品为块状或粒状集合体，呈不规则块状。深红色或橙红色，条痕淡橘红色，晶面有金刚石样光泽。质脆，易碎，断面具树脂样光泽。微有特异的臭气，味淡。

本品主含二硫化二砷（As_2S_2），实为四硫化四砷（As_4S_4），其中含砷 7.5%，硫 24.9%，并夹少量杂质。尚含有少量的硅、铁、铝、钙、镁、钡及微量的锰、钛、铅、铋、铜等元素。

本品以色红、块大、质松脆、有光泽者为佳，按《中国药典》（2000 年版一部）规定，含砷量以二硫化二砷（As_2S_2）计，不得少于 90.0%。三氧化二砷（As_2O_3）的限量检查不得超限。

雄黄的水浸剂，在试管内对堇色毛癣菌、同心性毛癣菌、许兰黄癣菌、奥杜盎小芽胞癣菌、铁锈色小芽胞癣菌、红色表皮癣菌、紧密着色芽生菌、星形奴卡氏菌等皮肤真菌均有不同程度的抑制作用；雄黄对小鼠肉瘤 S_{180}有抑制作用。对慢性粒细胞型白血病有治疗作用；雄黄有剧毒。雄黄的西黄耆胶混悬液的 LD_{50}为 3.207g/kg。雄黄给家兔静脉注射，LD_{50}为 80mg/kg。

本品性温，味辛，有毒。能解毒杀虫，燥湿祛痰，截疟。用于痈肿疔疮，蛇虫咬伤，虫积腹痛，惊痫，疟疾。用量 0.05～0.1g，入丸散用。外用适量，熏涂患处。内服宜慎。不可久用，孕妇禁用。

雌黄　为柠檬黄色块状或粒状体，条痕鲜黄色，主含三硫化二砷（As_2S_3），功效与雄黄类似。

信石　Arsenicum Sublimatum

本品亦称砒石，为氧化物类矿物砷华矿石或由雄黄、毒砂（硫砷铁矿，FeAsS）等矿物经加工制得。主产于江西、湖南、广东及贵州等地。

商品分红信石和白信石两种，白信石极少见，药用以红信石为主。

红信石（红砒）呈不规则的块状，大小不一。粉红色，具黄色与红色彩晕，略透明或不透明，具玻璃样光泽或无光泽。质脆、易砸碎，断面凹凸不平或呈层状纤维样的结构。无臭。本品极毒，不能口尝。白信石无色或白色，有的透明，毒性较红信石剧烈。

本品主含三氧化二砷（As_2O_3）。白砒、红砒的三氧化二砷含量均在96%以上。不纯品除含三硫化二砷（As_2S_3）外，还常含S、Fe等杂质，故呈红色，尚含少量的Sn、Fe、Sb、Ca等元素。

本品对疟原虫、阿米巴原虫及其他微生物均有杀灭作用；外用或内服对皮肤、黏膜有强烈的腐蚀作用。口服5～50mg即可中毒，致死量为60～200mg。

本品性大热，味辛、酸。能祛痰平喘。用于哮喘，疟疾。用量1～3mg，多入丸散，不可持续服用。外用杀虫、蚀疮去腐，用于溃疡腐肉不脱，疥癣，瘰疬、牙疳、痔疮等。本品有大毒！用时宜慎，孕妇禁用。

赭石 Haematitum

本品为氧化物类矿物刚玉族赤铁矿。采挖后，除去杂石。主产于河北、山西、山东、四川等省。

本品多呈不规则的扁平块状。暗棕红色或灰黑色，条痕樱红色或红棕色，有的有金属光泽。一面多有圆形的突起，习称“钉头”；另一面与突起相对应处有同样大小的凹窝。体重、质硬、压碎后断面显层叠状。硬度5.5～6，比重5～5.3。气微、味淡。

本品主含三氧化二铁（Fe_2O_3），含铁量53.63%～56.42%，尚含少量的硅、铝、钙、镁、钡、钛、砷及微量的锶、铅、铜等元素。

15%～30%的生赭石及炙赭石混悬液给小鼠灌胃（1ml/20g），每日1次，连续5日，均可升高白细胞数和红细胞数。给药5日后解剖小鼠，均见肺叶有颗粒状白色泡，部分肝脏亦有粒状白点，可见对肺及肝脏有损害作用，提示赭石有毒性，不可久服。小鼠静注赭石煎剂的LD_{50}为12.90g/kg。

本品性寒，味苦。能平肝潜阳，降逆，止血。用于眩晕耳鸣，呕吐，噫气，呃逆，喘息，吐血，衄血，崩露下血。用量9～30g，先煎。孕妇慎用。

龙骨 Os Draconis

本品为古代哺乳动物如三趾马、象类、犀类、牛类、鹿类等的骨骼化石或象类门齿的化石。前者习称“龙骨”，后者习称“五花龙骨”。全年可采，挖出后，除去杂质。五花龙骨见风后极易破裂，故常用毛边纸粘贴，只露置一二处花纹较好部分供鉴别用。主产于山西、内蒙古、陕西、甘肃、河北等省区。

龙骨　呈骨骼状或已破碎呈不规则的块状，大小不一。表面白色、灰白色或浅棕色，多较平滑，有的具纹理或裂隙，或具棕色条纹和斑点。质硬，断面不平坦，色白，细腻如粉质，关节处有多数蜂窝状小孔。吸湿性强，以舌舔之有吸力。无臭、无味。以质硬、色白、吸湿性强者为佳。

五花龙骨　呈不规则块状，大小不一，亦可见圆柱状或破开的圆柱状，长短不一，直径6～25cm。全体呈淡灰白色或淡黄色，夹有蓝灰色及红棕色深浅粗细不同的花纹。表面平滑或略有光泽，时有小裂隙、质硬、较酥脆，易片状剥落，吸湿性强，舌舔之有吸力。无臭无味。以体轻、质脆、分层、有蓝灰、红、棕等色的花纹、吸湿性强者为佳。多认为五花龙骨质优。

本品主含碳酸钙（$CaCO_3$）和磷酸钙［$Ca_3(PO_4)_2$］，其主成分含量为CaO 48.73%～54.98%，CO_2 4.5%～27.4%，P_2O_5 19.68%～33.74%。尚含乙酸、丙酸、丁酸、异丁酸、戊酸、异戊酸、已酸及*d*－龙脑（*d*－borneol）。还含有铁、锌、铜、锰等20多种微量元素，锶、镧的高含量为其他矿物药所罕见，放射性元素铀、镭在矿物药中的含量亦为最高。

20%龙骨混悬液给小鼠灌胃，0.2ml/10g每日一次，连续七日，能显著提高戊巴比妥钠催眠率，表明有一定的镇静作用；龙骨煎液给小鼠静脉注射LD_{50}为21.50g/kg。

本品性平，味甘、涩。能镇静，收敛涩精。外用生肌敛疮。

龙齿　为龙骨原动物的牙齿化石，成分与龙骨相似。性凉，味甘、涩。能镇惊安神，除烦热。

硫黄　Sulfur

本品为自然元素类矿物族自然硫。采挖后，加热融化，除去杂质，或用含硫矿物经加工制得。主产于山西、河南、山东、湖北及台湾等省。

本品呈不规则块状。黄色或略呈黄绿色。表面不平坦，呈脂肪光泽，常有多数小孔。用手握紧置于耳旁，可闻轻微的爆裂声。体轻、质松，易碎，断面常呈针状结晶形。有特异的臭气、味淡。

本品主含硫（S）。此外尚含有钙、铝、硅、砷、铁等元素，有的含砷量较高，有时杂有沥青、黏土等。

以色黄、光亮、质松脆者为佳；本品含硫（S）不得少于98.5%。

硫黄外用与皮肤分泌液接触，则形成硫化碱，具有软化表皮和杀死害虫作用。有一定的镇咳，祛痰及治疗小鼠甲醛性“关节炎”的作用。升华硫用小鼠进行急性毒性试验，其LD_{50}为0.2666g/kg。

本品性温，味酸，有毒。外用解毒杀虫疗疮，内服用于补火助阳通便。外治用于疥癣，秃疮，阴疽恶疮。内服用于阳痿足冷，虚喘冷哮，虚寒便秘。外用适量，研末油调涂敷患处。内服1.5～3g，炮制后入丸散服。孕妇慎服。

芒硝　Natrii sulfas

本品为硫酸盐类矿物芒硝族芒硝，经加工精制而成的结晶体。多产于海边碱土地区、矿泉、盐场附近及潮湿的山洞中。

本品为棱柱状、长方形或不规则块状及粒状。无色透明或类白色半透明。质脆，易碎，断面呈玻璃样光泽。硬度1.5～2，比重1.48，条痕白色，断口贝壳状。无臭，味咸。

本品主含水合硫酸钠（$Na_2SO_4 \cdot 10H_2O$），尚含钙、镁、锶、铁等多种元素。芒硝常夹杂食盐、硫酸钙、硫酸镁等。芒硝在空气中易失水，表面常呈白粉状，称“风化消”，其硫酸钠含量可超过44.1%。

本品具有

1. 泻下作用　芒硝中含有硫酸钠，内服后其硫酸根离子不易被肠黏膜吸收，在肠内成高渗溶液，使肠内水分增加，引起机械性刺激，促进肠蠕动，引起泻下作用。

2. 抗肿瘤作用　0.75%的玄明粉（芒硝经风化干燥而得）掺入大鼠饲料中，能显著抑制注射脱氧胆酸及同时饲以0.3%胆酸所诱发的肠癌。

本品性寒，味咸、苦。能泻热通便，润燥软坚，清火消肿。用于实热便秘，大便燥结，积滞腹痛，肠痈肿痛。外治乳痈，痔疮肿痛。用量6～12g，一般不入煎剂，待汤剂煎得后，溶入汤剂中服用。外用适量。孕妇禁用，不宜与三棱同用。

思考题

1. 朱砂、石膏、雄黄的药用部位及主要成分。
2. 朱砂、石膏、雄黄的主要性状鉴定特征。
3. 朱砂、石膏的理化鉴定方法。
4. 朱砂、石膏、雄黄、信石的功效及用量。

（沈阳药科大学中药学院　包文芳）

附录

生药基原植（动）物学名索引

A

B

Brucea javanica 鸦胆子

Bufo bufo gargarizans 中华大蟾蜍

Bufo melanostictus 黑眶蟾蜍

Bungarus multicinctus 银环蛇

Bupleurum chinense 柴胡

Bupleurum scorzonerifolium 狭叶柴胡

Buthus martensii 东亚钳蝎

C

Cannabis sativa 大麻

Carthamus tinctorius 红花

Cassia acutifolia 尖叶番泻树

Cassia angustifolia 狭叶番泻树

Cassia obtusifolia 决明

Cassia tora 小决明

Catharanthus roseus 长春花

Cervus elaphus 马鹿

Cervus nippon 梅花鹿

Chelidonium majus 白屈菜

Chinemys reevesii 乌龟

Chrysanthemum cinerariaefolium 除虫菊

Chrysanthemum morifolium 菊

Cimicifuga dahurica 兴安升麻

Cimicifuga foetida 升麻

Cimicifuga heracleifolia 大三叶升麻

Cinchona succirubra 红金鸡纳树

Cinnamomum camphora 樟

Cinnamomum cassia 肉桂

Citrus aurantium 酸橙

Citrus reticulata 橘

Citrus sinensis 甜橙

Claviceps purpurea 麦角菌

Clematis chinensis 威灵仙

Clematis manshurica 东北铁线莲

Clematis hexapetala 棉团铁线莲

Codonopsis pilosula 党参

Codonopsis pilosula var. modesta 素花党参

Codonopsis tangshen 川党参

Coix lacryma－jobi var. ma－yuen 薏苡

Commiphora molmol 没药树

Conallaria keiskei 铃兰

Coptis chinensis 黄连

Cordyceps sinensis 冬虫夏草菌

Cornus officinalis 山茱萸

Corydalis yanhusuo 延胡索

Crataegus pinnatifida var. major 山里红

Crataegus pinnatifida 山楂

Cristaria plicata 褶纹冠蚌

Croton tiglium 巴豆

Cryptotympana pustulata 黑蚱

Curcuma kwangsiensis 广西莪术

Curcuma longa 姜黄

Curcuma phaeocaulis 蓬莪术

Curcuma wenyujin 温郁金

Curcuma zedoaria 莪术

Cuscuta cinensis 菟丝子

Cyperus rotundus 莎草

D

Daemonoropus draco 麒麟竭

Daphne genkwa 芫花

Datura metel 白曼陀罗

Dendrobium nobile 石斛

Dictamnus dasycarpus 白鲜

Digenea simplex 海人草

Digitalis lanata 毛花洋地黄

Digitalis purpurea 紫花洋地黄

Dioscorea nipponica 穿龙薯蓣

Dioscorea opposita 薯蓣

Dryopteris crassirhizoma 粗茎鳞毛蕨

E

Ecklonia kurome 昆布

Ephedra equisetina 木贼麻黄

Ephedra intermedia 中麻黄

Ephedra sinica 草麻黄
Epimedium brevicornum 淫羊藿
Epimedium koreanum 朝鲜淫羊藿
Epimedium sagittatum 箭叶淫羊藿
Erigenron breviscapus 短葶飞蓬
Eriobotrya japonica 枇杷
Equus asinus 驴
Eucalyptus globulus 蓝桉
Eucommia ulmoides 杜仲
Eugenia caryophyllata 丁香
Euphorbia ebracteolata 月腺大戟
Euphorbia fischeriana 狼毒大戟
Eupolyphaga sinensis 地鳖
Evodia rutaecarpa 吴茱萸

F

Foeniculum vulgare 茴香
Forsythia suspensa 连翘
Fraxinus chinensis 白蜡树
Fraxinus chinensis var. acuminata 尖叶白蜡树
Fraxinus stylosa 宿柱白蜡树
Fraxinus rhynchophylla 苦枥白蜡树
Fritillaria cirrhosa 卷叶贝母
Fritillaria delavayi 棱砂贝母
Fritillaria przewalskii 甘肃贝母
Fritillaria thunbergii 浙贝母
Fritillaria unibracteata 暗紫贝母
Fritillaria ussuriensis 平贝母

G

Ganoderma lucidum 灵芝
Gardenia jasminoides 栀子
Gastrodia elata 天麻
Gekko gecko 蛤蚧
Gentiana crassicaulis 粗茎秦艽
Gentiana dahurica 小秦艽
Gentiana macrophylla 秦艽
Gentiana manshurica 条叶龙胆
Gentiana rigescens 坚龙胆
Gentiana scabra 龙胆
Gentiana straminea 麻花秦艽
Gentiana triflora 三花龙胆
Ginkgo biloba 银杏
Glehnia littoralis 珊瑚菜
Glycyrrhiza glabra 光果甘草
Glycyrrhiza inflata 果甘草
Glycyrrhiza uralensis 甘草
Gynostemma pentaphyllum 绞股蓝

H

Houttuynia cordata 蕺菜

I

Illicium verum 八角茴香
Isatis indigotica 菘蓝

L

Laminaria japonica 海带
Leonurus japonicus 益母草
Ligusticum chuanxiong 川芎
Ligusticum jeholense 辽藁本
Ligusticum sinense 藁本
Ligustrum lucidum 女贞
Lithospermum erythrorhizon 紫草
Lonicera confusa 山银花
Lonicera dasystyla 毛花柱忍冬
Lonicera hypoglauca 红腺忍冬
Lonicera japonica 忍冬
Lobelia sessilifolia 山梗菜
Lycium barbarum 宁夏枸杞
Lygodium japonicum 海金沙

M

Magnolia biondii 望春花
Magnolia denudata 玉兰
Magnolia officinalis 厚朴
Magnolia officinalis var. *biloba* 凹叶厚朴
Magnolia sprengeri 武当玉兰
Menispermum dauricum 蝙蝠葛
Mentha haplocalyx 薄荷
Morus alba 桑
Moschus berezovskii 林麝
Moschus moschiferus 原麝
Moschus sifanicus 马麝
Mylabris cichorii 黄黑小斑蝥
Mylabris phalerata 南方大斑蝥
Myristica fragrans 肉豆蔻

O

Omphalia lapidescens 雷丸
Ophiopogon japonicus 麦冬

P

Paeonia lactiflora 芍药
Paeonia suffruticosa 牡丹
Panax ginseng 人参
Panax notoginseng 三七
Papaver somniferum 罂粟
Perilla frutescens 紫苏
Periploca sepium 杠柳
Phellodendron amurense 黄檗
Phellodendron chinense 黄皮树
Pheretima vulgaris 通俗环毛蚓
Physostigma venenosum 毒扁豆
Pilocarpus jaborandi 毛果芸香
Pilocarpus microphyllus 小叶毛果芸香
Pinellia ternata 半夏
Pinus massoniana 马尾松
Pinus tabulaeformis 油松
Platycladus orientalis 侧柏
Platycodon grandiflorum 桔梗
Polygala sibirica 卵叶远志
Pogostemon cablin 广藿香
Polygala tenuifolia 远志
Polygonatum cyrtonema 多花黄精
Polygonatum kingianum 滇黄精
Polygonatum sibiricum 黄精
Polygonum cuspidatum 虎杖
Polygonum multiflorum 何首乌
Polyporus umbellatus 猪苓
Poria cocos 茯苓
Prunella vulgaris 夏枯草
Prunus armeniaca 杏
Prunus armeniaca var. ansu 山杏
Pseudostellaria heterophylla 太子参
Psoralea corylifolia 补骨脂
Pueraria lobata 野葛
Pueraria thomsonii 甘葛藤
Pulsatilla chinensis 白头翁
Pyrethrum cinerariaefolium 除虫菊
Pyrrosia lingua 石韦
Pyrrosia petiolosa 有柄石韦
Pyrrosia sheareri 庐山石韦

R

Rauvolfia verticillata 萝芙木
Rehmannia glutinosa 地黄
Rheum officinale 药用大黄
Rheum palmatum 掌叶大黄
Rheum tanguticum 唐古特大黄
Rhodiola kirilowii 大株红景天

S

Salvia miltiorrhiza 丹参

Sanguisorba officinalis var. longifolia 长叶地榆
Sargassum fusiforme 羊栖菜
Sargassum pallidum 海蒿子
Saussurea involucrate 新疆雪莲
Saussurea laniceps 绵头雪莲
Schisandra chinensis 五味子
Schizonepeta tenuifolia 荆芥
Scolopendra subspinipes mutilans 少棘巨蜈蚣
Scrophularia ningpoensis 玄参
Scutellaria baicalensis 黄芩
Selenarcctos thibetanus 黑熊
Sophora flavescens 苦参
Sophora japonica 槐
Steleophaga plancyi 冀地鳖
Stemona sessilifolia 直立百部
Stephania tetrandra 粉防己
Stevia rebaudiana 甜菊
Strophanthus kombe 毒毛旋花
Strychnos nux - vomica 马钱
Strychnos pierriana 云南马钱

T

Taraxacum mongolicum 蒲公英
Taraxacum sinicum 碱地蒲公英
Taxillus chinensis 桑寄生
Taxus cuspidata 东北红豆杉
Thevetia peruviana 黄花夹竹桃
Trichosanthes rosthornii 双边栝楼
Trichosanthes kirilowii 栝楼
Trionyx sinensis 鳖
Tripterygium wilfordii。雷公藤
Typha angustifolia 水烛香蒲
Typha orientalis 东方蒲黄

U

Usnea diffracta 松萝
Uncaria hirsuta 毛钩藤
Usnea longissima 长松萝
Uncaria macrophylla 大叶钩藤
Uncaria rhynchophylla 钩藤
Uncaria sessilifructus 无柄钩藤
Uncaria sinensis 华钩藤
Urginea maritima 海葱
Ursus arctos 棕熊

V

Vaccaria segetalis 麦蓝菜
Valeriana officinalis 缬草
Viscum coloratum 槲寄生

W

Whitmania acranulata 柳叶蚂蝗
Whitmania pigra 蚂蝗

Z

Zingiber officinale 姜
Ziziphus jujuba 枣
Ziziphus jujaba var. *spinosa* 酸枣

（沈阳药科大学　包文芳　孙振蛟）

内容提要

本书是高等医药院校药学专业函授、成人教育专科用教材。

全书分为总论、植物类生药、动物类生药和矿物类生药四部分。植物、动物、矿物类生药部分共收载生药205种。其中，全面叙述的生药54种（冠以＊号），全面叙述的生药大部分配有必要的插图。书后附有生药原植（动）物学名索引。本书也可供专业人员作为参考书。

图书在版编目（CIP）数据

生药学/包文芳主编. —北京：中国医药科技出版社，2004.9

（成人药学高等学历教育（专科）系列教材）

ISBN 978-7-5067-3049-5

Ⅰ.生... Ⅱ.包... Ⅲ.生药学-成人教育：高等教育-教材 Ⅳ.R93

中国版本图书馆CIP数据核字（2004）第091578号

美术编辑 陈君杞
责任校对 张学军
版式设计 郭小平

出版 中国医药科技出版社
地址 北京市海淀区文慧园北路甲22号
邮编 100082
电话 发行：010-62227427 邮购：010-62236938
网址 www.cmstp.com
规格 787×1092mm 1/16
印张 24 ½
字数 515千字
版次 2005年1月第1版
印次 2013年1月第5次印刷
印刷 北京金信诺印刷有限公司
经销 全国各地新华书店
书号 ISBN 978-7-5067-3049-5
定价 38.00元